UN219252

改訂
第2版

救急初療看護に活かす
フィジカルアセスメント

監修　一般社団法人 日本救急看護学会
編集　一般社団法人 日本救急看護学会
　　　『フィジカルアセスメント』編集委員会

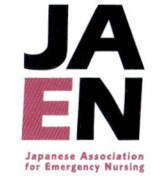

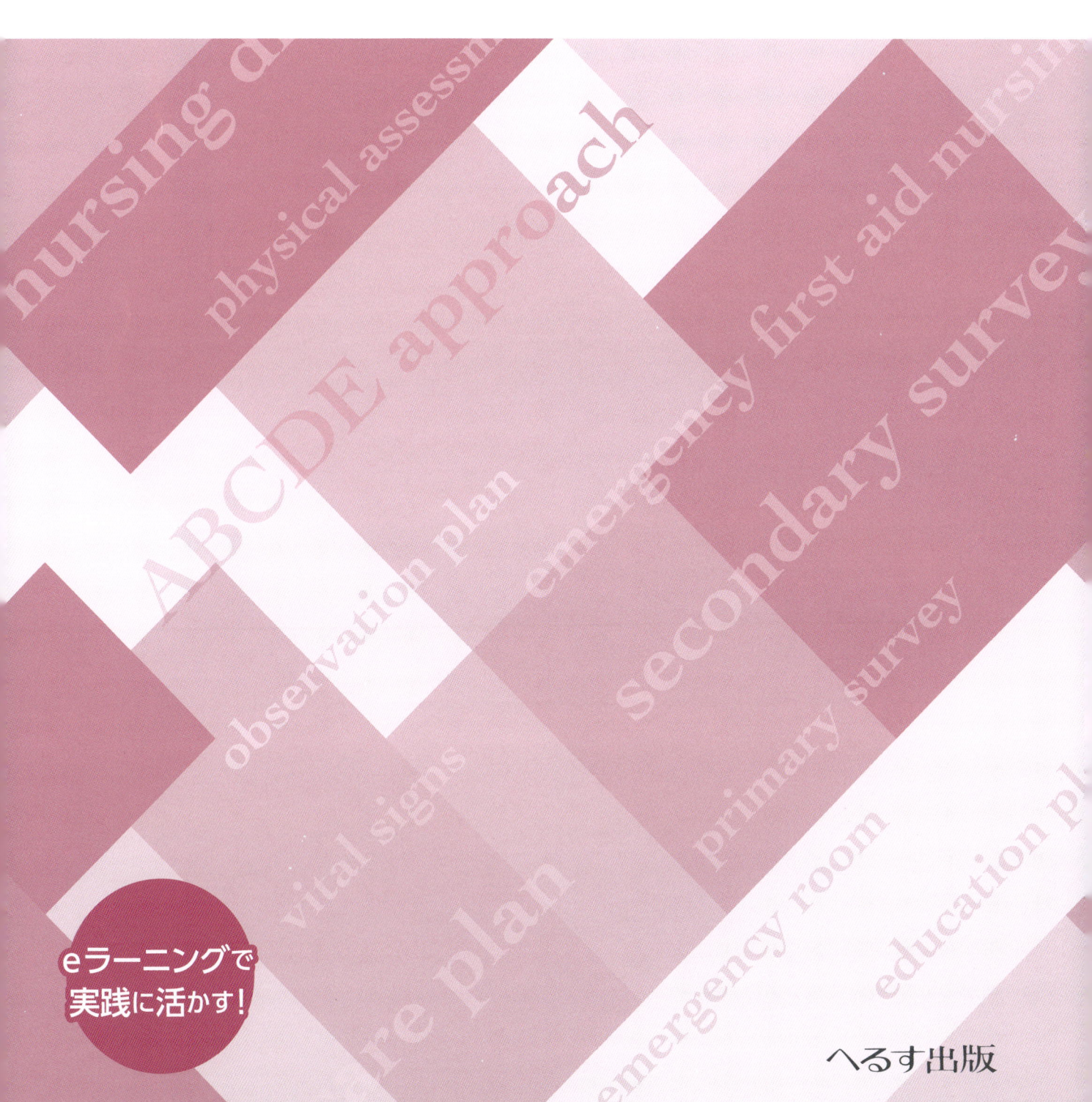

eラーニングで
実践に活かす！

へるす出版

巻 頭 言

　日本救急看護学会では，「救急看護とは，さまざまな状況において突然に生じた傷害または急激な疾病の発症や急性増悪等によって，医療を必要とする人々に対する迅速かつ適切な看護実践をいう」と定義している。つまり初療室などに搬送されてきた多くの患者は，疾患名などが確定されていない状況であり，その対象に対して迅速かつ適切な救急看護の実践を行う必要がある。救急看護師が実践するフィジカルアセスメントは，このように疾患名などが確定していない対象に対して，外傷や病態を迅速に把握するために実践される技術でもある。また疾患名などが確定している入院患者であっても，突発的な症状を訴えたり，急変することもあるため，フィジカルアセスメントを使いこなし，その病状を把握する必要がある。

　診断名の確定は医師が行うことではあるが，初療室や患者のベッドサイドにいる救急看護師がフィジカルアセスメントを駆使して救急患者の病態などを把握することは重要である。患者の表情，態度や行動，意識状態などを察知し，率先してアセスメントを実施し，病態の変化などを医師に伝える義務もある。こうした患者の変化を放置すれば，病態などがさらに悪化し，最悪の場合，死に至ることもある。したがって，救急看護師がフィジカルアセスメントを迅速かつ適切に行うことは，早急な病状などの把握と同時に，患者の死をも防ぐ技術でもある。救急患者は病態などの急変を起こしやすいため，患者の身近にいる救急看護師がその状態を迅速に察知し，フィジカルアセスメントを用いながら病態を把握する必要がある。また，フィジカルアセスメントを用いた病態の把握とともに，救急看護師による全人的なケアも併せて実施してほしい。急変などの際に意識のある患者は，心理的なショックや恐怖心をも抱くことがある。そのような患者に対して単に身体状況をアセスメントするだけでなく，心のケアも必要である。

　本書では，救急初療におけるフィジカルアセスメントの基礎，系統別フィジカルアセスメント，急性症状の看護実践，特徴のある患者のフィジカルアセスメントなどをリストし，その内容を詳細に解説している。これにより，迅速かつ適切に病態などについて救急看護師がアセスメントできることを目指している。本書を読むことにより，フィジカルアセスメントの技術はもちろんのこと，突然に生じた障害または急激な疾病の発症や急性増悪などによって医療を必要とする人々に対する迅速かつ適切な看護の実践を行っていただきたい。

2024年11月

一般社団法人　日本救急看護学会

代表理事　山勢　博彰

初 版 巻 頭 言

　一般社団法人 日本救急看護学会は発足当初から，救急外来や救命救急センターで勤務する看護師の学習を支援し，救急看護の普及を目的に救急看護セミナー（基礎病態セミナー）を行ってきました。その後，フィジカルアセスメントセミナーを毎年各地で開催しております。受講者の過半数は，救急部門に勤務異動になったことから改めて救急看護を学ぶ必要性を感じて参加される方々であり，本学会はわが国の臨床における救急看護の底上げに，長年貢献してきたと自負しております。

　セミナー内容と構成は講習前後に客観的な検証を積み重ねました。救急医学の診断機器の進歩やアセスメント結果の標準的解釈の普及をいち早く取り込んで実践している，フィジカルアセスメントセミナーを担当するセミナー委員会の方々の日々の臨床現場から産み出される優れた判断能力の総和で，何度も改正を繰り返しブラッシュアップに努めてきました。

　そして，本書の編集作業は大掛かりなものでした。テキスト編集委員会は，日本救急看護学会の評議員，委員会メンバー，役員の担当役割を超えて構成され，数多くの会議を実施しました。お互いに納得いくまで意見を交換して制作し，最新の知見が結集したものになっております。

　フィジカルアセスメントは特定行為研修制度の必須科目であり，そのテクニックが正しく実施できれば，医師が実施する病名確定のための診断基準，除外基準の根幹を成す重要データを得ることができます。その身体情報は医学のためのものでも，看護学のためのものでもなく，ありのままの患者データです。そのデータを深くアセスメントできれば，医師と同等の判断ができるということです。とくに救急医療の現場では，複数の職種が同時にそれぞれの役割行動をとることでより多くの患者の命が救えますので，患者を医師と同等にアセスメントできることが最重要といえます。

　日本救急看護学会を総動員して発刊することになった本書は，救急看護のフィジカルアセスメントの神髄であると自負しております。この書籍が救急看護を学ぶ皆様のお役に立てるものと確信しております。最後に，刊行に至る過程にご執筆，ご尽力ご協力いただいた皆様に感謝申し上げます。

2018年9月

一般社団法人 日本救急看護学会
代表理事　松月みどり
関西国際空港閉鎖中，和歌山にて

●執筆者（50音順）

石井恵利佳　獨協医科大学埼玉医療センター

石川　幸司　北海道科学大学

市村　健二　株式会社Vitaars

後小路　隆　令和健康科学大学

大瀧　友紀　聖隷三方原病院

大村　正行　薬師寺慈恵病院

小川　　謙　地域医療機能推進機構 北海道病院

上川　智彦　株式会社Vitaars

小池　伸享　前橋赤十字病院

相楽　章江　山口大学医学部附属病院

関山　裕一　前橋赤十字病院

苑田　裕樹　令和健康科学大学

多賀真佐美　大原記念倉敷中央医療機構 倉敷中央病院

瀧澤　紘輝　神戸市民病院機構 神戸市立西神戸医療センター

田口裕紀子　札幌医科大学

田戸　朝美　山口大学大学院

徳山　博美　関西医科大学附属病院

中野　英代　佐賀大学医学部附属病院

中村　香代　国立国際医療研究センター病院

西尾　宗高　杏林大学医学部付属病院

平山　幸枝　帝京大学医学部附属病院

福島　綾子　日本赤十字九州国際看護大学

藤井　美幸　国立国際医療研究センター病院

藤崎　隆志　小倉記念病院

増山　純二　令和健康科学大学

宮田　佳之　長崎大学病院

向江　　剛　山口大学医学部附属病院

山中　聖美　山口大学医学部附属病院

山本　恵子　合同会社Connect Station

吉川　英里　飯塚病院

吉田　栄里　豊田厚生病院

吉次　育子　神戸大学医学部附属病院

目 次

第5章　救急初療における急性症状の看護実践　133

第6章　特徴のある患者のフィジカルアセスメント　199

Appendix　救急初療看護における検査データのアセスメント　229

巻　末：
シリアルナンバー
e ラーニングのご利用および救急初療看護コース
のお申込み

◆◆◆ 本書のねらいと活用方法 ◆◆◆

1. 本書のねらい

　救急看護において，救急初療での患者の状態は生命が脅かされている状態や一見軽症にみえる症状であっても，実際は非常に重篤な状態である場合もあり，患者の状態を正しく迅速に評価し，患者の徴候を見逃さずに適切に初期対応することが重要な役割とされています。そのためには，救急初療看護に関連する疾患，病態の知識，患者の症状を見極めるためのフィジカルアセスメントの知識，技術の習得は必須です。また，批判的思考，臨床推論力を高め，緊急度の判断を行うトリアージの実践力を高める必要もあります。

　本書では，救急看護の定義を明確にし，救急疾患の初期対応について，「救急初療看護における看護過程展開ができる」を目標に掲げ，日々行っている救急初療看護の臨床知の向上を目指します。

2. 本書の活用方法

　本書を編集するにあたり，「救急初療看護における看護過程展開ができる」ことを最終目標として構成を検討しました。各章に目標を掲げ（表1），第1〜5章の終了時には確認テストをweb上で受けられます。すべての学習終了後には修了テストもweb上で受けられ，合格者には修了証が発行されます。

　本書の内容（図1）は，STEP 1〜4の構成としています。STEP 1は，救急初療看護の基礎知識として，第1章では，「救急初療看護における看護過程」について，第2章では，看護

表1　各章の目標

章	タイトル	目　標
第1章	救急初療看護のアセスメントと実践	1. 「救急看護」の定義について述べることができる 2. 救急初療看護における看護過程について説明できる
第2章	救急初療看護のための臨床推論	1. 臨床推論について説明できる 2. 救急初療看護における臨床推論の方法について述べることができる
第3章	救急初療看護のフィジカルアセスメントの基礎	1. フィジカルアセスメントの基本技術について説明できる 2. 第一印象，一次評価，二次評価の方法について説明できる 3. 緊急度について述べることができる 4. 院内トリアージの方法について述べることができる
第4章	救急初療看護の系統別フィジカルアセスメント	1. 生理学的徴候のアセスメントのポイントについて述べることができる 2. 救急疾患の病態，身体所見，検査，治療について説明できる
第5章	救急初療における急性症状の看護実践	1. 生理学的徴候の分析ができる 2. 臨床推論から疾患予測ができ，生理学的徴候の異常の顕在的・潜在的アセスメントができる 3. 緊急度の判断ができる 4. 救急処置の選択ができる 5. 緊急検査の選択ができる 6. 検査データから臨床推論ができる 7. 看護問題（看護診断）を解決するためのケアができる

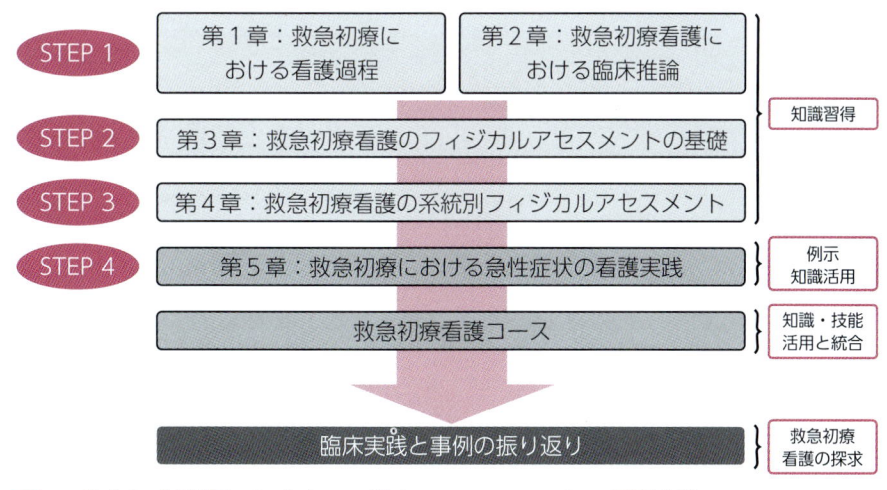

図1　救急初療看護におけるフィジカルアセスメントの学習方法

過程に必要な「救急初療看護における臨床推論」について解説しています。STEP 2の第3章では，「フィジカルアセスメントの基礎知識，救急初療看護のフィジカルアセスメント，院内トリアージ」について，STEP 3の第4章では，「呼吸器系，循環器系，脳神経系をはじめ，消化器系，泌尿器系，内分泌系，婦人科系，外傷看護のフィジカルアセスメント」について解説しています。STEP 4の第5章では，「救急疾患でよくみられる症候」について解説したうえで事例を提示し，「救急初療看護における看護過程」について解説しています。このように，STEP 1～4まで，スモールステップで学習できるように構成していますので，第1章から順番に学習を進めていただくことをお勧めします。また，第5章は事例を提示しているため，STEP 2・3の知識の活用として，読者自身で看護過程を展開しながら読むことで，知識の習得や活用ができているかを確認することができます。レディネスが高い読者については，問題解決学習として，最初に第5章の事例を利用して看護過程を展開したうえで，第5章の解説を精読することで，理解の促進につながります。

　また，第6章では，「特徴のある患者のフィジカルアセスメント」，Appendixでは，「動脈血ガス分析，超音波検査」についても述べています。

　救急初療看護におけるフィジカルアセスメントの学習方法の組み立て方として，第1～4章は救急初療看護のフィジカルアセスメントの基本的な知識が習得できるよう解説していますので，自己学習で十分目標は達成できます。第5章においては知識を活用して課題を解決するために必要な思考力，判断力を育成することを目的としていますので，事例を用いて看護過程展開を行ってください。第5章の学習方法は事例検討の一環として学習会を開催し，グループワークなどを通し学習することで，知識の活用だけではなく，救急初療看護を探求する態度育成も期待できます。また，ファシリテーターが鍵となりますので，ファシリテーターの役割を担う担当者は，第5章を熟読しておく必要があります。さらなる知識の活用や探求したい方は，本学会が開催している「救急初療看護コース」への参加や，臨床での事例を振り返ることをお勧めします。

第1章

救急初療看護の
アセスメントと実践

救急医療における初療看護

救急医療

　救急医療とは，急病，けがなど，突然に発症する疾患や身体損傷を受けた人々を対象に診療する医療のことである。交通事故や墜落外傷，スポーツ外傷，熱傷，急性中毒，そして，内因性疾患では急性心筋梗塞，脳卒中など，緊急対応の必要がある疾患を主な対象としており，救急処置や治療が行われる。

　救急医療機関には，外来診療を主とする初期救急医療施設，入院治療や緊急手術が24時間対応できる二次救急医療施設，重症外傷や広範囲熱傷，脳血管疾患，虚血性心疾患などの患者の診療を行う三次救急医療施設がある。これらの救急医療施設と救急搬送システム，救急医療情報システムの3つが組織的に連携することによって，救急医療システムの構築が可能となる。また，適切な患者を適切な医療施設へ搬送することで迅速な治療につながり，救急医療の質向上を図ることができる。

救急看護

　救急看護とは，救急医療における看護として位置づけられるものである。身体的，精神的，社会的支援を行う看護実践を基本とし，患者への救急処置，医療行為の介助，生活行動の援助，精神的サポートなどの看護活動が展開される。救急看護の目的は，対象患者の「命を救い，生を支える」ことにある[1]。対象患者とは，年齢，性別，疾患，重症度などを問わず，また，救急患者の家族もその対象となる。

　救急看護が展開される場はさまざまな領域がある。インホスピタルケアとされる初療室，救急外来，手術室，集中治療室，救急病棟を中心に救急看護が実践される。また，患者急変に伴う看護実践において，一般病棟，一般外来，検査室などで，治療，検査などによ

る合併症の出現や治療中の疾患の急性増悪などを理由に急変することがあるため，迅速な対応が求められる。プレホスピタルケアでは，ドクターカーやドクターヘリを使用して，発症から短時間で医療を展開することができる。その他には，災害医療や地域医療などにも救急看護が大きなかかわりをもつ。

　日本救急看護学会では，「救急看護とは，さまざまな状況において突然に生じた傷害または急激な疾病の発症や急性増悪等によって，医療を必要とする人々に対する迅速かつ適切な看護実践をいう」[2]と定義している。また，救急看護実践とは，患者のニーズを把握し，患者の変化を予測しながら，ケアの優先順位を考え実践すること，健康問題に対して，予測的および予防的な看護実践と評価をすること，そして，精神的支援や患者家族のニーズ充足，チーム医療としての連携・調整までを行うことである（**表1-Ⅰ-1**）[2]。

救急初療における看護師の役割

　三次救急医療施設には初療室があり，初療室では気道および呼吸管理，循環管理が行われ，蘇生に必要な医療機器や検査機器，また，薬剤も常備され，緊急に開頭術，開胸術，開腹術が行われることがある。二次救急医療施設には救急外来があり，軽症，中等症の患者の初期診療を行うことが多いが，重症度が高い患者は，初療室と同様に，蘇生処置や検査，治療ができる医療機器などが準備されている。初療室や救急外来は，独歩および救急車で来院する患者の最初の窓口となる部署である。患者は医師の診察（蘇生処置，検査，治療）を受ける。これを救急初期診療（救急初療）といい，そこでの看護を救急初療看護という。

　看護の目的は，身体的，精神的，社会的な側面を支援することであり，その目的や看護を具体的に実践するための方法論の一つに看護過程がある。初療室であっても，看護過程の思考をもち，健康問題を明確に

表1-Ⅰ-1　救急看護実践の概要

- ケアの受け手の個別ニーズを，状況（場・緊急性・重症度）と予測性を含めた情報から判断する
- ケアの受け手の状況から回復や悪化への変化を予測し，幅広い選択肢の中から優先度に応じた実践をする
- 起こり得る課題や問題に対して，予測的および予防的な看護実践とその評価を行う
- ケアの受け手が置かれている状況の判断に基づき，起こり得る結果を予測しながら多職種連携の必要性を見極め実施する
- 危機的状況にあるケアの受け手の切迫した状況を，周囲の人々への調整を介して支援する

〔文献2）より引用〕

し，その問題を解決するための看護実践を行わなければならない。救急初療看護では，一見軽症にみえる症状であっても，実際は非常に重篤な状態である場合もあり，患者の状態を正しく迅速に評価し，患者の徴候を見逃さずに適切に看護実践を行う。そのためには，救急看護に関連する疾患，病態の知識，患者の症状を見極めるためのフィジカルアセスメントの知識，技術の習得が必要である。また，批判的思考，臨床推論力，判断力，そして，準備性，予測性，即応性の高い看護実践力が求められる。

日本は超高齢社会にあり，搬送される患者の6割以上が高齢者となった[3]。初療室での患者情報は少なく，身体的，精神的，社会的側面を統合して判断することは難しく，身体的ニーズ充足を中心に救急初療看護実践が行われることが多い。しかし，時間が短いなかでも，患者，家族のニーズを3側面からアセスメントする。とくに高齢な患者のニーズは，精神的，社会的ニーズが高い。代理意思決定を行う家族への支援において，患者を救命する決断への支援，看取りに向けての環境調整，精神的支援を初療室から行わなければならない。また，帰宅する患者への社会的支援において，生活支援者の確認や院内の医療ソーシャルワーカー，患者のケアマネジャーとの連携，調整も救急初療における看護師の重要な役割である。

チーム医療

平成22（2010）年3月，厚生労働省による「チーム医療の推進に関する検討会報告書」[4]によると，「チーム医療とは，医療に従事する多種多様な医療スタッフが，各々の高い専門性を前提に，目的と情報を共有し，業務を分担しつつも互いに連携・補完し合い，患者の状況に的確に対応した医療を提供すること」と述べられている。また，「チーム医療を推進するためには，①各医療スタッフの専門性の向上，②各医療スタッフの役割の拡大，③医療スタッフ間の連携・補完の推進，といった方向を基本として，関係者がそれぞれの立場でさまざまな取り組みを進め，これを全国に普及させていく必要がある」と報告されている。

近年では，チーム医療が発展していくために，他職種とのタスク・シフト／シェアを進め，各職種の役割，業務分担について見直すことが，改めて検討されている。きっかけは，医師の働き方改革であり，当初は「これまで医師が行ってきた業務をどの職種に任せるか」という点で議論されてきた。しかし，現在，人口構造や疾病構造などの社会や医療を取り巻く環境に大きな変化が生じており，看護師が専門性をさらに発揮する，患者中心のより質の高い医療を提供できる契機であるとして検討されている[5]。

一つの例として，医師の指示内容のタスク・シフト／

シェアの考え方がある。看護師が診療の補助を行ううえでは，「医師の指示」が必要である。その指示について，具体的指示と包括的指示とがある。病棟での具体的指示とは，指示書に「A氏へ（薬剤名）1g，静脈注射（10時，15時，20時）」と記載があり，その指示どおり実施することである。包括的指示は，このような具体的指示以外を指す。包括的指示においては，看護師の能力によって指示の内容が変わり，包括的指示の活用においては安全性の担保が重要とされる。そのため，指示された内容を理解し，病態をアセスメントしたうえで実施しなければならない。包括的指示には，看護師の能力に合わせて3種類の指示がある。1つ目は，「患者を特定したうえで，病態の変化の範囲を定量的に指示（例：$SpO_2 < 90\%$の場合，酸素5l/分で投与）」，2つ目は，「患者を特定したうえで病態の変化の範囲を定性的に指定（手順書による特定行為を指す）」，3つ目は，「救急初療では，患者が特定されないため，その状況下で対応可能な患者の範囲を指定（検査のみ適用可）」である。3点目は，あらかじめ症例のプロトコールを作成し，患者の状況に適したプロトコールを選択して実施する[5]。

救急初療での医師のタスク・シフト／シェアは，3つ目のプロトコールの使用や，医師の直接指示の下，動脈採血や動脈ラインの確保など，特定行為研修修了者が実践する特定行為がある。また，救急救命士法が改正され，救急救命士による救急処置が初療室で実施されることもある。初療室，救急外来では医師，看護師，救急救命士のそれぞれのタスクをシフト／シェアすることで，チーム連携が強化され，それぞれの役割が補完されることで，チーム医療の質向上が図られ救急医療の質が担保される。

◉ 文献

1) 山勢博彰：救急看護とは．救急看護学，第7版，医学書院，東京，2024，p2.
2) 日本救急看護学会：救急看護とは．
　 https://jaen.jp/intro/job/（accessed 2024-2-22）
3) 総務省消防庁：「令和5年中の救急出動件数等（速報値）」の公表．2024.
　 https://www.fdma.go.jp/pressrelease/houdou/items/20240329_kyuki_01.pdf（accessed 2024-7-22）
4) 厚生労働省：チーム医療の推進について（チーム医療の推進に関する検討会報告書）．2010.
　 http://www.mhlw.go.jp/shingi/2010/03/dl/s0319-9a.pdf（accessed 2024-2-22）
5) 日本看護協会：看護の専門性の発揮に資するタスク・シフト／シェアに関するガイドライン及び活用ガイド．2022.
　 https://www.nurse.or.jp/nursing/assets/shift_n_share/guideline/tns_guideline.pdf（accessed 2024-2-22）

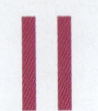

救急初療看護における看護過程

救急初療看護の看護過程

　ヘルスアセスメントとは，身体的，心理的，社会的側面から対象者の健康状態を評価することである。看護におけるヘルスアセスメントでは，対象者の健康状態を看護の視点から系統的に情報収集する。それらはフィジカルアセスメント，メンタルヘルスアセスメント，社会的アセスメントの3つを統合したアセスメントであり，看護過程の「アセスメント」を指している。

　患者情報を系統的に収集するツールとして，「ヴァージニア・ヘンダーソンの基本的看護の構成要素14項目」「マージョリ・ゴードンの機能的健康パターン」「NANDA（North American Nursing Diagnosis Association）インターナショナルによって開発された分類13領域」などがある。これらを用いて3側面から情報収集を行うことで，的確な看護過程を展開することができる。しかし，初療室では情報が少ないことや3側面を統合する時間がないため，患者の健康状態に対し，身体的，心理的，社会的側面からニーズを充足する目的で，それぞれの側面から健康問題を明確にして看護実践を行っている。

フィジカルアセスメント

　身体的な側面の情報収集方法をフィジカルイグザミネーションといい，これらの手法を用いて得られた情報についてアセスメントすることをフィジカルアセスメントという。一般的なフィジカルアセスメントは，看護の目的を達成するために看護過程の一環として行うものであり，身体の状態について身体診察を行うことで，異常と正常を把握し，異常な点が対象者の健康と人間らしい生活行動にどのように影響を与えるか看護判断することである。問診はアセスメントツールに合わせて行うことが多いが，健康歴の聴取とセルフケア能力のアセスメントはとくに重要である。また，身体診察には，問診，視診，触診，打診，聴診があり，頭部からつま先（head to toe）までの全身状態を的確に把握し，身体所見を評価する。入院時のスクリーニングではとくにこの手法が必要になる。また，入院中は，医学診断に関係のある呼吸，循環，消化器，筋骨格，脳神経，頭頸部・感覚器，泌尿器，生殖器，乳房・腋窩，外皮などについて身体診察を行う系統別のフィジカルアセスメントがある。フィジカルアセスメントで重要な知識は，各臓器の解剖，生理学である。

　救急初療看護におけるフィジカルアセスメントは，

生命の危機につながる危険な徴候を数秒で判断する「第一印象」，生命に直結する身体診察としてバイタルサインの測定を行いながら，ABCDEアプローチを基本とする生理学的徴候を観察する「一次評価」がある。また，原因検索を目的に，患者が訴える症状にフォーカスし，疾患，病態を想起し，関連する部分について身体診察する重点的アセスメントを行う「二次評価」がある。そのアセスメントをもとに，緊急度の判断，そして，緊急処置の準備・実施，検査の準備・実施，治療の準備など，医師と協働しながら看護実践を行う。医学診断が決定されるとともに，看護診断を明確にし，初期計画を立案したうえで実践していく。その後，継続観察，看護実践の評価を行いながら，手術室，集中治療部，病棟などに申し送りをする。これらの看護過程は看護記録に記載するというよりは，思考のなかで整理しながら実践する。

救急初療看護の問題解決のための体系的アプローチ

　救急初療の看護実践は，「一次評価」「二次評価」「救急処置の準備・実践」「場の調整」「検査の準備・実践」「治療の準備」が行われる。これらをSOAP記録に書き出すと，「S：subjective（主観的情報），O：objective（客観的情報）」と「P：plan（計画・実践）」の欄に当てはめることができる。つまり，「A：assessment（看護アセスメント）」が抜けていても実践が進んでしまい，救急初療看護の質の低下につながることが問題視されている。そのため，フィジカルアセスメントを活かし，臨床推論力を向上させることを目的に，「救急初療看護の問題解決のための体系的アプローチ」が構築された[1]。この体系的アプローチは以下の3つのフェーズに分かれる。

　「トリアージと蘇生フェーズ」は，緊急度の判断とともに場の調整を行うフェーズである。「一次評価」の観察を行い，生理学的徴候の分析，そして，緊急度の判断のもと場の調整と救急処置を行う。また，二次評価の観察から臨床推論のもと疾患を予測し，生理学的徴候の分析と統合して緊急度の判断を行う。「検査の選択フェーズ」は，「トリアージと蘇生フェーズ」で行う臨床推論から疾患予測後に検査の準備を行うフェーズである。次に，検査データから臨床推論，疾患の検証を行い医師と共有し，医学診断が明確になると，看護診断，看護計画をあげ，看護実践を行っていく，「看護診断と看護実践フェーズ」がある（図1-Ⅱ-1）[1]。

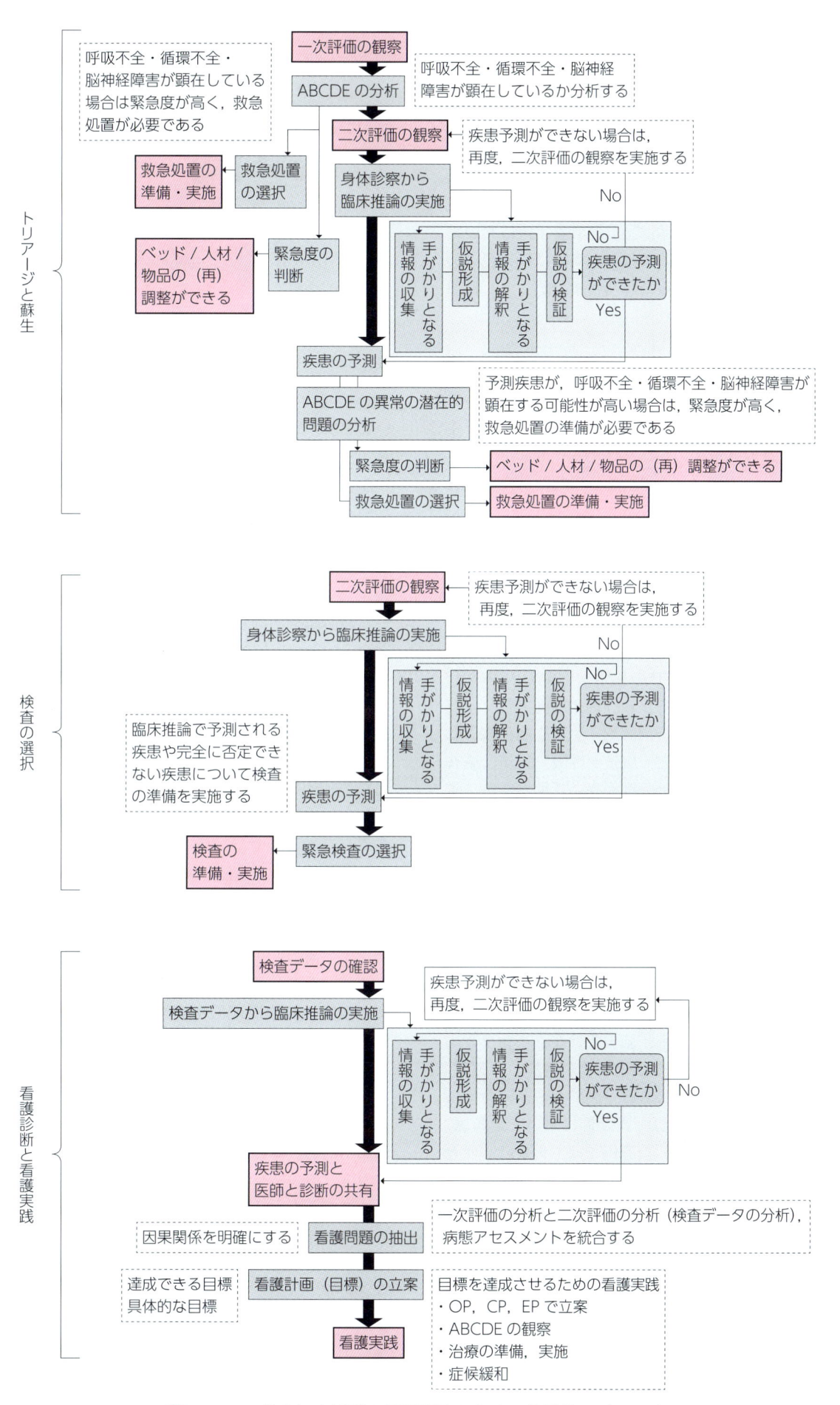

図1-Ⅱ-1　救急初療看護の問題解決のための体系的アプローチ

〔文献1）より引用・一部修正〕

救急初療での看護実践

1. 場の調整と救急処置

　場の調整とは，医師や看護師との情報共有，救急処置，物品の準備，ベッドの調整などを指す。また，救急処置の実践，準備，介助は，救急看護実践において非常に重要な役割をもつ。これらの実践は，生理学的徴候の分析や臨床推論から緊急度判断，そして，救急処置の選択のもと実践される。

1）緊急度の判断と場の調整

　緊急度と重症度は，別々の概念である。緊急度は，時間経過が各病態の生命予後または機能予後に影響を与える程度を示す尺度であり，重症度は，各病態が生命予後または機能予後に影響を与える程度を示す尺度である。救急初療ではとくに緊急度の判断が重要である。

　酸素供給の仕組み（図1-Ⅱ-2）に弊害をきたすと，緊急度が高くなる。一次評価の異常，つまり，呼吸不全，循環不全，脳神経障害（脳ヘルニア）が顕在している病態は，緊急度が高い。また，一次評価は正常であるが，二次評価で予測された疾患が呼吸不全，循環不全，脳神経障害（ABCDの異常）に陥るリスクがある患者は，緊急度が高くなる。例えば，アナフィラキシーや気管支喘息，肺炎，気胸，急性心筋梗塞，肺塞栓，腹膜炎，脳卒中など，気道，呼吸，循環，脳神経へ影響を与える疾患は緊急度が高い状態となる。疾患を予測して生理学的徴候と統合し，緊急度を判断するためには，臨床推論が重要となる。

　表1-Ⅱ-1に事例を2つ示す。2つの事例を比較すると，脈拍，呼吸数は同じ値であり，基準値から逸脱している。症例Aは，一次評価では頻呼吸ではあるものの，SpO_2の低下はなく，呼吸補助筋の使用はないことから低酸素血症に陥っている様子はない。二次評価では呼吸音は正常であり，関節痛，全身倦怠感，上気道症状がみられることから，肺炎ではなくインフルエンザが疑われ，高熱に伴う酸素消費が増加し，頻脈，頻呼吸が引き起こされていると予測できる。緊急度は低い状態である。症例Bは一次評価において，頻脈，皮膚湿潤，冷感があり，二次評価では，大量の吐血と貧血がみられている。一次評価の症状は，血圧を維持するために交感神経やカテコラミンの作用によって出現した症状である。また，出血に伴い代謝性アシドーシスが予測され，その代償として頻呼吸がみられている。そのため，緊急度が高い状態であると判断できる。

　このように，一次評価を基本として緊急度を判断することが重要である。さらに，その原因を検索することで，一次評価の異常の原因を明確にすることができ，緊急度を正確に判断することができる。一つひとつの情報を解釈（分析）するという基本的なアセスメントが，緊急度を判断するうえでは重要である。

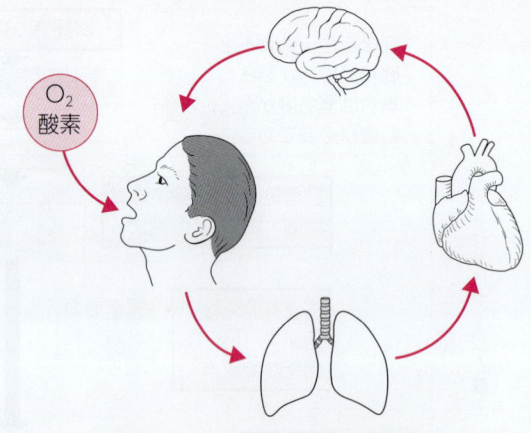

図1-Ⅱ-2　酸素供給の仕組み

　緊急度の判断後は場の調整を行う。ベッド調整は救急隊から情報を得た際や入室後の一次評価，二次評価の際にも行われ，検査終了後の医学診断時など，緊急度判断が行われるたびに，場の調整が必要となる。また，複数の患者を受け入れるためには，緊急度の判断と場の調整は重要となる。

2）臨床推論と救急処置

　看護診断をあげるためには，医学診断は重要な情報となる。しかし，救急初療ではその医学診断が下されていないなかで看護提供を行わなければならない。そのため，看護師であっても，医師が行う診断プロセスを知っておく必要がある。医学診断を決定する思考プロセスを臨床推論といい，その臨床推論を活用して疾患を予測する。詳細は第2章で解説する。

　救急初療看護での臨床推論は演繹法の思考が基本である。一次評価では，呼吸不全（窒息を含む），循環不全，脳神経障害（脳ヘルニア）の有無の観察，アセスメントを行う。その際，観察してからその情報を統合させて，どのような病態であるかを考える帰納法ではなく，前提となる呼吸不全，循環不全，脳神経障害の病態が顕在しているかどうかを観察する。多くの場合，観察項目を暗記して観察してしまいがちであるが，前提となる病態を理解したうえで観察することが重要である。

　二次評価では，仮説演繹法を用いて疾患を予測する。看護師の思考は，ルールイン（確定診断）が中心にあるため，陽性所見を重視する傾向がある。ルールアウト（除外診断）するためには，基本的には陰性所見を統合したうえで，疾患の予測を確実に行う。一次評価，バイタルサインが安定しているなかでも臨床推論を行い，疾患を予測することで，緊急度の判断を行うことができる。一次評価において，生理学的徴候が不安定であると判断した後は，安定化を目的に気管挿管の準備や酸素投与，末梢静脈路確保を実施する。それだけでは不十分なため，不安定の原因を二次評価で見極めて疾患を予測する。例えば，呼吸不全の患者の二次評価で心不全（肺水腫）を疑えば，NPPV（noninvasive positive pressure ventilation：非侵襲的陽圧換

表1-Ⅱ-1　症　例

症例A：70歳，男性

一次評価

- 気道：開通
- 呼吸：頻呼吸（＋）
  呼吸補助筋の使用（－），頸静脈怒張（－）
- 循環：ショック症状（－）
- 脳神経：JCS 0
- 体温：低体温なし，高熱あり
- バイタルサイン
  血圧110/70 mmHg，心拍数115回/分，
  SpO$_2$ 96％（room air），呼吸数28回/分，
  体温39.5℃

二次評価

- 問診
  - 主訴：呼吸困難，発熱
  - 現病歴：本日（来院時間の3時間前），発熱があり呼吸困難感もあって来院する。痰もなく咳もない，全身倦怠感，咽頭痛，関節痛もみられる
  - 既往歴：高血圧症
  - 内服薬：降圧薬
  - アレルギー：なし
- 身体所見
  - 顔面浮腫（－）
  - 眼瞼結膜：貧血（－）
  - 呼吸音：副雑音（－），左右差（－）

症例B：70歳，男性

一次評価

- 気道：開通
- 呼吸：頻呼吸（＋）
  呼吸補助筋の使用（－），頸静脈怒張（－）
- 循環：皮膚湿潤（＋），冷感（＋），CRT＜2秒
- 脳神経：JCS 0
- 体温：低体温なし，外出血なし
- バイタルサイン
  血圧110/70 mmHg，心拍数115回/分，SpO$_2$ 96％（room air），呼吸数28回/分，体温36.5℃

二次評価

- 問診
  - 主訴：呼吸困難，吐血
  - 現病歴：本日（来院の2時間前に）吐血が洗面器いっぱい暗褐色のものがみられ，その後より，少しボーっとした感じがみられる。最近2週間，腰痛があったため，ロキソプロフェン60 mg×3/日を飲み続けており，数日前より胃の違和感があった。現在も心窩部痛，嘔気は続いている
  - 既往歴：高血圧症，腰痛症
  - 内服薬：降圧薬，鎮痛薬（ロキソプロフェン）
  - アレルギー：なし
- 身体所見
  - 顔面浮腫（－）
  - 眼瞼結膜：貧血（＋）/眼球結膜：黄染（－）
  - 呼吸音：副雑音（－），左右差（－）
  - 腹部：心窩部圧痛（＋），腹部膨満（－），腸蠕動（＋；正常）マーフィー徴候（－），マックバーネー圧痛（－），反跳痛（－），筋性防御（－）

気）を追加して準備する。気胸を疑えば，胸腔穿刺，ドレーンの準備，ショック状態で心原性を疑えば，循環作動薬の準備，循環血液量減少を疑えば，輸液負荷，輸血の準備を行う。このように，一次評価で生理学的徴候の分析を行い，救急処置の実践を行うが，二次評価で疾患を予測することで，確実に生理学的徴候の安定化を図ることができる。

2. 緊急検査の準備

　医学診断を確定するためには緊急検査が必要である。そのため，実施や準備を行うが，医師の指示を待ってからでは迅速性に欠けるため，前述の臨床推論をもとに準備する必要がある。医師は，スクリーニングとして行う検査や確定診断につながる検査を組み合わせて検査を実施する。問診，身体所見を取り，検査前確率を上げ，検査結果から除外診断を確認しながら診断を確定する。

　胸痛を訴え来院した，70歳，男性の症例をあげる。皮膚湿潤，肩への放散痛があり，胸痛のNRS（Numerical Rating Scale）8/10である。高血圧，喫煙歴のある患者である。急性心筋梗塞の可能性があり，検査前確率は高い。12誘導心電図検査を実施した結果，ST

上昇が確認され，さらに心臓超音波検査で壁運動異常がみられ，急性心筋梗塞と診断された。同時に除外診断として胸部X線検査での縦隔拡大と，心臓超音波検査での上行大動脈拡張やフラップがないことを確認して，急性大動脈解離をルールアウト，右室拡大がないことから肺塞栓をルールアウトする。その他，血液検査で心筋マーカーやDダイマーを確認する。12誘導心電図検査はスクリーニングとしても確定診断としても実施される検査のため，状況によっては，急性心筋梗塞をルールアウトする目的に行われることもある。

　医師は，侵襲の少ないベッドサイドでできる検査から行うことが多いが，状況によっては画像検査を優先し，CT検査から行うこともある。検査室で行われる検査は基本的に，バイタルサインが安定していることが前提とされているため，その点も念頭に置いて検査の準備をする。

3. 医師との情報共有（検査データ，医学診断，治療方針）

　検査データや医学診断，治療方針を医師と共有し，治療の準備などを行っていく。救急処置をしながら共有することもあれば，医師が初療室に不在の際は採血

データがそろった後に医師へ連絡して共有することもある。ここでの共有は，検査データの解釈，分析を医師に一任していることが多い。医師の診断，治療方針をもとに看護実践を行うため，看護師自身も検査データからルールインした疾患とルールアウトした疾患を検証したうえで，医学診断や治療方針について共有，確認することが重要である。

4. 看護診断と看護実践

「看護診断と看護実践」とは，医学診断，治療方針が決定し，初療室を退出するまでの看護実践を指す。診断の決定後，数分～30分程度，状況によっては数時間初療室に滞在することもある。医学診断の決定後に，看護により解決すべき健康問題（看護問題，看護診断）を明確にする。ここでの看護問題は，共同問題としてあげることが多い。目標を決定し，初期計画を立案後，看護実践を行っていく。現実的には，これらを看護記録に記載して実施することは難しいため，思考のなかで初期計画を立案し，そのうえで看護実践を行い，評価も行う。

看護計画について，健康問題として医学診断や病態を中心にあげていき，看護目標は顕在化している問題を悪化させず，潜在化している問題については顕在化させないことを目標に看護介入を行う。観察の計画（OP；observation plan）は，一次評価とバイタルサインの継続的な観察，二次評価となる疾患の随伴症状，身体所見の観察があがる。また，合併症などが潜在している症状，所見も観察する。検査所見や健康問題によっては，水分出納バランスの観察も行う。ケア計画（CP；care plan）は，バイタルサイン測定やモニタリング，救急処置，検査，また，治療の準備では心臓カテーテル治療，手術などの準備，調整，そして，重症度判断のもと入院（ICU，救急病棟，一般病棟など）の調整があがる。教育計画（EP；education plan）は，不安の緩和を図りながら，患者の健康問題の確認として，患者自身が医学診断や治療などの理解が得られているかの確認，症候についてもがまんせずに訴えてよいことや安静の程度などの説明があがる。これらは初療室で実践している内容であるが，健康問題を解決するための実践であることを理解することが重要である。このように，医学診断が決定した後はこれまでの症状からのフィジカルアセスメントを確認しながら，病態アセスメント行い，看護診断（問題），もしくは，共同問題を明確にし，看護計画を立案する。以下に例を示す。

60代，男性，意識障害で搬送され，一次評価において気道，呼吸，循環には問題はなく，意識レベルがJCS

Ⅲ桁，GCS E1V1M5＝7，瞳孔／対光反射＝R3.5／＋，L3.5／＋であった。バイタルサインが，血圧190/110mmHg，心拍数67回／分，呼吸数16回／分，SpO$_2$98％，体温36.2℃であった。二次評価で，左上下肢麻痺がみられ，頭部CTで右被殻出血が認められた。一次評価では意識レベルが低下しているため，生理学的徴候に問題が顕在化している。その原因は脳出血であり，頭蓋内圧が亢進している状況から，共同問題としては，「頭蓋内圧亢進」があがる。さらに，頭蓋内圧亢進に伴い脳灌流圧を維持するため血圧が上昇している。血圧が上昇すると出血が助長され，頭蓋内圧が亢進する。現段階では，瞳孔・対光反射は正常，除脳硬直はなく，クッシング徴候がないことから，脳ヘルニアはきたしていない。脳ヘルニアに陥ると，脳幹が障害され，徐呼吸や呼吸が停止する可能性がある。看護目標は，「頭蓋内圧亢進を最小限にし，呼吸，循環の安定化を図る」をあげた。看護計画では，OPはバイタルサイン，一次評価の観察として，脳幹障害（クッシング徴候，瞳孔，対光反射，除脳硬直）の観察，潜在的に徐呼吸，異常呼吸（チェーンストークス呼吸など），呼吸停止をきたす可能性があるため，観察を行う。CPは降圧薬の使用，頭部挙上，気管挿管の準備・介助を行う（図1-Ⅱ-3）。

症候には原因があり，その原因に介入することで結果（症候）は改善する。原因が悪化することで症候も悪化する。一次評価の異常について根本治療にはならないが，一次評価の異常が遷延することで，原因が悪化し，重症度も高くなる。一次評価の安定化を図りながら，原因検索で原因が明確になった後は根本的治療が行われる。継続的に，看護目標となる病態を悪化させない，もしくは，潜在化した問題を顕在化させないための看護実践が必要である。本事例では，脳出血の根本的治療は血腫除去術であるが，手術までの初療室の看護としては，頭蓋内圧亢進戦略として看護実践を行う必要があり，また，看護実践の評価を行いながら手術室への搬送となる（図1-Ⅱ-3）。

初療室では，フィジカルアセスメントを通して，医学診断の前に看護診断を明確にすることは難しい。しかし，一次評価の安定化を図りながら二次評価での検索を進め，根本的治療につなげていく。根本的治療を進めるなかで，看護診断，そして，看護実践を行うプロセスが救急初療看護における看護過程となる。

● 文献

1) 増山純二編：救急初療フィジカルアセスメント．Emer-Log 2022年秋季増刊号，メディカ出版，大阪，2022.

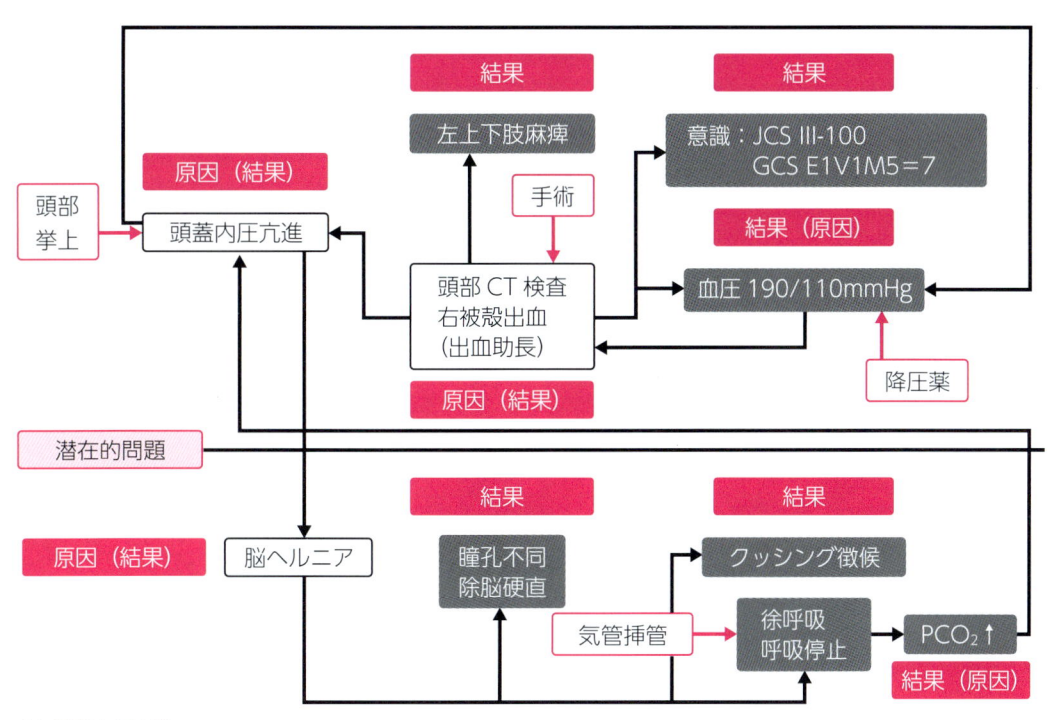

#1 頭蓋内圧亢進
目標：頭蓋内圧亢進を最小限にし，呼吸，循環の安定化を図る

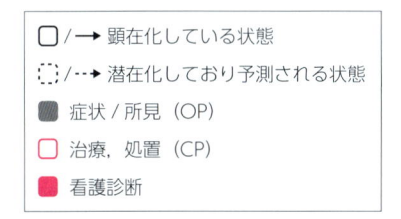

□ / → 顕在化している状態
┊ / ┈→ 潜在化しており予測される状態
■ 症状 / 所見（OP）
□ 治療，処置（CP）
■ 看護診断

図1-Ⅱ-3　脳出血の病態関連図

第2章

救急初療看護のための臨床推論

I 看護と臨床推論

臨床推論とは

「臨床推論」は，医学教育モデル・コア・カリキュラムに示されている必須の実践的診療能力の一つとして位置づけられている[1]。臨床とは，「病状の患者に接して実際に看護を実践すること」であり，推論とは，「推理・推察によって結論を導くこと」である。つまり，臨床推論とは，「病床の患者に接しながら推理によって患者の健康問題を明らかにし，解決しようとする際の思考過程やその内容」といえる。

一方，看護における臨床推論についてLapkinらは，「患者情報を収集および分析し，この情報の重要性を評価し，代替行動（実践）を評価するための公式および非公式の思考戦略を使用する複雑な認知プロセス（思考）」と述べている[2]。日本では看護師の実践の基礎となる思考は，これまで看護過程やクリティカルシンキングとして論じられ，看護過程という問題解決の枠組みの中で看護問題を抽出し，看護実践を行ってきた。

救急初療看護では医師の診断プロセスとなる臨床推論を応用して疾患を予測し，緊急度の判断や救急処置，検査の準備を行っている。

診断プロセス

診断プロセスを推論する場合，さまざまな思考プロセスがある。大別すると，分析的思考（analytical process）と直感的思考（intutive process）の2種類に分けられ，前者の代表的なものに，①仮説演繹法，②徹底的検討法（VINDICATE-P），後者の代表的なものに，③パターン認識，④アルゴリズム法がある。それぞれの診断プロセスを解説する。

1. 仮説演繹法

仮説演繹法は初学者に診断プロセスを教育するのに適している。可能性のある疾患を思い浮かべて，新たな情報が得られるたびに仮説を入れ替えて検証する方法である。仮説演繹法の思考過程は，①患者からの臨床問題に対する情報，②臨床問題に対する仮説形成，③仮説形成の手がかりとなった情報の解釈，④仮説の検証という要素がある。仮説の検証には感度，特異度などを算出しながら疾患を絞り込んでいく。

表2-I-1　VINDICATE-P

V	vascular	血管性疾患
I	infection	感染症
N	neoplastic	腫瘍性疾患
D	degenerative	変性疾患
I	intoxication	中毒
C	congenital	先天性疾患
A	allergy/autoimmune	アレルギー／自己免疫性疾患
T	trauma	外傷
E	endocrine/metabolic	内分泌疾患／代謝性疾患
P	psychiatric/psychogenic	精神疾患／心因性

2. 徹底的検討法（VINDICATE-P）

VINDICATE-P（表2-I-1）は診断が困難なときに用いる方法である。あらゆる疾患の可能性を系統的に考慮するために，鑑別疾患を疾患カテゴリーから考慮し，カテゴリーごとに可能性のある疾患をあげる方法である。例えば，不明熱患者では発熱をきたす可能性のある，①感染症，②自己免疫性疾患，③悪性腫瘍，④薬剤を最初に考慮する。発熱以外に鍵となる症状・徴候を探し，各カテゴリーにおけるどの疾患の可能性が高いかを考慮する。

3. パターン認識

パターン認識は経験に基づいた素晴らしい判断である。過去の経験に照らし，心理的な近道でたどり着く疾患を選択する。疾患を選び出すプロセスが経験から自動化されている。診断経験のない初学者にはできない。また，パターン認識の長所は迅速な診断が可能なことであるが，エラーが起こると修正が遅れがちになる。

4. アルゴリズム法

情報の有無によって，診断を一歩ずつ絞り込む方法である（図2-I-1）[3]。診療指針などはこの方法を用いることが多い。この思考過程は非常に論理的であるが，患者に質問する内容，順番によって精度や効率が左右されやすいため注意が必要である。

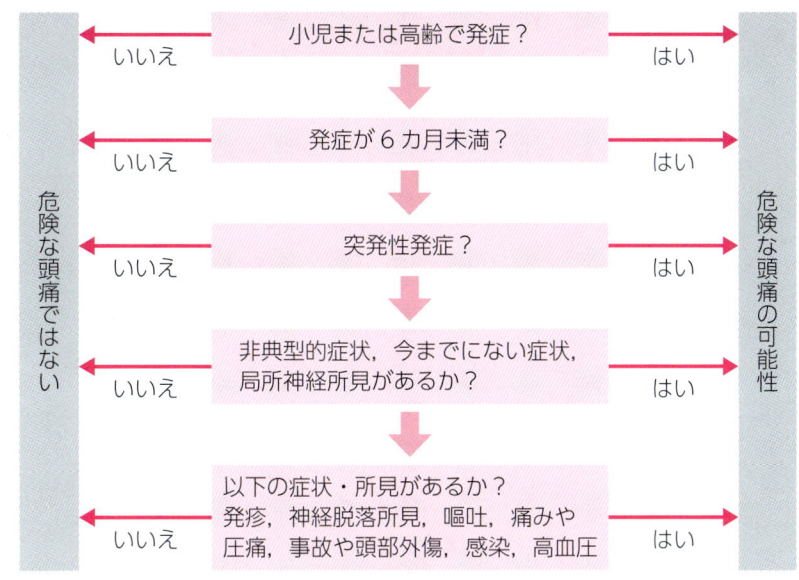

図2-Ⅰ-1　危険な頭痛の簡易診断アルゴリズム

〔文献3）より引用・改変〕

医師の臨床推論と看護師の臨床推論

1. 医師の臨床推論

　医師の大きな使命は，患者の生命を救い，病や苦痛を取り除くこと，すなわち「治療」である。その使命を果たすためには，患者がどのような病態であるかを把握し，その病態に「診断」を下すことが必要である。鑑別診断を構築し，検査を選択し，その結果を解釈することは，医師にとって重要な技術である。診断の誤りは全有害事象の7〜17％を占めるといわれており，もっとも重要なことは医療面接や身体診察で収集した内容が最初の診断の基盤であることを忘れてはならない[4]。

　「診断」することによって，その診断ごとに有効性がすでに証明されている治療方法や予防方法（マネジメント）を選択することが可能となる。

　医師による臨床推論は，当該患者の疾病を明らかにし，解決しようとする際の思考過程や内容と定義されている[5]。臨床推論は，診断だけでなく，治療やマネジメントから，治療効果を評価することまでも含むといえる。ただし，「疾病を明らかにする」という診断によって，治療やその後のマネジメントが選択されるため，患者の健康問題となる生物学的な意味での病気（disease）に焦点が当てられる。

　症例について検証する際の医師の診断プロセス（図2-Ⅰ-2）について解説する。

ステップ1：問題を同定する

　患者が何を訴えているのかを確実に理解することが重要である。それが「主訴」となるが，問題点をしっかり把握することが診断の第一歩となる。

ステップ2：鑑別診断の枠組みを作る

　問題点に応じて，解剖学的なものや臓器・系統的なものなど覚えやすい分類法で鑑別診断を整理する。

ステップ3：鑑別診断を整理する

　想起した診断を臨床的に有用な方法で分類し整理する。医師によってさまざまな整理方法があるが，理論的な推論の道筋となる枠組みを作成する。

ステップ4：鑑別診断を絞り込む

　リストに上がったものすべてが直接関係しているわけではないため，患者の状況，状態に応じた絞り込みを行う。

ステップ5：病歴（問診）と診察所見を用いて鑑別診断を探究する

　ここではもっとも考えられる鑑別診断の臨床的な手がかりを探すことが重要である。手がかりを探すにあたり，患者の陽性所見（異常所見がある）に着目し，陰性所見に惑わされることなく〔（考えている疾患の）本来あるべき所見がない〕，探究していくことが重要である。

ステップ6：鑑別診断に優先順位をつける

　考えられる鑑別診断のすべてが同等なわけではない。優先順位のつけ方はさまざまであるが，検査前確立（疑っている疾患の可能性）が高い順などを最初に考慮していく。それと同時に，診断のカテゴリーを3つに分け，①もっとも考えられる疾患（第1仮説），②見逃してはならない疾患，③その他の疾患に分けて検証していく。

ステップ7：仮説を検証する

　考え得る疾患の確率を上げるための追加検査を実施する。

ステップ8：新しい情報から鑑別診断に優先順位をつける

　疾患を除外するだけでなく，患者の症状を呈してい

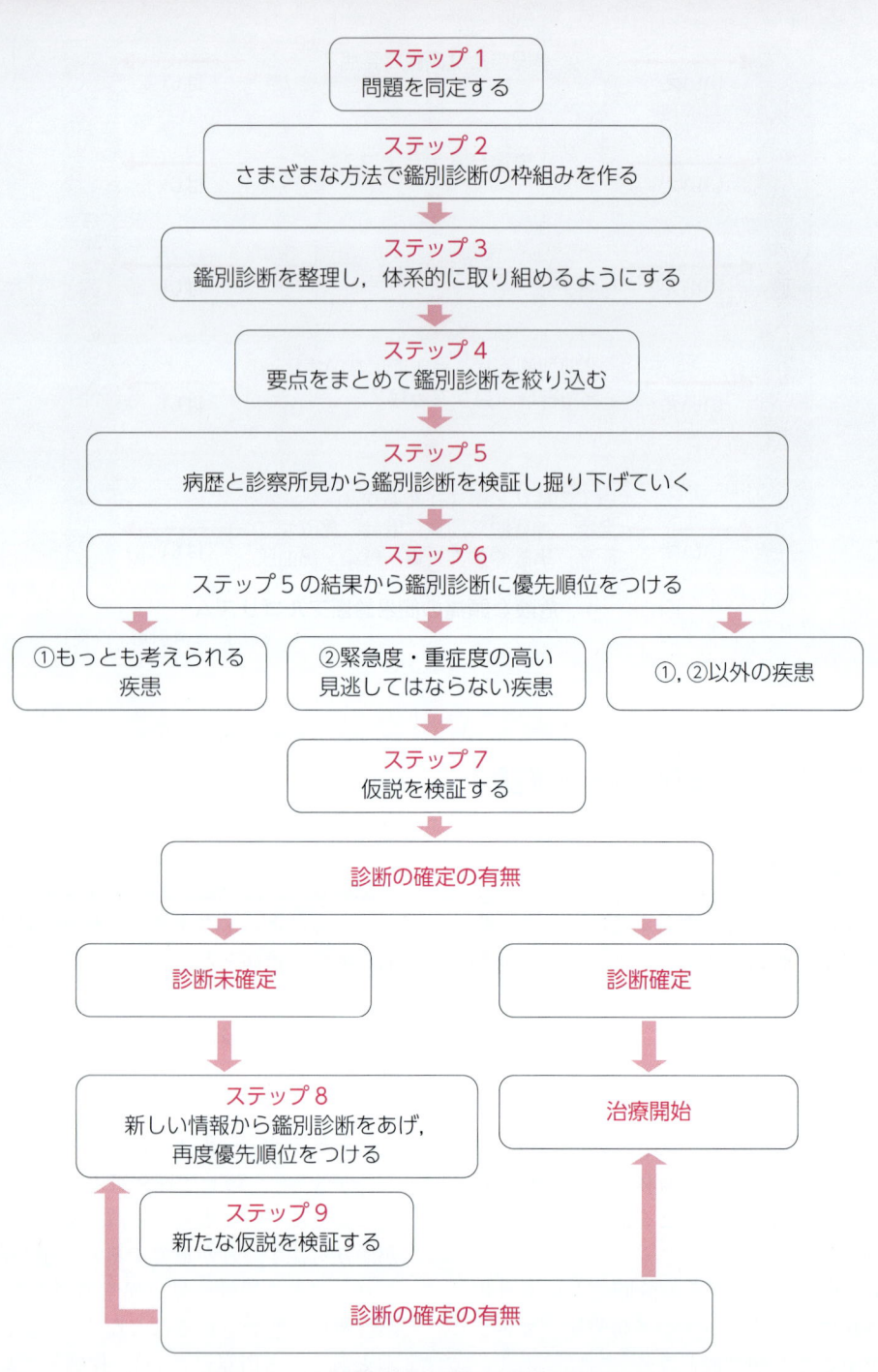

図2-I-2 医師の臨床推論（診断プロセス）

る疾患を決定しなければならない。診断がつかない場合は，新しい情報，データであるかを踏まえ，優先順位を再度決定していく。

ステップ9：新たな仮説を検証する
診断に至るまでこのプロセスを繰り返す。

2. 看護師の臨床推論

看護師は，保健師助産師看護師法第5条に「療養上の世話」（ケア）または「診療の補助」（キュア）を行うことを業とする者と明記されている。「療養上の世話」（ケア）とは，人間としての基本的な営みである食事や排泄，清潔を保持することなどの行為を支援す

ることである。これは看護師独自の判断で実施可能な看護行為であるため，看護師の臨床推論はケアに焦点が当てられることが多い。

一方，「診療の補助」（キュア）とは，医療行為の一部について補助することである。キュアは原則，医師の指示の下に行う（医師の指示を必要とする）行為のため，看護師の臨床推論はキュアに焦点が当てられることは少ない（図2-I-3）。

ICN看護の定義[6] では，「看護とは，あらゆる場であらゆる年代の個人および家族，集団，コミュニティを対象に，対象がどのような健康状態であっても，独自にまたは他と協働して行われるケアの総体である。看護には，健康増進および疾病予防，病気や障害を有

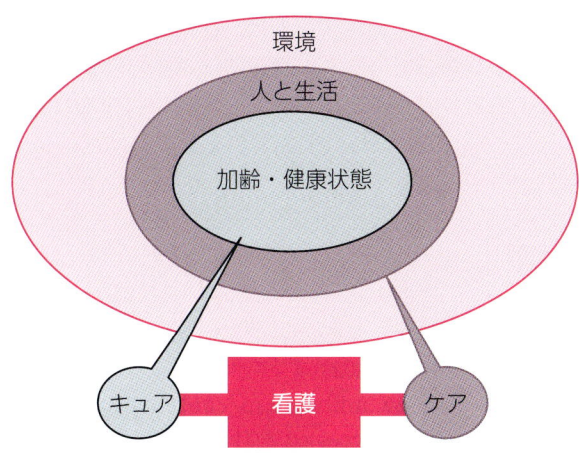

図2-Ⅰ-3　医療の概念構造におけるキュアとケア

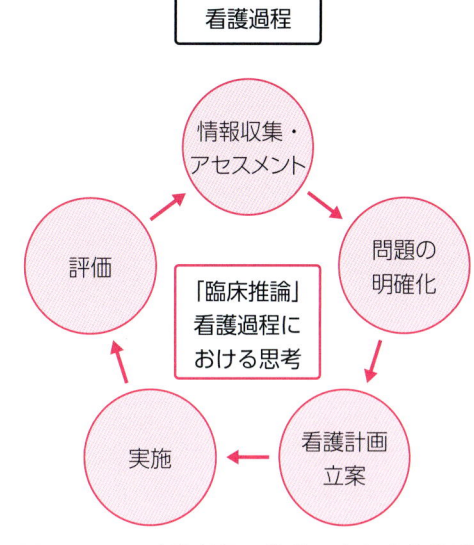

図2-Ⅰ-4　看護過程の構成要素と臨床推論

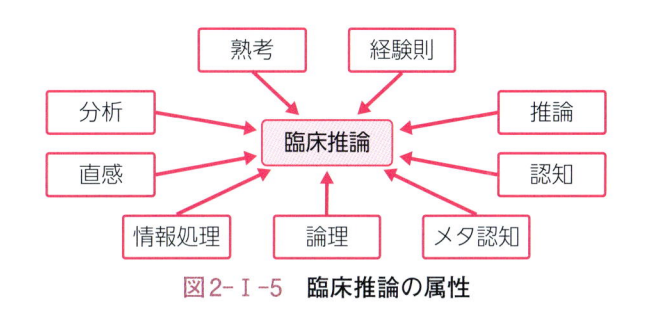

図2-Ⅰ-5　臨床推論の属性

する人々あるいは死に臨む人々のケアが含まれる。また，アドボカシーや環境安全の促進，研究，教育，健康政策策定への参画，患者・保健医療システムのマネージメントへの参与も，看護が果たすべき重要な役割である」としている。

　このことは，顕在化している疾患のみならず，潜在化している疾患も踏まえ，患者の身体的，精神的，社会的の3つの側面から全人的にとらえ，その人らしく生きていけるよう支援していくことが看護師の生業であると考えることができる。

　では，看護師の臨床推論は何を目的にどのように考えるべきであろうか。看護師は「診療」や「診断」は行わない。しかし，患者を全人的にとらえる必要があるため，医師がどのようなプロセスで「診療」「診断」を行っているのかを知る必要がある。それは医師の診断プロセスを知ることにつながる。医師がどのように考え，その診断，治療に至ったのかを知ることで，「診療の補助」（キュア）を行うことができ，看護師として何ができるのか，全人的に患者をアセスメントすることで，必要な「療養上の世話」（ケア）を考えることができる。

　看護実践における"臨床推論"のプロセスは，「患者の情報を処理して，問題，状況，計画の介入を実施し，成果を評価すること」といわれている[1]。この臨床推論のプロセスは，「情報収集・アセスメント」「問題の明確化」「看護計画立案」「実施」「評価」の5つの要素で構成される看護過程のプロセスと同様である（図2-Ⅰ-4）。

　つまり，看護師にとっての「臨床推論」とは看護過程を展開する際の思考過程のことであり，患者とその家族に，何らかの判断が必要な状況下で，対象にとって最良であるという判断に基づく看護行動を起こすための看護過程である。

　この思考は問題を解決するためのアセスメントとしてとらえることができるが，その臨床推論は特別な思考ではなく，臨床で看護を実践している看護師であれば日常的に用いているはずの思考過程である。

3. 臨床推論の属性

　臨床推論は，データ分析（情報の解釈），熟考（思案），経験則（形式のない思考戦略），推論（憶測），認知（知覚または自覚），メタ認知（思慮深い考え），論理（論拠），情報処理（情報整理），直感（推論に頼らない見識）という属性からなる（図2-Ⅰ-5）。この属性から，情報の整理・解釈，認知力，論理的思考，直感的思考など，単純な思考過程でないことがわかる。臨床推論の概念は，「認知，メタ認知のもとに，患者の情報を収集して分析し，その意味を評価し，解決策を導くために練り上げられた特定の知識を用いる複雑な過程」[1]と定義されている。

4. 救急看護における臨床推論

　救急看護が展開される場面においても，「療養上の世話」（ケア）や「診療の補助」（キュア）が実践される。救急看護におけるケアには，生活行動援助や苦痛の緩和，精神的サポートなどの看護活動がある。一方，救急看護におけるキュアには，患者への救急処置，医療行為の介助などがある。

　救急看護の対象は，年齢，性別は問わず，急に発生した疾患に罹患した，もしくは突然の身体損傷を受けた傷病者である。そのような傷病者を救命し，回復を促すには時間の制約があり，情報量は少ないうえに緊

急性が高い。緊急性の高い傷病者の回復を促すためには，まず必要な救急処置を実践し，医師による医療行為が迅速に実践されるよう準備や調整を行う必要がある。したがって，それら診療の補助（キュア）が大きな意味をもつ。そのため，救急看護が展開される場面における臨床推論は，「キュア」に焦点を当てなければならない。

初療室，または病棟における院内急変など，救急看護が実践される場面の臨床推論は，患者の生命や予後を脅かす健康問題を明らかにし，その解決に必要な救急処置を判断する思考であるといえる。

救急医療が展開される場面では，迅速かつ適切に診療を進めていかなければならない。救急医療には医師や看護師以外の職種も携わり，医師が決定した診療方針を軸にチーム医療が展開されて診療が進められていく。そのため，看護師も医師がどのような診断に至り，どのような治療を行うのかという思考（臨床推論）を共有することが非常に有益である。医師が診断や治療を決定する臨床推論を，看護師も同様に展開して共有することで，迅速かつ適切な診療の補助が実践できる。

また，救急診療の場面においては，医師と看護師だけでなく，診療放射線技師や臨床工学技士，事務員など多職種が携わる。チーム医療の一員として，看護師は，多職種へ調整や提案を行わなければならない。その際にも医師の診療のプロセスを知っておかなければ実施することはできない。看護師は，医師と同様の診断プロセスを知りながら，自身の生業である「療養上の世話」（ケア）と「診療の補助」（キュア）を常にアセスメントする必要があり，それにより，看護師は救急のチーム医療のキーパーソンとして活躍できる。

さらに，そのアセスメントは，身体的な問題に焦点が当てられがちであるが，精神的，身体的にも焦点を当て，患者のゴールを設定して，「療養上の世話」（ケア）や「診療の補助」（キュア）を行わなければならない。

● 文献

1) モデル・コア・カリキュラム改訂に関する連絡調整委員会：医学教育モデル・コア・カリキュラム．令和4年度改訂版，2023.
https://www.mhlw.go.jp/content/10900000/001026762.pdf（accessed 2024-2-22）

2) Lapkin S, Levett-Jones T, Bellchambers H, et al：Effectiveness of patient simulation manikins in teaching clinical reasoning skills to undergraduate nursing students：A systematic review. Clin Simul Nurs 6：E207-E222, 2010.

3) Dowson AJ, Sender J, Lipscombe S, et al：Establishing principles for migraine management in primary care. Int J Clin Pract 57：493-507, 2003.

4) Balogh EP, Miller BT, Ball JR, eds, Committee on Diagnostic Error in Health Care；Board on Health Care Services；Institute of Medicine；The National Academies of Sciences, Engineering, and Medicine：Improving Diagnosis in Health Care. National Academies Press, Washington DC, 2015, p74-93.

5) 任和子：臨床推論を学ぶことは実践に役立つだろうか．日本医療教授システム学会総会プログラム・抄録集8：31, 2016.

6) 日本看護協会：ICN 看護の定義（簡約版）.
https://www.nurse.or.jp/nursing/international/icn/document/definition/index.html（accessed 2024-8-9）

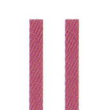

救急初療看護における臨床推論の方法

臨床推論の思考過程

1. 情報収集

　救急診療の場面においては，患者の健康問題を明らかにするため，患者の年齢・性別という属性に加えて主訴や病歴といった情報を収集することから始まる。情報収集の方法は問診と身体診察からなる。

2. 問題表象

　情報収集から患者の健康問題を理解するためのイメージを形づくる。この作業を「問題表象」という。例えば，「高血圧，糖尿病治療中の60歳の男性。急性発症の左片麻痺と構音障害。右の共同偏視を伴う」といった，患者の健康問題の全体像をイメージする。

3. 疾患の物語（illness scripts）との照合

　問題表象と合致しそうな，「疾患の物語（illness scripts）」を検索，選択する。検索，選択した後に，その疾患と関連する症状や所見の有無を患者から再び情報収集する。

　これらを行うために必要な知識は，臨床場面において診療の補助を経験することで蓄積されているものである。つまり，看護師の知識・背景・経験がこのプロセスに対して大きな影響を与える。

4. 健康問題を説明できる疾患の選択

　「疾患の物語（illness scripts）との照合」の結果，患者の健康問題を説明できるもっとも可能性の高い疾患を選択する。さらに，その疾患を確定診断するために必要な検査を実施していく（図2-Ⅱ-1）。

救急初療看護における「仮説演繹法」

　看護師は患者に健康問題が起こった場合，その問題を解決するために臨床推論を展開する。臨床推論において看護師は，まず患者の健康問題の手がかり獲得のために，患者の情報を収集し，健康問題の「仮説」を生成する。そして，最終的な意思決定までこの仮説を支持するか除外するかの手がかり解釈のために詳細な情報を集めていく。

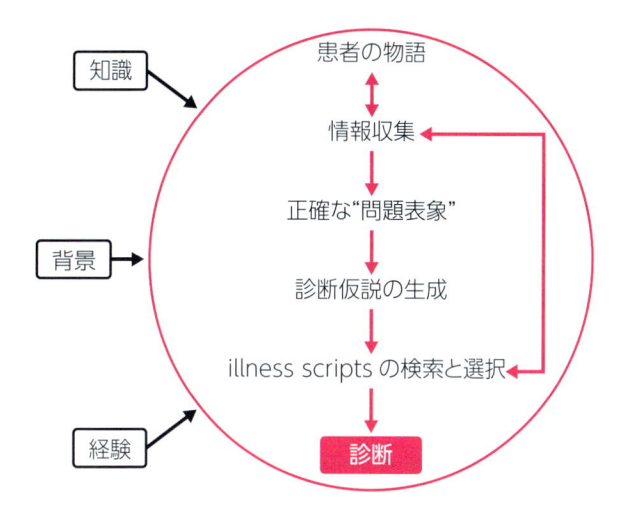

図2-Ⅱ-1　臨床推論の思考過程

　仮説とは，「いろいろな事柄の間の関係が，実際には確かめられていない場合，それを統一的に説明するための理論的な仮定」のことである。看護における臨床実践においても，患者と健康問題の間にある（健康問題の原因となっている）疾患・病態についての情報収集を行って，「○○病かな？」という「仮説形成」を行う。そして，その仮説に関する詳細な情報を収集し，その解釈によって「仮説検証」を行う。

　例えば，入院中の60代の男性が突然前胸部の痛みを訴えたとする。看護師は患者の「胸痛」という健康問題に着目して臨床推論を展開する。まず，「心筋梗塞ではないか？」という仮説形成を行う。そして，その「心筋梗塞」という仮説が正しいのか，間違っているのかを検証するための情報収集を行う。12誘導心電図を実施したところ，心電図上ST上昇を認めれば，その結果の解釈によって「心筋梗塞」という仮説が正しいという臨床判断に至る。さらに，循環器医師にコールすると同時に持続的なモニタリングや酸素投与の開始，心臓超音波検査の準備などを行うという意思決定に至る。つまり，仮説検証の結果に基づき，看護師は「臨床判断」や「意思決定」を行い，看護ケアの提供を実践しているといえる。

　この「仮説」を形成し，検証するという一連のプロセスは，臨床推論の中核といえる（図2-Ⅱ-2）。このプロセスを「仮説演繹法」という。看護師が臨床推論を展開する場面は多々あるが，本項では救急外来や病棟での患者急変の場面など，患者の健康問題の原因となっている疾患や病態を考えるプロセスについて，その手順を説明する[1]（図2-Ⅱ-3）。

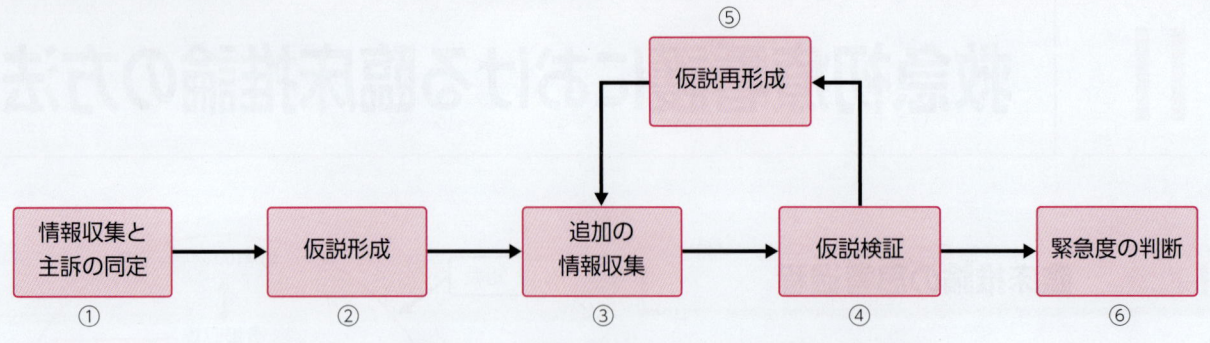

図2-Ⅱ-3 看護師による仮説演繹法による臨床推論の思考過程

①情報収集と主訴の同定：最初に患者の年齢・性別に加えて，簡単な病歴を確認し，主訴の同定を行う。この作業において，患者の健康問題のイメージを作るためのヒントを取得する。

②仮説形成：患者の健康問題のイメージを形づくり（問題表象），思い浮かんだ患者の疾患・病態を仮説として形成する。問題表象とは，臨床推論の比較的初期に，仮説として疾患や病態を想起する際に頭のなかにある病像のことである。

③追加の情報収集：仮説に関連する病歴聴取や身体診察を行い，それによって，仮説を支持したり否定したりする症状・所見の有無といった情報収集を行う。

④仮説検証：追加の情報収集によって得られた臨床情報と仮説を照らし合わせ，仮説の蓋然性を修正する。緊急度が判断できる程度まで仮説が確かになるか，それとも仮説を考える必要がないと判断できる程度に否定できるかまでの検証を行う。

⑤仮説再形成：仮説検証の結果，仮説が否定されれば，仮説を新しい疾患・病態に入れ替えていく。③④⑤のプロセスは，単に順番に進むのではなく，行きつ戻りつしたり，繰り返されたりするプロセスである。

⑥緊急度の判断：仮説検証の結果，導き出された予測される患者の疾患・病態の緊急性から，患者の健康問題の緊急度の高さを判断する。

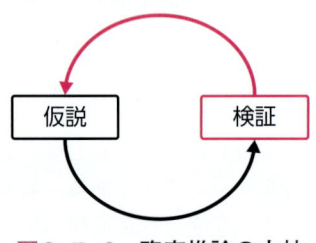

図2-Ⅱ-2 臨床推論の中核

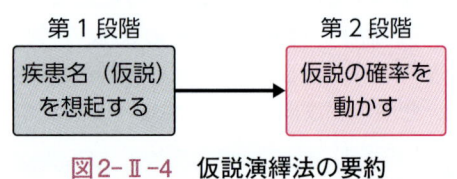

図2-Ⅱ-4 仮説演繹法の要約

仮説の形成

仮説演繹法による臨床推論を要約すると，「疾患（仮説）を想起する段階」と，「仮説の確率を動かす段階」に区分される（図2-Ⅱ-4）。それでは，「疾患（仮説）を想起する段階」である仮説形成をどのように行うかを説明する。

1. 患者の基本情報の絞り込み

通常，患者の年齢や性別といった基本情報を知ることで，仮説を絞り込むことが可能となる。それは，年齢や性別によって，頻度が明らかに異なる疾患があるためである。例えば，胸痛を訴える患者が20代の若年者であれば，急性心筋梗塞のような動脈硬化性疾患を第一の仮説として想起する必要はない。性別についても，腹痛を訴える男性患者であれば，緊急度の高い疾患の一つに異所性妊娠があっても，想起する必要はないということになる。また一般的に，若年者では先天性疾患，高齢者では変性疾患の可能性が高くなることも覚えておきたい。

2. 主訴からの絞り込み

ある患者の主訴が「腹痛」だったとする。腹痛は，腹部（解剖学）×疼痛（病理学）であり，局所症状における解剖学的アプローチと病理学的アプローチを組み合わせた考え方である。この主訴に含まれた2つのアプローチから仮説を考えていく。解剖学的アプローチとは，疼痛部位からそこに位置する臓器に由来する疾患を仮説として考える。例えば，右下腹部の疼痛であれば，虫垂炎などを仮説とする。次に，病理学的アプローチとは，痛みの性状などから疾患を予測し仮説を考えることである。例えば，鈍い痛みであれば内臓に由来する痛み（内臓痛）と考え，鋭い痛みであれば，皮膚や腹膜などに由来する痛み（体性痛）と考えて，そこから仮説を絞り込んでいく。

3. 頻度，緊急度からの絞り込み

仮説として疾患を考えるとき，頻度（common：コモン）と緊急度（critical：クリティカル）の2つの視点で優先順位の高い疾患を想起していくことが重要となる（図2-Ⅱ-5）。院内トリアージや患者急変の場面では，クリティカルな"見逃してはならない"生命や機能予後を脅かす疾患を仮説として想起して，除外することが必要である。

それでは，コモンな疾患は仮説として想起すること

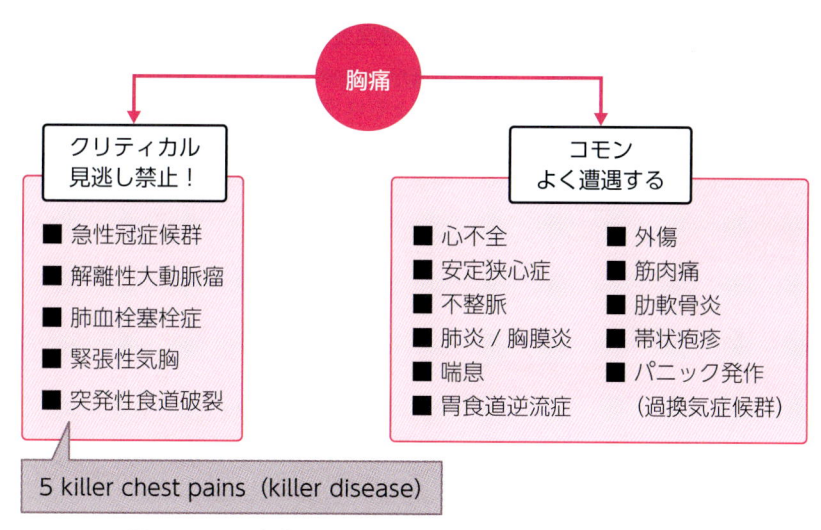

図2-Ⅱ-5　胸痛における緊急度の高い疾患と低い疾患

はないのであろうか？　例えば，回転性めまいを訴える患者に遭遇したとする。見逃してはならないクリティカルな（緊急度の高い）疾患は，小脳梗塞などの脳卒中があげられる。小脳梗塞の症状・所見は運動失調が有名であるが，小脳における梗塞部位によっては運動失調が出現しないこともあり，小脳梗塞であるか否かを判断することは非常に困難といえる。一方，回転性めまいを主訴とする疾患のうち，緊急度は高くない（よく遭遇する）疾患に良性発作性頭位めまい症（benign paroxysmal positional vertigo；BPPV）がある。BPPVには頭の位置を動かす動作によって回転性めまいが誘発されること（頭位めまい症），めまいの持続時間が数分以内であることなど，BPPVに独特の症状がある。そこで，BPPVを仮説として，患者にBPPVの独特の症状である頭位めまい症であるか，めまいの持続時間が数分以内であるかを確認したところ，すべて該当したとする。そうすれば，この患者はBPPVの可能性が高くなり，見逃してはならない小脳梗塞は否定的となる。

このように，コモンな疾患の仮説を形成して推論を展開した結果，コモンな疾患の可能性が高いと判断することによって，相対的に"待たせてはならない"クリティカルな疾患を除外することもあるといえる。

仮説の検証

次に，仮説演繹法による臨床推論の第2段階，「仮説の確率を動かす」について説明する。

1. EBDの活用

いまや医療の世界において，根拠に基づく医療（evidence-based medicine；EBM）が重要視されている。EBD（evidence-based diagnosis）とは，EBMの枠組みの中での科学的論理に基づく診断の進め方をいう。EBDについて簡単に説明する。

感度，特異度，尤度比

医師は，検査するうえで検査前確立を考え，その検査の特性から検査後確立を算出して検査を選択し，確定診断につなげていく。例えば，心筋梗塞のためにカテーテル検査を検討する前に，12誘導心電図での結果などから有病率をアセスメントし，有病率が高ければカテーテル検査を検討するということにつながる。こうしたことから，疾患の疫学において感度（sensitivity），特異度（specificity），尤度比（likelihood ratio；LR）の理解が重要となる。ここでは，疾患の疫学の知識を看護の臨床推論に応用することを目的に解説する。

ある鑑別診断において特徴的な身体所見があれば（陽性所見），その診断の確率はより高くなり，特徴的な身体所見がなければ（陰性所見），その診断の確率は低くなる。しかし，これらの陽性または陰性の結果が確率をどの程度変化させるかは，それぞれの身体所見によって異なってくる。すなわち，診断精度における3つの概念，感度，特異度，およびLRを理解する必要がある（表2-Ⅱ-1）。

感度と特異度は，身体所見を識別する力を表現するための用語であり，感度は疾患のある患者のうち身体所見がある比率〔(a)/(a＋c)〕で特異度は疾患のない患者のうちで身体所見がない患者の比率〔(d)/(b＋d)〕を指す。感度が高い身体所見では，その疾患の可能性を低め，また，特異度が高い身体所見では疑っている疾患の可能性が高いことを示唆する（表2-Ⅱ-2）。

LRとは，感度や特異度と同様に，身体所見がもつ識別力で，特徴としては簡便かつ迅速に検査後確率を推定できる（表2-Ⅱ-3）[2]。陽性LR（感度／1−特異度）は所見がある場合にどの程度疾患確立を変化させるかを表現しており，陰性LR（1−感度／特異度）は所見がない場合にどの程度疾患確率を低下させるかを表現している。LRが1を超える所見疾患の確率を上昇させ，高ければ高いほど肯定する根拠が強くなる。また，0に近づくほどその所見は疾患をより強く否定する根拠

表2-II-1 感度と特異度，尤度比

感 度 (sensitivity)	・疾患に罹患している患者が，実施しようとしている検査で陽性になる確率 →感度が高い場合，陰性であれば疾患に罹患していない可能性が高い
特異度 (specificity)	・疾患に罹患していない患者が，実施しようとしている検査で陰性になる確率 →特異度が高い場合，陽性であれば疾患に罹患している可能性が高い
尤度比 (likelihood ratio ; LR)	・陽性尤度比＞10の場合，疾患を抽出することに長けている ・陰性尤度比＜0.1の場合，疾患を除外することができる

表2-II-2 感度と特異度

身体所見	疾患あり	疾患なし	計
陽 性	a	b	a＋b
陰 性	c	d	c＋d
計	a＋c	b＋d	a＋b＋c＋d

- a＝真陽性，b＝偽陽性，c＝偽陰性，d＝真陰性
- 有病割合（率）＝（a＋c）／（a＋b＋c＋d）
- 感度＝（a）／（a＋c）
- 特異度＝（d）／（b＋d）
- 陽性的中率＝（a）／（a＋b）
- 陰性的中率＝（d）／（c＋d）
- 感度が高い身体所見で陰性の所見の場合は，ルールアウト（疾患の可能性を低くする）できる
- 特異度が高い身体所見で陽性の所見の場合は，ルールイン（疾患の可能性を高める）できる

表2-II-3 尤度比（LR）の意味

LR10	確定診断的な所見
LR5	可能性はかなり上がる
LR2	病歴・身体所見としては可能性を上げる
LR1	可能性を変えない
LR0.5	病歴・身体所見としては可能性を下げる
LR0.2	可能性はかなり下がる
LR0.1	除外診断的な所見

〔文献2）より引用・一部改変〕

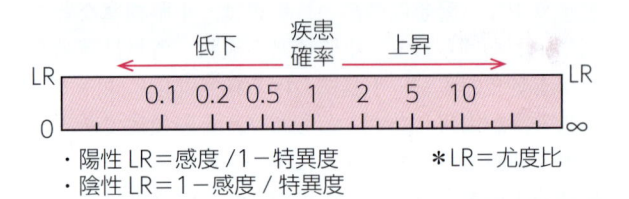

- 陽性LR＝感度／1−特異度　　　＊LR＝尤度比
- 陰性LR＝1−感度／特異度

図2-II-7 診断確率としての尤度比
〔文献3）より引用・改変〕

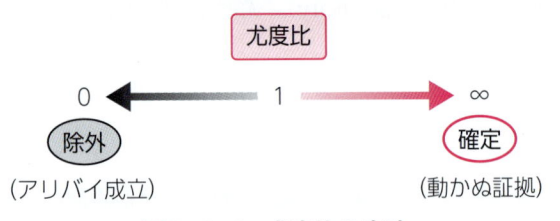

図2-II-6 尤度比の意味

となり，LRは診断上の重みを尺度にしたもので，その値の幅は0（疾患の除外）から無限大（疾患の確定）までとなる（図2-II-6，7[3]）。

このように感度，特異度，LRを用いて，また組み合わせて考えることで臨床推論に役立てることができる。

2. EBDに裏づけられたパールを学ぶ[2]

前述のように，感度，特異度，LRといったEBDを救急看護に活用することができるが，一つひとつの検査によって値の違う感度，特異度，LRを暗記するのは困難であり，その数字を用いて臨床推論を展開していくことは，決して効率がよい作業ではない。

そこで，感度，特異度，LRといったEBDに裏づけられたクリニカル・パールを学びたい。"パール"とは真珠の意味であるが，"クリニカル・パール"とは，「医学的知識や経験に裏づけられた，診断のヒントと

なる格言」を意味する。例えば，心筋梗塞における「心電図ST上昇」である（表2-II-4）。これは陽性LR＋＝22という強力な性能の検査に裏づけられたクリニカル・パールである。おそらく，看護師であれば誰しも，「心電図のST上昇＝心筋梗塞」という知識はあると思われる。そして，救急看護の場面で心筋梗塞が疑われる患者と遭遇すれば，12誘導心電図を測定してST上昇の有無を確認し，心筋梗塞の可能性を確認していることであろう。しかし，陽性LRの値がいくつかという知識をもっている看護師は少ないのではないだろうか？　つまり，感度，特異度，LRといった値が大きな意味をもつのではなく，それらから裏づけられた"パール"が大いに臨床推論の展開に役立つのである。

3. 臨床予測規則（CPR）

JAMA User's Guides[4]によると，臨床予測規則（clinical prediction rule ; CPR）とは，「病歴，身体診察，基本的臨床検査で構成される各要素が，個々の患者の診断，予後，そして予想される治療への反応に与える影響を定量化するための臨床手法」と定義されている。CPRは人を対象とした臨床研究を基に作成され，日常診療で容易に測定できる変数（病歴，身体所見，血液検査，画像所見など）を組み合わせることで，より

表2-Ⅱ-4　心筋梗塞の所見

所　見	感度（%）	特異度（%）	陽性尤度比（LR＋）	陰性尤度比（LR－）
発汗あり	28〜53	73〜94	2.9	0.7
心電図：正常	1〜13	48〜77	0.2	1.5
心電図：ST上昇	31〜49	97〜100	22.0	0.6
心電図：ST低下	20〜62	88〜96	4.5	0.8
心電図：T波の逆転	3〜39	84〜94	2.2	NS

表2-Ⅱ-5　Alvaradoスコア

痛みの移動（migration）	1点
食思不振（anorexia）	1点
嘔気・嘔吐（nausea/vomiting）	1点
右下腹部痛 (tenderness of right lower quadrant)	2点
反跳痛（rebound tenderness）	1点
発熱（elevation of temperature）	1点
白血球上昇（leukocytosis）	2点
左方移動〔sift to the left（neutrophils）〕	1点

カットオフ	感度（%）	特異度（%）
4点以上を虫垂炎としたとき	99	20
5点以上を虫垂炎としたとき	96	38
6点以上を虫垂炎としたとき	93	52
7点以上を虫垂炎としたとき	81	74
8点以上を虫垂炎としたとき	57	86

〔文献5）より抜粋して作成〕

表2-Ⅱ-6　Ottawa SAHルール

【対　象】
- 15歳以上の意識晴明の患者で，1時間以内にピークに達する新規の重篤な非外傷性頭痛を呈する
- 新規の神経学的所見，脳動脈瘤やSAH，脳腫瘍の既往，6カ月以上にわたる3回以上の繰り返す頭痛の既往がない人

以下のうち1つでも当てはまっていた場合は，精査を要する
①40歳以上
②頸部痛か項部硬直
③目撃者のいる意識消失あり
④労作時に発症
⑤雷鳴様頭痛（即座に痛みが最大）
⑥診察による頸部屈曲制限 *

*顎が胸につかない，または仰臥位で頭部を8cm挙上できない
〔文献7）より引用・改変〕

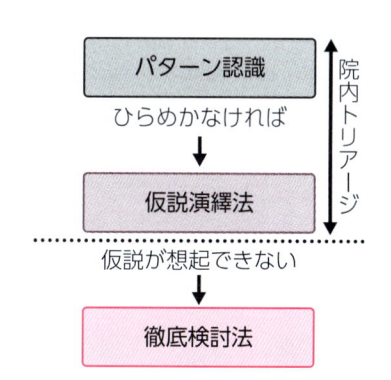

図2-Ⅱ-8　診断推論のアプローチの順

正確で再現性の高い診断，疾患予後予測やリスク予測を提示する。

　経験の浅い医師や看護師は，診断や処置の必要性など正確な判断が困難な場合がある。このCPRは何千例という患者のデータを集積したツールであり，使用することによって診断や予後予測をサポートするものである。

　例えば，虫垂炎の正診率上昇を目的に複数の病歴や検査所見を点数化したAlvaradoスコア（表2-Ⅱ-5）[5]がある。このスコアは虫垂炎に関連性が高いとされる症状，病歴，血液検査所見などを分析して作成された。7点以上をカットオフとすると，感度81%，特異度74%であると報告された[6]。また，Ottawa SAHルール（表2-Ⅱ-6）[7]は，SAH（くも膜下出血）を除外するためのCPRである。しかし，このCPRは絶対的なものではなく，CPRも一つの情報として活用することが必要である。

4. 救急初療看護におけるパターン認識

　パターン認識とは，直感的推論の一つであり，患者の症状・所見が自分の記憶にある疾患・病態の臨床像（パターン像）と一致することを瞬間的に認識する推論である。診断推論のアプローチの順序としては，ま

ず直感的アプローチ（パターン認識）によって疾患名がひらめくかどうかから始まる。ひらめかなければ，分析的アプローチ（仮説演繹法）によって系統的に考えていくこととなる。徹底検討法はさまざまな病態を患者に起こった現象と照合していく作業であり，時間がかかるため，緊急度の高い救急看護の場面で用いられることは少ない（図2-Ⅱ-8）。徹底検討法の代表例として意識障害のAIUEOTIPSがある。

　仮説演繹法が「患者の健康問題の原因となっている疾患・病態を仮定し，その疾患・病態に見合った症状・所見を探す」という認知過程であるのに対し，パターン認識は「個々の症状や所見の組み合わせを，自らの長期記憶にある疾患・病態のパターン像から検索する」といった認知過程である。つまりパターン認識は，個々の具体的な事柄（症状，所見）から一般的な法則（症

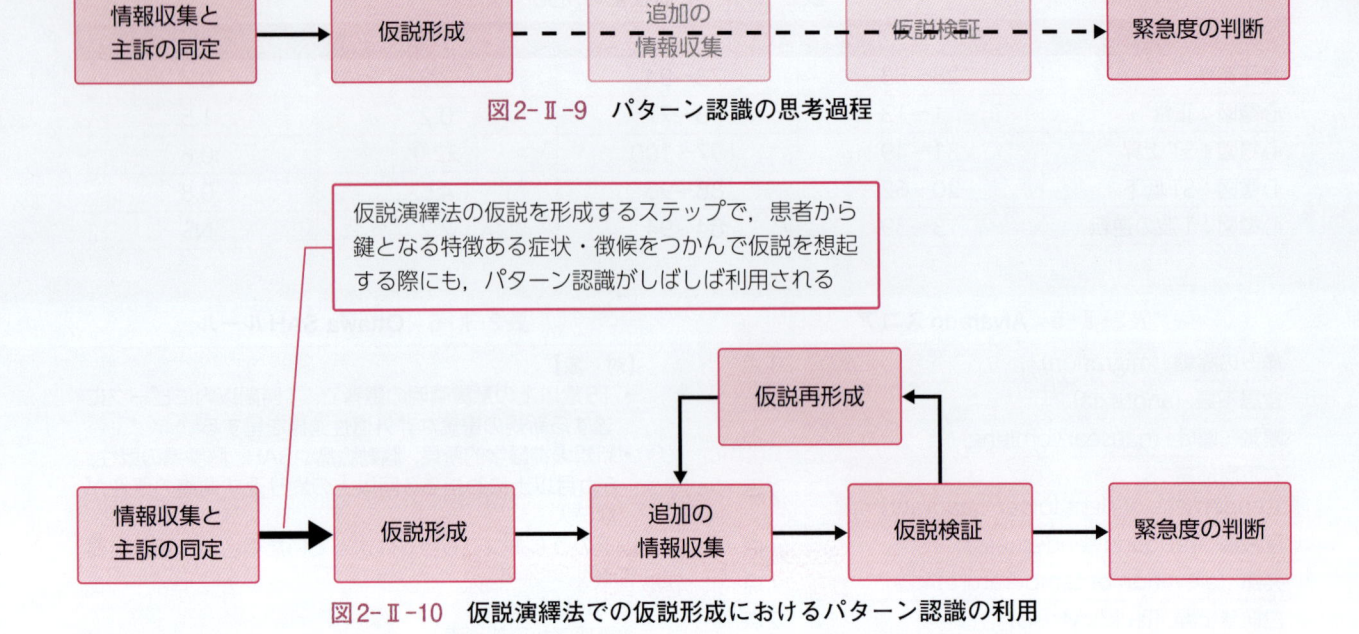

図2-Ⅱ-9 パターン認識の思考過程

仮説演繹法の仮説を形成するステップで，患者から鍵となる特徴ある症状・徴候をつかんで仮説を想起する際にも，パターン認識がしばしば利用される

図2-Ⅱ-10 仮説演繹法での仮説形成におけるパターン認識の利用

状・所見を組み合わせた疾患・病態のパターン）を導き出す帰納的（前方）推論であり，演繹的（後方）推論である仮説演繹法とは推論の方向性が異なる。

パターン認識は，図2-Ⅱ-9で示すように，「情報収集と主訴の同定」の時点で観察された症状や所見から，直感的に「仮説形成」するとともに，以降のプロセスをショートカットして「緊急性の判断」まで一気に進むような思考過程である（図2-Ⅱ-10）。

熟練した医師は，診断をつけるという思考過程の8〜9割が直感的であるといわれており[8]，熟練した医師ほど，直感的推論を多用している。認知心理学ではパターン認識といわれるが，シャッターを切って一瞬で写真を撮影するのに近いイメージから，臨床医の世界では「スナップ診断」とも呼ばれている。パターン認識による判断ができるかどうかは，自分のなかにパターン像が形成されているかどうかで決まる。救急看護の場面で例えれば，片麻痺があり，構音障害，共同偏視である患者をみれば，瞬間的に「脳梗塞（または脳出血）」と判断することがあげられる。しかし，脳梗塞の特徴である「片麻痺」「構音障害」「共同偏視」などのパターン像が形成されていることが前提となる。つまり，わかる人にはすぐにわかるが，わからない人にはまったくわからないということである。

患者のQOLを最善にする

当たり前のことであるが，医療，看護を提供する目的は「患者のQOLを改善する」ことである。医師の臨床推論を理解し，看護師としての臨床推論能力が向上しても診断（看護問題）を明らかにすることがゴー

ルではなく，その問題を身体的，心理的，社会的にどのように改善，最善化していくのかを考えることがゴールである。その看護の基本原則を忘れずに，患者に起こっていることを十分にとらえ，多職種と協働するための臨床推論を行っていくことが重要である。

● 文献

1) Simmons B：Clinical reasoning：Concept analysis. J Adv Nurs 66：1151-1158, 2010.
2) 伊藤敬介，大西弘高編著：ナースのための臨床推論で身につく院内トリアージ；最速・最強の緊急度アセスメント．学研メディカル秀潤社，東京，2016.
3) Steven McGee著，徳田安春総監訳，志水太郎，平島修，和足孝之監訳：マクギーのフィジカル診断学．原著第4版，エルゼビア，東京，2019.
4) McGinn TG, Guyatt GH, Wyer PC, et al：Users' guides to the medical literature：XXII：How to use articles about clinical decision rules. Evidence-Based Medicine Working Group. JAMA 284：79-84, 2000.
5) Alvarado A：A practical score for the early diagnosis of acute appendicitis. Ann Emerg Med 15：557-564, 1986.
6) Charalambopoulos A, Syrigos KN, Ho JL, et a：Colonoscopy in symptomatic patients with positive family history of colorectal cancer. Anticancer Res 20：1991-1994, 2000.
7) Perry JJ, Stiell IG, Sivilotti ML, et al：Clinical decision rules to rule out subarachnoid hemorrhage for acute headache. JAMA 310：1248-1255, 2013.
8) Wan X, Takano D, Asamizuya T, et al：Developing intuition: neural correlates of cognitive-skill learning in caudate nucleus. J Neurosci 32：17492-17501, 2012.

第3章

救急初療看護の
フィジカルアセスメント
の基礎

フィジカルアセスメントの基礎

フィジカルアセスメントとは

1. 看護師が行うフィジカルアセスメント

フィジカルアセスメントとは，患者の身体の主観的・客観的情報を統合し分析・解釈することである。フィジカルアセスメントの方法は，インタビューによって患者の主観的情報を得る問診と，フィジカルイグザミネーションによって客観的情報を得る視診，触診，聴診，打診に大別される。看護師は，患者の健康上の問題を査定・評価するために，問診，視診，触診，聴診，打診を行う。そして患者に必要な看護ケアを明確にして実施する。また，実施したケアの評価にもフィジカルアセスメントを用いる。医師が行うフィジカルアセスメントは，診断の推定や治療の実施・評価のために行われるが，看護師の行うフィジカルアセスメントは，身体の健康状態の査定とともに患者の安全と安心を得ることを目的に行われ，時に苦痛や不安を緩和するためにも行われる。看護師は，患者のもっともそばにいる医療者だからこそ，細やかな情報や些細な変化に気づくことがある。

2. 情報の種類；主観的情報と客観的情報

フィジカルアセスメントは，患者の情報を正確に査定・評価するため，主観的情報と客観的情報を統合して分析することが重要である。初療においては，患者からの訴えが得られない場合もあり，そういったときには，家族やバイスタンダーからの情報が問診で得られる主観的情報となる。また，問診で得た主観的情報で焦点を絞り，客観的情報で分析を深める場合もある。さらに，主観的情報と客観的情報が一致しない場合がある。そのため看護師は，意図的な問診によって主観的情報を引き出すとともに，正確な方法で客観的情報を収集する。

3. 目的別のフィジカルアセスメント

フィジカルアセスメントの構成では，全身を系統的に観察するものと全体を大まかにみてスクリーニングし，焦点を絞って観察するものがある。どちらを選択するかは，フィジカルアセスメントの目的によって異なる。全身を系統的に観察するフィジカルアセスメントは，頭から足先までを観察し，患者の健康上の問題を分析するために行う。主に，初診時や入院日などに行われることが多く，時間をかけたフィジカルアセスメントである。一方，焦点を絞ったフィジカルアセスメントは，健康上問題となっている箇所を中心に観察し，問題点の把握やケアの効果を評価するために行う。これらは，病状の変化があったときやケア実施後に行うものである。

救急初療看護では，患者の全体の様子から感じる印象や感覚から重症感を判断する第一印象，その後は生理学的徴候をアセスメントする一次評価を行う。次に，原因検索となる疾患予測のため，すばやく焦点を絞ったフィジカルアセスメントの二次評価を行う。このアセスメントによって，緊急度と重症度を推定し，医師の診療・処置の優先順位を決定する。

4. フィジカルイグザミネーションの手順

ここでは，二次評価で行うフィジカルイグザミネーションの手順について解説する。手順としては，侵襲の少ないものから行い，視診→触診→打診→聴診が基本である。ただし，腹部においては，患部に触れることで症状を強めてしまう可能性があるため，視診→聴診→打診→触診と手順を変更する必要がある。しかし，救急初療においては，これらの手技を順序立てて行うのではなく，同時進行であることが多い。救急初療看護では，救急車から降りてきた患者の第一印象を観察する。顔色，表情，姿勢，動作を視診し，同時に皮膚に触れて湿潤や冷感はないかなど触診を行い，数秒で重症感を判断する。直ちにバイタルサインを測定し，一次評価を行い生命徴候の確認を行う。次に，問診が可能であれば，患者の自覚症状を中心に，予測する疾患に関連した情報を端的に収集し，主訴の原因検索を行う。また，同時に視診，触診，打診，聴診の身体観察を行い，疾患の予測と緊急度の判断，救急処置，緊急検査の実施や準備を行う（図3-I-1）。

5. 救急初療看護におけるフィジカルアセスメント実施上の留意点

救急初療看護におけるフィジカルアセスメントは，時間も情報も限られたなかで効率的に実施しなくてはならない。重症度と緊急度の判断を即座に行うために，まずは全体を大まかにとらえる必要がある。さらに患者への対応と感染予防にも注意を払う必要がある。

救急を受診する患者は，不安や苦痛を感じ，動揺や怒りを表出していることもある。そのため，初療室で対応した瞬間から，患者との信頼関係を構築し，必要

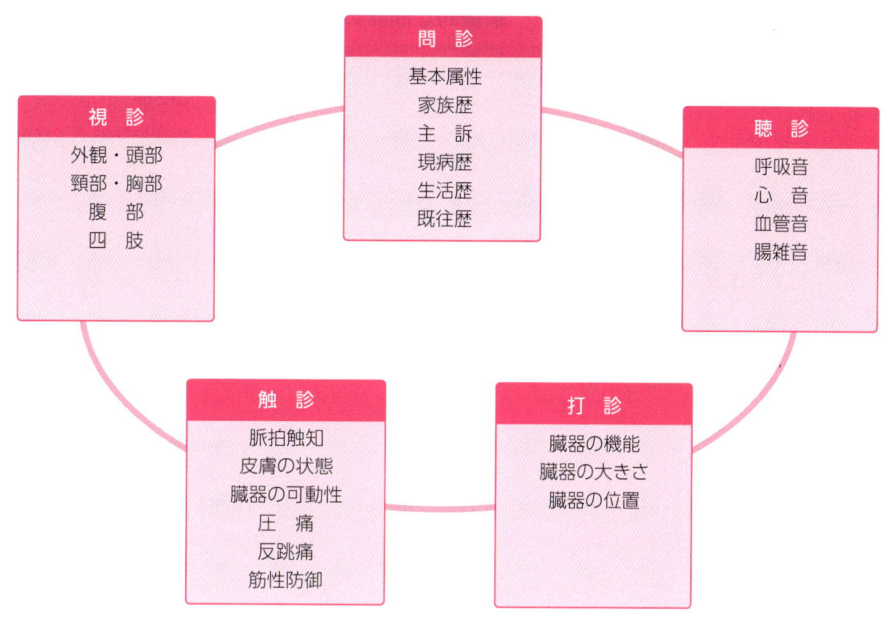

問診
基本属性
家族歴
主 訴
現病歴
生活歴
既往歴

視診
外観・頭部
頸部・胸部
腹 部
四 肢

聴診
呼吸音
心 音
血管音
腸雑音

触診
脈拍触知
皮膚の状態
臓器の可動性
圧 痛
反跳痛
筋性防御

打診
臓器の機能
臓器の大きさ
臓器の位置

図3-Ⅰ-1 フィジカルアセスメントの全体

な情報を短時間で収集しなくてはならない。そのためには，看護師が与える第一印象が重要である。患者に安心感をもたらすコミュニケーションは，患者の緊張を和らげ，フィジカルアセスメントをスムーズにすることができる。また，初療室では，看護師が行うフィジカルイグザミネーションの目的を患者にわかりやすく説明し，インフォームドコンセントを得る必要がある。さらに，フィジカルイグザミネーションを正確に行うためには診断部位の露出が必要となるため，羞恥心への配慮を行い，患者に触れる場合には具体的な声かけとともに，手指や聴診器を温めて実施するなどの配慮が必要である。

初療室で対応する患者の多くは，事前情報が少なく，感染症について不明であることがほとんどである。フィジカルイグザミネーションを行う際は，患者に触れなければ正確な情報収集ができないため，標準予防策に基づいた感染対策を実施する。

フィジカルアセスメントの基本技術

1. 問 診

問診とは，患者へのインタビューを通して，健康に関連した問題となっていることや原因を特定するための手がかりをつかむための技法である。初療室で行う救急患者への問診は，緊急度や重症度を判断するため，一般外来や病棟での問診とは異なり，必要な項目を短時間で聴取する。必要な項目とは，基本属性や家族歴，主訴，現病歴，生活歴，既往歴である。また問診から患者の症状を正確に把握することは，原因疾患の推測や症状の経過を予測するために重要である。救急初療看護では，漏れなく問診を行うために，患者の

基本情報を聴取するためのSAMPLERや症状の経過を把握するためのLQQTSFA，もしくは，OPQRSTといった網羅的な問診方法（表3-Ⅰ-1）を用いる。

救急患者のなかには，意識障害などにより問診が行えない場合もある。その場合は，家族や目撃者から情報を収集する。また，患者の健康上の問題を査定・評価するため，問診で得られる以外の情報が必要であるが，初療室においては生命徴候の安定が得られてから追加の情報を収集する。

問診において基盤となる方法に，「開かれた質問」と「閉じられた質問」，「傾聴」と「言い換え」などがある。緊急度が高い場合には，患者の負担を減らすため，「はい」か「いいえ」で簡単に応えることができる「閉じられた質問」を用いる。また，患者は不安や緊張状態であることが多く，「開かれた質問」であっても，患者の表現が端的なものになる。そのため，問診が"質問責め"や"詰問"とならないように注意する。看護師は，患者の話を十分に聞き，気持ちをくみ取り，共感する「傾聴」を行い，患者の気持ちを代弁する「言い換え」を問診で用いることも重要である。

また救急初療では，問診だけに時間を割くのではなく，その他のフィジカルイグザミネーションや処置・治療を行いながら進行することがほとんどである。看護師は，室温，場所，必要物品を準備し，プライバシーの保護に努め，患者が安心できる環境を整える必要がある。

2. 視 診

視診は，生命の危機につながる危険な徴候を数秒で判断する「第一印象」でまず用いる。看護師は，受け入れ準備段階の情報から患者の状態を予測し，搬送されてきた患者の呼吸，循環，意識，外見の状況を大ま

表3-Ⅰ-1　網羅的な問診の枠組み

SAMPLER		LQQTSFA		OPQRST	
sign and symptom	主訴	location	部位	onset	発症転機
allergy	アレルギー	quality	性状	palliative & provoke	寛解・増悪
medication	内服薬	quantity	程度	quality & quantity	性状・強さ
past medical history	既往歴	timing	時間経過（発症時期，持続時間，頻度，変化など）	region	部位
last meal	最後の食事	setting	発症状況	symptoms	随伴症状
event	現病歴	factors	寛解・増悪因子	time course	時系列
risk factor	危険因子	associated symptoms	随伴症状		

かに観察し，重症感を判断する。第一印象における視診では，外観から身体の異常を把握するために，色，大きさ，形状，対称性，動き，バランス，意識，表情，姿勢などを観察する。具体的には，身体に大きな損傷はないか，開眼しているか，意識はあるのか，呼吸しているのかを瞬時にとらえる。視診は，まずは全体を大まかに観察し，異常な箇所がないかを意図的にみることが重要である。

　次に，「一次評価」では，ABCDEアプローチに沿った生理学的徴候について焦点を絞った視診を行う。生理学的徴候として，呼吸回数や呼吸リズムの異常，また酸素供給不足を示すチアノーゼの有無などを視診によって情報を得る。続く「二次評価」では，主訴にフォーカスし，予測される疾患に合わせて，全身（頭部・顔面，頸部，胸部，腹部，四肢，外観）の各部位を観察する（図3-Ⅰ-2）。焦点を絞った視診では，部位によってポイントに違いがあるため，部位ごとの正常・異常を踏まえてみることが重要である。また左右が非対称，陥没，変形，創傷などがある場合には，異常所見として判断できる。救急の視診では，患者の全身をみるときに，損傷部位や身体の変貌だけにとらわれないことが重要である。

3. 触　診

　触診は，ABCDEアプローチに沿った生理学的徴候の評価のための「一次評価」で，視診と併せて用いる。触診は，手指で患者の身体に触れて，触覚によって皮膚や臓器の形態や機能を把握する技法である。第一印象で異常を感じた場合，即座に患者に触れることで，皮膚の機能を把握し，末梢冷感や外表の体温をとらえることができる。また，橈骨動脈を触診すれば脈拍の触知とともにおおよその血圧を把握することができる。一次評価の触診では，手触りや皮膚の状態だけでなく，臓器の形状をみることができるので，気管偏位，皮下気腫を観察することで肺に生じた異常を把握することができる。次に，「二次評価」の触診では，各臓器の形態や機能を判断する。なかでも胸部と腹部は，よく触診が行われる部位である。呼吸機能を把握する

ために，頸部〜胸部を触診することで，短時間で情報を得て，原因となる疾患が予測できる。腹部では，圧痛，反跳痛，筋性防御などの腹膜刺激症状を確認することができ，原因検索の評価に用いられる。腹部の触診は臓器障害を進行させる可能性があるため，慎重に行う必要がある。

　触診の目的や触診する部位によって，手指や指の付け根，手背を使い分ける（表3-Ⅰ-2）。脈の触知，浮腫の有無，臓器など組織の性状や可動性を確認する場合には，細かい動きを敏感に感じ取れる手指を使用する。振動は骨がもっとも感知しやすいため，骨に振動が響きやすい指の付け根を用いる。温冷覚を感じ取るには，皮膚温が低く温冷覚に敏感な手背を用いる。「浅い触診」では，掌全体を皮膚表面に軽く当て，1cm程度押し下げる。全体の固さ，弾力性を評価し，腫瘤や圧痛がないかを確認する。「深い触診」は，利き手の上にもう一方の手を重ね，指腹に圧をかけて，3〜5cmほど押し下げ，圧痛の有無や腹腔内の腫瘤の有無をみる。腹部に行う触診は，症状を増悪させることもあるので，アセスメントの最後に行う。「浅い触診」と「深い触診」のいずれも，問診で痛みのある部位は最後に触診する。また，直接患者の皮膚に触れるため，清潔や手の保温に努めることも重要である。患者の体勢は仰臥位で行うことが基本で，腹壁の緊張がほぐれるよう膝を軽く曲げるか膝下に枕を入れて行う。

4. 打　診

　打診は，原因検索を行う「二次評価」で主に用いられ，比較的緊急度の高い疾患を発見するために胸部と腹部で行われる。打診は，身体の表面を叩いた音によって臓器の大きさ，形，位置，組織密度を観察する技法である。間接打診法は，看護師の利き手ではないほうの中指（被打診指）を患者の身体表面に密着させて間接的に打診する方法である（図3-Ⅰ-3）。打診した部位直下の組織密度の高低によって，振動の影響が異なることを利用した手技である。肺のように組織密度が低ければ，「清音（共鳴音）」と呼ばれる響きのある音となる。肝臓など組織の密度が高い臓器では，「濁

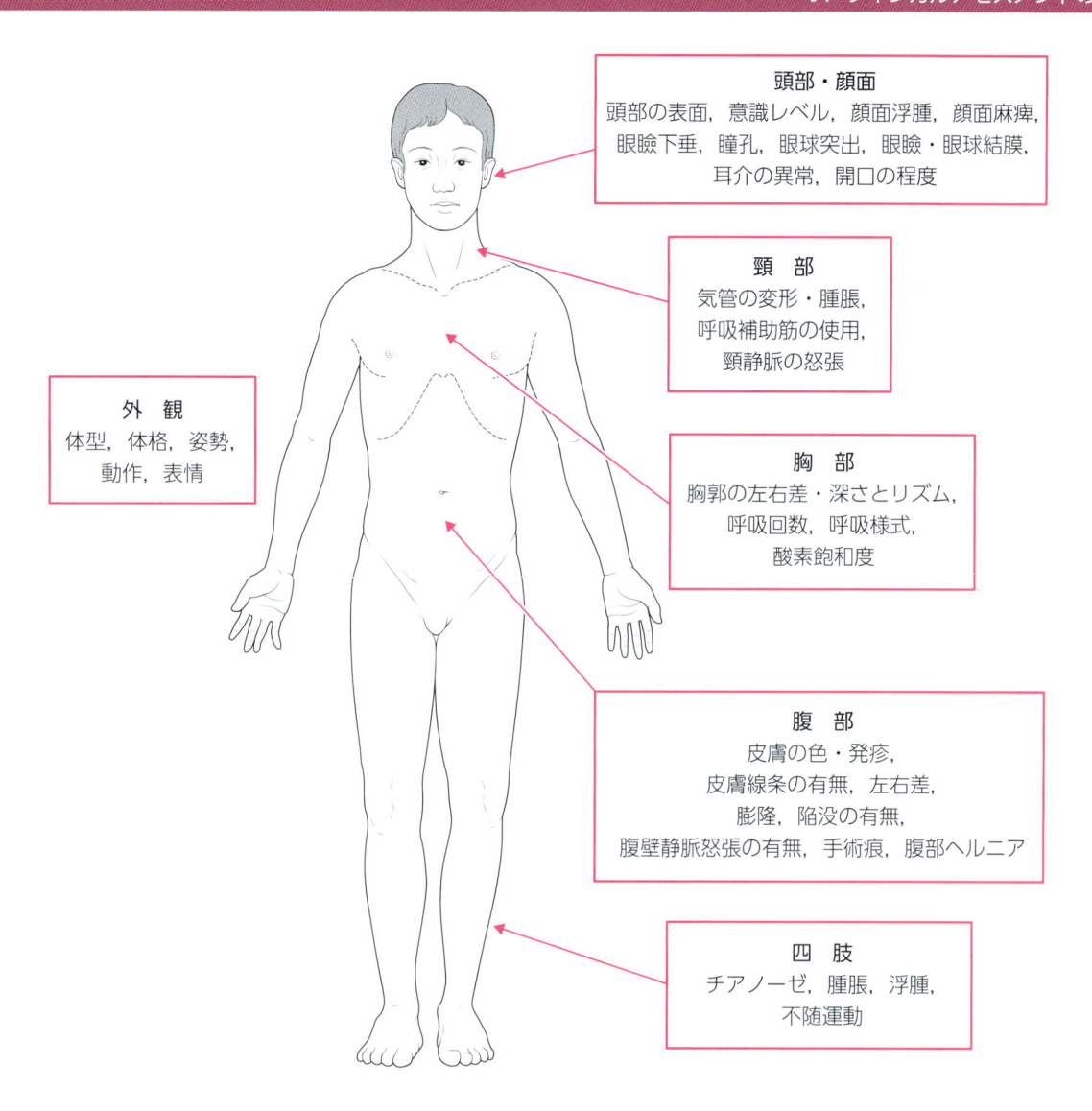

頭部・顔面
頭部の表面，意識レベル，顔面浮腫，顔面麻痺，
眼瞼下垂，瞳孔，眼球突出，眼瞼・眼球結膜，
耳介の異常，開口の程度

頸 部
気管の変形・腫脹，
呼吸補助筋の使用，
頸静脈の怒張

外 観
体型，体格，姿勢，
動作，表情

胸 部
胸郭の左右差・深さとリズム，
呼吸回数，呼吸様式，
酸素飽和度

腹 部
皮膚の色・発疹，
皮膚線条の有無，左右差，
膨隆，陥没の有無，
腹壁静脈怒張の有無，手術痕，腹部ヘルニア

四 肢
チアノーゼ，腫脹，浮腫，
不随運動

図3-Ⅰ-2　視診の方法

表3-Ⅰ-2　触診方法と特徴

使用部位	手指	指の付け根 尺骨側	手背	掌全体	掌全体
特徴	もっとも敏感に感じ取れる指先で，患者の臓器の機能を把握する	振動の感受性は骨がもっとも高く，手指のなかでも骨が表面に近い場所で触知する	温度の感知にもっとも優れているのが手背である	「浅い触診」とも呼ばれる 主に腹部で用いられる	「深い触診」とも呼ばれる とくに腹部で用いられる
観察項目	脈の触知 浮腫の有無 臓器の性状・可動性	振動（スリル） 声音振盪	皮膚温	表在性の腫瘤 リンパ節の腫大など	腹部内臓の状態 圧痛
実際の手技					

① 前胸部を露出してもらう

② 肋間に被打診指を沿わせる

③ 被打診指の近位指節間関接付近までぴったりと密着させる

④ その他の指はできるだけ皮膚から離す

⑤ 利き手の手首のスナップをきかせて，中指（打診指）で被打診指の遠位指節間関接付近
　を直角に2回続けて叩く

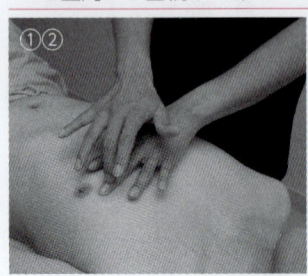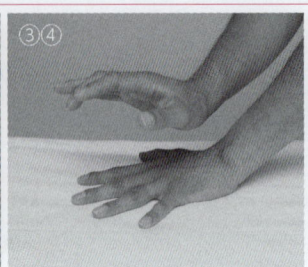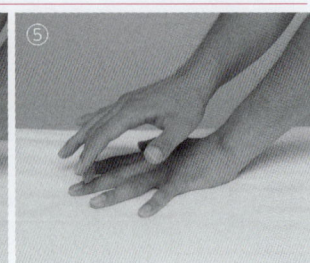

図3-Ⅰ-3　打診の方法

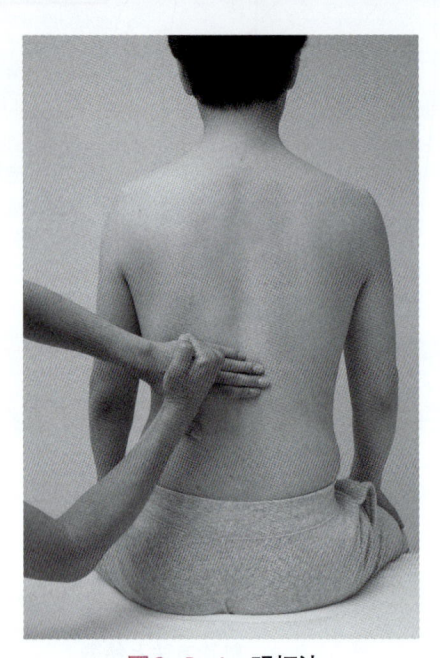

図3-Ⅰ-4　叩打法

音」と呼ばれる鈍い音となり，ほとんど響きはない。腸などのガスが貯留した場所では，「鼓音」と呼ばれる太鼓を叩いたような響く音となり，「清音」に比べて音が高いのが特徴である。胸部の打診では，胸部全体に行うのではなく，解剖学的視点から両肺の上葉と下葉の部位に行う。胸部に損傷部位があればその周囲を打診する。打診で得た情報から，正常・異常をアセスメントする。また，左右差を踏まえて観察していくことで異常に気づくことができる。

　腹部臓器に生じた異常の原因検索として叩打法が用いられる。叩打法は，握り拳で叩く方法や，打腱器などを用いて反射を評価する技法である。腎臓の叩打法では，肋骨脊柱角（costovertebral angle：CVA）に手掌を置き，反対側の手掌の尺側面で優しく叩く（図3-Ⅰ-4）。左右両側で行う。腹部の叩打法では，痛みが表出されることがあるので，患者にフィジカルイグザミネーションの意義について説明を十分に行う。ま

た，手技後に疼痛が緩和されやすい体勢を取らせるなどの配慮を行う。

5. 聴　診

　聴診は，ABCDEアプローチに沿った生理学的徴候について評価する「一次評価」でまず用いる。「一次評価」では，生理学的徴候として重要な呼吸の機能を評価するために，気道の開通性，呼吸音の観察として気管支肺胞音や肺胞音を聴取する。

　次に，原因検索を行う「二次評価」では，胸部の観察として，呼吸音，心音を聴取し，腹部では腸蠕動音を聴取する。しかし，初療室では，時間的猶予がないため，目的に沿った的確な手技が必要となる。

　聴診器は，膜型とベル型の両面構造になっている。膜型とベル型それぞれの特徴を踏まえ，目的に応じて使い分ける必要がある（表3-Ⅰ-3）。また直接肌に聴

表3-1-3　聴診器の基本的な使い方

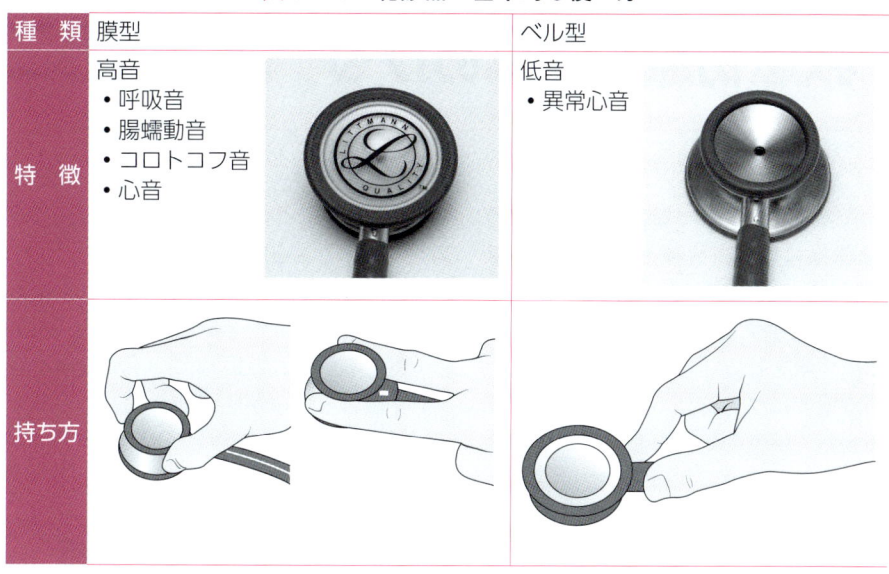

種　類	膜型		ベル型
特　徴	高音 ・呼吸音 ・腸蠕動音 ・コロトコフ音 ・心音		低音 ・異常心音
持ち方			

診器を当てることが基本であるが，初療室では，緊急の場合には衣服の上から聴診することもある。

　聴診では，正常と異常の音を区別することが重要である。聴診する部位に聴診器を当て，その部位の正常な音をイメージしながら聴取し，正常かどうかを確認する。とくに左右差を意識して聴診する。異常であると判断した場合には，さらに注意深く聴取し，音の大きさや持続時間，音の高低，特性を把握することが重要である。

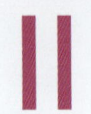# 救急初療看護における一次評価と二次評価

初療室において救急患者に接した場合，生命の危機につながる危険な徴候について五感を用いて数秒で「第一印象」を実施する。そして，生理学的な徴候をABCDEアプローチで観察する「一次評価」，主訴にフォーカスして原因検索を行う「二次評価」を実施する。このように初療室ではフィジカルアセスメントを実施し，緊急度の判断，検査や処置の介助などを実践しなくてはならない。ここでは，初療室におけるフィジカルアセスメントの第一印象と一次評価，二次評価について解説する。

＊手技の詳細について，eラーニング「手技」でも詳しく解説しているため，本書と併せてeラーニングでの学習（巻末参照）もお勧めする。

第一印象

第一印象は患者と接した最初の数秒間で実施する。血圧計やモニターなどは使用せず，看護師の五感を用いて評価する。まず，「生命が危機的な状況にあるか」という評価をしなければならない。そのために，生命の危機につながる呼吸・循環・脳神経に関する危険な徴候について，五感を用いて迅速に重症感を評価する。重症感の状態は，緊急度が高い状態（emergency），病的な状態（sick），病的ではない状態（not sick）の3つのカテゴリーで評価する。

緊急度については，簡便な方法で迅速に評価し，致死的な所見を拾い上げる（表3-Ⅱ-1）。実際には，「大丈夫ですか？　わかりますか？」などと声をかけ，意識と気道の開通を確認しながら，胸郭を見て呼吸を観察する。それと同時に，手で皮膚や脈を触れて循環を評価し，生命が危機的な状態かどうかを判断する（図3-Ⅱ-1）。

一次評価

一次評価は，ABCDEアプローチを基本とする生理学的徴候の観察を行う（表3-Ⅱ-2）。ABCDEアプローチとは，生命が維持されているかを生理学的機能に基づいて観察する手順である。身体は大気から空気を取り入れ，肺で血液中に酸素を取り込み，心臓によって全身に酸素を運搬し，中枢神経機能が維持されることで生理機能を正常に保ち，生命を維持している。このように，まずは生体における酸素の流れに沿って，「気道（airway）→呼吸（breathing）→循環（circulation）」の順に生理機能が維持されているかを評価する。そして，生命を脅かす中枢神経障害（disability of central nervous system），脱衣と外表・体温（exposure and environmental control）まで観察しなければならない（図3-Ⅱ-2）。

一次評価の目的は緊急度の判断であり，生理機能が

表3-Ⅱ-1　第一印象

呼　吸	気道の開通，呼吸の異常（頻呼吸，呼吸補助筋の使用）
循　環	ショック症状（頻脈，冷感，冷汗，蒼白）
意識・外見	意識状態，外見の異常（苦悶表情，顔面紅潮，皮膚所見，外傷など）

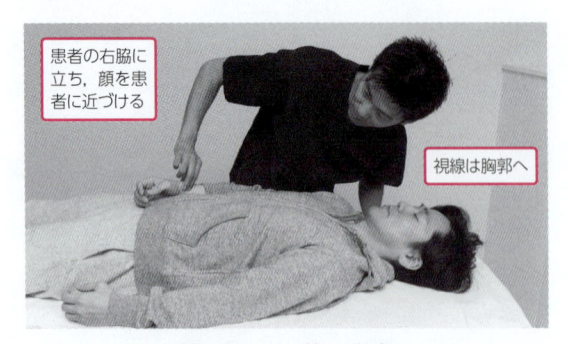

図3-Ⅱ-1　第一印象

迅速に緊急度を判断するために，呼びかけと同時に気道・呼吸を観察し，手で循環を評価する

（患者の右脇に立ち，顔を患者に近づける）

（視線は胸郭へ）

表3-Ⅱ-2　一次評価における観察項目

A：airway（気道）

気道閉塞〔発声の有無・シーソー呼吸・陥没呼吸・高調性の連続性副雑音（stridor）〕

B：breathing（呼吸）

呼吸数，呼吸補助筋の使用，異常呼吸，呼吸音（エア入り），SpO₂，中心性チアノーゼ，頸静脈怒張
＊胸痛，呼吸困難時は気管偏位，皮下気腫も追加で観察する

C：circulation（循環）

脈拍数，橈骨動脈の触知の程度，冷感，冷汗，顔面蒼白
末梢循環不全：CRT，末梢性チアノーゼ
＊モニター（血圧，心拍数，心電図）を確認する

D：disability of central nervous system（中枢神経）

意識レベル：JCS，GCS
瞳孔所見：瞳孔の左右差・対光反射・共同偏視
麻痺：四肢麻痺

E：exposure and environmental control（脱衣と外表・体温）

体温異常，外観（皮膚の所見，外傷など）

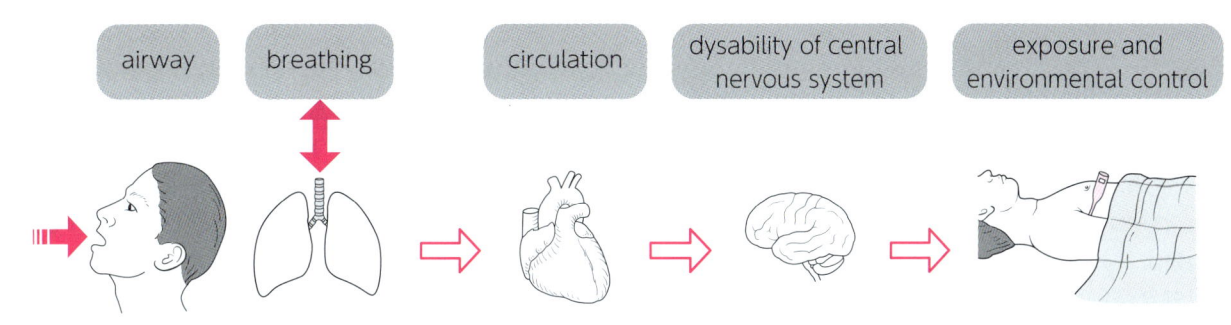

図3-Ⅱ-2　ABCDEアプローチ

維持できているかを素早く評価し，救急処置の実践や準備を行う。このABCDEアプローチにおいて，気道閉塞や出血などの異常があれば，可及的速やかに蘇生（生命の危機につながる生理学的機能の異常を改善させ，正常な生理機能を維持する〔resuscitation〕）処置を実施しなければならない。観察と介入を繰り返し，優先順位に沿って生理機能の安定化を図る。

1. A：気道（airway）

気道の開通性に関して，呼吸の状態を「見て」，呼吸の音を「聴いて」，空気の出入りを「感じて」評価する。上気道閉塞があると窒息し，低酸素から急速に心停止となってしまう。しかし，気道を開放するだけでも換気ができるようになり，救命が可能となる。酸素が体内に入る最初の部分であり，生命の維持において優先順位はもっとも高い。

基本的には，患者の発声があれば気道は開通していると評価できる。発声がない，もしくは意識がない場合は胸郭の動きを観察し，陥没呼吸やシーソー呼吸がある場合は気道閉塞の可能性が高い。また，顔面の外傷，口腔の異物や出血，熱傷などは気道閉塞を疑い，注意深く観察しなければならない。

2. B：呼吸（breathing）

異常な呼吸の有無を判断するために，頸部から胸部にかけて観察する。気道の評価と同様に，五感を用いたフィジカルイグザミネーションによって，胸郭運動を「見て」，呼吸音を「聴いて」評価する。頻呼吸は，重症であることを示す重要な指標であり（感度は高いが特異度は低い）[1]，一次評価では正確に呼吸数を測定する。また，呼吸量（呼吸回数，1回換気量）や呼吸リズムの異常による異常呼吸，胸鎖乳突筋などの呼吸補助筋を使用する努力呼吸の有無を観察する。聴診は，呼吸音の性状や病的呼吸音よりも，呼吸音の減弱・消失・左右差の確認が中心である。気管支肺胞音，肺胞音を確認する方法として，左右の前胸部・左右の側胸部の4点を観察する。また，ストライダーが聴取され窒息が疑われる場合は，気管支音の聴取も行う。

胸痛や呼吸困難を訴えている場合は，緊張性気胸を

表3-Ⅱ-3　ショックの5徴候（5P's）

- 蒼白（pallor）
- 虚脱（prostration）
- 冷汗（perspiration）
- 脈拍不触（pulselessness）
- 呼吸不全（pulmonary insufficiency）

きたすと呼吸不全，循環不全に陥ることもあるため，気管偏位と皮下気腫の観察も行う。また，頸部の観察の一環で頸静脈怒張の観察も行う。

3. C：循環（circulation）

循環が正常に機能しているかの判断として，ショックの有無を観察する。ショックの5徴候（5P's）の観察が重要である（表3-Ⅱ-3）。

ショックとは，単に血圧が低下した状態ではなく，臓器や組織の灌流障害に伴う酸素需要と供給のバランスが崩れた状態であり，細胞レベルでの酸素不足が生じて生命維持に必要な機能が障害されて致死的な状況となる。

何らかの理由で心拍出量（血圧）が低下することによって，交感神経，カテコラミンが作用して末梢血管が収縮し，心拍出量を上昇（頻脈，血圧を維持）させる。その際，皮膚所見として，冷感，冷汗，顔面蒼白が出現する。これらは早期ショック時に出現する症状であり，重要な所見である。血圧が低下すると脳灌流圧が低下し，意識障害が出現する。意識障害になると頻脈から徐脈になり，その後は心停止となるため，見逃してはならない晩期ショックと判断して，さらに緊急度を上げる必要がある。また，末梢循環不全の症状として，毛細血管再充満時間（capillary refilling time；CRT）の延長（2秒以上）や末梢性チアノーゼがある。チアノーゼには，四肢，とくに膝周囲から広がるレース状の皮膚の変色を示すMottlingといわれる所見がある。Mottlingは，循環不全や血行障害が進行していることを示す徴候で，循環不全の進行具合を示す指標の一つとして，臨床評価で使用される[2]。

4. D：中枢神経障害（disability of central nervous system）

中枢神経における神経学的障害として，意識レベル〔ジャパンコーマスケール（Japan Coma Scale；JCS），グラスゴーコーマスケール（Glasgow Coma Scale；GCS）〕を観察する。脳ヘルニアを疑うような頭蓋内病変の有無を神経学的所見からアセスメントする。意識レベル，瞳孔不同や対光反射などの瞳孔所見，麻痺などの神経学的所見が重要な観察項目となる。

中枢神経系は，頭蓋内病変だけではなく頭蓋外からの要因で二次的に損傷することもある。低酸素血症やショックによって二次性脳損傷が生じるため，呼吸・循環の安定化が中枢神経障害の予防となる。意識レベルは，呼吸不全や循環不全でも低下するため，中枢神経系の異常はその他の神経学的所見も含めてアセスメントしなければならない。

5. E：脱衣と外表・体温（exposure and environmental control）

必要に応じて衣服を取り除き，外表〔外傷，皮膚（皮疹，発赤，腫脹，黄染など）〕の観察，体温の保温に努める。気道，呼吸，循環，中枢神経の観察と同時に進めていく。低体温は凝固異常から出血傾向を助長させ，代謝性アシドーシスなど生命の危機につながる要因となるため[3]，素早く体温を測定して保温に努めなくてはならない。

このように，アプローチを系統化することによって，救急患者を観察する手順を体系的に整理することができ，迅速に緊急度を判断することが可能となる。系統的なABCDEアプローチ法は，初療室において多様な病態を適切にアセスメントし，対応するための土台となる。

二次評価

二次評価は，一次評価で生理学的に不安定な状況，もしくは不安定になる危険性が生じる原因検索として実施する。基本的には，一次評価で生命の危機につながる生理学的徴候の評価，蘇生処置を実施しているため，この時点では呼吸や循環は安定している。まずは系統立てた問診（p25参照）から行い，患者の主訴や詳細な身体観察を実施する。

1. フォーカスアセスメント（重点的アセスメント）

救急患者への特徴的なアセスメントとして，フォーカスアセスメントがある。フォーカスアセスメントは，一次評価で顕在化もしくは潜在化していると考えられる特定の問題に焦点を当てて情報収集を行う。そして，その問題が生じている原因，関連する要因，対処方法についてアセスメントする[4]。ここでは，焦点化した特定の問題に関して，収集すべき情報は何かを明確にしておかなければならない。医学診断における臨床推論としては，仮説演繹法と同じ概念である。

救急初療看護のフィジカルアセスメントでは，少ない情報から緊急度や重症度を判断しなくてはならない。フォーカスアセスメントは，まず生命の危機につながる問題を優先的にとらえる。一次評価では生理学的な徴候をABCDEアプローチでアセスメントするが，二次評価では問診と視診，触診，打診，聴診などのフィジカルイグザミネーションによって疾患を予測し，生理学的徴候の分析と統合したうえで，緊急度や重症度の判断を行う。

生命の危機につながるであろう特定の問題にフォーカスするためには，何となくというあいまいな感覚ではなく，緊急度や重症度が高い疾患および病態に関する正確な知識が必要である。救急患者の場合，胸痛など緊急性が高い症状がみられると，循環器疾患に違いないと思い込み，限定した所見にとらわれたアセスメントに陥る危険性がある。胸痛は循環器疾患だけでなく，呼吸器疾患や消化器疾患でも出現する症候である。胸痛にフォーカスを当てた場合，原因検索するために見逃してはならない疾患を想起し，その疾患に関連した病態を理解したうえで情報収集を行う必要がある。そうすることで，正確に疾患を予測するアセスメントとなる。

二次評価では，重点的および系統的な観察によって，救急患者のアセスメントを行う。問診と視診，触診，打診，聴診によるフィジカルイグザミネーションから得られた所見を複合的にアセスメントし，原因を検索する。そのアセスメントを基に緊急処置や緊急検査を迅速に実施する。

2. 問　診

救急患者は事前の情報が少なく，時間的な余裕も少ないことから，迅速に状態を判断するため仮説演繹法の診断プロセスを応用して問診する。見逃してはならない致死的な疾患の有無を判断するためにも，ポイントを整理して漏れなく迅速に病歴聴取を実施する。痛みなどの主訴を系統的に問診するOPQRST，SAMPLERなどを活用する（p26参照）。

3. 身体観察

系統的全身観察は，頭部からつま先に向かって系統的に観察する。患者の意識状態に応じて，症状やフィジカルイグザミネーションによる反応をとらえ，正確に観察する。系統的全身観察は時間を要するため，救

表3-Ⅱ-4　二次評価における観察項目

顔面	顔面浮腫，眼〔貧血（眼瞼結膜），黄疸（眼球結膜），充血（眼球結膜）〕
頸部	頸静脈怒張，呼吸補助筋の使用，皮下気腫，気管偏位
胸部	視診（胸郭の形態，胸郭の左右差），触診（胸郭の動揺，皮下気腫，心尖拍動），打診（鼓音，濁音），聴診（呼吸音，心音）
腹部	視診（膨隆，手術痕，皮下出血，ヘルニア），聴診（腸蠕動音），打診（鼓音，濁音），触診：圧痛〔臓器の特定，マックバーネー点，ランツ点（虫垂炎），マーフィー徴候（胆囊炎），腹膜刺激症状（筋性防御，ブルンベルグ徴候，打診痛）〕
四肢	発赤，腫脹，浮腫，チアノーゼ，ばち状指，圧痛，ホーマンズ徴候
背部	肋骨脊柱角の圧痛／叩打痛（CVA tenderness）
神経系	意識レベル（GCS，JCS），言語（構音障害），瞳孔（対光反射，視野，眼球運動，眼振），顔面麻痺，顔面知覚，舌の偏位，運動麻痺（バレー徴候，ミンガッチーニ徴候），小脳運動失調（指鼻試験，膝踵試験），髄膜刺激症状（項部硬直，ケルニッヒ徴候，ブルジンスキー徴候，ジョルトアクセンチュエイション，ネックフレクションテスト），錐体路障害（バビンスキー反射，チャドック反射）

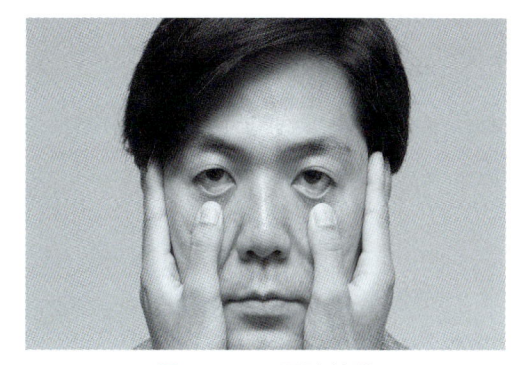

図3-Ⅱ-3　眼瞼結膜

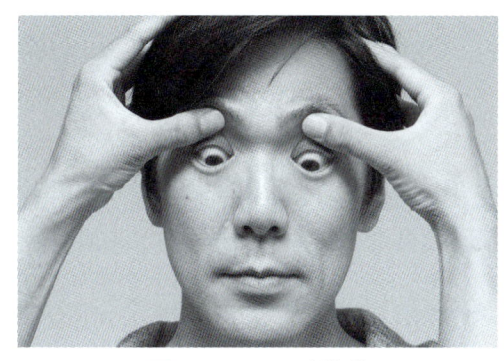

図3-Ⅱ-4　眼球結膜

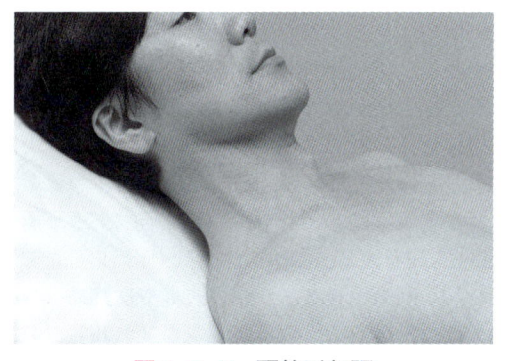

図3-Ⅱ-5　頸静脈怒張

急初療看護では仮説演繹法を活用した身体観察を行う。系統的観察とは異なり，主訴から想起した疾患に関連した観察を行う。各部位においては，「視診，触診，打診，聴診」を行い観察する。ここでは，系統別に身体観察の方法について説明する（表3-Ⅱ-4）。

1）顔　面

顔面の浮腫や眼の外観は内科的疾患によるものが多いため，病歴聴取や全身に出現している変化と合わせ，複合的にとらえる必要がある。眼瞼結膜は，下眼瞼を母指で押し下げて観察し（図3-Ⅱ-3），充血している場合には結膜炎，色調が薄い場合には貧血を疑う。眼球結膜は，母指で上眼瞼を固定して，患者には下方を見てもらい観察し（図3-Ⅱ-4），黄疸がある場合は胆汁うっ滞などを疑う。

2）頸　部

耳下腺または顎下腺のリンパ節，甲状腺の腫脹を視診する。リンパ節の腫脹は，腫瘍や炎症によるものであり，部位・大きさ・圧痛も観察する。甲状腺は軽度の腫脹であれば視診できないことも多く，触診による観察が重要である。坐位の状態で頸静脈怒張（図3-Ⅱ-5）が確認された場合，心血管系の異常が強く疑われる[5]。

3）胸　部

胸部は呼吸器，循環器といった主要臓器が位置する部位であり，両方の異常所見の観察が重要となる。まず，胸郭の可動性と形態を視診する。気胸や胸水など片側に異常があると胸郭の動きに左右差が生じる。肺気腫があると胸郭の拡張性が悪く，樽状胸に変形して

いることもある。胸郭の変形は，骨格による異常だけでなく，呼吸器疾患に起因するものもある。

呼吸音は，気管（支）の気流，分泌物による閉塞，肺の状態を推察するために有用な所見である。異常呼吸音（副雑音）は，異常となる原因および部位を反映して聴取されるため，音の性質と部位に注意して聴診する。

心臓の鼓動に応じた弁の閉鎖によって生じる心音は，血液の流入や心筋の拡張性などの異常所見を判断するために有用である。心不全では左心室の伸展性が悪く，Ⅲ音・Ⅳ音という過剰心音が聴取される。心雑音は心血管系の構造によるもので，弁膜症などに起因する血液の乱流が原因である。救急領域ではスクリーニングとして1カ所で心音を全体的にとらえるために，エルブの領域と呼ばれる第3肋間胸骨左縁上の1カ所で聴取することもある。心尖拍動は，第5肋間と左鎖骨中線の交点付近である心尖部で触知できる（図3-

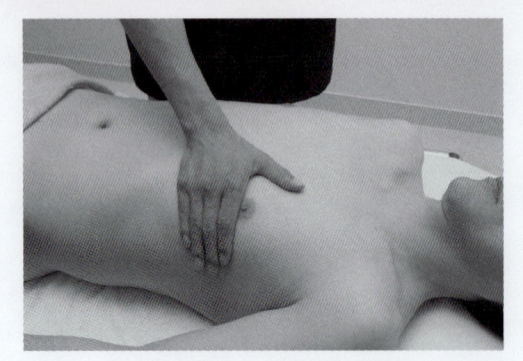

図3-Ⅱ-6　心尖拍動の触知

Ⅱ-6)。左室拡大がある場合，左鎖骨中線より外側で触れるようになり，心雑音がある場合は振動（スリル）として触診できる。

4）腹　部

腹部は，腹痛の部位とその程度（鈍痛か鋭痛かなど）を確認し，視診で手術痕やヘルニアの有無を観察する。聴診は，腸閉塞の診断には有用であるが，その他の臨床的意義は限定的である。腸蠕動音は音が伝わりやすく，聞き取りやすいため，聴取できれば1カ所でよく，長時間の聴診は勧められていない。打診では，腹部を9カ所に分けて観察する。打診痛や腹水貯留の有無を推定することができ，打診痛がある場合は腹膜刺激症状として反跳痛と同等の腹膜炎を疑う陽性所見である。打診痛が陽性であれば，患者の苦痛が大きい反跳痛に対する所見を必ずしも取る必要はない[6]。触診は患者を仰臥位にして両膝を屈曲させるなどして腹部の緊張を取り除いた状態で打診と同様に9カ所に分け，圧痛を観察する。触診所見では，圧痛の部位によって疑われる疾患が異なる。筋性防御や反跳痛（ブルンベルグ徴候）がある場合は腹膜炎が疑われるため，圧痛とともに身体観察を行う。また，胆嚢炎を疑う場合は，マーフィー徴候の観察を行い，虫垂炎が疑われる場合は，マックバーネー点とランツ点の圧痛の観察を行う。

5）四　肢

四肢の観察では，心不全や腎不全を疑う際に浮腫の観察を行う。浮腫が生じる機序が異なるためフィジカルアセスメントが重要である。低酸素血症ではチアノーゼの観察，ばち状指がみられる場合は，肺疾患や心疾患を疑う。肺血栓塞栓症を疑った際は，下肢静脈血栓症の主な症状である下肢の腫脹，圧痛，ホーマンズ徴候の観察を行う。

6）背　部

背部は，肋骨脊柱角を触診し，圧痛がある場合は腎盂腎炎が疑われる。指先による圧迫だけでは痛みを訴えない場合もあるため，片手を肋骨脊柱角に当て，その手掌をもう片方の拳で叩いて痛みが生じるかを観察する（叩打痛）。

7）神経系

神経系は，身体の感覚系（インプット）と運動系（アウトプット）をつなぎ調節しているシステムである[7]。神経系の機能は複雑であるが，神経細胞は機能が障害されると出現する所見は一定であり，論理的に病変を推察することができる。意識障害の観察は，JCS，GCSで評価する。運動系については，バレー徴候やミンガッチーニ徴候を観察する。脳神経（12対）は，瞳孔径，対光反射，視野，眼球運動，眼振の有無，顔面の感覚，顔面筋，カーテン徴候，胸鎖乳突筋，僧帽筋，舌の観察を行う。また，小脳運動失調については，指鼻試験，膝踵試験，手回内回外試験を行う。髄膜刺激症状では，ジョルトアクセンチュエイション，ネックフレクションテスト，項部硬直，ブルジンスキー徴候，ケルニッヒ徴候をみる。錐体路障害については，バビンスキー反射，チャドック反射を観察する。

● 文献

1) FCCS運営委員会監，安宅一晃，藤谷茂樹監訳：FCCSプロバイダーマニュアル．第2版，メディカルサイエンスインターナショナル，東京，2013.

2) Ait-Oufella H, Lemoinne S, Boelle PY, et al：Mottling score predicts survival in septic shock. Intensive Care Med 37：801-807, 2011.

3) 日本外傷学会，日本救急医学会監，日本外傷学会外傷初期診療ガイドライン改訂第5版編集委員会編：外傷初期診療ガイドラインJATEC．改訂第6版，へるす出版，東京，2021.

4) 中村惠子監，中村美鈴，渡邊淑子編：救急実践に活きるアセスメント；救急看護QUESTION BOX2．中山書店，東京，2006.

5) Wang CS, FitzGerald JM, Schulzer M, et al：Dose this dyspneic patient in the emergency department have congestive heart failure? JAMA 294：1944-1956, 2005.

6) 急性腹症診療ガイドライン出版委員会編：急性腹症診療ガイドライン2015．医学書院，東京，2015.

7) 日野原重明編：フィジカルアセスメント：ナースに必要な診断の知識と技術．第4版，医学書院，東京，2006.

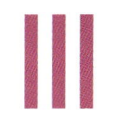

III 緊急度判定（院内トリアージ）

救急医療におけるトリアージ

1. 緊急度とは何か？　救急外来における トリアージとは何か？

トリアージという語源は，フランス語で「選別する」という意味をもつ。救急医療においては患者の治療の優先順位づけを行う場面で用いられており，優先順位は「緊急度」と「重症度」により決定される。なかでも救急外来で行われるトリアージは，受診者一人ひとりの「緊急度」を確認する必要がある。

一般に重症度は「病態が生命予後あるいは機能予後に及ぼす程度」と定義され，ここに時間の因子は関与しない。一方，緊急度は，重症化に至る速度あるいは重症化を防ぐための「待ち時間あるいは時間的余裕」である[1]。日本臨床救急医学会緊急度判定体系のあり方に関する検討委員会が提言した緊急度の概念図を**図3-Ⅲ-1に示す**[1]。

この緊急度の概念をもとに受診者の「緊急度」と「重症度」を見極め，複数の患者の診療開始の「優先度」を判定している。「緊急度」の判断と診療の「優先度」の判断を，救急外来におけるトリアージという。

2. トリアージとは何か？

1）緊急度判定（院内トリアージ）とは

緊急度判定（院内トリアージ）とは，「救急外来において批判的思考法を踏まえた臨床推論と標準化されたガイドライン一式を用いて患者の評価および治療の優先性を判断することである。そして，患者が治療を

受けるまで安全に待つ時間を決定することである」[2]と定義されている。

緊急度判定のガイドラインに基づき，患者の治療の優先順位を判断し，医療資源の有効活用と初期対応を行う看護師がトリアージナースである。トリアージナースは，来院時の主訴や自覚症状，問診，バイタルサイン，他覚所見などの情報を統合して緊急度判定をする必要がある。緊急度を適切に判定することによって患者の症状から病態や原因を予測し，適切な医療介入につなげることができる。

2）アンダートリアージ

実際の緊急度よりも低く緊急度を割り当てる（過小評価する）ことをアンダートリアージという。カナダの調査研究によると，トリアージの訓練を受けた看護師であっても，トリアージを実施した症例の10％でアンダートリアージの判断をしたという報告がある[3]。アンダートリアージが増加すると患者の緊急度は低く評価されるため，直ちにあるいはできるだけ早く治療や処置を必要としている患者を見逃す可能性がある。また，緊急度が高いケースほど患者の生命や機能を失う可能性があり，アンダートリアージは回避する必要がある。

3）オーバートリアージ

実際の緊急度よりも高く緊急度を割り当てる（過大評価する）ことをオーバートリアージという。救急外来において，わずか数分の問診や身体状態の査定だけでは病態を判断することが困難な場合もあり，オーバートリアージはある程度容認される。ただし，オーバートリアージが増加すると患者の緊急度が高く評価されるため，処置室や観察室待機の患者が増え，その対応に追われるなど，救急外来全体が煩雑になる可能

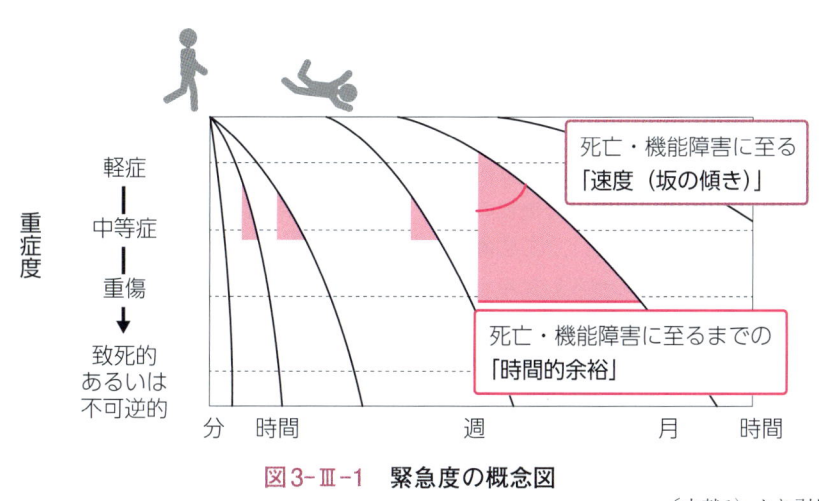

図3-Ⅲ-1　緊急度の概念図

〔文献1）より引用〕

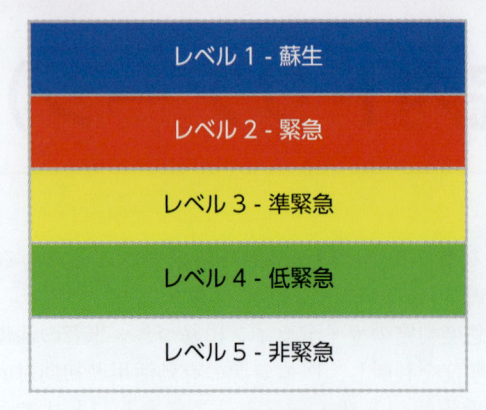

| レベル 1 - 蘇生 |
| レベル 2 - 緊急 |
| レベル 3 - 準緊急 |
| レベル 4 - 低緊急 |
| レベル 5 - 非緊急 |

図3-Ⅲ-2　JTASレベル
〔文献2）より引用〕

レベル 1 - 蘇生	ケアを継続する
レベル 2 - 緊急	15分ごと
レベル 3 - 準緊急	30分ごと
レベル 4 - 低緊急	60分ごと
レベル 5 - 非緊急	120分ごと

図3-Ⅲ-3　再評価の目安
〔文献2）を参考に作成〕

性がある。

4）再評価

緊急度判定は，患者が治療を受けるまで安全に待つ時間を決定することであり，診察や治療が開始できない場合，すべての診察待ち患者に対して再評価（再トリアージ）を行う必要がある。症状やバイタルサインの変化があった場合にはJTASレベル（図3-Ⅲ-2）[2]に応じた対応を行う。緊急度判定に応じた再評価の目安を図3-Ⅲ-3に示す。

3.　トリアージを実践するために必要な能力

救急医療におけるトリアージを効果的に実践するには，基本的な知識や技術だけでなく，医療コミュニケーションの技法や臨床推論，臨床判断の知識と技術が必要である。

救急医療におけるトリアージは，患者を視認した瞬間から始まる。患者に自己紹介をする前や患者の主訴を確認する前であっても，患者に近づきながら見た目で第一印象の確認を行い重症感の有無を見極める。続いて患者の主訴を確認し，患者の症候から，必要な問診や他覚所見の観察，フィジカルイグザミネーション（身体観察）や簡易検査を駆使してフィジカルアセスメントを行い，「病態の緊急性」を判断する。そして，病態の緊急性に応じた「診療の優先順位」を決定し，診療の場やマンパワーの調整を行う。

トリアージは3〜5分程度で行うといわれている[4]が，この数分間の間にトリアージナースはさまざまな能力を発揮している。その能力は，①五感を使って重症感を察知・判断する能力，②症候学に基づいた無駄のない（系統だった）問診力（情報収集能力），③見落とすと死につながる疾患（キラーディジーズ）をルールイン，もしくはルールアウトするための身体観察や簡易検査を選択し実践する能力，④得られた情報を統合しフィジカルアセスメントを行い病態の緊急度を判断する能力，⑤病態の緊急度に応じた診療の優先順位を判断する能力，⑥病態の緊急度と疾患の特徴に応じたマンパワーと診療の場の調整を行う能力である。とく

に④「病態の緊急度」を判断する場面では，仮説演繹法を活用し，患者の症候から緊急性の高い疾患をいくつか想起し，患者の包括的な病歴を効果的に聴取し，身体観察や簡易検査から得た情報を正しく解釈し，アセスメントと判断を行う能力が求められる。

トリアージガイドライン

1.　JTASの活用

わが国で普及しているトリアージガイドラインの一つに，JTAS（Japan Triage and Acuity Scale，緊急度判定支援システム）がある。JTASはわが国の標準的なトリアージシステムとして開発・構築されているため，このような標準的な緊急度判定システムを活用することにより，看護師個人の能力差に偏らない一定の質を担保した緊急度判定が可能になる。

JTASは緊急度判定を助けるツールであって，JTASそのものが緊急度判定をするわけではない。JTASをうまく活用するには，前述した①〜④の能力が不可欠であり，これらをもって緊急度判定につなげることが必要である。

2.　JTASレベルを活かした　フィジカルアセスメント

1）JTASレベル1：蘇生

レベル1は「生命または四肢を失うおそれがある状態（または差し迫った悪化の危険がある状態）であり，積極的な治療が直ちに必要な状態」に適用される（表3-Ⅲ-1）。レベル1の患者は重症感が一目瞭然であり，バイタルサインは不安定であるため，レベル1と判断されればそれ以上のプロセスに進む必要はなく，直ちに診療・治療を開始する。

レベル1では，「第一印象の重症感」をキャッチすることがフィジカルアセスメントの鍵となる。

表3-Ⅲ-1　JTASレベル1の例

- 心停止状態
- 痙攣（痙攣持続状態）
- 呼吸停止状態
- 重症外傷（ショックを伴うもの）
- 息切れ（重篤な呼吸困難）
- 意識レベル変化（意識障害，GCS 3〜9）

表3-Ⅲ-2　JTASレベル2の例

- 胸痛（心原性）
- 高血圧症（収縮期血圧＞ 220 mmHg または拡張期血圧＞130 mmHgで症状を伴うもの）
- 低体温症（中心部体温≦ 32 ℃）
- 発熱（体温＞38.5 ℃，敗血症を疑う）
- 頭痛（突然発症，激しい，これまでにない強い痛み）
- 息切れ（中等度の呼吸困難）
- 腹痛（重篤な疼痛NRS 8〜10/10）
- 意識レベル変化（GCS 10〜13）　　　　　　　など

表3-Ⅲ-3　JTASレベル3の例

- 高血圧症（収縮期血圧＞ 220 mmHg または拡張期血圧＞130 mmHgであるが症状を伴わない）
- 痙攣（痙攣は止まり，正常レベルに覚醒している状態）
- 下痢（血性下痢が続く状態）
- 息切れ（軽度の呼吸困難）
- 腹痛（中等度の痛みNRS 4〜7/10）
- 頭痛（中等度の痛みNRS 4〜7/10）
- 頭部外傷（意識消失あり）
- 上肢の外傷（明らかな変形あり）　　　　　　など

表3-Ⅲ-4　JTASレベル4の例

- 上肢の外傷
  （ギプスがきつい状態であるが神経・血管障害を伴わない）
- 尿路感染症の症状（軽度の排尿障害）
- 便秘（軽度の腹痛＜NRS 4/10）
- 裂傷・刺し傷（縫合を要するもの）　　　　　　など

表3-Ⅲ-5　JTASレベル5の例

- アレルギー反応（花粉症による鼻閉）
- 軽度の咬傷（±軽度の疼痛＜NRS 4/10）
- 処方希望
- 裂傷・刺し傷（縫合の必要がないもの）　　　　など

2）JTASレベル2：緊急

　レベル2は「潜在的に生命や四肢の機能を失うおそれがあるため，迅速な治療が必要な状態」であり，医師または医師の監督下に迅速な医学的介入を必要とする状態である（表3-Ⅲ-2）。第一印象で重症感は確認されず，バイタルサインが大きく変化していない（正常である）こともある。蘇生を要する状態にまで急速に悪化する場合もあるため，緊急性の高い疾患が否定されるまでは継続的に対応する。

3）JTASレベル3：準緊急

　レベル3は「場合によっては重篤化し救急処置が必要になる状態である。強い不快な症状があり，仕事を行ううえで支障がある，または日常生活にも支障がある状態」である（表3-Ⅲ-3）。

　レベル3は第一印象で重症感は確認されず，バイタルサインはおおむね正常であるが，効果的な問診や情報収集を行い，身体観察や簡易検査から得た情報を正しく解釈しアセスメントすることが重要である。そして，患者が不安に思っていることを傾聴し（ヘルスアセスメントを含む），診察までの時間を安全に待てるよう待機場所にも配慮することが重要である。

4）JTASレベル4：低緊急

　レベル4は「患者の年齢や悩みに関連した症状，または苦痛や悪化の可能性のある症状に対して治療また

は再評価を1〜2時間以内に行うことが望ましい状態」である（表3-Ⅲ-4）。

　患者が不安に思っていることや困っていることを積極的に傾聴し，診察までの待機場所とおおよその待機時間を伝え，何かあればいつでも相談するように伝えておく。これは，患者の安全や病院満足度のためにも重要である。

5）JTASレベル5：非緊急

　レベル5は「急性期の症状であるが緊急性のないもの，および増悪の有無にかかわらず慢性期症状の一部である場合」である（表3-Ⅲ-5）。これらの傷病では精査や治療を先延ばしにする，あるいは，院内の他科または他の医療機関への紹介で対応可能な場合もある。

救急外来におけるトリアージ

1. トリアージのプロセス

　救急外来におけるトリアージは，①第一印象による重症感の評価，②感染性疾患のスクリーニング，③来院時症候の確認と評価，④自覚症状の問診，⑤バイタルサインの測定，⑥自覚症状とバイタルサインの評価，⑦フィジカルアセスメントによる他覚所見の評価と簡単な検査，⑧情報の統合，⑨緊急度判定，⑩再評価で構成される（図3-Ⅲ-4）[4]。このプロセスは患者が来院してから10〜15分以内に実施する。そのため，救急外来におけるトリアージは，効率的かつ適切で正確な観察と判断が必要である。

2. トリアージの実際

1）第一印象による重症感の評価と緊急度の判断

　患者が来院したときに，まず第一印象で見た目の重症感を評価する。重症感はD：神経学的所見，A：気道，B：呼吸，C：循環，を見た目で評価する。具体的には，意識ははっきりしているか，発声ができ呼吸が楽にできているか，顔色はどうかを把握し，表情や

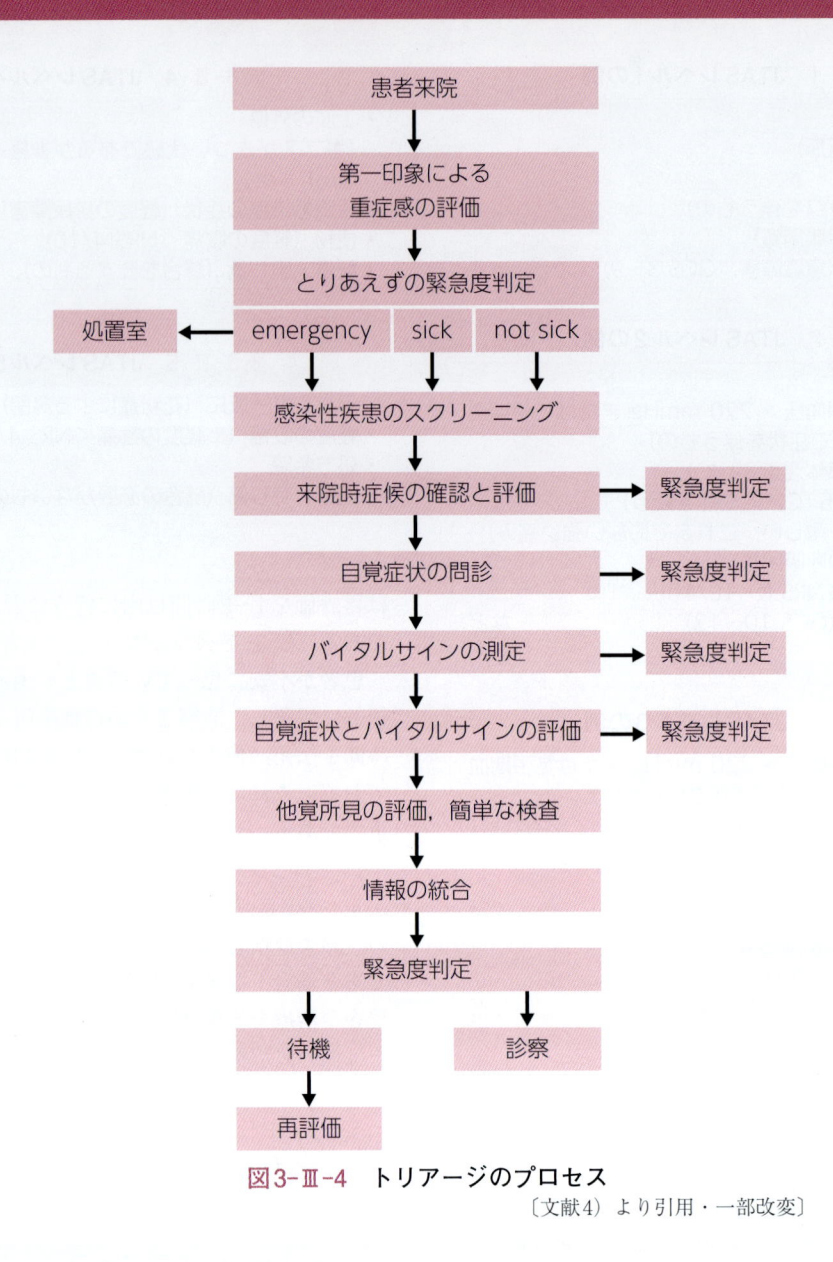

図3-Ⅲ-4　トリアージのプロセス

〔文献4〕より引用・一部改変〕

外観，しぐさも観察する（表3-Ⅲ-6）。これらを3〜5
秒で観察し重症感を評価する。

　重症感は，緊急性を思わせる状態（emergency），
病的な状態（sick），病的ではない（not sick），とい
う3つのカテゴリーで評価し，この時点で緊急度判定
が必要な場合は，適切な緊急度レベルを割り当てる。
意識がない，呼吸が止まっている，痙攣している，脈
が触れないといった状態であればこの時点で緊急度が
高い（emergency）と判断し，直ちに初療室に搬送し，
医師への報告と蘇生を開始する。また，強い呼吸困難
がある，呼吸回数やパターンに著しい異常がある，蒼
白・冷感・冷汗がある，脈の触知が弱い，激しい痛み
がある，意識障害を認めるなどの逼迫した症状があっ
た場合も，この時点で緊急度が高い（emerygency）
と判断し，初療室に搬送して初期対応を開始する。

2）感染性疾患のスクリーニング

　感染の拡大を防止し，患者や職員を守ることを目的
に感染性疾患のスクリーニングを来院直後から行う。
微生物を含む飛沫核が空気中に長時間浮遊し，それを

表3-Ⅲ-6　バイタルサインと緊急度

気道・呼吸	話ができるか，呼吸が楽にできているか
循環・皮膚	顔色，冷汗，冷感
意識・外観	表情，話が通じるか，歩けるか，立っていられるか

吸い込むことによって起こる空気感染の対応が必要と
なる。空気感染する疾患には結核，麻疹，水痘があり，
患者の隔離と予防策を直ちに行う。発熱，身体の発疹，
2週間以上続く咳嗽を確認し，感染性疾患が疑われた
ら患者に説明し，隔離と予防策を講じる。

3）来院時症候の確認と評価

　第一印象で蘇生を必要とするような逼迫した状態で
はない場合（sickまたはnot sick）は，来院時の第一
印象による重症感を評価した後に，来院時症候を確認
する。成人の場合は，本人が話すことができれば本人
から聴取する。小児の場合は保護者と，年齢によって
は本人から聴取する。胸痛，会話が途切れる呼吸困難，

表3-Ⅲ-7　第一印象による重症感の評価

1. バイタルサインが正常範囲（基準値）から離れるほど緊急度は高い
2. バイタルサインが基準値から短期間で逸脱していくほど緊急度は高い
3. バイタルサインが急激に変化するほど緊急度は高い
4. バイタルサインのいずれか一つでも基準値から急激に離れると緊急度は高い

強い頭痛など，重篤な病態を思わせる症状がある場合はこの時点でバイタルサインを測定し，緊急度を判断する。バイタルサインは，①正常範囲（基準値）から離れるほど，②基準値から離れる時間が短いほど，③急激に変化するほど，④バイタルサインのいずれか一つでも基準値から急激に離れるほど，緊急度が高くなる（表3-Ⅲ-7）。緊急度が高いと判断した場合は初療室に搬送し，医師への報告と初期対応を開始する。

第一印象や来院時症候の情報だけでは緊急度を判定できない場合は，予測される病態のアセスメントを行う。例えば，頭痛といえば頭蓋内の病態とすぐに判断するのではなく，得た情報から頭痛を引き起こす病態を複数予測する。可能性のある複数の病態を予測することによって，この後のプロセスのなかで多角的に意図して観察することができる。

4）自覚症状の問診

重篤な病態を思わせる症状がないまたは情報収集したうえで緊急度を判断したほうがよい場合は，来院時症候を確認した後，引き続き問診を行う。問診は3～4分程度で行う。そのため，重症感と来院時症候から得た徴候を結びつけ，はい／いいえで回答できるポイントを絞った簡潔な方法で聴取する。痛みは「一番痛いときを10とすると，現在の痛みは10分のいくつですか？」という方法で聴取する。緊急度を判断するうえで必要な基本情報はSAMPLERやOPQRSTが参考になる（p26参照）。

5）バイタルサインの測定

来院時症候と問診で症状を確認した後にバイタルサインを測定する。バイタルサインは，意識，呼吸，脈拍，血圧，体温を測定する。

6）自覚症状とバイタルサインの評価

問診やバイタルサインを測定するなかで，来院時症候の確認と評価の際に想起した病態は何か，可能性の高低にかかわらず見落としてはならない重篤な病態の症状がないかを，医学的知識に基づいてアセスメントする。その際，「よくある病態」「見逃してはならない病態」を念頭に置きアセスメントを実施する。ここで予測される病態を3つの視点で考える。1つ目は，もっとも可能性のある病態，2つ目は，1つ目ほどではないが可能性のある病態，3つ目は，可能性の高低にかかわらず見落としてはならない重篤な病態である。ここで病態を明確に想起しておくことで，他覚所見の評価のポイントも明確になる。

この時点で緊急性の高い病態である可能性が高いと判断した場合は，JTASレベル[2]を用いて緊急度判定を行う。

7）フィジカルアセスメントによる他覚所見の評価と簡単な検査

前述のプロセスで行った予測に基づいて，フィジカルイグザミネーションで観察すべき症状を絞り込む。フィジカルイグザミネーションで異常があった部位と自覚症状がある部位が一致しているか，自覚症状がない部位に痛みや異常がないか，身体の変形や身体の動きに異常がないか，触診することで痛みが増強するか，などを確認する。

腹痛を訴え来院した患者を例に考えてみる。問診したところ，随伴症状に嘔吐，下痢があり，病態のアセスメントでは胃腸炎，虫垂炎，イレウスなどが考えられた。この場合のフィジカルイグザミネーションでは，腹部の視診で膨満や手術痕の観察と，触診で圧痛，反跳痛，筋性防御を観察し，予測した病態と一致する症状があるかどうかを確認する。一致する症状がない場合は，問診して情報を追加し，病態を再度アセスメントし，フィジカルイグザミネーションを行う。トリアージのフィジカルアセスメントにおいて観察する項目とその病態を表3-Ⅲ-8に示す。

8）情報の統合

ここで可能性のある病態の絞り込みを行う。自覚症状とバイタルサインの評価であげた病態のうち，どの病態の可能性があるのかをアセスメントする。

9）緊急度判定

第一印象の確認，来院時症候の確認，問診，バイタルサインの測定，フィジカルアセスメントを行う過程で，蘇生が必要な状態または潜在的に生命や四肢の機能を失うおそれがある状態であると判断された場合はその時点で緊急度を判断し，治療室に搬送して対応する。そうではない場合は，第一印象，来院時症候の確認，問診，バイタルサインの測定，フィジカルアセスメントの情報を統合して病態をアセスメントし，緊急度を判断する。緊急度のレベルは，JTASの5段階の緊急度レベルの定義に基づいて割り当てる（図3-Ⅲ-3）。また，蘇生が必要な状態，または，潜在的に生命や四肢の機能を失うおそれがない場合は，待合室での待機が可能である。できるだけ早く診察を受けたほうがよい場合は，診察の順番を調整する。

10）再評価

待合室で診察の順番を待っている患者のなかには，重篤化し救急処置が必要になる潜在的な疾患の可能性がある患者もいる。さらに，待っている間に痛みが強くなる場合や病状が悪くなる場合もある。そのため，待合室で待機している患者に対して，症状の悪化がないかどうかを定期的に観察し再評価を行う。

表3-Ⅲ-8　トリアージのフィジカルアセスメント

観察項目	病　態
1．脳神経系	
瞳孔径	・散瞳・瞳孔不同：動眼神経麻痺 ・縮瞳：頸部交感神経麻痺，橋出血（寄り目になることを確認する），モルヒネや縮瞳薬物（有機リンなど）の使用など ・散瞳：テント切痕ヘルニア ・瞳孔不同：テント切痕ヘルニア，散大側の病変（血腫，腫瘍）など
対光反射視	視神経（求心路），動眼神経（遠心路）の障害
共同偏視	前頭葉の破壊巣：障害側をにらむ橋，中脳の破壊巣：障害側と反対側をにらむ
眼　振	小脳，脳幹の障害一方向性眼振：末梢神経性注視方向性眼振：中枢神経性
めまい	回転性，非回転性がある。回転性のめまいは「周囲がぐるぐる回る」「床が傾く」などの言葉で表される。非回転性のめまいは「気が遠くなる」「宙に浮いた感じ」「目の前が暗くなる」などの言葉で表される ・末梢神経性：メニエール病など ・中枢神経性：脳梗塞，頭蓋内出血，脳腫瘍，一過性脳虚血発作（TIA）など ・中枢性平衡障害：脳循環不全，起立性自律神経失調など ・失神：脳循環不全，起立性自律神経失調，不整脈など
視力障害	・眼球病変：網膜中心動（静）脈閉鎖症，急性緑内障発作，網膜剥離など ・視神経病変：急性視神経炎，虚血性視神経症など ・全身性疾患：腎性網膜症，糖尿病性網膜症など
視野障害	視神経の障害
麻　痺	・ドロップテスト：昏睡患者の四肢麻痺を観察する。両上肢挙上，あるいは両膝屈曲位にして検者が手を離したときに早く崩れ落ちるほうが麻痺の部位である ・MMT：麻痺（筋力低下）の左右差をみるのに有用である。大脳皮質〜中脳〜延髄の障害で病変部位と反体側に麻痺が起こる
ろれつ障害	発語に関係する神経や筋肉の障害によりうまく話せない状態。小脳の障害で起こることが多い
痙　攣	・神経細胞群の異常興奮に伴って起こる筋群の不随意性収縮を起こしている状態である ・全身性と局所性がある ・強直性痙攣と間代性痙攣がある
項部硬直	・頸部屈曲試験 　意識状態がよければ，頸部を患者自身で上げてもらい頸部の硬直の有無を確認する自動的な頸部屈曲試験でもよいが，意識障害の患者や臥床中の患者には，他動的に頸部を持ち上げて観察する。項部硬直があるときには抵抗があり，時には痛みのために顔をしかめる 　項部硬直は髄膜刺激症状の一つで，くも膜下出血，髄膜炎，破傷風の有無を考えるのに有用な所見である。しかし，くも膜下出血でも出血後早期には硬直として認められないこともあるため注意する。同様に，乳児では髄膜炎があっても項部硬直がみられないことがある
2．耳鼻咽喉系	
耳閉感	・中耳炎，外耳炎，突発性難聴など
耳鳴り	・伝音性難聴：外耳炎，中耳炎，外耳道異物など ・感音性難聴：メニエール病，内耳炎，突発性難聴など ・顔面・三叉神経麻痺：腫瘍や出血の圧迫による麻痺
3．呼吸・循環系	
断続性副雑音	・笛声音：気管支炎，気管支喘息，気管支腫瘍など ・いびき音：気管支喘息，慢性気管支炎，びまん性細気管支炎など
連続性副雑音	・水泡音（粗）：分泌物の貯留，肺水腫，肺炎など ・捻髪音（細）：肺うっ血，間質性肺炎，気管支炎など
呼吸音の減弱	・肥満，肺気腫，胸水貯留，血気胸，疼痛による呼吸抑制，筋力低下による呼吸抑制など
皮下気腫	・気胸，縦隔気腫，ガス壊疽など
心音（Ⅰ音）	心室収縮期の始まりの音 ・亢進：僧帽弁狭窄，三尖弁狭窄など ・減弱：僧帽弁閉鎖不全，三尖弁閉鎖不全，大動脈弁閉鎖不全など
心音（Ⅱ音）	心室収縮期の終わりの音 ・亢進：血圧上昇など ・減弱：大動脈弁狭窄，肺動脈弁狭窄など
心音（Ⅲ音）	心室拡張期の始めの音 ・亢進：僧帽弁閉鎖不全など

表3-Ⅲ-8　トリアージのフィジカルアセスメント（つづき）

観察項目	病　態
3．呼吸・循環系	
心音　Ⅳ音	Ⅰ音の直前に聞こえる ・亢進：大動脈弁閉鎖不全など
動脈拍動の触知	・血管系の疾患：急性大動脈解離，腹部大動脈瘤，四肢末梢の急性動脈閉塞など ・循環不全：ショック 　　左橈骨動脈の触知が不良で血圧に左右差がある場合は急性大動脈解離などが考えられる。下肢の動脈の触知が不良な場合は腹部大動脈瘤や下肢の急性動脈閉塞を疑う
4．腹部臓器系	
腹　痛	・体性痛：腹膜刺激症状の一つ ・内蔵痛：胃腸管，胆管，尿管の強い攣縮 ・関連痛：病変臓器から離れた特定の体表面に感じられる疼痛
圧　痛	・病変のある臓器，あるいはその周辺腹膜への炎症の波及
反跳痛	・腹膜に炎症が波及している（ブルンベルグ徴候）
筋性防御	・腹腔内の炎症を反映
腸蠕動音	・正常：ゴロゴロという音が5〜15秒ごとに聴取される ・減少：1分間音が聞こえない。腹部の術後，腹膜の炎症，便秘など ・消失：5分間音が聞こえない。イレウスなど ・亢進：1分間に35回以上聞こえる。胃腸炎，下痢など。亢進していて，金属音が聞かれれば腸閉塞が考えられる。麻痺性イレウスでは消失する
嘔気・嘔吐	・胃腸疾患：胃炎，胃・十二指腸潰瘍，イレウス，幽門狭窄など。潰瘍などで出血している場合は吐血する ・中枢性疾患：脳腫瘍，脳血管障害，髄膜炎など ・代謝異常：尿毒症，糖尿病ケトアシドーシス，肝不全，妊娠悪阻など ・前庭部刺激：メニエール病，乗り物酔いなど ・薬物・毒物中毒：アルコール，ジギタリス，モルヒネ，ニコチンなど
排尿異常	・頻尿：尿路感染，神経因性膀胱，尿管結石など ・尿閉・排尿困難：前立腺肥大，前立腺癌，尿道腫瘍など ・排尿時痛：膀胱，尿道，性器の炎症性疾患など ・尿失禁：尿道括約筋障害，神経因性膀胱など ・血尿：腎・尿管結石，炎症など
排便異常	・便秘：運動不足，食物繊維摂取不足，器質的な腸の通過障害，下剤・浣腸の乱用など ・下痢：急性腸炎，過敏性腸症候群，潰瘍性大腸炎など ・血便・下血：消化管の出血，痔核，食中毒など
5．筋・骨格系	
変　形	・骨折，炎症など 　　左右差（形，下肢長など），股関節や骨盤の歪みと側面から見て生理的彎曲を示し，過度の前彎や後彎がないことを観察する。神経障害の有無，血流障害の有無も観察する
腫脹，圧痛，叩打痛，関節可動域	・骨折，炎症など
6．外皮（皮膚）系	
創　傷	・鈍的外力による損傷：擦過傷，挫創，裂創，剝皮創，咬創，杙創 ・穿通性外力による損傷：刺創，切創，割創，銃創 　　深さも確認することで血管損傷の有無や熱傷深達度もわかる
湿　潤	・高熱，甲状腺機能亢進症，ショックなど
チアノーゼ	・中枢性チアノーゼ：肺や心臓の異常 ・末梢性チアノーゼ：末梢循環不全
紅　潮	・高血圧，高熱，熱中症など
乾　燥	・脱水状態，皮膚疾患（角質化），老化など
蒼　白	・ショック，貧血など
冷　感	・ショック，血液循環不全，低体温など

●文献 ......

1） 森村尚登，石井美恵子，奥寺敬，他：緊急度判定の
体系化：発症から根本治療まで. 日臨救急医誌 19：
60-65，2016.

2） 日本救急医学会，日本救急看護学会，日本小児救急
医学会，他監：緊急度判定支援システム：JTAS2023
ガイドブック. へるす出版，東京，2023.

3） Dong SL, Bullard MJ, Meurer DP, et al：The effect
of training on nurse agreement using an electronic
triage system. CJEM 9：260-266, 2007.

4） 日本救急看護学会監，日本救急看護学会トリアージ
委員会編：トリアージナースガイドブック 2020. へる
す出版，東京，2019，pp56-68.

救急初療看護の系統別フィジカルアセスメント

I 呼吸器系

┃フィジカルアセスメントの基礎知識┃

1. 呼吸の解剖

1）呼吸器系の構造

呼吸器系の解剖として，空気を取り込むための器官である上気道（鼻腔，咽頭，喉頭），下気道（気管，気管支，細気管支），ガス交換のための肺がある。また，呼吸を行うための呼吸筋がある。

（1）上気道

鼻腔より空気を取り込み，咽頭，喉頭を通過して肺に入る（図4-I-1）。咽頭には食物も通過するため，嚥下時に舌が上がり口腔を塞ぎ，軟口蓋が上がることで鼻腔を塞ぎ，喉頭の挙上に伴い喉頭蓋が下がることで誤嚥を防ぐ。

（2）下気道

気管は2本の主気管支に分岐し，その後，22回の分岐を繰り返して肺胞となる。

（3）肺

右肺は3葉，左肺は2葉に分かれる（図4-I-2）。肋骨との位置関係は，鎖骨内側1/3より2cm上が肺尖の位置となる。右肺の右上葉と中葉の間の水平裂は第4肋間に沿っている。肺底はおおよそ第6肋間の高さにある。

（4）呼吸筋の呼吸運動

呼吸運動の大部分は，横隔膜の収縮と弛緩によって行われている。吸気時には横隔膜，外肋間筋が収縮して胸郭が拡張し，胸腔内圧が低下して肺が膨らむ（図4-I-3）。

呼気時には横隔膜が弛緩し，胸郭が元に戻ることで胸腔内圧が上昇し，肺がしぼむ。

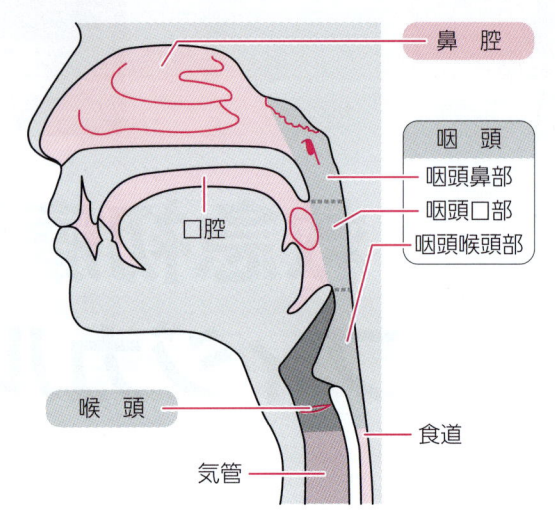

図4-I-1　鼻腔，咽頭，喉頭の位置

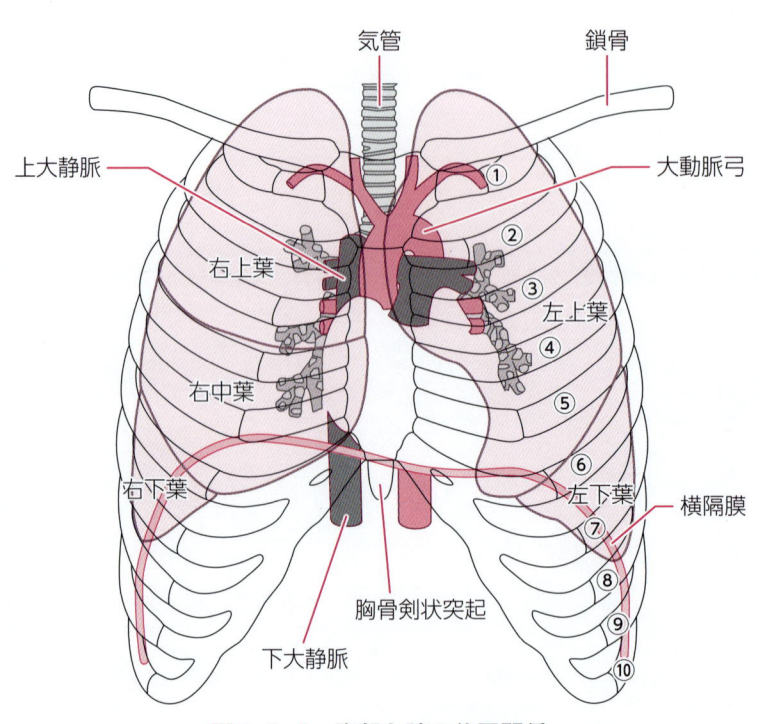

図4-I-2　胸郭と肺の位置関係

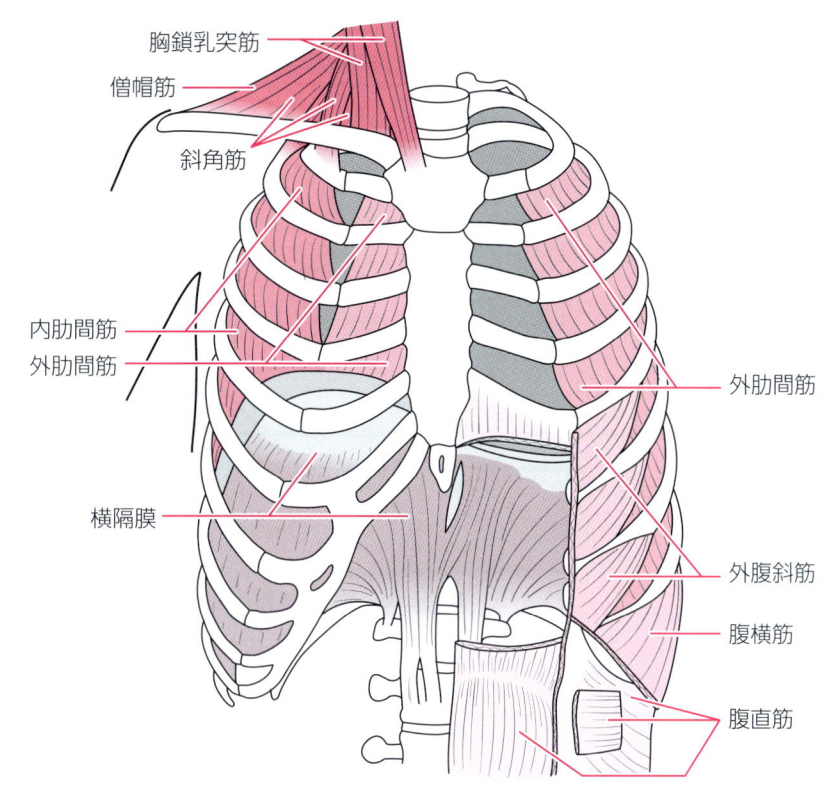

図4-Ⅰ-3　呼吸筋と呼吸補助筋
安静時呼吸筋：横隔膜，外肋間筋
呼吸補助筋；吸気：胸鎖乳突筋，前斜角筋，中斜角筋，後斜角筋，僧帽筋
　　　　　呼気：内肋間筋，腹直筋，内腹斜筋，腹横筋

胸鎖乳突筋
僧帽筋
斜角筋
内肋間筋
外肋間筋
横隔膜
外肋間筋
外腹斜筋
腹横筋
腹直筋

2. 呼吸中枢と呼吸調節

　呼吸活動の中枢は延髄にある。呼吸運動（自動調節機能）の中枢神経は延髄と橋にあり，呼吸性ニューロンは延髄，橋，脊髄にある。延髄には腹側呼吸性ニューロンと背側呼吸性ニューロンがあり，橋には橋呼吸性ニューロン，脊髄には横隔膜，肋間筋，腹筋への運動性呼吸ニューロンが機能している。呼吸中枢では大脳や橋，さまざまな受容体からの情報を統合し呼吸の調節を行っている。呼吸調節には随意的な調節と不随意的な調節があり，普段の呼吸は不随意的な調節によってコントロールされている。呼吸の調節は3つに大きく分かれており，随意的な調節には行動性調節，不随意的な調節には化学的調節と神経性調節がある（図4-Ⅰ-4）。

1）行動性調節

　発声，会話，嚥下，深呼吸，ため息など，随意的に呼吸を止めたり，大きな呼吸を意識的に行うなどの調整で，大脳皮質がつかさどっている（図4-Ⅰ-4）。

2）化学的調節

　血液ガス（pH，PaO₂，PaCO₂）の変化は，化学受容体から呼吸中枢へ伝わり，呼吸のリズムや深さを変化させ換気量の調整を行う。化学受容体には，中枢化学受容野と末梢化学受容野がある。中枢化学受容野は，二酸化炭素（CO_2）の上昇やpHの低下時に感知し，呼吸を促進させる。

末梢化学受容野は低酸素血症時に感知し，呼吸を促進させる。日常的な呼吸の調節は，中枢化学受容野が反応し，二酸化炭素を感知しながら調節を行っている（図4-Ⅰ-4，表4-Ⅰ-1）。

3）神経性調節

　不随意的に吸気から呼気に移行するのは，ヘーリング・ブロイエル反射が起こるためである。気道壁の伸展の変化により吸気を抑制し，呼気へ切り替えを行う。ヘーリング・ブロイエル反射は，1回換気量が増大したときに肺の過膨張による肺損傷を防ぐ（図4-Ⅰ-4，表4-Ⅰ-1）。

3. 呼吸生理

1）外呼吸と内呼吸

　肺胞内の酸素を血液中に取り込み，血液内の二酸化炭素を肺胞内に排出するのを外呼吸という。内呼吸は，血液中の酸素を細胞が取り込み，細胞は不要な二酸化炭素を血液中に排出する（図4-Ⅰ-5）。

2）呼吸と拡散

　外呼吸，内呼吸におけるガス交換は，ガスの分圧較差によって拡散が生じることで行われる。外呼吸は，肺胞の酸素分圧と混合静脈血の酸素分圧との分圧差で拡散が生じ，酸素は肺胞から血液へと移動する。肺胞の二酸化炭素分圧と混合静脈血の二酸化炭素分圧との分圧差から生じた拡散で，二酸化炭素は血液から肺胞

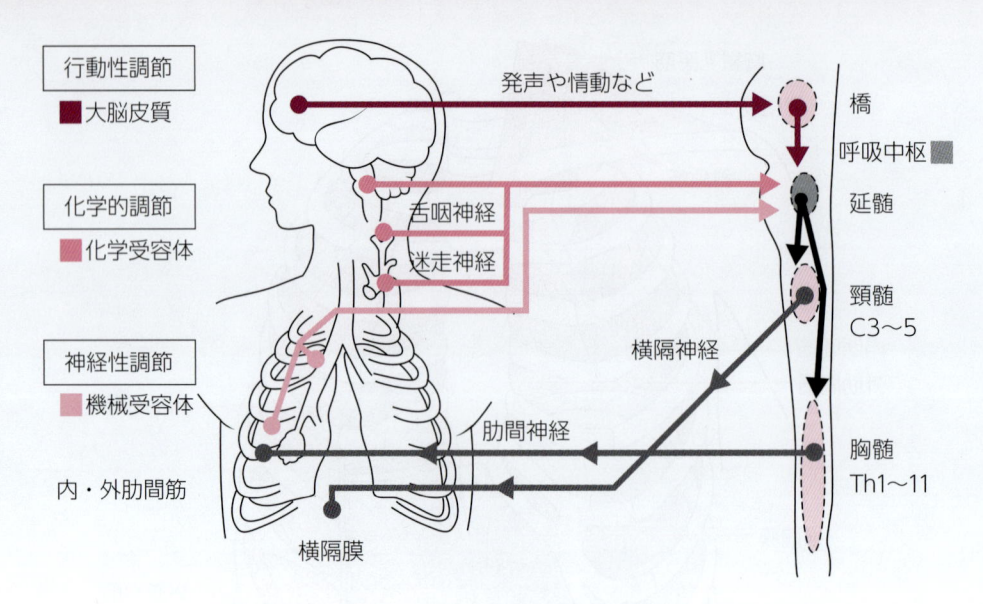

図4-I-4 呼吸中枢と呼吸調整

表4-I-1 呼吸運動の受容器

受容野			部　位	モニターする刺激
化学受容体	末梢化学受容野	頸動脈小体	外頸動脈と内頸動脈の分岐部	動脈血酸素分圧
		大動脈小体	大動脈弓	動脈血酸素分圧
	中枢化学受容野		化学受容性受容野	動脈血二酸化炭素分圧
肺伸展受容野			気管支の平滑筋層	肺や気管支の伸展度
刺激受容野			気道の上皮細胞	ガスや粉じんの刺激
J受容野			肺胞の毛細血管付近	肺胞の毛細血管圧

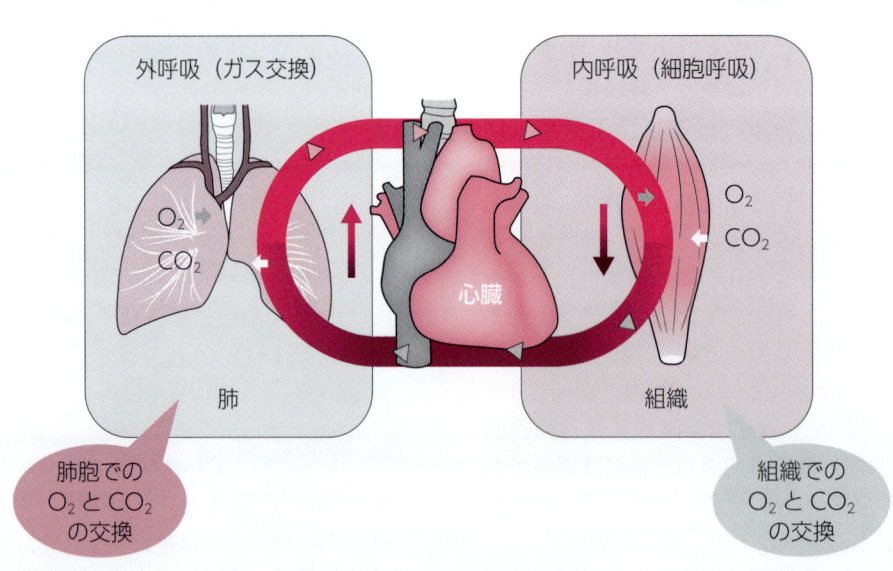

図4-I-5 外呼吸と内呼吸

へと移動する。正常時には肺胞内の分圧も動脈血の分圧もほぼ等しくなる（**図4-I-6**）[1]。

3）ガス運搬

拡散によって肺胞から血液に移動した酸素は，赤血球のヘモグロビンと結合し，運搬される。ヘモグロビンは酸素を放出し，拡散によって血管内から細胞内へ移動する。拡散によって組織から血液に移動した二酸化炭素の大部分は，赤血球内でHCO_3^-に変換されて運搬される。肺胞付近では，HCO_3^-から二酸化炭素に変換され，拡散によって血管内から肺胞へ移動する（**図4-I-7**）。

4）換気量と死腔

1回換気量には，肺胞や呼吸細気管支におけるガス交換を行う空気量と，死腔といわれるガス交換を行わ

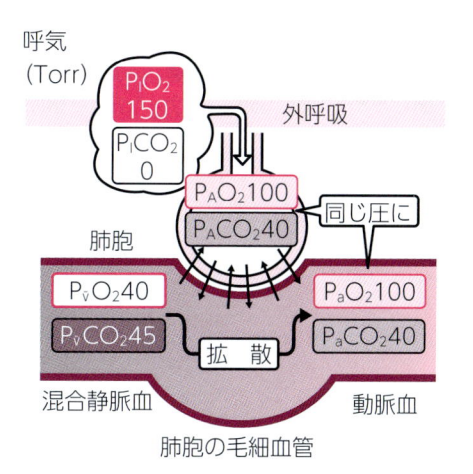

図4-Ⅰ-6 **呼吸と拡散**
〔文献1）より引用・改変〕

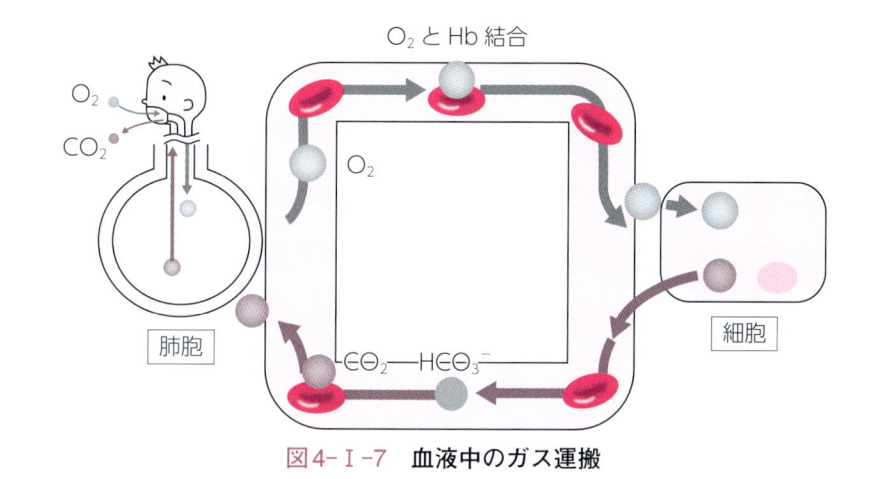

図4-Ⅰ-7 **血液中のガス運搬**

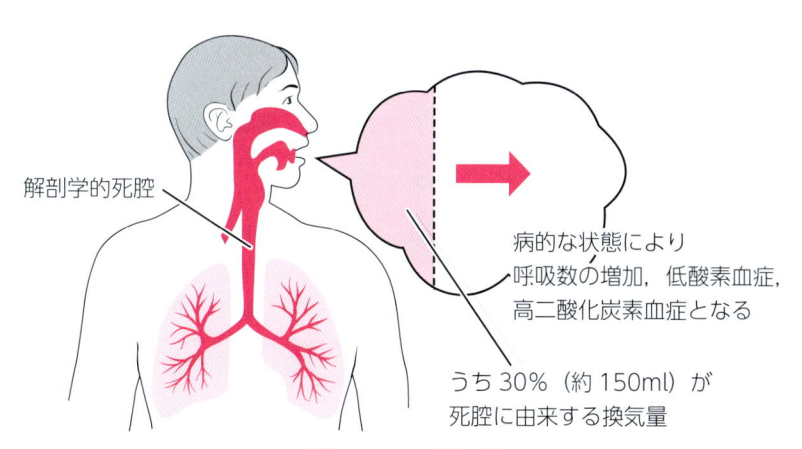

図4-Ⅰ-8 **死　腔**

ない死腔換気量がある。

　死腔には，解剖学的死腔と肺胞死腔とがあり，生理学的死腔と呼ばれている。解剖学的死腔は150 ml程度であり，肺胞死腔は換気／血流比不均衡が生じる場合に出現するが，正常な肺胞では0である。例えば，1回換気量が500 mlで呼吸回数15回／分の場合，分時換気量は500 × 15 = 7,500 mlである。一方，1回換気量が300 mlで呼吸回数が25回／分（頻呼吸）の場合においても，分時換気量は300 × 25 = 7,500 mlであり，前者と変わらない計算となる。しかし，生理学的死腔量を引くと，前者は500 − 150 = 350となり，分時換気量は5,250 ml，後者は300 − 150 = 150 となり，分時換気量は3,750 mlである。生理学的死腔量を考えなければ，1回換気量は少なくても呼吸回数が増えれば分時換気量は変わらないように思えるが，頻呼吸患者の実際は低換気状態にある（図4-Ⅰ-8）。

表4-Ⅰ-2　4つの低酸素

肺胞低換気 十分なガス交換を行うことができるだけの肺胞換気が得られていない	Ⅱ型呼吸不全 （換気不全） $PaCO_2 > 45Torr$	呼吸抑制（麻薬性・中枢性） 神経・筋疾患 胸郭異常
換気血流比不均等 肺胞換気量と血流量とのバランスがとれていない		気道・肺胞・肺循環障害のすべて
拡散障害 肺胞気から赤血球までの酸素の拡散過程に障害がある	Ⅰ型呼吸不全 （ガス交換不全） $PaCO_2 \leqq 45Torr$	肺胞膜／肺胞面積の狭小 肺毛細血管血液量減少
右左シャント 右室から駆出された血液が肺胞気に接触せず酸素化されずに左室系に流入する		肺胞充満・虚脱 肺内血管シャント

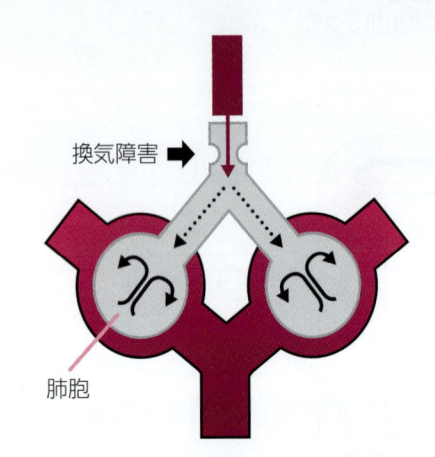

換気障害 →

機序別
1. 拘束性換気障害；%VC 低下：強皮症，肺線維症
2. 閉塞性換気障害；1 秒率低下：気管支喘息・肺気腫
3. 中枢性換気障害；脳幹障害・脊髄損傷

肺胞

図4-Ⅰ-9　肺胞低換気

原因：肺胞まで到達するガス量が減少し，二酸化炭素が排出できなくなる（換気障害）
特徴：PaO_2低下と同時に$PaCO_2$上昇

一次評価における呼吸器系のフィジカルアセスメント

＊呼吸のフィジカルアセスメントに必要な観察技術について，eラーニング「手技」でも詳細に解説しているため，本書と併せてeラーニングでの学習（巻末参照）もお勧めする。

1. 呼吸不全を見抜く

正常な呼吸を行うためには，①気道の開通，②適切な肺胞換気，③肺胞−毛細血管におけるガス交換が必須の要素となる。①または②の障害では，Ⅱ型呼吸不全を呈し，③の障害ではⅠ型呼吸不全を呈する。ここでは，①，②でみられる換気障害に伴う肺胞低換気，③のガス交換について解説する（表4-Ⅰ-2）。

1）換気障害

肺胞低換気とは，吸入した空気のうち，肺胞に達してガス交換に直接関係する空気量が減少している状態をいう。肺胞換気量の減少は，低酸素血症に加えて，高二酸化炭素血症となり，Ⅱ型呼吸不全をきたす。換気不足の原因としては，拘束性肺疾患（肺線維症など）や閉塞性肺疾患〔慢性閉塞性肺疾患（chronic obstruc-

tive pulmonary disease；COPD）など〕の換気障害をきたす疾患がある。また，呼吸中枢の異常（麻酔，鎮静薬，麻薬，脳血管障害，脳神経障害など）や気道の閉塞，神経・呼吸筋の異常（脊髄損傷，ギラン・バレー症候群など）に伴い，換気全体が抑制されることがあげられる（図4-Ⅰ-9）。

2）ガス交換障害

（1）拡散障害

拡散とは，濃度の勾配によって，濃いほうから薄いほうへと濃度差がなくなるまで移動する現象のことをいう。酸素がヘモグロビンと結びつくためには，拡散によって，肺胞上皮，間質，毛細血管内皮，血漿，赤血球膜を通過し，赤血球内に入らなければならない。その間のいずれかに病変や異常などの障害があり，低酸素血症をきたすことを拡散障害という。しかし，二酸化炭素は拡散速度が酸素に比べ約20倍速いため高二酸化炭素血症は生じにくく，Ⅰ型呼吸不全を呈する。主な疾患として，肺胞上皮の障害では肺気腫などのCOPD，間質の障害では肺水腫，間質性肺炎があげられる（図4-Ⅰ-10）。

（2）肺内シャント

ガス交換されていない静脈血が動脈に入る現象をシャントという。肺胞において換気がなく虚脱してい

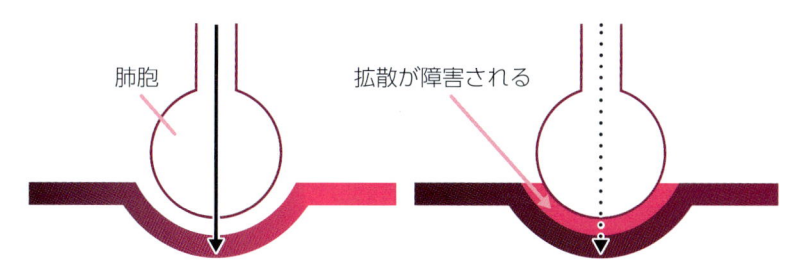

図4-Ⅰ-10　拡散障害

原因：肺胞と血管間（肺胞上皮，間質，毛細血管皮，血漿，赤血球膜のいずれかの部分）
　　　の拡散障害によるガス交換障害で酸素が拡散しにくくなった状態
特徴：①$PaCO_2$上昇なし
対応：うっ血軽減（利尿薬），陽圧呼吸（High PEEP）
代表的疾患：間質性肺炎，肺線維症，間質水腫

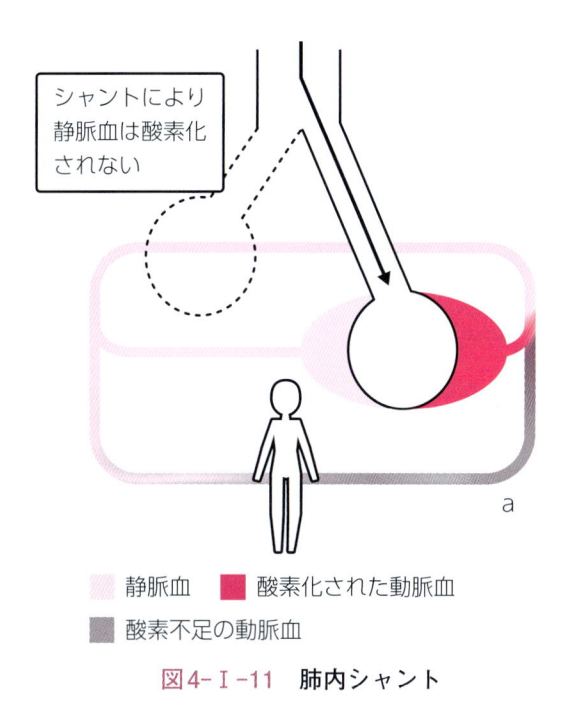

シャントにより
静脈血は酸素化
されない

a

■ 静脈血　■ 酸素化された動脈血
■ 酸素不足の動脈血

図4-Ⅰ-11　肺内シャント

る場合に，血流だけが保たれてシャントが生じること
を，肺内シャントという。

静脈血が酸素化されないため，換気があるところの
血流部分の酸素化が上昇しても，最終的に混合した血
流の酸素化は低下する。主な疾患として，無気肺，急
性呼吸促迫症候群（acute respiratory distress syn-
drome；ARDS），肺動脈静脈瘻でみられ，100％の酸
素を吸入させても低酸素血症は改善しないことが大き
な特徴である（図4-Ⅰ-11）。

（3）換気／血流比不均衡

多くの呼吸不全では，換気／血流比不均衡が低酸素
血症の最大の原因となっている。換気が行われる肺胞
の周りに血流があることでガス交換が行われている。
しかし，換気が良好であっても血流がない，もしくは，
換気がなく血流が豊富であるといった場合のどちらで
もガス交換は成り立たない。1つのガス交換単位にお
ける一定時間当たりの肺胞換気量を$\dot{V}_A$と表示し，1つ
のガス交換単位における一定時間当たりの毛細血管血
流量を$\dot{Q}$と表示し，$\dot{V}_A$と$\dot{Q}$の比を換気血流比（$\dot{V}_A/\dot{Q}$）

という。この換気と血流との割合が不適切な状態を換
気／血流比不均衡という。換気／血流比の上昇（$\dot{V}_A/\dot{Q}\uparrow$）は，換気量に対し血流量が少ない状態であり，
換気効率の悪化を示す。肺血栓栓塞症のように多くの
肺胞気はガス交換されないまま排出されるため肺胞死
腔と同様の状態となる。換気／血流比の低下（$\dot{V}_A/\dot{Q}\downarrow$）は，血流量に対し，換気量が少ない状態をいい，
血流効率の悪化，シャント量の増大を示す。主な疾患
として，肺水腫，ARDSなどがあげられる。換気量が
低く酸素化されない赤血球の量が多くなり，静脈血が
動脈血に混入した状態で心臓に戻ってくる。これを
シャント様効果という（図4-Ⅰ-12）。

2. 気道，呼吸の異常所見と機序

1）シーソー呼吸

吸気時に胸部が陥没して腹部が膨らみ，呼気時には
逆のパターンを呈する（図4-Ⅰ-13）。

2）陥没呼吸

上気道閉塞（舌根沈下，気道異物，喉頭浮腫），気
管支喘息など，上気道や気管支狭窄に伴い，吸気努力
時に胸骨上窩，鎖骨上窩が陥没する。また，肋間が陥
没することもある（図4-Ⅰ-14）。

3）頻呼吸

頻呼吸は化学的調節が関与しており，低酸素血症を
認めた場合は，末梢化学受容野が感知して呼吸調節を
行った結果，頻呼吸を認める。呼吸不全では高二酸化
炭素血症を認める場合もあるので，その場合は，中枢
化学受容野が反応して頻呼吸を呈する。頻呼吸は呼吸
不全状態のみだけではなく，循環不全状態において
も，代謝性アシドーシスの代償として頻呼吸を呈する
こともあるので，その他の所見と統合して判断する必
要がある。

4）徐呼吸

深さに変化はなく，呼吸回数が1分間に12回以下に
減少した状態で，頭蓋内圧亢進・麻酔時・睡眠薬投与
時にみられる。頭蓋内圧亢進に伴う呼吸中枢の障害や
麻酔薬においては呼吸中枢が抑制され，徐呼吸とな
る。徐呼吸が続くと換気量の維持が困難となり，換気

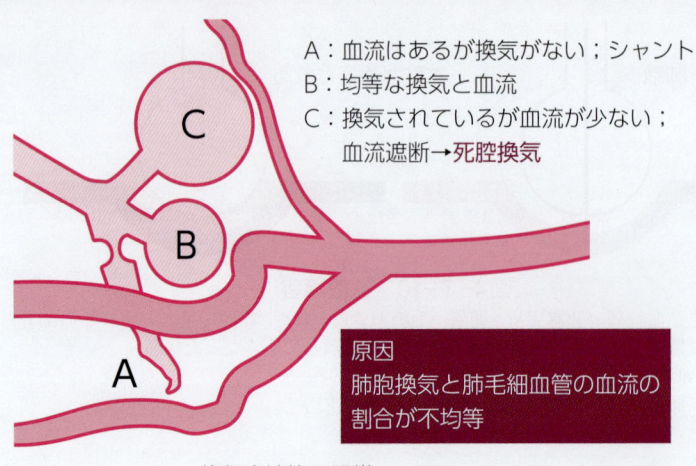

A：血流はあるが換気がない；シャント
B：均等な換気と血流
C：換気されているが血流が少ない；
　　血流遮断→死腔換気

原因
肺胞換気と肺毛細血管の血流の
割合が不均等

換気血流比の正常
肺胞換気量／肺血流＝約 0.8 （4 l／分／5 l／分）

図4-Ⅰ-12　換気血流比不均衡
特徴：①PaO_2の低下は酸素投与で改善。②$PaCO_2$は急激に上昇しない

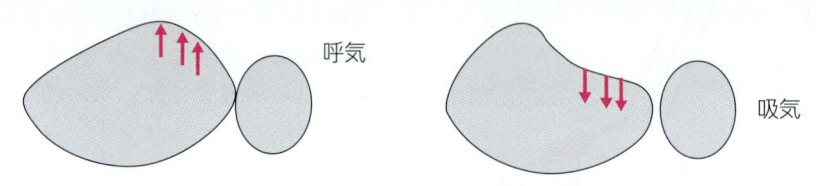

呼気

吸気

図4-Ⅰ-13　シーソー呼吸

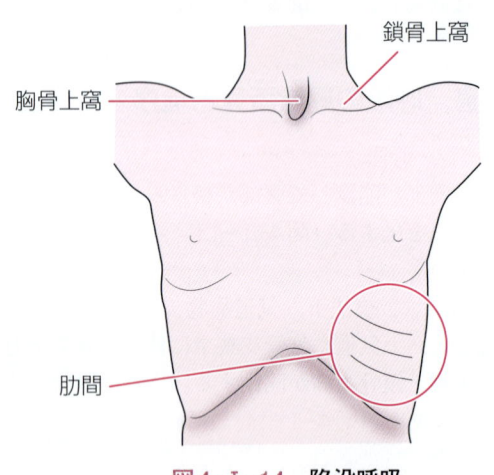

鎖骨上窩

胸骨上窩

肋間

図4-Ⅰ-14　陥没呼吸

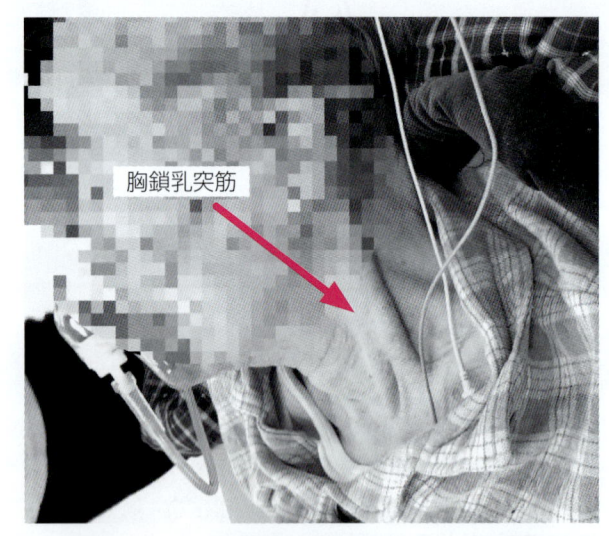

胸鎖乳突筋

図4-Ⅰ-15　胸鎖乳突筋使用による呼吸補助

障害に陥り低酸素血症，高二酸化炭素血症をきたす。

5）努力呼吸 （図4-Ⅰ-3）

　正常の呼吸時の呼吸筋は，横隔膜と外肋間筋を使用して呼吸する。しかしながら，低酸素血症をきたした場合は，通常の呼吸筋だけでは十分な酸素化の維持を図ることができないため，呼吸補助筋〔斜角筋，胸鎖乳突筋，僧帽筋（図4-Ⅰ-15）〕を使用し換気量を維持する。また，気管支喘息やCOPDの患者など呼気努力を必要とする患者は，呼気の呼吸補助筋の使用として腹直筋の使用がみられる。

6）経皮的動脈血酸素飽和度 （SpO_2）

　パルスオキシメーターで測定でき，酸素と赤血球内のヘモグロビンの結合率となる。その結合率は動脈血酸素分圧（PaO_2）によって決められる。血液の酸素分圧とヘモグロビンの酸素飽和度の関係を示したものが酸素解離曲線である。酸素飽和度はおよそ90％のときは，PaO_2は60 mmHgと換算する。

7）チアノーゼ

　チアノーゼには，中心性チアノーゼと末梢性チアノーゼがある。低酸素血症に伴うチアノーゼは中心性チアノーゼという。口唇，爪床，舌に出現する。ヘモグロビンに結合しない酸素を還元ヘモグロビンというが，還元ヘモグロビン5 g/dl以上になるとチアノーゼが出現するといわれる[1]。例えば，ヘモグロビン15 g/

表4-Ⅰ-3　チアノーゼ

分　類	発生機序	原　因	疾　患	部　位
中心性チアノーゼ	酸素飽和度の低下	心原性：右左シャント	先天性心疾患	口唇 爪床 舌
		肺性：肺胞低換気 　　　拡散障害 　　　換気・血流比 　　　不均衡	気管支喘息 間質性肺疾患 COPD・肺梗塞 呼吸中枢障害 神経筋障害	
末梢性チアノーゼ	末梢循環不全	心拍出量低下	うっ血性心不全 心原性ショック	局所
		寒冷曝露による血管攣縮	レイノー現象	
		四肢末梢動静脈の閉塞障害	閉塞性動脈硬化症	

表4-Ⅰ-4　呼吸のリズム異常と想定される状態

クスマウル呼吸	ゆっくりとした深い規則的な呼吸 高二酸化炭素血症のため，二酸化炭素を排出するための生体反応	糖尿病ケトアシドーシス
チェーン・ストークス呼吸	呼吸数は増減する 呼吸の深さは周期的に変化する 無呼吸→過呼吸→減呼吸→無呼吸を繰り返す 血液のpHの低下に対し，1回換気量を増やしてCO_2を排出することで$PaCO_2$を低下させて代償しようとする反応	心不全 尿毒症 脳出血 脳腫瘍 ＊頭蓋内圧亢進により橋や脳幹が圧排される
ビオー呼吸	不規則に速く深い呼吸が突然中断し，無呼吸になり，再度速く深い呼吸に戻る 無呼吸の後のやや促迫した呼吸で$PaCO_2$を低下させようとする反応。$PaCO_2$の低下は頭蓋内血管収縮を引き起こすため，血管の占めるスペースが減少すると頭蓋内圧が低下する。呼吸停止に至る危険性が高い	脳腫瘍 頭部外傷 髄膜炎
失調性呼吸	不規則な呼吸	延髄障害 瀕死・死亡直前の状態

dlの患者がSpO₂ 66％となった場合に，チアノーゼが出現する計算となる。しかし，貧血の患者はヘモグロビンが低いためチアノーゼが出現しにくく注意が必要である（表4-Ⅰ-3）。

8）異常呼吸

異常呼吸とは，呼吸リズムの異常を指す。頭蓋内疾患に伴い，チェーン・ストークス呼吸，ビオー呼吸を認め，延髄障害や瀕死の呼吸，死亡直前には失調性呼吸を認める。呼吸リズムの異常は換気障害をきたし，低酸素血症に陥る（表4-Ⅰ-4）。

9）口すぼめ呼吸

口すぼめ呼吸は，呼気時に唇をすぼめる呼吸であり，末梢気道の閉鎖を回避する。COPDなど気道の閉塞をきたしやすい患者には，口すぼめ呼吸で長く細く呼気を行うことで気道のリモデリングによる閉塞を予防する（図4-Ⅰ-16）。

10）起坐呼吸

上半身が前傾姿勢となる起坐位を取ることで，呼吸補助筋・横隔膜の運動を促進させることができる。低酸素血症に伴い呼吸運動を促進させるために起坐呼吸

を好む。また，うっ血性心不全の患者は，右心系への静脈還流の増大により肺血流の増加を招き，肺うっ血や肺コンプライアンスの減少をきたしてガス交換障害を招くため，起坐位を取ることによって静脈環流量を減少させることができる（図4-Ⅰ-17）。

二次評価における呼吸器系のフィジカルアセスメント

1. 二次評価の問診とフィジカルイグザミネーション

呼吸系のフィジカルイグザミネーションの方法は，（問診）→視診→触診→打診→聴診の順が基本である。ここでは，呼吸器系の疾患に関連したフィジカルイグザミネーションについて述べる。

1）問　診

問診の方法は，仮説演繹法に準じて情報を収集する。収集方法は「第2章　初療における看護師のため

第4章　救急初療看護の系統別フィジカルアセスメント

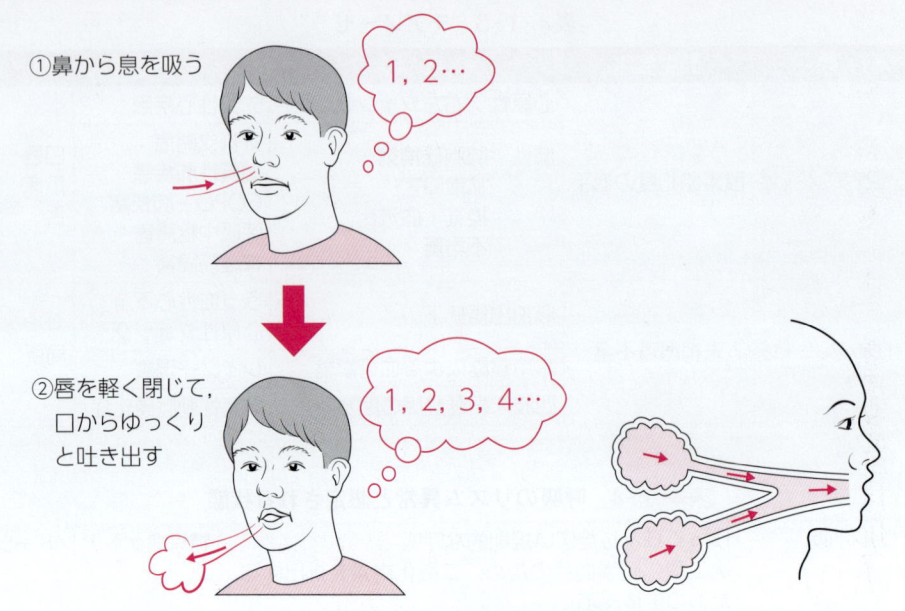

①鼻から息を吸う　1, 2…

②唇を軽く閉じて，口からゆっくりと吐き出す　1, 2, 3, 4…

図4-Ⅰ-16　口すぼめ呼吸

気道の閉塞をきたしやすい患者には，口すぼめ呼吸で長く細く呼気を行うことで気道のリモデリングによる閉塞を予防する。口すぼめ呼吸により，気道が陽圧となり細気管支が閉塞しにくくなる。患者が長い闘病生活のなかで自ら会得していることが多いが，呼吸状態の悪化時にはパニックとなっていることが多く，誘導することも必要である

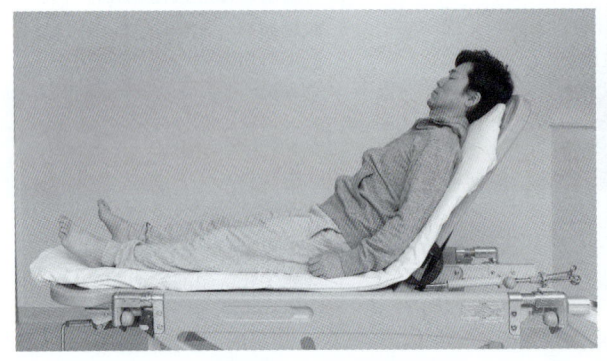

心不全時の起坐呼吸

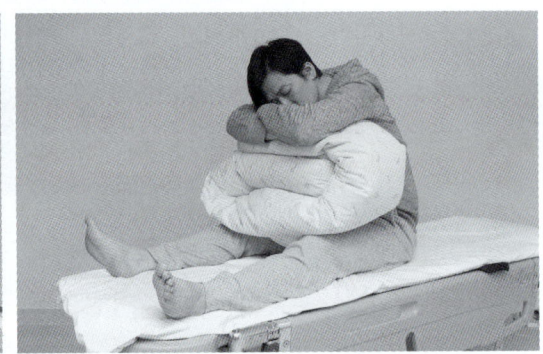

気管支喘息時の起坐呼吸

図4-Ⅰ-17　病態と起坐呼吸の関係

表4-Ⅰ-5　主訴から想起する疾患

気 道	急性喉頭蓋炎，窒息，異物誤嚥，アナフィラキシー
肺	気管支喘息，COPDの急性増悪，肺炎，ARDS，気胸
心血管	心不全，肺塞栓症，（急性心筋梗塞），（大動脈解離）

の臨床推論」を参照のこと。最初に，患者にもっともつらい症状を聞いて主訴を特定した後に，その主訴について見逃してはならない疾患を想起したうえで，その疾患の発症様式をとらえながら問診を行う。呼吸器疾患が想起される主訴は，「呼吸困難」「咳嗽」「喀血」があがる。「呼吸困難」を主訴とする患者に対して想起する疾患は，気道，肺，心臓に関連した疾患を予測する。気道については，急性喉頭蓋炎，窒息，異物誤嚥，アナフィラキシー，肺については，気管支喘息，COPDの急性増悪，肺炎，ARDS，気胸，心血管については，

心不全，肺塞栓症があがる（表4-Ⅰ-5）。すべての疾患を想起することは困難なため，主訴から発症の特徴をとらえるなどして，想起する疾患を絞って問診を進めていく。例えば，呼吸困難を主訴にした場合に，突然の発症であれば，急性喉頭蓋炎，気管支喘息，COPDの急性増悪，肺炎，ARDS，心不全の可能性はないため，窒息，異物誤嚥，アナフィラキシー，気胸，肺塞栓症を想起して問診を行う。

2）視　診

一次評価でも確認している所見もあるが，二次評価で呼吸の状態を視診で確認するのは，顔色，呼吸パターン，チアノーゼの有無，胸郭の運動状況，外傷や奇形の有無，呼吸する姿勢，呼吸補助筋使用の有無である。胸郭の形状は，前後径：横径＝1：1.5〜2であるが，肺気腫などの場合，肺の過膨張により，前後径：横径が1：1となり（樽状胸郭），心房中隔欠損や心室中隔欠損の場合，前後径が拡大する（鳩胸）。

また，慢性的な酸素供給不足のサインとして，ばち

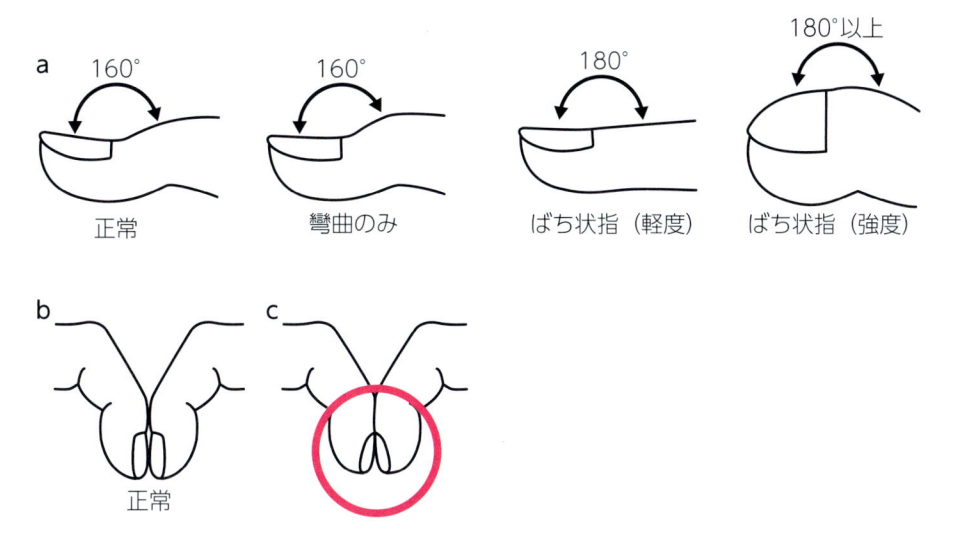

図4-Ⅰ-18 ばち状指

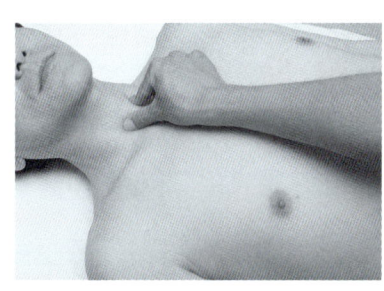

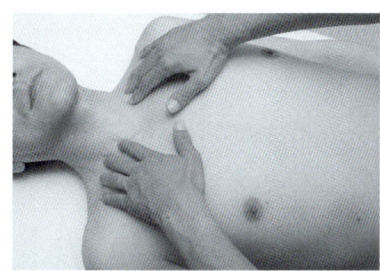
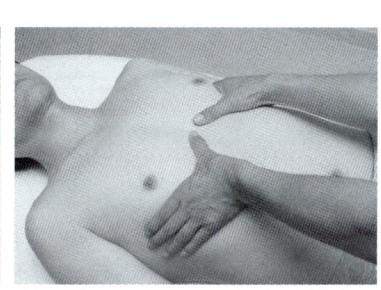

| 気管偏位 | 皮下気腫 | 胸郭の拡張 |

図4-Ⅰ-19 触 診

状指がみられる。爪の付け根に浮腫が生じ，指の先端が太鼓のばちに似ていることからばち状指と呼ばれている。ばち状指になると爪の付け根の角度が180°を超え（図4-Ⅰ-18a），両手の指の爪と爪の先を合わせてみると図4-Ⅰ-18cのようになる。肺癌，肺気腫などの呼吸器疾患，弁膜症などの循環器疾患でみられる。

3）触 診（図4-Ⅰ-19）

左右の胸郭への触診によって，胸郭の可動性を知ることができる。触診や打診を行う際には，胸郭に外傷や痛みなどの障害がないほうを先に行うと，患者の負担も少なく，痛みで混乱した情報を得る可能性が低く，また多くの情報を得ることができる。左右差を確認することも障害部位の特定に役立つ。触診はそっと触れることで痛みや痛みへの恐怖を与えないように配慮する。

（1）頸部の観察

頸部の観察時には，気管偏位を観察する。第1指と第2指で気管を胸骨上窩まで確認する。皮下気腫の観察では，両手の指の腹で握雪感を観察する（一次評価と二次評価でも行う）。

（2）胸部の観察

胸部の観察では，胸部に軽く触れて，胸の挙上の左右差を視診とともに触診する。同時に，頸部の観察と同様に皮下気腫の触診を行う。

4）打 診

打診は，胸郭に外傷や痛みなどがないほうを先に確認し，左右差がないかを意識する。鼓音は空気の貯留を，濁音は水分の貯留を示す。呼吸の打診では深吸気位で行う。基本診察では，肺尖部，側胸部を含めた8カ所以上行うが，初療の場では前胸部（目安は第4肋間の鎖骨中線内側部）と側胸部（目安は左右の第6肋間中腋窩線部）を打診する（図4-Ⅰ-2）。

5）聴 診

聴診器を患者に当てる前に，喘鳴や吸気時の狭窄音，呼吸音の減弱や消失を確認することもある。聴診は左右の胸郭を交互に行う。聴診により得られる異常呼吸音の情報により，考えられる病態を想定したり，緊急度を判断できることが多い。呼吸音の減弱や消失があれば，もっとも緊急を要する状況にあることを示す。聴診は，吸気と呼気の1呼吸を確認することが望ましい。聴診は，気道のどこの部分に聴診器を当てるのかを理解して行う必要がある。

（1）前胸部の聴診

前胸部は，肺尖，側胸部を含めて肺全体を聴診する。その際，指示に対応できる患者では深呼吸を促しながら聴診する。初療では左右対称に打診と同じ部位を，吸気・呼気ともに聴診する。

（2）背部の聴診

前胸部のみの聴診では下肺野の状況把握は困難であ

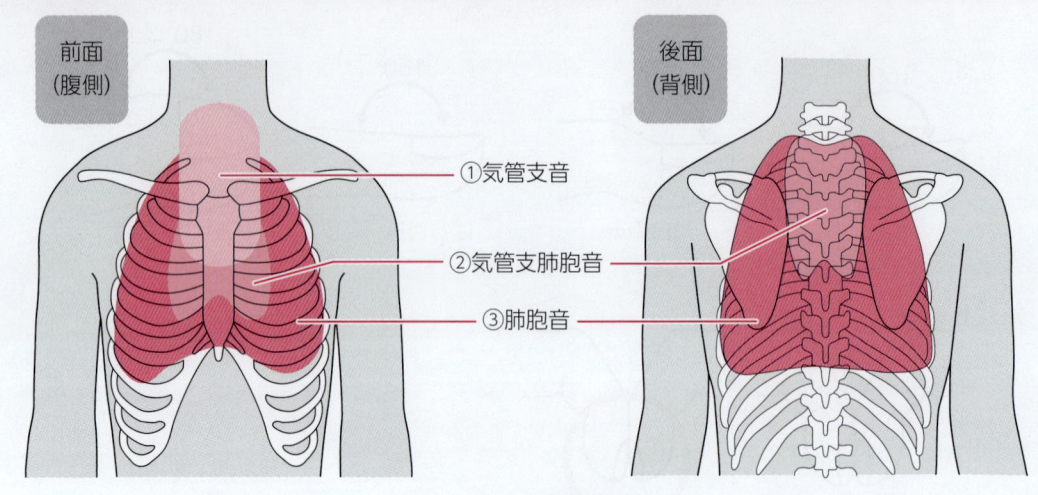

図4-I-20　正常呼吸音

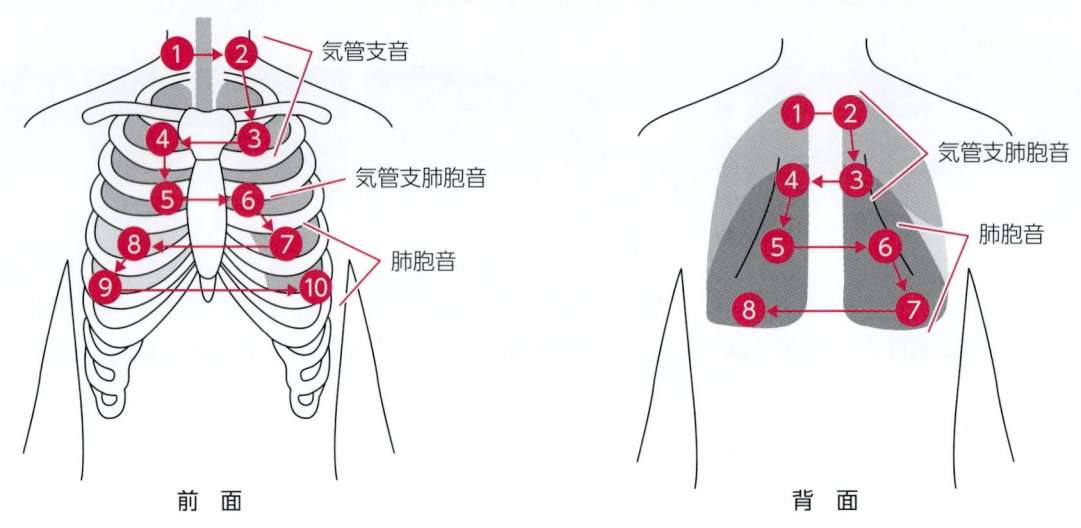

前　面　　　　　　　　　　　　背　面

図4-I-21　聴診の位置

り，ベッドを押し下げ，患者の背部との間に聴診器を滑り込ませて聴診することで下肺野の聴診も可能となる。

（3）呼吸音の正常と異常
①正常呼吸音の分布

正常呼吸音には気管支音，気管支肺胞音，肺胞音があり，領域が分かれている。気管支音は気流速度が速く，空気の流出入によって乱気流が生じるため，強く粗い音が聴こえる。吸気時よりも呼気時のほうが音は大きく，持続時間が吸気：呼気＝2：3と長い。気管支肺胞音は，呼気時のほうが吸気時よりやや高音で大きく，吸気と呼気の持続時間は等しい。肺胞呼吸音は柔らかく，もっとも低音で吸気時は全体で聴取できるが，呼気時では初期のみで，より小さい音で聴取され，吸気：呼気は3：1である（図4-I-20, 21）。

②副雑音（表4-I-6）

呼吸系に異常のある場合に，呼吸音の変調とは別に聴取される音を副雑音という。副雑音の性質は，異常の原因や部位を反映している。副雑音は，断続性副雑音と連続性副雑音に分別される。断続性副雑音は細かい断続性副雑音〔捻髪音（fine crackles）〕と粗い断続

性副雑音〔水泡音（coarse crackles）〕があり，連続性副雑音は高調性連続性副雑音〔笛音（wheeze）〕と低調性連続性副雑音〔いびき音（ronchi）〕がある。

i．断続性副雑音
●細かい断続性副雑音（捻髪音）

肺胞の弾力がなくなり，コンプライアンスが低下した肺胞が吸気によって拡張するために聞かれる音で，吸気時の最後に副雑音として聴取される。細かく，高調性で短く，「パチパチ」「バリバリ」と聴取される。間質性肺疾患，肺線維症，マイコプラズマ肺炎などでみられる。

●粗い断続性副雑音（水泡音）

気道内に水成分などの分泌物があり，それらが呼吸によって破裂する音であり，吸気相初期から終末を越え，呼気の初期まで続く副雑音である。粗く，低音でやや長く，「ブツブツ」と鈍な音を聴取する。ARDS，肺水腫，肺炎，気管支拡張症などを想起する。

ii．連続性副雑音

連続性副雑音は，一定時間以上持続する副雑音である。基本的には気道狭窄によって起こり，高調性副雑音である。気道が広く拡張されているときには低調性

表4-Ⅰ-6　呼吸の副雑音

		イメージ	
断続性	細かい副雑音 〔捻髪音（fine crackles）〕 　軟らかく流動性のある分泌物が肺胞に貯留している	吸気　呼気	吸気に断続性。パリパリ，チリチリといった髪を捻るような音。末梢気管支から空気が入ってくるときに発生する。肺胞で発生するため，吸気の終わりによく聴こえる
断続性	粗い副雑音 〔水泡音（coarse crackles）〕 　軟らかく流動性のある分泌物が気管支に貯留している	吸気　呼気 空気の流れ 気管支 分泌物（流動性あり）	吸気に断続性。ブツブツといった泡がはじけるような音。分泌物が軟らかいので空気が通り抜けるときに水泡がはじけるような音が聞こえる。太い気管支から発生していれば大きな音，細い気管支から発生していれば小さな音で，吸気・呼気ともに聴こえる
連続性	高調性副雑音 〔笛音（wheeze）〕 　少量の固い分泌物が気管支に貯留している	吸気　呼気 空気の流れ 気管支 分泌物（少量で硬い）	呼気もしくは吸気に連続性。ピーピーという高音の連続音。吸気時よりも呼気時のほうが気管が細くなることで聴こえやすい
連続性	低調性副雑音 〔いびき音（ronchi）〕 　多量の固い分泌物が気管支に貯留している	吸気　呼気 空気の流れ 気管支 分泌物（多量で硬い）	呼気に連続性。グーグー，ガーガーといった低音。吸気時より呼気時のほうが気管が細くなることで聴こえやすい
吸気時喘鳴	stridor		吸気に連続性

表4-Ⅰ-7　Johnson classiffication of wheeze

0度	wheezeがまったく聴取されない
1度	強制呼気時のみ聴取される
2度	平静呼気時にも聴取される
3度	平静呼吸下で，吸気・呼気ともに聴取される
4度	silent chest

Johnson classiffication of wheezeは，wheezeの重症度を評価するツールである

の副雑音が聴取される。

● 低調性連続性副雑音（いびき音）

吸気相，呼気相で聴取され，咽頭から気管支までに狭窄がある炎症や腫瘍，分泌物，異物が原因であることが多い。COPDやポリープ様肺門部肺がん，異物誤嚥の存在などでみられる。

● 高調性連続性副雑音（笛音）

主として呼気相で聴取する。細い気管支の狭窄により聴取され，気管支喘息や炎症，腫瘍などが原因とされる。重度になると，吸気時に聴取されることもある。また，気管支喘息では，吸気時もしくは呼気時の笛音の聴取によっての重症度が判断される（表4-Ⅰ-7）。

情報収集を行いながら，患者の容態に変化はないかも確認し，問診や姿位などによって患者の負担とならないよう調整していく必要がある。とくに呼吸困難感を訴える患者にとって「話す」ことは呼吸仕事量を増大させ，非常に大きなエネルギーを消費する。closed questionを活用するなど工夫しながら，状況の想定，緊急度の判断や展開の予測を行うことが求められる。

2. 二次評価のフィジカルアセスメント

ここでは，呼吸器系の疾患の病態，問診，身体所見のポイント，検査データ，治療について述べる。

1）COPDの急性増悪

（1）病　態

国際的なCOPDのガイドラインである，GOLD（Global Initiative for Chronic Obstructive Lung Disease）では，「COPDは一般的で予防や治療が可能な疾患で，持続的な気流閉塞を特徴とし，通常進行性で，有害粒子またはガス（多くはたばこの喫煙）に対する気道や肺の異常な炎症反応と関連している」と定義される[2]。呼吸機能検査では，正常に復することのない気流閉塞を示す。気流閉塞は，気道病変と気腫性病変がさまざまな割合で複合的に作用することにより起こる。

COPDの急性増悪は，「労作時の呼吸困難，咳嗽，喀痰といった慢性の症状が日常の変動幅を超えて悪化し，管理に変更を要する状態」と定義され[2]，気管支攣縮，気道の炎症，粘液分泌の増加，弾性収縮力が低下し，動的過膨張を増大させる。それにより呼気終末期に受動的な機能的残気量に達することを妨げ，結果として内因性呼気終末陽圧が生じる。とくに，運動時の動的過膨張は，呼気終末肺気量を増加させることで最大吸気量が減少する。そのため，労作時の呼吸困難や運動能力の低下がみられる。低酸素血症の原因は，換気血流比不均等分布である。重症になると，肺胞低換気の合併による高二酸化炭素血症も認められる。

（2）問診・身体所見のポイント

COPDの既往歴の有無，喫煙歴を確認する。症状は

呼吸困難，咳嗽，喀痰などがあり，在宅酸素，治療薬の使用についても確認する。病院を受診しておらず，COPDの指摘を受けていない患者もいる。慢性呼吸不全の身体所見の特徴として，呼吸補助筋の発達，ビア樽状胸郭，ばち状指があるので観察する。呼吸音では断続性副雑音（捻髪音），また，重症化すると右心不全も併発するため，頸静脈怒張や浮腫などの確認も行う。

（3）診断につながる検査所見

①血液ガス検査

酸素化（PaO_2, P/F値，$AaDO_2$），高二酸化炭素血症，呼吸性アシドーシスを確認する。

②胸部X線検査

肺の過膨張，横隔膜が下がって平らな状態，心臓は滴状心（肺に圧迫され細長く変形）である。

③標準12誘導心電図検査

右室負荷の所見として，V_1，V_2の高いR波＋ST-Tのストレイン型変化，右軸偏位，Ⅰ誘導・aV_L・V_5・V_6の深いS波（時計軸回転）がみられる。

④胸部CT検査

肺の透過性の亢進〔肺全体が黒く映る（肺胞が壊れている部分）〕を確認する。ただし，確定診断については，呼吸機能検査（スパイロメトリー）を行って診断する。救急外来では行わないことが多い。

（4）治療

薬物療法では，気管支拡張薬，吸入ステロイド，喀痰調整薬を使用する。また，呼吸管理では酸素療法，NPPV（non-invasive pressureventilation：非侵襲的陽圧換気）/IPPV（invasive positive pressure ventilation：侵襲的陽圧換気）を実施する。

2）気管支喘息

（1）病態

気管支喘息は，「気道の慢性炎症を本態とし，臨床症状として変動性をもった気道狭窄や咳嗽で特徴づけられる疾患」である[3]。慢性の経過として，杯細胞増殖，粘膜下腺過形成，上皮下線維増殖，平滑筋の肥大などの構造上の変化が認められる。喘息患者の気道などの肥厚は，中枢気管支だけでなく，末梢気管支にも認められる。また，好酸球，好中球などの炎症細胞の浸潤に加えて，血管拡張，気道上皮の剝離，粘膜・粘膜下浮腫がみられる。これらの気道炎症は，気道過敏性を亢進させ，気流制限を起こす。気流制限を起こす成因として，気道平滑筋の収縮，気道浮腫，気道分泌物亢進，気道壁リモデリングの4つがある。また，気道過敏性の成因として，気道上皮細胞の障害による知覚神経の露出，βアドレナリン受容体の機能抑制などがある。気道炎症による気流制限の症状は軽度から死に至るまでと幅が広く，症状やバイタルサインから緊急度，重症度を把握することが重要である。

（2）問診・身体所見のポイント

発作性の発症であるため，気管支喘息の既往歴の確認は必要である。誘発因子としてアレルギーの確認，呼吸困難や咳嗽，喀痰の出現がある。呼気時，または

表4-Ⅰ-8　気管挿管の適応

- 高度の換気障害，心停止，呼吸停止がみられる場合
- 明らかな呼吸筋疲労がみられる場合
- 酸素を最大限投与してもPaO_2が50 mmHg未満の場合
- $PaCO_2$が1時間で5 mmHg以上上昇する場合
- $PaCO_2$の急激な上昇と意識障害を伴う場合

〔文献4）を基に作成〕

吸気時・呼気時ともに喘鳴を聴取する〔笛音（wheezes）〕。

（3）診断につながる検査所見

①血液ガス検査

酸素化（PaO_2, P/F値，$AaDO_2$），高二酸化炭素血症，呼吸性アシドーシスを確認する。

②血液検査

好中球の上昇など炎症を評価する。

③胸部X線検査，胸部CT検査

COPDの合併の有無，肺過膨張，気管支壁の肥厚の程度を確認する。

なお，上記以外に起動過敏性検査，スパイロメトリーなどの検査がある。

（4）治療

喘息の治療は長期管理薬と発作治療薬に大別される。長期管理薬は継続的にコントロールするためのものであり，発作治療薬は喘息発作治療のために短期で使用するものである。

喘息発作時はSpO_2 90％以上を目標に酸素を投与し，短期作用型β_2刺激薬の吸入を行う。重症患者の場合，β_2刺激薬後に抗コリン薬の吸入を行うことで，優れた気管支拡張効果を得ることができる場合がある。アドレナリン皮下注または筋注，副腎皮質ステロイド薬，テオフィリン薬点滴静注が考慮される。

表4-Ⅰ-8[4]の状態は気管挿管の適応となる。

3）急性喉頭蓋炎

（1）病態

喉頭蓋の化膿性炎症である。喉頭蓋の腫脹をきたし気道狭窄による呼吸困難や窒息に生じ得る緊急度の高い疾患である。

（2）問診・身体所見のポイント

急性発症であり発熱を呈しており，流涎や激しい咽頭痛，嚥下障害，そして，含み（くぐもった）声が特徴である。

（3）診断につながる検査所見

①血液検査

白血球数の増加，CRPの上昇を確認する。

②頸部側面X線検査

腫大した喉頭蓋（thumbprint sign）が認められる。

③頸部CT検査

喉頭蓋の腫大が認められる。

（4）治療

気道狭窄の程度により，抗菌薬やステロイドによる保存的治療に加え，気道確保を考慮する。急速に気道

表4-Ｉ-9　X線像などが異なる，細菌性肺炎と非定型肺炎との違い

	細菌性肺炎	非定型肺炎
症　状	咳嗽，膿性痰，悪寒，発熱	乾性咳嗽
一般検査	WBC ⬆⬆	WBC ➡〜⬈，AST ⬆，ALT ⬆
胸部X線像の所見	肺胞性陰影	間質性陰影　　肺胞性陰影　　多彩な陰影をきたす
主な原因微生物	• 肺炎球菌（*Streptococcus pneumoniae*） • インフルエンザ菌（*Heamophilus influenzae*） • 黄色ブドウ球菌（*Staphylococcus aureus*） • クレブシエラ（肺炎桿菌） 　（*Klebsiella pneumoniae*） • *Moraxella catarrhalis*　　など	• *Mycoplasma* 属 • *Chlamydia* 属 • Q熱コクシエラ（*Coxiella burnetii*） 　　　　　　　　　　　　　　など

狭窄が進行し，窒息に至ることがあるため，注意を要する。

4）肺　炎

（1）病　態

肺炎とは，「肺に病原微三物が到達し，定着，増殖が起こり，病巣が形成され，感染が成立した状態」である。原因菌の観点からは，βラクタム系抗菌薬が有効な細菌性肺炎と，マクロライド系，キノロン系，テトラサイクリン系抗菌薬が有効な非定型肺炎に大別できる（表4-Ｉ-9）。発症場所や，病態の観点からは，市中肺炎（community-acquired pneumonia；CAP），院内肺炎（hospital-acquired pneumonia；HAP），医療・介護関連肺炎（nursing and healthcare-associated pneumonia；NHCAP）に大別される。救急外来で遭遇する市中肺炎は，肺炎球菌，インフルエンザ菌，マイコプラズマなどが主な原因菌となる。高齢者や脳血管障害などによる嚥下機能障害がある場合には，嫌気性菌が関与することが多い。

肺炎の診断では，治療の場と治療方針の決定において重症度を評価することが必要である。『成人肺炎診療ガイドライン2024』[5] ではA-DROPスコアによる評価が推奨されている。

A-DROPスコアとは，A〔age（年齢）〕：男性70歳以上，女性75歳以上，D〔dehydration（脱水）〕：BUN 21 mg/dl以上または脱水あり，R〔respiration（呼吸）〕：SpO$_2$ 90%以下，O〔orientation（見当識）〕：意識変容あり，P〔blood pressure（血圧）〕：血圧（収縮期）90 mmHg以下の5段階で評価する。4項目以上で超重症，1項目も満たさなければ軽症とする。しかし，ショックがあれば1項目のみでも超重症と評価す

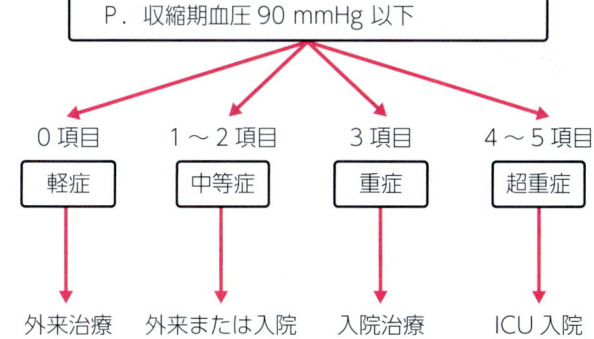

> A．男性 70 歳以上，女性 75 歳以上
> D．BUN 21mg/dl 以上または脱水がある
> R．SpO$_2$ 90%以下（PaO$_2$ 60Torr 以下）
> O．意識変容あり
> P．収縮期血圧 90 mmHg 以下

0 項目	1〜2 項目	3 項目	4〜5 項目
軽症	中等症	重症	超重症
外来治療	外来または入院	入院治療	ICU 入院

図4-Ｉ-22　市中肺炎の重症度分類（A-DROP スコア）
〔文献6）より引用・改変〕

る（図4-Ｉ-22）[6]。

（2）問診・身体所見のポイント

急性発症であり，発熱を呈し呼吸困難を訴えている患者では，最初に想起する疾患である。随伴症状は，咳嗽や膿性痰，胸痛，全身倦怠感がある。また，身体所見として，打診で濁音を認め，触診で声音振盪の増強，聴診では断続性副雑音（水泡音）が聴取される。

（3）診断につながる検査所見

①血液ガス検査

酸素化（PaO$_2$，P/F値，AaDO$_2$），高二酸化炭素血症，呼吸性アシドーシスの確認をする。

②血液検査

白血球上昇，CRP上昇を確認する。

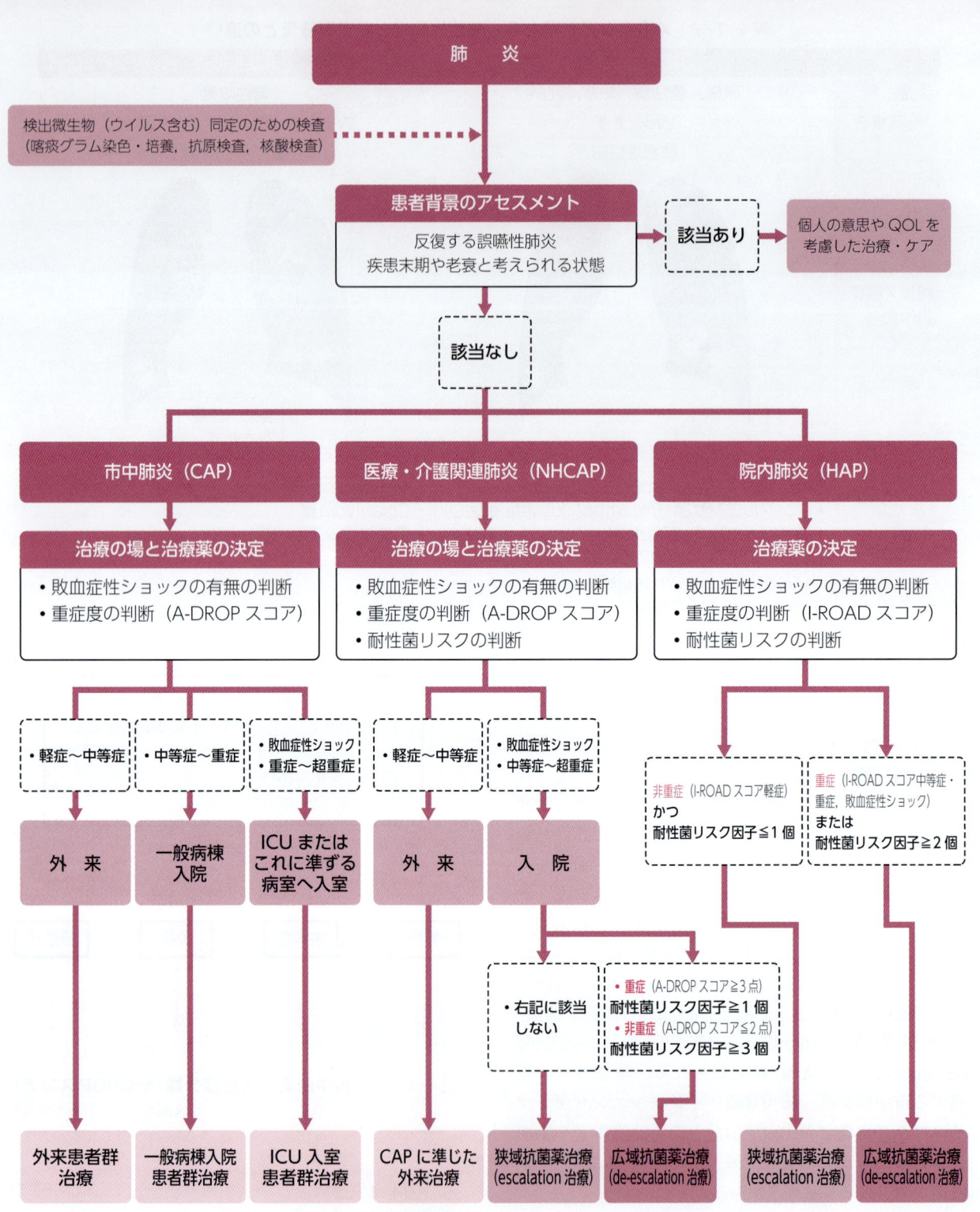

図4-Ⅰ-23 『成人肺炎診療ガイドライン2024』フローチャート

〔文献5）より引用・改変〕

③胸部X線検査，胸部CT検査

肺胞性陰影が認められる。

（4）治　療

CAPでは，敗血症の有無と重症度判定から治療の場を決定し，適切な抗菌薬を選択する。

HAP/NHCAPでは，患者の背景をアセスメントし，治療の選択をする（**図4-Ⅰ-23**）[5]。

5）ARDS

（1）病　態

診断基準としてベルリンの定義[7]では，①急性の経過（基礎疾患の出現から1週間以内），②低酸素血症（5 cm H_2O 以上の呼気終末陽圧または持続気道陽圧がかかった状態で PaO_2/FiO_2 が300 mmHg以下），③胸部X線上両側浸潤影，④左心不全や輸液過剰のみでは病態の説明ができないの4項目を満たす場合，ARDS

と診断される。死亡率は近年改善傾向にあるが，根本的治療法はいまだになく，死亡率は30〜58％と高い。敗血症を原因とする発症が多いとされる。

（2）問診・身体所見のポイント

急性発症であり，急激に進行する呼吸困難を特徴とする。呼吸音では断続性副雑音（水泡音）が聴取される。

（3）診断につながる検査所見

①血液ガス検査

酸素化（PaO_2低下，P/F値低下，$AaDO_2$開大，pCO_2低下）を確認する。

②胸部Ｘ線検査

肺野全体に両側性浸潤影がみられる。

また，身体所見や心臓超音波検査にて，心原性肺水腫が否定される。

（4）治　療

1. まず酸素投与を行い，低酸素血漿の改善がなければ人工呼吸器管理を行う。
2. 原因疾患の治療（敗血症，肺炎などの場合は適切な抗菌薬の投与）を行う。
3. 水分管理のための利尿薬投与や輸液管理を行う。

6）気　胸

（1）病　態

壁側胸膜または臓側胸膜が破れることによって，胸腔（壁側胸膜と臓側胸膜の間）に空気が貯留した状態をいう。成因によって大きく，自然気胸，外傷性気胸，医原性気胸の3つに分類される。ブラ破裂によって生じる気胸を自然気胸といい，原発性気胸と続発性気胸に分類される。緊急度の高い緊張性気胸は，気胸が起こった際に損傷部のチェックバルブ機構によって胸腔内に一方的に空気が流入するため，肺が高度に虚脱する。呼吸・循環障害が起こることが多いため，迅速な対応を行わないと生命の危険となる。

（2）問診・身体所見のポイント

主症状は，突然の胸痛と呼吸困難である。胸痛はしだいに鈍痛となり漸減する。また，乾性の咳嗽を認める。身体所見では聴診と打診が有用で，聴診では患側の呼吸音が減弱・消失し，音声振盪も減弱・消失する。打診では患側に鼓音を認める。外傷性気胸の場合，触診で皮下気腫や胸郭動揺がみられ，緊張性気胸の場合，患側の胸郭が膨張固定し，頸静脈怒張，気管の偏位，頻呼吸，チアノーゼがみられる。

（3）診断につながる検査所見

胸部Ｘ線検査

立位もしくは坐位正面像で患側の胸郭壁に並行する肺胸膜の境界線を認める。辺縁での肺血管陰影の消失がみられる。緊張性気胸では，肺の虚脱と縦隔および気管の健側への偏位（ただし，緊張性気胸は直ちに処置を行わなければ閉塞性ショックに陥り，心停止をきたす危険があるため，Ｘ線撮影などを行う時間的猶予がない場合がある）がみられる。

（4）治　療

軽症の場合は，胸部Ｘ線検査において虚脱率が20％以下や虚脱した肺の頂点が鎖骨より上にあって，症状が軽いようであれば自然治癒の可能性があるので経過観察とする。

中等症は，Ｘ線検査において肺尖部が鎖骨下にあり，虚脱率が一側全体の50％以下，重症は，虚脱率が一側全体の50％以上の場合は穿刺脱気やドレナージを行う。

◉ 文献

1) 医療情報科学研究所編：病気がみえる；呼吸器．第3版，メディックメディア，東京，2018．
2) GOLD日本委員会監：GOLD Report 2011日本語版；慢性閉塞性肺疾患の診断，治療，予防に関するグローバルストラテジー．2011年改訂版，メディカルレビュー社，東京，2012．
3) 山勢博彰編著：まるごとやりなおしのフィジカルアセスメント；チャートとイラストで見てわかる！メディカ出版，大阪，2015，pp50-57．
4) 日本内科学会専門医制度審議会救急委員会編：内科救急診療指針2022．日本内科学会，東京，2022，p156．
5) 日本呼吸器学会成人肺炎診療ガイドライン2024作成委員会編：成人肺炎診療ガイドライン2024．メディカルレビュー社，東京，2024．
6) 日本呼吸器学会呼吸器感染症に関するガイドライン作成委員会編：成人市中肺炎診療ガイドライン．日本呼吸器学会，東京，2007．
7) 田坂定智：ARDSの診断と治療．日内会誌110：1945-1950，2021．

第4章　救急初療看護の系統別フィジカルアセスメント

II 循環器系

フィジカルアセスメントの基礎知識

　循環器系のフィジカルアセスメントでは，循環血液が末梢循環まで十分に届いているかを確認すること，全身の循環を維持するための心臓のポンプ機能が役割を果たし，心拍出量が維持できているかどうかを評価することが重要なポイントとなる。とくに救急患者は緊急度や重症度が高いため，適切なアセスメントに基づいた評価が重要である。第一印象で循環に異常があると判断したらすぐに一次評価を行い，ショックの有無，致死性不整脈，心臓血管系の重篤な疾患に結びつく徴候の有無などを評価する。二次評価において，循環異常の原因はどこにあるのか臨床推論を行い，病態に基づいた評価から焦点を絞っていく。循環異常をきたす病態は多岐にわたるため，全身を評価することとその病態についても十分に理解しておくことが必要である。

　本項では，循環器疾患およびさまざまな原因で循環障害をきたす病態とその基礎知識を解説する。

1. 循環の生理

1) 循環調節の要素

　循環は「心臓」「血管」「循環血液量」という3つの要素で成り立っており，酸素の運搬と組織灌流によって酸素を各組織に供給することが主な目的である。循環調節は主に，①心臓ポンプの拍出量，②抵抗血管の直径あるいは容量血管の容積を調節する機構をいう。左心から拍出された動脈血は全身の各臓器に配分され静脈を介して右心に戻ってくる。各臓器に過不足なく血液を配分するためには心拍出量の調節が必要となる。例えば，激しい運動をして筋肉の仕事量が増大⇒エネルギー消費量増加⇒筋への酸素供給増加⇒心拍出量増加と全身の血液再配分を変更し，骨格筋への血流が増加するという仕組みである。血流増加が必要な臓器への血液再配分には，血管抵抗を減少させる機能が働き，その他の臓器へは血管抵抗を強くして臓器への血流を減少させるということである。大量出血の際には生命維持に必要な脳と心臓への血流を増加させる必要があるため，調節機能が働くことは周知のことである。

　心臓ポンプの機能として心拍出量は，「1分間の心拍出量（CO）＝1回拍出量（SV）×心拍数（HR）」と表すことができる。さらに，1回拍出量（SV）は，心臓の収縮力・心臓へ戻ってくる循環血液量（前負荷）・

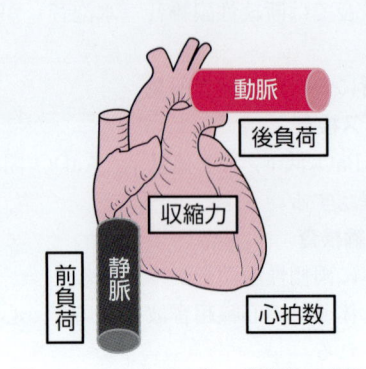

図4-II-1　心臓ポンプ機能の因子

心臓から出すときの抵抗（後負荷）が関係し，心拍出量を一定に保つよう調節している（図4-II-1）。心拍出量は全身に拍出される血液量のため，組織への血液供給にかかわる重要な循環の要素である。前負荷は心臓へ戻る循環血液量としての容量負荷であり，前負荷が多くなるほど心拍出量は増加する。一方，後負荷は心臓が収縮するときの抵抗としての圧負荷であり，後負荷が大きいほど心拍出量は低下する。

2) 体循環と肺循環

　体循環は，心臓から全身の臓器へ糖や酸素を送り出し再び右心系に血液が戻る過程，肺循環はガス交換のため血液が心臓から肺に送られ再度左心系に戻る過程である。体循環では，動脈血は900 ml程度で高抵抗，低容量であるのに対し，静脈血は3,600 mlとされ，低抵抗，高容量とされる（図4-II-2）。

　心不全の状態に陥ると，左心不全では左心から血液を送り出せず肺循環にうっ血が生じ，肺動脈圧が上昇して肺うっ血を引き起こす。一方，右心不全では，右心に血液が戻れずに静脈系うっ血が起こる。その結果，肝腫大，腹水，下肢の浮腫などが生じる。

2. 循環調節機構とは

　生体は循環調節機構で循環が一定の範囲内に調節される仕組みを有している。この調節機構は主に外因性調節と局所性調節によって機能している。

1) 外因性調節

　中枢神経系および内分泌系によって制御されている。中枢神経系は自律神経が重要な役割を担っており，交感神経と副交感神経による神経性調節で循環系機能を調節する。神経性調節は，神経支配を受けた細胞の活動が自律神経系の活動によって調整されることである。交感神経が興奮すると，ノルアドレナリンが平滑筋のアドレナリンα受容体を刺激し，細胞内のCa^{2+}濃度が上昇して血管は収縮することで，末梢血管

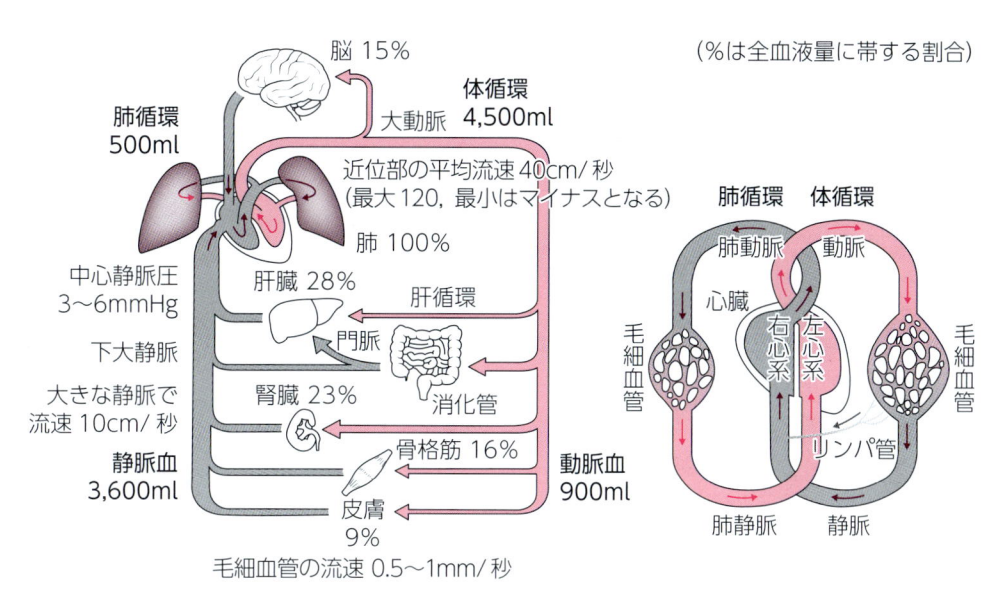

（%は全血液量に帯する割合）

図4-Ⅱ-2　体循環と肺循環

表4-Ⅱ-1　循環調節機構の作用

作　用		神経性調節	液性調節	ショック症状
心拍数	上昇	交感神経	カテコラミン	頻脈
1回拍出量　心収縮力	上昇	交感神経	カテコラミン	血圧上昇（維持）
1回拍出量　循環血液量	増加	－	バソプレシンRAA系*	血圧上昇（維持）
末梢血管抵抗	増加	交感神経	RAA系*	末梢冷感顔面蒼白
		交感神経	カテコラミン	冷汗

*レニン・アンギオテンシン・アルドステロン系

抵抗が増大して血圧が上昇する。

　また，内分泌系としてはホルモン（バソプレシンや副腎髄質ホルモン）など血中の生理活性物質による液性調節を行っている。液性調節は，体液内の化学物質によって心臓や腎臓などの生体機能を調節することである。心機能や心拍出量の変動によってホルモンが分泌され，循環を正常に維持する働きをもつ。

　ショックなど循環機能が低下した場合，これらの調節機構で循環は一定の範囲内に維持される（表4-Ⅱ-1）。

2）局所性調節

　血管や細胞などの局所組織に備わった作用により局所性に調節される。生体の各組織が代謝に必要な酸素や栄養素の需要に応じて，循環は血流量を調整し，それらを供給する。組織の代謝が局所で高まると二酸化炭素や乳酸などの産生が高まり，血管内皮細胞から産生される拡張物質により代謝性血管拡張を引き起こす。このように，血管内皮細胞や平滑筋細胞では局所の状況に応じて血管収縮因子や血管拡張因子を放出して血管を収縮・拡張させ循環を調節する働きをもつ。

3．循環反射

　生体の循環反射は，循環血液量や血圧などの循環機能を維持するための自己調節機能である。循環は中枢および末梢に存在する各種受容体に検知され，その情報が延髄に伝達される。循環中枢は交感神経と副交感神経の緊張度を調節することで，心臓，血管の収縮を調節し血圧を制御している。血圧が急激に変化した場合には，血圧を一定の範囲内に保とうと循環反射が作動する。血圧の変動を検知する受容体は，総頸動脈の外頸動脈と内頸動脈が分枝した直後にある頸動脈洞（図4-Ⅱ-3），大動脈弓部にあり，血圧が上昇すると興奮し，低下すると興奮を停止する。

　血圧が急激に低下した場合は，心臓を支配する交感神経を興奮させ，副交感神経を制御することにより心拍出量を増大させる。同時に血管収縮性の交感神経を興奮させて末梢血管抵抗を増大させ，血圧を上昇させる。このような反応を圧受容体反射という（図4-Ⅱ-4）。

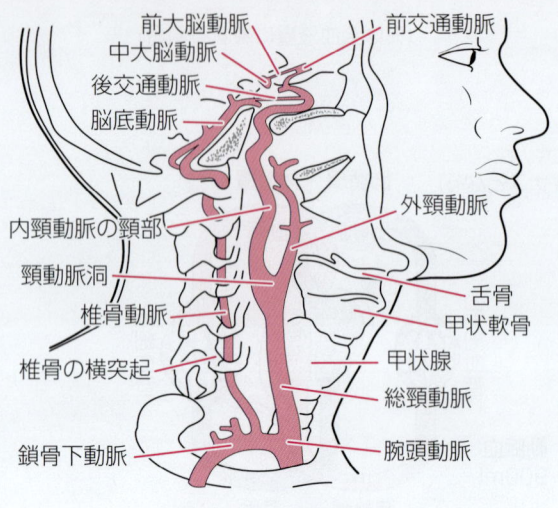

図4-Ⅱ-3　頸動脈洞

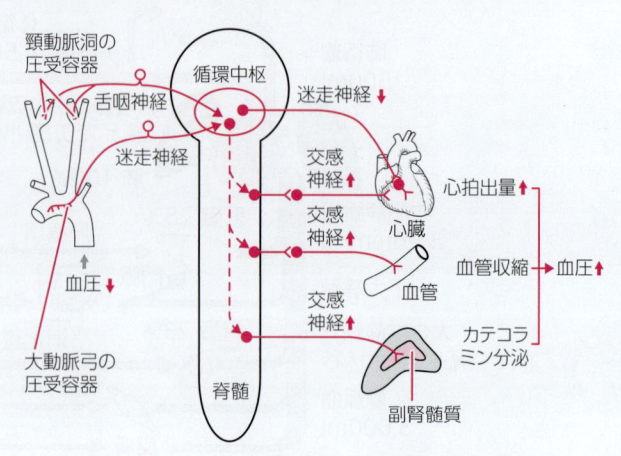

図4-Ⅱ-4　圧受容体反射（血圧低下の場合）

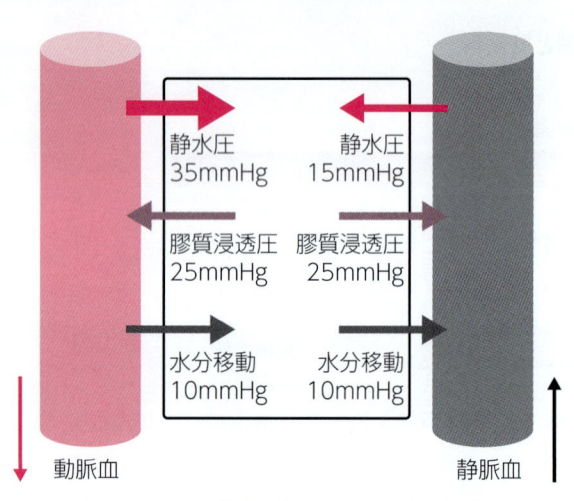

図4-Ⅱ-5　毛細血管における体液移動

4. 毛細血管における体液移動（浮腫のメカニズム）

血液やリンパと間質の間では絶えず水の移動が行われている。この移動の主な力は血管内圧と血漿浸透圧である。動脈側は，血管内圧35 mmHgに対して血漿浸透圧が25 mmHgであり，血管内圧のほうが10 mmHg高いため，水は血管から間質へ移動する。一方，静脈側は，血管内圧15 mmHgに対し血漿浸透圧が25 mmHgと，血漿浸透圧のほうが10 mmHg高いため，水は間質から血管に移動する（図4-Ⅱ-5）。

ところが，血管内圧が上昇したり，血漿浸透圧が低下したりするとこの流れが障害され，動脈側では血管から間質への水の移動が増加し，静脈側では血管内への水の移動が減るまたはできなくなる。この結果，浮腫が生じる（表4-Ⅱ-2）[1]。

一次評価における循環器系のフィジカルアセスメント

＊循環のフィジカルアセスメントに必要な観察技術について，eラーニング「手技」でも詳細に解説しているため，本書と併せてeラーニングでの学習（巻末参照）もお勧めする。

1. ショックを見抜く

循環不全とは，循環の3要素のうち1つあるいは複数の異常により，全身臓器への酸素供給が維持できなくなった状態であり，四肢の冷感や倦怠感などの臨床所見，血行動態の変化，生化学検査の結果をもとに総合的な評価が必要となる病態である[2]。血圧は心拍出量と末梢血管抵抗から決まり，何らかの原因で1回拍出量が減少した場合には，代償機転として心拍数を増加させる，末梢血管抵抗を上げるなどで血圧維持に対応する。しかし，この代償機転では維持できなくなるとショックに陥る。ショックは，全身組織が酸素を利用できない状態にある急性循環不全であり[3]，組織低灌流という病態になる。この組織灌流を維持するためには血圧が重要であり，血圧の低下はショックにつながる。ただし，ショックの原因は多岐にわたり，代償機転が働くことでショックにおいても血圧が低下するとは限らず，血圧が低下しない状態でショックとなる場合もある。そのため，救急患者の一次評価では，循環の要素，調節などが正常に機能しているかを判断する。血圧や脈拍などバイタルサインの数値だけでなく，症状も含めて早期にショックを判断する必要がある。

2. ショックの判断基準

1）ショック指数

ショック指数（shock index；SI）は，1967年に提唱された簡便な指数であり，主に出血性ショックの初

表4-Ⅱ-2　浮腫のメカニズムと主な原因疾患

	メカニズム	主な疾患
毛細血管内圧の上昇	毛細血管内圧が上昇することにより，毛細血管から間質に水分がしみ出して浮腫になる	心不全
血漿浸透圧の低下	血管内に存在する膠質浸透圧（蛋白質が水を引く力）が何らかの原因で低下し，間質に水分が漏れ出してしまうことによる浮腫	腎不全，肝硬変，ネフローゼ症候群，低蛋白血症
毛細血管の透過性亢進	何らかの原因で毛細血管より水がしみ出しやすくなり，間質に水分が貯留する	蕁麻疹を伴うアレルギー性浮腫
リンパ管障害	何らかの原因でリンパ管が圧迫，狭窄，閉塞され，リンパの流れが障害されることで起こる	リンパ節切除，悪性リンパ腫，手術後

〔文献1）より引用〕

表4-Ⅱ-3　ショック指数（SI）

$$ショック指数 = \frac{心拍数}{収縮期血圧}$$

	正常	軽症	中等症	重症
ショック指数	0.5	1.0	1.5	2.0

表4-Ⅱ-4　出血性ショックの重症度分類とショック指数（SI）

	Class Ⅰ	Class Ⅱ	Class Ⅲ	Class Ⅳ
ショック指数	0.5	1.0	1.5	2.0
推定出血量（ml）	750未満	750～1,500	1,500～2,000	2,000以上
推定出血量（%）	15未満	15～30	30～40	40以上
心拍数（回/分）	100未満	100～120	120～140	140以上
収縮期血圧	正常（不変）	正常（不変）	低下	低下
症状・所見	なし軽度の不安	頻脈，蒼白冷汗	呼吸促迫乏尿	意識障害無尿

〔文献4）より引用・改変〕

期評価として用いられる。

　出血性ショックでは，初期段階での生体反応は交感神経が刺激されカテコラミンが分泌されることにより心拍数と心筋収縮力が増加し，末梢血管が収縮するため収縮期血圧が高くなる。これを初期にとらえ早期に対応することでショックの進行を抑え，心停止への移行を回避することが可能となる。

　SI（表4-Ⅱ-3）の正常値は0.5である。例えば，心拍数が120回/分の場合，収縮期血圧120 mmHgのSIは1.0（軽症），収縮期血圧100 mmHgのSIは1.2（軽～中等症），収縮期血圧80 mmHgのSIは1.5（中等症），収縮期血圧60 mmHgのSIは2.0（重症）となる。

　表4-Ⅱ-4[4]に出血性ショックの重症度分類とSIを示す。外傷や吐血・下血など患者の主症状が出血を伴うものであればSIに対する推定出血量などを初期の段階で評価し，早期の輸液に加え輸血投与の必要性を考慮することができる。

2）ショックの判断

　ショックにおける代表的な所見である蒼白（pallor），冷汗（perspiration），虚脱（prostration），脈拍微弱（pulselessness），呼吸不全（pulmonary insufficiency）は，ショックの5徴候（5P's）といわれ，これらのいず

れか1つを認めたらショックの可能性がある。しかし，これらは特異性のある徴候ではなく，冷汗や呼吸不全においては交感神経活性による代償機転を示した所見であり，すべてのショックにおいて出現するとは限らない。そのため，血圧低下，尿量減少，意識障害などの臨床症状から総合的に判断し，ショックの原因を検索しつつ，輸液や酸素投与などの早期対処を行う必要がある。

3）ショックの分類

　ショックは血行動態の特徴から，表4-Ⅱ-5[5]に示すように分類され，それぞれの原因によって引き起こされる。

（1）循環血液量減少性ショック

　循環血液量もしくは血漿成分の喪失による循環障害が生じるショックである。前負荷の減少により心拍出量は低下する。初期は前負荷の低下に対し，心拍出量を維持するために交感神経活性が亢進されて心拍数の増加および心収縮力の増強という代償機転が働く。そのため，ショックを早期に認知するためには血圧の低下よりも頻脈，皮膚冷感，毛細血管再充満時間（capillary refill time：CRT）延長などの末梢循環不全などに着目する。失われる成分によりさらに3つに分類する。

表4-Ⅱ-5　発症機序からみたショックの分類とその原因

タイプ	臨床分類	病態	原因
心拍出量の低下	循環血液量減少性	循環血液量の減少による循環灌流の低下	・血液の喪失（外傷，消化管出血など） ・体外への体液の喪失（嘔吐・下痢など） ・血管外への体液の喪失（広範囲熱傷など）
	心原性	心臓のポンプ機能の不全	・心筋性（心筋梗塞，心筋炎など） ・機械性（僧帽弁閉鎖不全，心室中隔穿孔など） ・不整脈性（心室頻拍，発作性心房細動など）
	閉塞性	拡張期充満障害（心外からの圧迫） 大血管閉塞・狭窄（心収縮障害）	・心タンポナーデ ・緊張性気胸 ・肺血栓塞栓症
血管抵抗の低下	血液分布異常性	血管抵抗の低下・喪失のために血液の不均衡配分	・感染性（敗血症） ・アナフィラキシー（薬剤・ハチなど） ・神経原性（頸髄損傷）

〔文献5）より引用・改変〕

①全血減少

外傷性出血，消化管出血，血管破裂などによる大量出血によるもの。

②水・電解質の減少

嘔吐，下痢，熱中症など，水・電解質が過剰に失われた状態のもの。

③血漿減少（血管透過性の亢進）

広範囲熱傷，急性膵炎，汎発性腹膜炎など，血液成分の血漿が血管外に漏出して血管内の血漿成分が減少するもの。

（2）心原性ショック

心臓のポンプ機能が破綻することで生じるショックである。ポンプ機能の低下や心拍数の増加もしくは低下によって，1回拍出量が極度に減少する。そのため，ポンプ機能を維持するための薬物療法や非薬物療法が必要となり，各種モニタリングによる心機能評価が重要である。

原因疾患として，急性心筋梗塞や心筋炎など心筋に障害が生じるもの，弁膜症や心破裂など機械的な障害が生じるもの，心拍出量を低下させる不整脈によって血行動態に障害が生じるものがある。

（3）心外閉塞・拘束性ショック

心臓が圧迫されることで重度な拡張障害が生じたり，血液の流入もしくは流出が妨げられたりすることで生じるショックである。急性に発症し，致死的な状態となるが，原因を除去することで比較的速やかにショックから回復する。

原因疾患として，心臓が圧迫されることで拡張障害となる心タンポナーデや緊張性気胸，血管閉塞により心臓への血液流入が妨げられる肺血栓塞栓症があり，緊張性気胸や肺血栓塞栓症は酸素化能も急速に低下するため重症化する。臨床所見だけでは判断できない場合も多く，心臓超音波などの検査による診断が有用である。

（4）血液分布異常性ショック

何らかの原因で血管透過性の亢進，末梢血管が拡張することで生じるショックである。血管内の循環血液量は相対的に減少して血圧は低下する。末梢血管の拡張により四肢は温かく，心拍出量は維持されている特徴がある。原因によりさらに3つに分類する。

①敗血症性ショック

敗血症は，「感染症に対する生体反応が調節不能な状態となり，重篤な臓器障害が引き起こされる状態」と定義される[6]。敗血症性ショックは，「急性循環不全により細胞障害・代謝異常が重度となり，ショックを伴わない敗血症と比べて死亡の危険性が高まる状態」と定義されている[6]。

②アナフィラキシーショック

すでに体内に作られている抗体が，新たに侵入したアレルゲン（抗原）に対して過剰な免疫反応を起こして陥るショックである。

③神経原性ショック

中枢神経障害や脊髄損傷などにより交感神経機能が低下し血管が拡張することで起こるショックである。

3. ショック症状（機序）

1）呼吸数

呼吸数は血液中の炭酸ガス分圧を中枢化学受容体，酸素分圧を末梢化学受容体で感知し，呼吸中枢で調節している。ショック状態では組織が低灌流となり，循環不全に伴う乳酸値の上昇が起こるため，代謝性アシドーシスとなる。生体はその代償として体内の酸（二酸化炭素）を排出して酸塩基平衡を一定に保つ代償機転が働くため，呼吸数が増加して頻呼吸となる。

2）冷汗，冷感，顔面蒼白

心臓のポンプ機能の低下もしくは低酸素血症に伴う代償機転により，交感神経の過度な緊張が起こり，末梢血管は収縮する。また，交感神経は副腎髄質からのカテコラミン分泌を促進し，汗腺が刺激されることで発汗する。しかし，皮膚面は末梢血管が収縮したことで冷感状態となっているため，その汗は湿潤（冷汗）として認められる。

末梢血管の収縮は毛細血管が多く存在する四肢末端

表4-Ⅱ-6　問診内容

自覚症状	主訴
現病歴	「いつから」，「発症様式（突然か，1〜2時間か，1〜2日のうちか）」，「持続期間」，「断続性か，連続性か，進行性か」，「誘因はあるか，増悪因子はあるか」，「部位の広がりはあるか」，「症状の内容（部位，性状，程度）」，「随伴症状」，「全身状態」，「治療の影響」など
既往歴	虚血性心疾患の危険因子となるような，高血圧，脂質異常症，糖尿病，動脈硬化疾患（虚血性心疾患，脳梗塞，動脈瘤など），高尿酸血症などは確認しておく必要がある
家族歴	家族のなかに心疾患による突然死がいないか，虚血性心疾患の危険因子をもつものがいるのかを聴取する
生活歴	肥満（最近の体重変化），食生活（食欲，味付け，摂取時間，間食，栄養管理の有無，1日の水分摂取量），嗜好品（喫煙歴，飲酒歴など），運動・活動（運動習慣や就労に際する日常生活労作），排泄（排尿・排便の回数），ストレス（休息や睡眠が十分かなど）
内服薬	薬剤名，用量，内服開始時期など（お薬手帳があれば記載内容を確認する）。また，自己管理ができていたのか，つまり指示どおり内服を続けているのかなども聴取する

や顔面に顕著に表れ，顔面蒼白は末梢血管の収縮により生じる。これらの症状は代償機転が働くことによって出現するため，早期ショック時に出現する。

3）チアノーゼ

第4章Ⅰ「呼吸器系」（p44）参照。

4）CRT

CRTは爪床を圧迫し，蒼白した状態から色調が回復するまでの時間である。これは，末梢における微小循環に影響するもので，正常であれば5秒間の圧迫後に2秒以内に色調は回復する。しかし，2秒以上経過しても戻らない場合は微小循環が障害していることを示し，末梢循環不全があると判断する。

5）頻脈，血圧低下

低心拍出量状態となった場合，圧受容器（大動脈弓，頸動脈洞）反射により交感神経の亢進が起こる。交感神経が心臓に働くことで心収縮力の増加と頻脈を引き起こし，心拍出量を保とうとする。一方で，交感神経は末梢血管，副腎髄質を刺激することでカテコラミンの分泌を促進し，末梢血管の収縮による後負荷の増大と心収縮力の増加を引き起こす。このように，交感神経の働きやカテコラミンの分泌作用により血圧は一定に保たれる。そのため，このような代償機構が破綻すると血圧は低下する。

二次評価における循環器系のフィジカルアセスメント

1. 二次評価の問診とフィジカルイグザミネーション

1）問　診

二次評価としての問診では，主訴である症候から循環不全，ショックとなる疾患を予測しなければならない。救急搬送された循環器疾患の患者は，緊急度や重症度が高いことが多く，常に患者の状態を確認・評価しながら，つまり身体所見を取りながら問診を行う必要がある。しかし，病態が緊急を要する場合には問診

よりも治療が優先されることがあり，治療により病態が安定して初めて問診が可能となる。患者から問診できない場合においても，可能なかぎり救急隊や付き添い者に主訴や発症経緯について聞き取ることが望ましい。狭心症や発作性の不整脈などは来院時に症状が消失していると身体所見や検査所見に異常がないことも多く，問診における病歴聴取が非常に重要となる（表4-Ⅱ-6）。

循環器疾患の主要症状としては「胸痛」があげられ，とくに「5 killer chest pain」といわれる致死的で緊急性の高い5つの疾患（急性冠症候群，大動脈解離，肺血栓塞栓症，緊張性気胸，食道破裂）を常に念頭に置かなければならない（表4-Ⅱ-7）[1]。また，痛みの評価方法は，LQQTSFAやOPQRSTを使うとよい（p26参照）。具体的な問診内容では，発症様式（突然なのか，活動後なのか），増悪寛解因子（安静などで改善するか），性質や程度（痛みの質），部位（放散痛の有無），随伴症状，時間経過について丁寧に聴取し，疑う疾患を予測する必要がある。

また，胸痛以外の主要症状としては，動悸，呼吸困難，失神などがあげられる。問診を行う際には，やみくもに何でも聞くのではなく，取得したい情報を意識して患者から必要な情報を引き出すように質問する必要がある。そのためには，主訴となる症状に対して必要な鑑別診断が選択できることも必要である。さらに，身体的なことだけでなく心理的，社会的なことも含めた生活背景を把握できるように，患者の問題点を焦点化して，その後のフィジカルアセスメントにつなげる。

2）身体所見

（1）視　診

外観（全身，顔面）⇒四肢⇒頸部⇒前胸部の順で評価する。

①全身，顔面

顔の表情，末梢や口唇のチアノーゼの有無，顔色（顔面蒼白・紅潮），息切れや努力呼吸，発汗，意識の状態，歩行時の間欠性跛行を確認する。

表4-Ⅱ-7　胸痛の主な発症原因と発症の様子

分類	疾患	発症の様子	持続時間	随伴症状，その他
循環器系	狭心症	前胸部痛や胸部の灼熱感，圧迫感など。労作時，食後で誘発される，または安静時のこともある	5〜15分	安静にすることで症状が緩和することもある
	急性心筋梗塞	突然の激しい前胸部痛，胸骨下の圧迫感など（無痛性のこともある）	30分以上	放散痛（左肩〜右上肢），不整脈，意識消失を伴うこともある
	大動脈解離	前胸部から背部へ引き裂かれるような激痛が突然出現し，痛みが移動することもある	30分以上	血圧の左右差，冷汗など
	心膜炎	突発性の刺すような強い痛み。吸気，咳嗽，嚥下時に痛みが増強することがある	30分以上	発熱など感冒症状。仰臥位で増強し臥位で痛みが軽減する
	肺血栓塞栓症	呼吸困難を伴う圧迫感	30分以上	頻脈，低酸素血症
	不整脈	胸苦しさ	数分〜長時間	めまい，低血圧，失神
	胸部大動脈瘤破裂	突然の激しい胸痛	30分以上	ショック症状
循環器疾患以外	気胸	突発性の痛み。とくに呼吸に伴い片側の胸痛	不定	呼吸困難，咳嗽。自然気胸は若いやせ形の男性に好発する
	胸膜炎	針で刺すようなちくちくした痛み。吸気や咳嗽で増悪する	不定	発熱，咳嗽，胸水など
	逆流性食道炎	胸焼けや前胸部の痛み	不定	嚥下困難など
	肋間神経痛	胸の特定の部位が刺すように痛む。表在痛で圧痛	不定	
	肋骨骨折	特定の部位を叩くと痛む。体動時に増強する	不定	

〔文献1）より引用・改変〕

②四　肢
左右の四肢を比べながら観察する。
・皮　膚
色調，表在静脈の走行，静脈瘤の有無，チアノーゼ，浮腫を確認する。
・爪
ばち状指（p53参照）の有無を確認する。
③頸　部
仰臥位，45°半坐位，坐位で頸静脈怒張，拍動を確認する。

仰臥位では通常怒張や拍動が観察されるが，怒張や拍動がみられない場合は，脱水や出血など循環血液量減少を推測する。

坐位では通常怒張や拍動は観察されないが，怒張や拍動がみられる場合は右房圧の高度な上昇を疑う。

45°半坐位では中心静脈圧を評価する。胸骨角に垂直に定規を置き，45°半坐位の状態での怒張および拍動のみられる最高点の高さにもう一本の定規を置き，その高さを測定する（**図4-Ⅱ-6**）。そもそも右房中心から胸骨角までは約5cmあるので，測定値に5cmを足して，9.5cmH₂O以上の場合に，うっ血性心不全や心タンポナーデなどを疑う。

（2）触　診
①末梢血管
・血圧の左右差
動脈の閉塞機転がある場合は上肢で20mmHg以上の左右差が出る。その場合，閉塞性動脈硬化症，大動脈解離などを疑う。脈圧の差（正常は40〜50mmHg）で，脈圧が増大していれば大動脈弁閉鎖不全症，僧帽弁閉鎖不全症などを疑い，脈圧が減少していれば大動脈弁

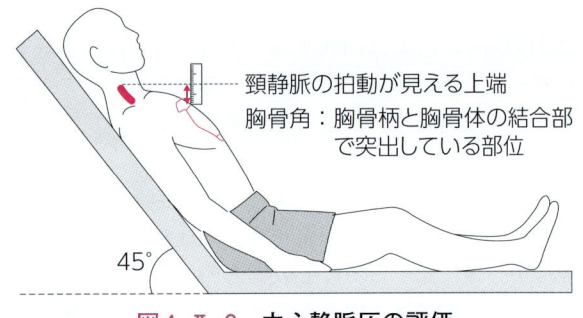

頸静脈の拍動が見える上端
胸骨角：胸骨柄と胸骨体の結合部で突出している部位

45°

図4-Ⅱ-6　中心静脈圧の評価

狭窄症，心タンポナーデ，心不全，ショックなどを疑う。

冷汗，湿潤，脈拍（速さ，リズム，拍動の強さ，左右差）を確認する。
・奇　脈
吸気時の収縮期血圧の低下のことで，正常は10mmHg以下で，10mmHg以上の低下があれば心タンポナーデ，心不全，緊張性気胸などを疑う。
・クスマウル徴候
吸気時に頸静脈怒張が増悪することで，収縮性心膜炎，重症心不全，右室梗塞などを疑う。
②頸動脈
脈の立ち上がりの速さ，触知の有無を確認する。
③胸　壁
・心尖拍動
胸骨角の横の第2肋骨を基点に，拍動があるとされる第5肋間を2，3本の指で探していく（**図4-Ⅱ-7**）。拍動が触れたら，最大点の位置を確認する。仰臥位より左側臥位のほうが探しやすい。心尖拍動の位置が胸骨中線から左側に10cm以上の場合，心室拍動の範囲

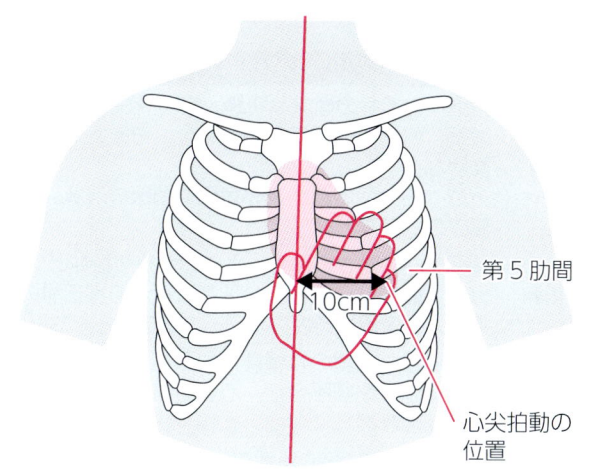

図4-Ⅱ-7　心尖拍動の位置

第5肋間

10cm

心尖拍動の位置

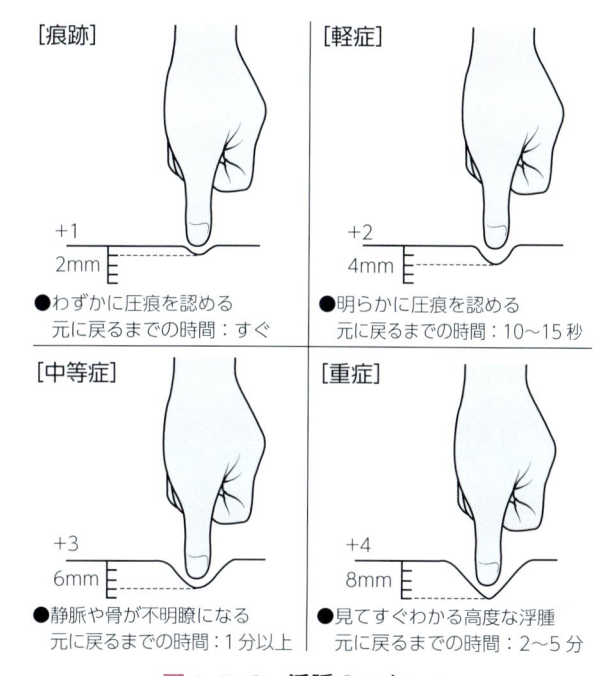

［痕跡］
+1
2mm
●わずかに圧痕を認める
　元に戻るまでの時間：すぐ

［軽症］
+2
4mm
●明らかに圧痕を認める
　元に戻るまでの時間：10～15秒

［中等症］
+3
6mm
●静脈や骨が不明瞭になる
　元に戻るまでの時間：1分以上

［重症］
+4
8mm
●見てすぐわかる高度な浮腫
　元に戻るまでの時間：2～5分

図4-Ⅱ-8　浮腫のスケール

が2cm以上の広がりで触知する場合は，左室拡大の存在が疑われる。

④四　肢
・浮　腫

浮腫の評価は脛骨前面を母指で圧迫して，圧痕が残るか否かを観察する。指を離して圧痕が残る場合は少なくとも4kgの体液の貯留が起こっていると推定されるが，その重症の程度は図4-Ⅱ-8のようなスケールを用いるとわかりやすい。

・ホーマンズ徴候

下腿三頭筋に圧痛があることで，下肢静脈血栓症を疑う。

・脈拍触知

急性下肢動脈閉塞症の有無や末梢循環の程度を判断するために動脈触知の程度を確認する。

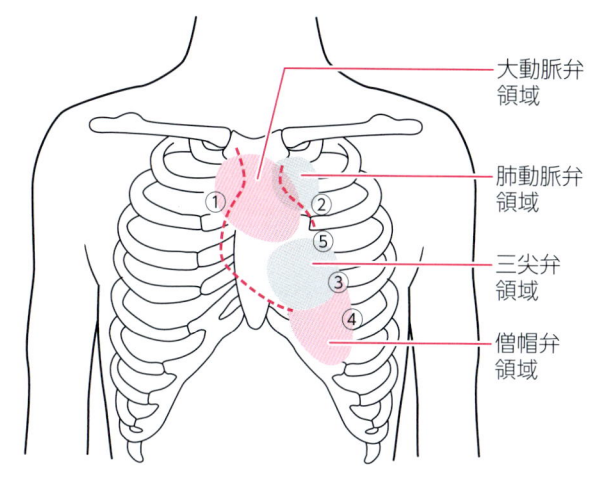

大動脈弁領域

肺動脈弁領域

三尖弁領域

僧帽弁領域

図4-Ⅱ-9　心音の聴取部位
①第2肋間胸骨右縁（大動脈弁），②第2肋間胸骨左縁（肺動脈弁），③第4肋間胸骨左縁（三尖弁），④心尖部：左第5肋間鎖骨中線上付近（僧帽弁），⑤第3肋間胸骨左縁（エルブ点）

（3）聴　診
①心音（図4-Ⅱ-9）

正常な心音のⅠ音とⅡ音は，「lub-dup（ドユ・タッ）」と表現され，Ⅰ音のドユは房室弁（三尖弁，僧帽弁）が閉じる音で，Ⅱ音のタッは動脈弁（肺動脈弁，大動脈弁）の閉じる音である。Ⅰ音とⅡ音の聞き分けは，頸動脈を触知しながら聴診すると，脈を触知するのはⅠ音の後（収縮期）ということがわかる。また，心尖部と心基部を聴診すると，心尖部で大きく聞こえるのがⅠ音，心基部で大きく聞こえるのがⅡ音となる。

②過剰心音

Ⅲ音はⅡ音の直後に生じる過剰心音である。心尖部でよく聴取される。健康な若年でも生理的Ⅲ音が聞こえることがあるが，40歳以上で聴取された場合は病的ととらえる。主に，心房に溜まっていた血液が，心拡大により心室壁が拡張しにくくなっている心室に一気に流れ込む際に心室壁にぶつかって生じる音である。うっ血性心不全や拡張型心筋症などを疑う。

Ⅳ音は，Ⅰ音の直前に生じる過剰心音である。Ⅳ音が聴取された場合は必ず病的である。心室へ血液を充填していく最終段階で心房が収縮し，その血液の流入の勢いが心室壁に衝撃音として生じる音である。うっ血性心不全や心筋梗塞などの左心室の伸展性が悪い状況や，高血圧，大動脈弁狭窄症などが疑われる（表4-Ⅱ-8）[7]。

③心雑音

心雑音とは，心音と心音の間に聞こえる比較的持続時間が長い音である。心雑音の聞こえるタイミング（収縮期，拡張期）とどこの部位で際立って聞こえるかにより，どの弁にどのような障害があるかを判断する（表4-Ⅱ-9）。

2.　二次評価のフィジカルアセスメント

ここでは，循環器系の疾患の病態，問診，身体所見

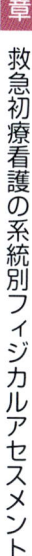

第4章　救急初療看護の系統別フィジカルアセスメント

表4-Ⅱ-8　心音の発生機序と異常

分　類	発生機序	心周期の時相	異　常
Ⅰ音	房室弁（僧帽弁と三尖弁）の閉鎖により生じる	収縮早期	亢進：僧帽弁の急激な閉鎖。頻拍や狭窄症など 減弱：僧帽弁の破壊，閉鎖不全。僧帽弁閉鎖不全症など 分裂：三尖弁の閉鎖音の増強や閉鎖の遅延。右脚ブロックなど
Ⅱ音	大動脈弁と肺動脈弁の閉鎖により生じる	収縮末期	減弱：弁の動きの障害。大動脈弁狭窄症など 分裂：吸気時にⅡ音の分裂がある。心室伝導の遅延，左室駆出時間の延長，左脚ブロックなど
Ⅲ音	心室の拡張早期に心房から心室に血液が流入する振動により生じる低調音	拡張早期	過剰心音：心室の容量負荷や心不全で認められる。僧帽弁閉鎖不全症，心室中核欠損症，拡張型心筋症など
Ⅳ音	拡張終期に心房が強く収縮し，心室への流入が増加して心室筋が伸展して生じる低調音	拡張終期	過剰心音：左室拡張期コンプライアンスの低下。大動脈弁閉鎖不全症，心筋症，肺高血圧症など
心摩擦音	心膜の刺激で生じる音で，高調音で引っかくような音がする。呼吸相とは無関係に発生する	収縮期，拡張期を通じて	心膜の炎症

〔文献7〕より引用・改変〕

表4-Ⅱ-9　心雑音の分類と発生機序

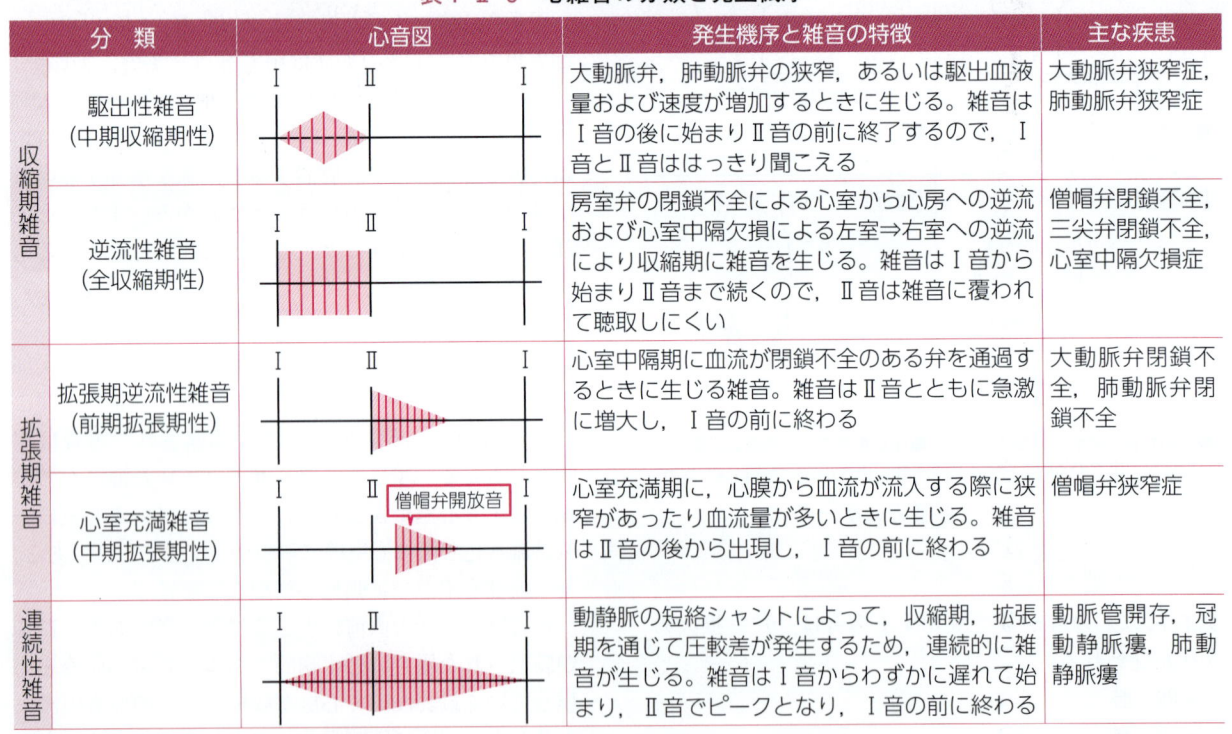

分　類		心音図	発生機序と雑音の特徴	主な疾患
収縮期雑音	駆出性雑音（中期収縮期性）		大動脈弁，肺動脈弁の狭窄，あるいは駆出血液量および速度が増加するときに生じる。雑音はⅠ音の後に始まりⅡ音の前に終了するので，Ⅰ音とⅡ音ははっきり聞こえる	大動脈弁狭窄症，肺動脈弁狭窄症
	逆流性雑音（全収縮期性）		房室弁の閉鎖不全による心室から心房への逆流および心室中隔欠損による左室⇒右室への逆流により収縮期に雑音を生じる。雑音はⅠ音から始まりⅡ音まで続くので，Ⅱ音は雑音に覆われて聴取しにくい	僧帽弁閉鎖不全，三尖弁閉鎖不全，心室中隔欠損症
拡張期雑音	拡張期逆流性雑音（前期拡張期性）		心室中隔期に血流が閉鎖不全のある弁を通過するときに生じる雑音。雑音はⅡ音とともに急激に増大し，Ⅰ音の前に終わる	大動脈弁閉鎖不全，肺動脈弁閉鎖不全
	心室充満雑音（中期拡張期性）	僧帽弁開放音	心室充満期に，心膜から血流が流入する際に狭窄があったり血流量が多いときに生じる。雑音はⅡ音の後から出現し，Ⅰ音の前に終わる	僧帽弁狭窄症
連続性雑音			動静脈の短絡シャントによって，収縮期，拡張期を通じて圧較差が発生するため，連続的に雑音が生じる。雑音はⅠ音からわずかに遅れて始まり，Ⅱ音でピークとなり，Ⅰ音の前に終わる	動脈管開存，冠動静脈瘻，肺動静脈瘻

のポイント，検査データ，治療について述べる。

1）急性心筋梗塞

（1）病　態

　急性心筋梗塞は，冠動脈内のプラークが破綻することで血栓が形成され，急性に冠動脈が閉塞し心筋虚血となり，心臓への血液供給が減少して心筋組織が壊死した状態である。急性心筋梗塞は治療方針の違いなどから，ST上昇型心筋梗塞（STEMI）と非ST上昇型心筋梗塞（NSTEMI）に分類される。STEMIの場合，冠動脈閉塞に伴い心筋虚血が生じているため，早期に冠血流を再開させ，梗塞の拡大を防ぐために再灌流療法が必要となる。NSTEMIの場合は，不安定狭心症

との鑑別は困難であるがリスクに応じて治療方針を選択する。

（2）問診・身体所見のポイント

　まず問診として，胸痛の発症経緯，増悪因子，性状，強さ，部位，随伴症状，時系列変化を聴取する。さらに，心疾患に関する既往歴の有無，喫煙歴などの冠危険因子の有無，突然死などの家族歴に関する情報も確認する。胸痛が限局的であったり，体位や呼吸などで症状が寛解したりする場合は狭心痛ではないことが多い。しかし，症状には個人差があるため，注意深く問診する必要がある。痛みや不安から交感神経が過緊張になっている場合も多く，心拍数や血圧だけでなく，

表4-Ⅱ-10　大動脈解離の分類

Stanford分類	
A型	上行大動脈に解離があるもの（ほとんどが緊急手術を要する）
B型	上行大動脈に解離がないもの
DeBakey分類	
Ⅰ型	上行大動脈にエントリーがあり，解離が下行大動脈以降に及ぶもの
Ⅱ型	上行大動脈に解離が限局しているもの
Ⅲa型	下行大動脈にエントリーがあり，解離が腹部大動脈に及ばないもの
Ⅲb型	下行大動脈にエントリーがあり，解離が腹部大動脈に及ぶもの

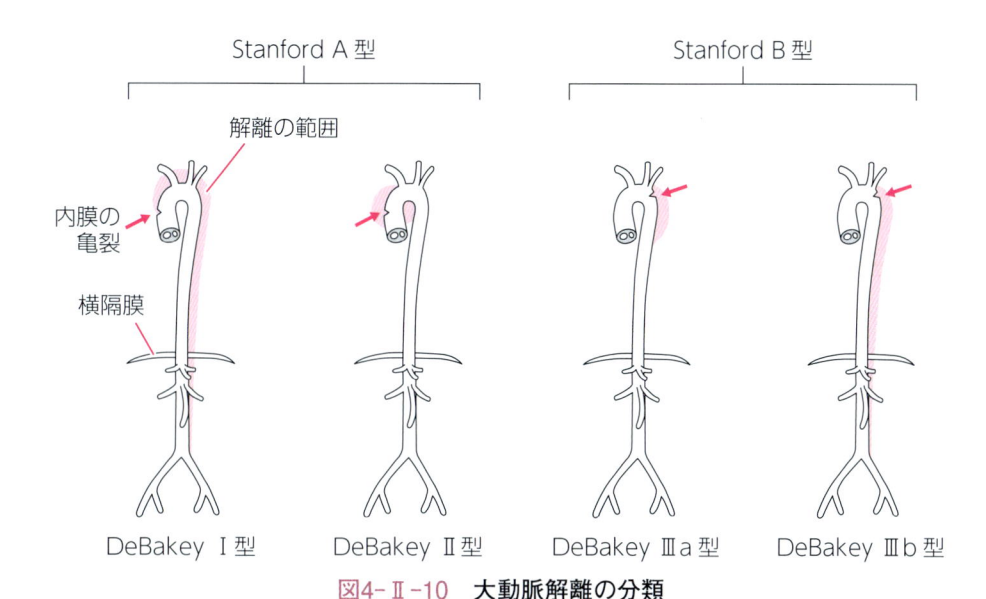

図4-Ⅱ-10　大動脈解離の分類

ショック症状である冷感，冷汗，顔面蒼白，呼吸数なども観察する。ポンプ機能の低下からⅢ音の聴取や肺水腫の合併による粗い断続性副雑音が聴取されることもあるため聴診も行う。

（3）診断につながる検査所見

①心電図
ST変化の有無，変化している誘導を確認する。

②胸部X線検査
心陰影拡大，肺水腫，うっ血，胸水を確認する。

③心臓超音波検査
心筋虚血による壁運動異常部位を確認する。

④冠動脈造影検査（coronary angiography；CAG）
冠動脈の閉塞部位，閉塞の程度を確認する。

⑤心筋トロポニン
上昇しているかどうか確認する。

（4）治　療
初期治療として，急性心筋梗塞ではMONAを実施する。塩酸モルヒネによる鎮痛（M），酸素投与（O），ニトログリセリンによる血管拡張（N），アスピリンによる抗血小板作用（A）を素早く実施する。さらに，再灌流療法としては経皮的冠動脈インターベンション（percutaneous coronary intervention；PCI）を早期に実施する。

2）大動脈解離

（1）病　態
大動脈解離は何らかの原因で大動脈壁が解離（内膜が亀裂）した状態であり，急性に発症し，生命が危機的になる危険性が高い。大動脈は胸部から腹部にかけて多く分岐しているため，解離部位によって病態はさまざまである。解離によって大動脈壁（外膜）が破裂した場合，上行大動脈から心膜腔に血液が流入すると心タンポナーデが生じ，胸部や腹部では胸腔，縦隔，腹腔，後腹膜においても出血する。大動脈の分岐部において，解離による血流低下が生じることで各動脈が血液を供給する臓器に虚血が生じる。

大動脈解離は解離の範囲による分類として，Stanford分類とDeBakey分類がある（表4-Ⅱ-10，図4-Ⅱ-10）。Stanford分類は解離による血液の流入口（エントリー）が上行大動脈にある場合はA型，ない場合はB型に分類される。

（2）問診・身体所見のポイント
大動脈解離を発症した際の主症状は疼痛である。疼痛は突然発症し，引き裂かれるような鋭い痛みである。また，解離の部位によって痛みが移動する特徴がある。上行大動脈の解離が心囊で破裂した場合には心タンポナーデ，下行大動脈や腹部大動脈では胸腔出血や腹腔出血が生じるため，出血部位に応じた身体所見を観察する。血流障害が生じた際には，冠動脈，脳血管，脊

第4章　救急初療看護の系統別フィジカルアセスメント

髄，腸管などの臓器に虚血所見が生じたり，四肢における血圧差が生じたりするため，全身の観察が重要となる。

(3) 診断につながる検査所見

①血液検査

特異的なバイオマーカーは存在しないが，多くの場合にDダイマーが上昇している。

②胸部X線検査

縦隔陰影の拡大が認められ，胸水やうっ血などの所見が認められることもある。

③CT検査

大動脈解離においては非侵襲的に確定診断が可能である。単純かつ造影で撮影し，エントリー部位や解離範囲から手術適応などの治療方針を決定する。

④超音波検査

精度に課題はあるが，ベッドサイドで簡易的に実施可能である。上行大動脈の拡張やフラップの有無，血栓化などの血流情報を得ることができる。

(4) 治 療

解離部位が上行大動脈に及んでいるStanford A型は偽腔が閉塞していないかぎり，原則は外科治療が選択される。上行大動脈に解離が及んでいないStanford B型の場合は合併症の有無などを含めて手術にするか保存的治療にするかを判断する。保存的治療では，安静を図り，心拍数や血圧のコントロール，疼痛管理に対して薬物療法を実施する。

3）肺血栓塞栓症

(1) 病 態

肺動脈が血栓塞栓によって閉塞している状態である。塞栓の多くは下肢の静脈にある血栓である。肺動脈が閉塞することで右心に負荷が生じ，低酸素血症が出現する。さらに肺高血圧状態にもなる。これは肺動脈の閉塞だけでなく，低酸素に伴う肺血管攣縮に起因している。低酸素血症は肺血管の血流不足，換気血流比不均衡によるものである。

広範囲の肺動脈で閉塞した場合，血行動態は不安定となりショックに陥ることもあり，さらに重症化した場合には循環は虚脱して心停止となる。

(2) 問診・身体所見のポイント

肺血栓塞栓症では特異的な症状はないが，主要症状としては，呼吸困難，胸痛，頻呼吸である。その他に発熱，失神，咳嗽，喘鳴などがみられることがある。

肺血管抵抗の増加に伴い右心室の拡大から右心不全を起こすと，頸静脈怒張が認められる。深部静脈血栓症によって引き起こされることも多く，下腿の腫脹やホーマンズ徴候が出現していることもある。

(3) 診断につながる検査所見

①胸部X線検査

多くの場合は，肺野の血管透過性亢進，心拡大が認められる。

②心電図

右心負荷所見として，肺性P波，右脚ブロック，右

側胸部誘導（V1-3）での陰性T波，$S_1Q_3T_3$パターンが出現する。

③動脈血ガス分析

低酸素血症，低二酸化炭素血症およびA-aDO$_2$の開大が認められる。

④心臓・下肢超音波検査

右室拡大，McConnell徴候（右室心尖部の壁運動は保たれているが中部〜基部の壁運動が低下する）が認められる。下腿静脈を抽出し，静脈圧迫法で血栓の有無を判断する。なお，下肢の腫脹や疼痛がある場合だけでなく，深部静脈血栓が疑われる場合に実施する。

⑤CT検査

肺血管以外にも下肢や骨盤の血栓も検索することができ，肺血栓塞栓症の確定診断に用いられる。CTで血栓が認められなければ，肺血栓塞栓症は否定される。

(4) 治 療

薬物療法として，抗凝固療法および血栓溶解療法がリスクに応じて選択される。肺血栓塞栓症に伴い重度な循環不全や心停止に至る場合には体外式膜型人工肺（V-A ECMO）が導入される。迅速な急性期治療が重要であり，急性期以降の予後は良好である。

4）緊張性気胸

(1) 病 態

胸腔に空気が貯留し，胸腔内圧が上昇して心臓への血液還流が極度に低下した状態である。緊張性気胸では，吸気はすべて胸腔に貯留し，貯留した空気は胸腔から排出されないため，胸腔内圧は上昇し続ける。胸腔内圧の上昇は心臓への静脈還流に対する抵抗となり，静脈還流量の低下により心拍出量を維持することができずショックに陥る。

(2) 問診・身体所見のポイント

緊張性気胸における主な症状は，胸痛，呼吸困難，息切れ，動悸，頻呼吸である。静脈還流障害により頸静脈怒張が出現する。胸部所見としては，呼吸音の減弱もしくは消失，鼓音が特徴的である。

(3) 診断につながる検査所見

胸部X線検査

肺の虚脱が確認できる。しかし，緊張性気胸は緊急度が非常に高く，胸部X線を撮影する前に身体所見（呼吸音，鼓音，頸静脈怒張など）から診断することが望ましい。

(4) 治 療

直ちに胸腔穿刺による胸腔の減圧を実施する。その後に胸腔ドレナージ術が必要となる。

5）腹部大動脈瘤破裂

(1) 病 態

腹部大動脈瘤は大動脈壁が拡張し，突出している状態の大動脈瘤が腹部大動脈に出現した状態である。大動脈瘤径が50〜55 mm以上になれば手術適応となる。動脈硬化の進行，生活習慣（喫煙など），血圧管理などが原因で大動脈瘤が破裂することがある。破裂した場合，大量に出血し致死的な状態となる。

表4-Ⅱ-11　クリニカルシナリオ（CS）別の特徴と治療方法

	特　徴	治　療
CS1	• 収縮期血圧＞140 mmHg • 急激に発症し，左室駆出率は保持されていることが多い • 肺水腫が主体 • 全身性浮腫は軽度 • 病態生理は血管性	• NPPV，硝酸薬 ※利尿薬の適応はほとんどない
CS2	• 収縮期血圧100〜140 mmHg • 徐々に発症し，体重増加を伴う • 主病態は全身性浮腫 • 肺水腫は軽度	• NPPV，硝酸薬 • 体液貯留があれば利尿薬
CS3	• 収縮期血圧＜100 mmHg • 急激あるいは徐々に発症 • 低灌流所見が主体 • 全身性浮腫，肺水腫は軽度	• 体液貯留なければ容量負荷 • 強心薬 • 収縮期血圧100 mmHg以下，低灌流時は血管収縮薬 • 改善がなければ肺動脈カテーテル
CS4	• 急性冠症候群	• 急性冠症候群の管理
CS5	• 右心不全 • 肺水腫は認めない • 全身性静脈うっ血所見	• 容量負荷は避ける • 収縮期血圧90 mmHg以上，体液貯留の場合は利尿薬を使用 • 収縮期血圧90 mmHg以下の場合は強心薬 • 収縮期血圧100 mmHg以上に改善しない場合は血管収縮薬

NPPV：非侵襲的陽圧換気

（2）問診・身体所見のポイント

腹部大動脈瘤が破裂すれば，突然の腹痛および背部痛が生じる。動脈であるため，拍動を触知することができる。腹痛・血圧低下・腹部拍動性腫瘤は腹部大動脈瘤破裂の3徴といわれる。

（3）診断につながる検査所見

①CT検査

確定診断として，大動脈瘤の破裂状況を詳細に判断することができる。しかし，血行動態が不安定な場合はCT検査を実施せずに手術することもある。

②血液検査

貧血，アシドーシス，乳酸値，Dダイマーから破裂による侵襲度を確認する。

（4）治　療

解剖学的な適応を満たせば血管内治療であるステントグラフト内挿術（endovascular aortic repair：EVAR）が第一選択となる。解剖学的な適応を満たさない場合や腹部コンパートメント症候群を併発している場合は外科的開腹手術を実施する。また，血行動態が不安定な場合，手術を待たずに大動脈閉塞バルーンによる大動脈遮断を実施することもある。

6）上腸管膜動脈閉塞症

（1）病　態

腸管を栄養している上腸間膜動脈が塞栓または血栓症によって急速に閉塞した状態である。突然に腸管血流が遮断されるため，虚血状態となった腸管は急速に壊死し，敗血症や多臓器不全となり生命は危機的な状態となる。

（2）問診・身体所見のポイント

上腸間膜動脈閉塞症による初期症状は激しい腹痛である。また，悪心，嘔吐，下痢，血便，腹部膨満などの非特異的な症状の場合が多く，早期診断が困難とさ

れている。障害を受ける腸管は広範囲にわたり，全身状態は急速に悪化してショック症状を呈する。

（3）診断につながる検査所見

①CT検査

造影CTで血流を確認する。

②血管造影

腹部大動脈からの血流を確認して診断する。

③血液検査

腸管虚血によるアシドーシス，LDHの上昇を確認する。

（4）治　療

速やかに閉塞した血管の外科的血行再建および壊死した腸管の切除（緊急開腹術）が必要となる。血管内治療として，カテーテルによる血栓吸引，血栓溶解療法，ステント留置術が選択されることもある。

7）急性心不全

（1）病　態

急性心不全は何らかの原因で心臓のポンプ機能が低下し，血液の駆出が不十分になったことで，うっ血などさまざまな症状が急性に出現した状態である。

心不全は左室駆出率（left ventricular ejection fraction：LVEF）によって分類される。LVEFが低下（40%以下）しているheart failure with reduced ejection fraction（HFrEF），LVEFが維持（50%以上）されているheart failure with preserved ejection fraction（HFpEF）である。HFpEFは，左室収縮能は維持されているが，左室の拡張障害を有しており，臨床的に心不全症状を呈する。

急性心不全の初期対応における分類として，収縮期血圧の値によって病態を分けたクリニカルシナリオ（clinical scenario；CS）（表4-Ⅱ-11）がある。急性心不全ではポンプ機能の低下によって急性肺水腫，全

身への体液貯留，組織の低灌流に分類される病態が生じるが，CSの1〜3に相当するため初期対応の参考になる。

（2）問診・身体所見のポイント

急性心不全では多くの場合にうっ血を主症状としているため，呼吸困難，息切れが出現する。労作時に出現するのか，安静時にも出現するのかは重症度判定に重要である。肺水腫として呼吸音に断続性副雑音が聴取され，低酸素血症を呈するため，呼吸器系の身体所見が重要となる。体液貯留がある場合は浮腫や肝機能低下が認められる。低心拍出がある場合，疲労感や倦怠感が生じ，低灌流による四肢冷感やチアノーゼも観察する。

（3）診断につながる検査所見

①心臓超音波検査

収縮能，拡張能，壁運動，弁膜症の有無，左房径，下大静脈の径などを評価する。

②血液検査

BNPもしくはNT-proBNPは心不全の鑑別診断となる。腎機能，電解質，血糖，肝機能は心不全の重症度判定に役立つ。

③胸部X線検査

肺水腫，肺うっ血，胸水の有無を判断する。

（4）治　療

心不全に対する治療は血管拡張による心負荷を軽減することが原則であるが，病態に応じて治療方針は異なる。肺水腫や肺うっ血がある場合には血管拡張薬，体液貯留がある場合には利尿薬，低灌流がある場合には輸液や強心薬が用いられる。血行動態が不安定な場合には大動脈バルーンパンピング（intra-aortic balloon pumping；IABP）や体外式膜型人工肺（ECMO）による循環補助を実施する。

◉ 文献

1) 山内豊明：患者さんのサインを読み取る！山内先生のフィジカルアセスメント；症状編．エス・エム・エス，東京，2014．
2) 橋本壮志，天谷文昌：循環不全の定義と診断．藤野裕士専門編集，急性循環不全；救急・集中治療アドバンス，中山書店，東京，2019，pp2-8．
3) Cecconi M, De Backer D, Antonelli M, et al：Consensus on circulatory shock and hemodynamic monitoring：Task force of the European Society of Intensive Care Medicine. Intensive Care Med 40：1795-1815, 2014.
4) American College of Surgeons Committee on Trauma：Advanced Trauma Life Support for Doctors：Student course manual. 8th ed, American College of Surgeons, Chicago, 2008.
5) 日本救急医学会監，日本救急医学会指導医・専門医制度委員会，日本救急医学会専門医認定委員会編：救急診療指針．改訂第5版，へるす出版，東京，2018，p72．
6) 日本版敗血症診療ガイドライン2024特別委員会：CQ1-1敗血症の定義．日本版敗血症診療ガイドライン2024，pp20-22．
https://www.jstage.jst.go.jp/article/jsicm/advpub/0/advpub_2400001/_pdf/-char/ja（accessed2024-10-8）
7) 森田孝子編：系統別フィジカルアセスメント；看護ケアの質の向上をめざして．医学評論社，東京，2006．

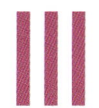

Ⅲ 脳神経系

フィジカルアセスメントの基礎知識

1. 中枢神経と末梢神経

神経系は多数のそれぞれ異なった機能をもつ神経細胞から構成され，解剖学的・機能的役割から中枢神経と末梢神経に分類される（図4-Ⅲ-1）。

中枢神経系は，脳と脊髄から構成され，身体の司令塔として機能している。脳は感覚情報の処理，思考，記憶，感情，意思決定などを担い，脊髄は脳からの指令を身体の各部に伝達し，また各部からの感覚情報を脳に伝える役割を担っている。

末梢神経系は，中枢神経系と身体の末梢（筋肉や皮膚など）をつなぐ神経路であり，脳神経と脊髄神経からなる。また，感覚情報を中枢に伝達する感覚神経と，中枢からの指令を筋肉や器官に伝える運動神経に大別される。さらに，末梢神経系は体性神経系と自律神経系の2つに分類される。体性神経系は皮膚，骨格筋，関節からの感覚情報の伝達と，意識的な運動制御をつかさどり，自律神経系は意識下の活動を調節し，心臓，呼吸，消化などの内臓の機能を自動的にコントロール

している。

自律神経系はさらに交感神経と副交感神経に分けられ，これらは通常，互いに拮抗しながら身体の恒常性を保っている。

2. 大 脳

大脳は，人間の脳のなかでもっとも主要な部分である。表面から見ると多数のシワが走っているのが特徴である。

1）大脳皮質（4つの葉と主な働き，障害による症状）

大脳の表面は，厚さ3mmほどの大脳皮質という灰白質であり，人間の知的活動を支えている重要な部位である。大脳皮質の大きな特徴は，機能局在という点で，領域ごとに異なる機能を担っているところである。

左右の大脳半球はこれらの溝で前頭葉，頭頂葉，後頭葉，側頭葉に分けられる（図4-Ⅲ-2a）。そして，左右の大脳半球のうち，特定の機能に密接に関係している大脳半球を優位半球，そうでない大脳半球を劣位半球という。

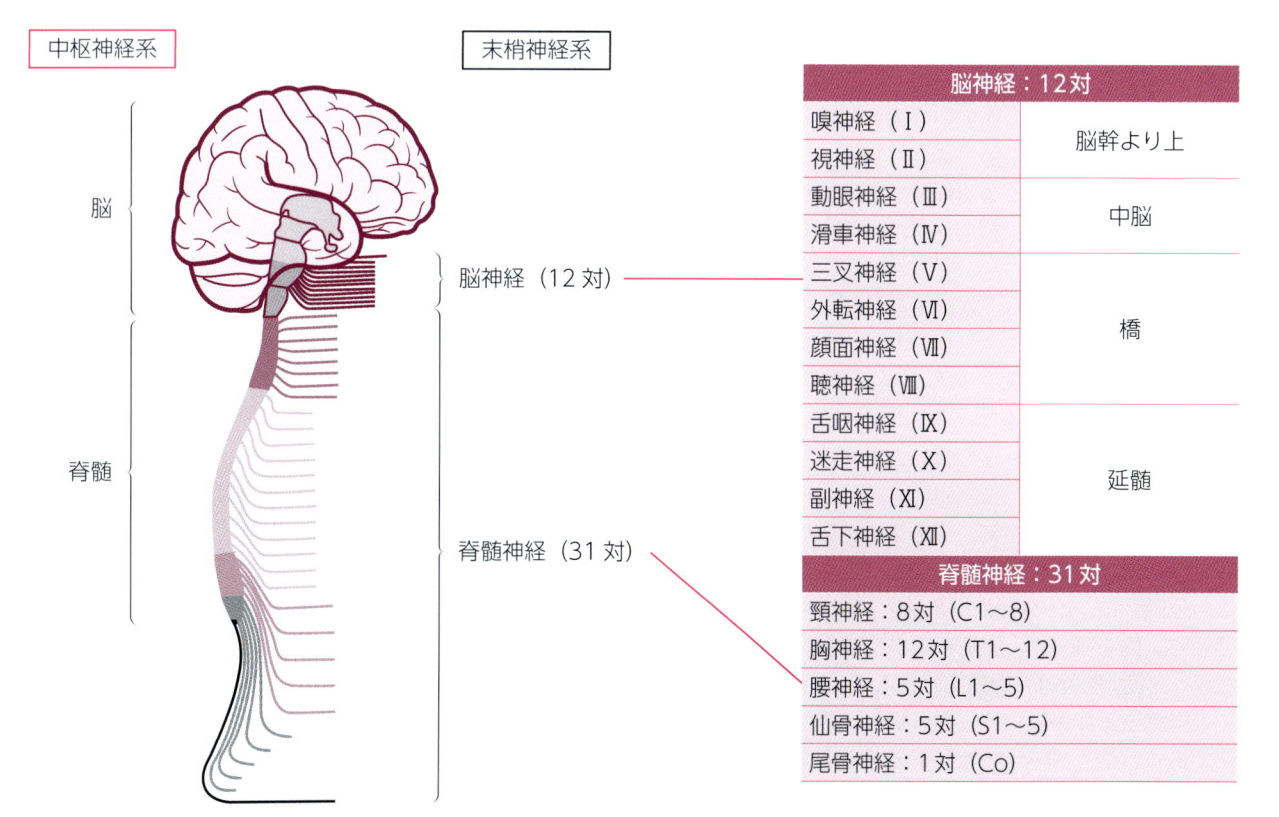

| 中枢神経系 | | 末梢神経系 |

脳神経：12対	
嗅神経（Ⅰ）	脳幹より上
視神経（Ⅱ）	
動眼神経（Ⅲ）	中脳
滑車神経（Ⅳ）	
三叉神経（Ⅴ）	橋
外転神経（Ⅵ）	
顔面神経（Ⅶ）	
聴神経（Ⅷ）	
舌咽神経（Ⅸ）	延髄
迷走神経（Ⅹ）	
副神経（ⅩⅠ）	
舌下神経（ⅩⅡ）	

脊髄神経：31対
頸神経：8対（C1〜8）
胸神経：12対（T1〜12）
腰神経：5対（L1〜5）
仙骨神経：5対（S1〜5）
尾骨神経：1対（Co）

脳神経（12対）
脊髄神経（31対）
脳
脊髄

図4-Ⅲ-1 中枢神経系と末梢神経系

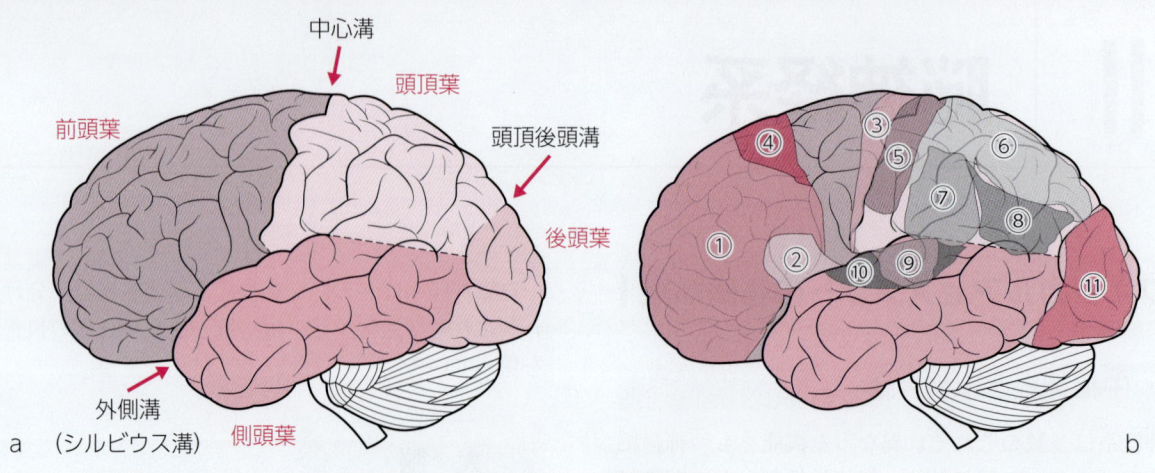

図4-Ⅲ-2 大脳皮質

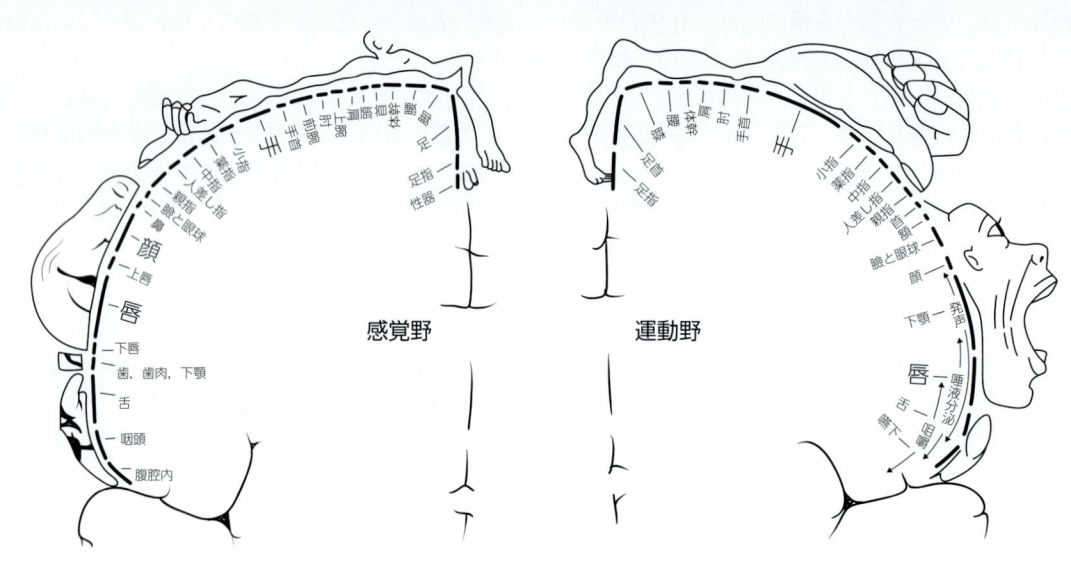

図4-Ⅲ-3 感覚野と運動野

（1）前頭葉

シルビウス溝より上側で中心溝より前方の部分である。優位半球の前頭葉前半部は，言語，学習，社会性など，高次機能の要となる部分であり，疾患や外傷の影響で障害されると，機能が低下する（図4-Ⅲ-2b：①）。

優位半球の前頭葉の下方にブローカ野（Broca area）がある（図4-Ⅲ-2b：②）。ブローカ野は運動性言語野であり，ここが障害されると言語障害をきたすが，その障害を運動性失語という。これは，言葉は理解できるが言葉を発したり字を書いたりすることができない失語である。

両側の前頭葉の後半部，中心溝の前方には運動野があり，身体を動かす機能をもつ（図4-Ⅲ-2b：③）。この運動野は，脳の上から下へ足・手・顔の順に並んでいる（図4-Ⅲ-3）。手足を動かす司令はここから出され，内包，脳幹部，脊髄を経由して手足に送られる。この経路を錐体路という。錐体路は，随意運動の伝導路である（図4-Ⅲ-4）。延髄下端で左右が交叉し，右側の運動野は左半身を，左側は右半身を支配している。脳梗塞や脳出血など，何らかの疾患でこの部位が

障害されると片側の麻痺や反射の亢進が起こる。

運動野の前方には眼球運動の中枢がある（図4-Ⅲ-2b：④）。この部位が刺激を受けると両側の眼球が同じ方向または対称性をもち，偏って位置する。これを共同偏視という。共同偏視は脳出血や脳梗塞などの病変で生じることがあり，脳出血の場合は，被殻出血では患側に，小脳出血では健側に，視床出血では内下方に偏位する（図4-Ⅲ-5）。

（2）頭頂葉

シルビウス溝より上方で中心溝より後方，頭頂後頭溝より前側で角回も含む部分である。外界の認識に関する働きを担っている。頭頂葉の前部，中心溝のすぐ後ろに顔・手足をはじめ，身体全体の感覚情報が集まる体性感覚野（図4-Ⅲ-2b：⑤，図4-Ⅲ-3）と，さまざまな情報を統合・認知する頭頂連合野（図4-Ⅲ-2b：⑥⑦⑧）の2つに分かれる。

頭頂葉が障害された場合，手指失認，左右識別障害，失算，失書の症状がみられる。4つの症状がそろっている場合は，優位側頭頂葉の障害を示す。一方，非優位側頭頂葉の障害による症状として，半側空間無視がある。半側空間無視は，障害と反対側の体部や空間を

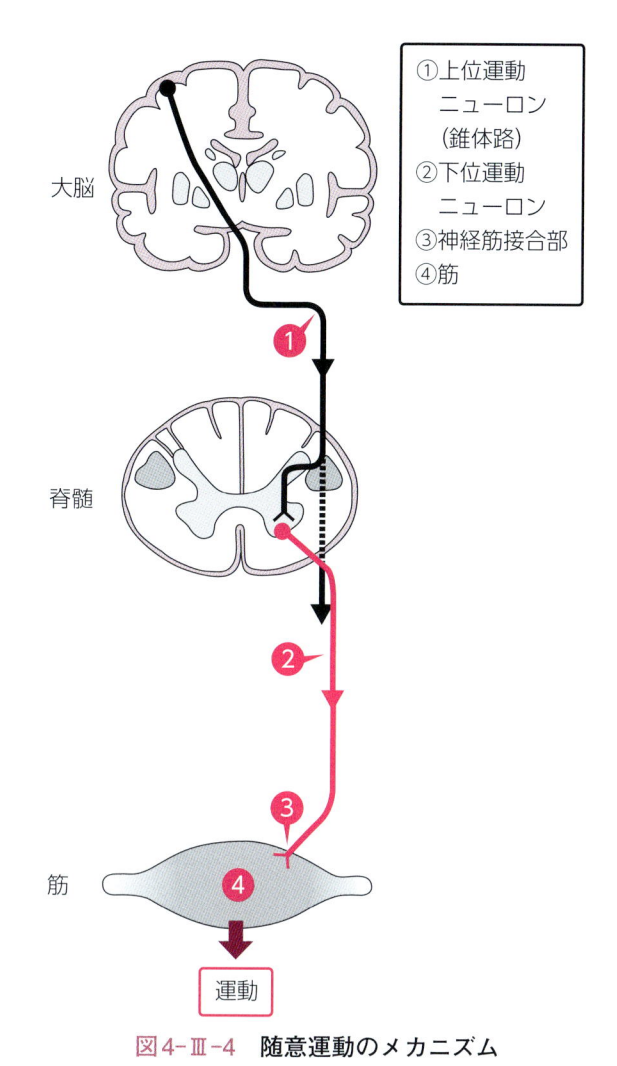

①上位運動
　ニューロン
　(錐体路)
②下位運動
　ニューロン
③神経筋接合部
④筋

大脳

脊髄

筋

運動

図4-Ⅲ-4　随意運動のメカニズム

被殻出血
(患側への共同偏視)

小脳出血
(健側への共同偏視)

視床出血
(内下方への共同偏視)

第三脳室

患側　　　　　　　　健側　　患側　　　　　　　　健側

図4-Ⅲ-5　損傷部位と共同偏視

認識することができない。また，病態失認が起こることがある。これは，片麻痺があることを認識できず，手足の麻痺を無視して動こうとすることで，転倒・転落を起こす要因となる。

(3) 側頭葉

シルビウス溝より下方で角回辺りより前側の部分である。側頭葉には，聞こえてきた音を言葉として認識したり，何の音であるかを識別したりする聴覚機能の中枢がある。そして，記銘力の中枢でもある（図4-Ⅲ-2b：⑨）。

優位半球の側頭葉上部にウェルニッケ野がある（図4-Ⅲ-2b：⑩）。ウェルニッケ野は感覚性言語野であり，この部位が障害されると感覚性失語を認める。感覚性失語は，話す言葉は流暢であるが不適当な言葉が多く，意味が理解できない発語となる。また，他者が発する言葉の理解ができない。

(4) 後頭葉

頭頂後頭溝辺りより後方の部分であり，物を見るの

第4章　救急初療看護の系統別フィジカルアセスメント

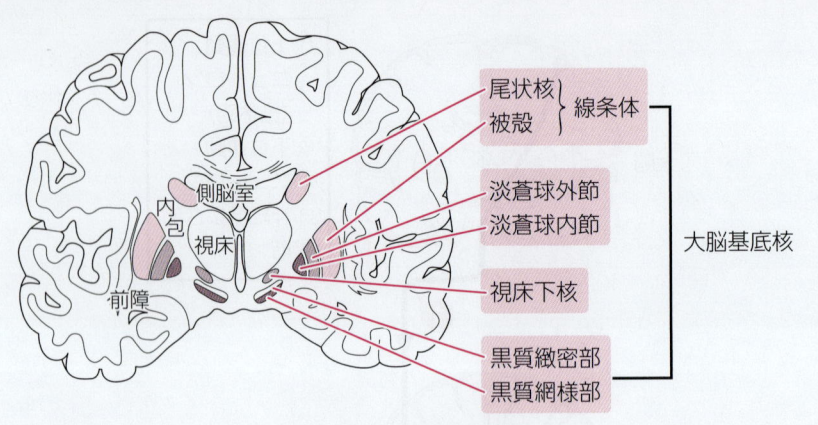

図4-Ⅲ-6　大脳基底核

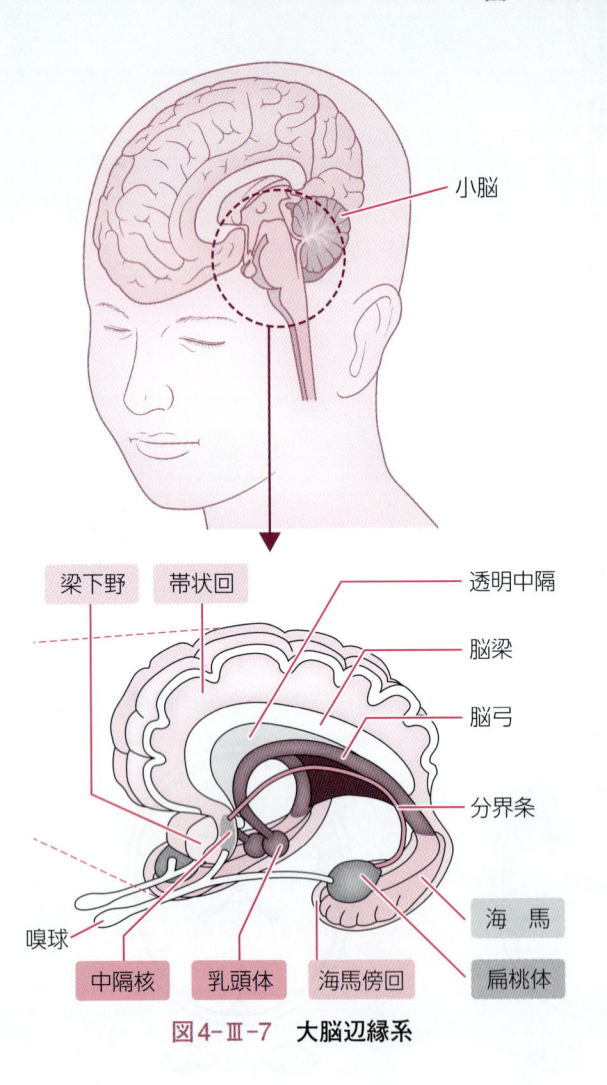

図4-Ⅲ-7　大脳辺縁系

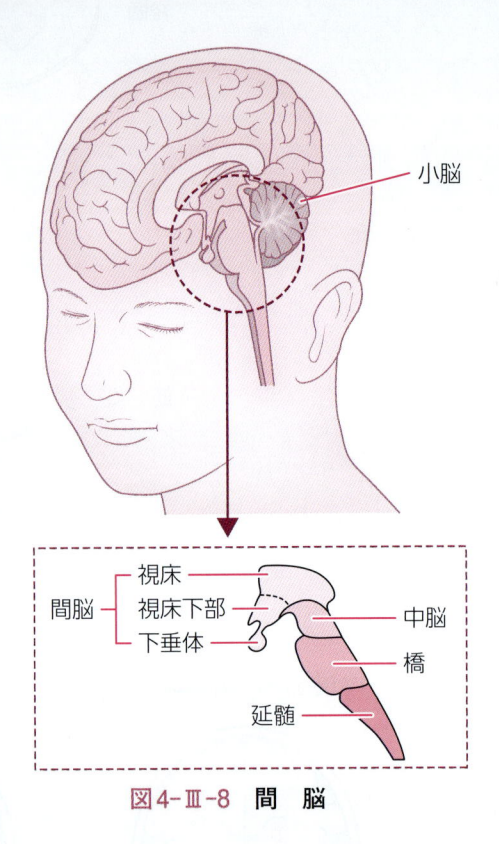

図4-Ⅲ-8　間　脳

は視覚野である（図4-Ⅲ-2b：⑪）。

後頭葉は，視覚や色彩の認識をつかさどる機能を担っている。視覚野は，光刺激から色，形，動き，明るさなどを感じることができるが，ここが障害されると半盲となり，両眼の視野の片半分が見えなくなる。

2）大脳基底核，大脳辺縁系

大脳基底核は，大脳半球の中央に位置する灰白質で構成されており，尾状核，被殻，淡蒼球，視床下核，黒質からなる（図4-Ⅲ-6）。尾状核と被殻を合わせて線条体と呼ばれ，淡蒼球は内節と外節に分けられる。この領域は錐体外路系の一部として機能し，全体的に

運動機能にかかわっている。具体的には，姿勢の保持，筋肉の緊張調節，および大まかな運動のコントロールに関与している。

一方，大脳辺縁系は，脳梁と第三脳室を取り囲む構造からなり，帯状回，海馬傍回，海馬回鉤などの脳回や脳弓が含まれるが，とくに重要なのが海馬と扁桃体である（図4-Ⅲ-7）。海馬は記憶に重要な働きをし，扁桃体は情動（喜怒哀楽など）の中枢および視床下部とともに本能行動（筋反射，心拍，発汗など）を制御する働きを担っている。

大脳基底核と大脳辺縁系はそれぞれ，運動機能と感情・記憶処理において中心的な役割を担い，脳の複雑な機能の調和に関与している。

3）間　脳

間脳は，視床・視床下部から構成され，第三脳室を取り囲んでいる（図4-Ⅲ-8）。

視床の働きは，身体内あるいは外界の知覚刺激の情

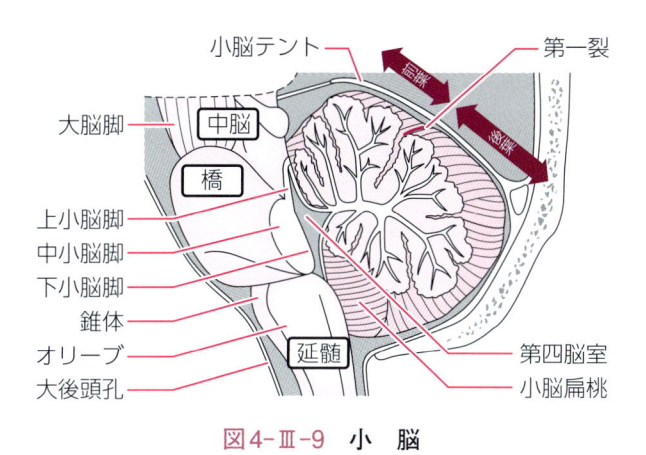

図4-Ⅲ-9　小　脳

報を認識・分析し，知覚の機能に従って大脳皮質のそれぞれの知覚領野へ伝えることである。また，錐体外路との関係から共同運動の中枢でもある。共同運動とは，歩行時に足の動きに合わせて自然と手を交互に振るような動きなどをいう。そして，視床は上行性網様体賦活系と深い関係があり，意識の覚醒だけでなく大脳皮質全体の活動にも関与している。

視床下部は，視床より前下方で第三脳室の両脇にあり，第三脳室底部を形成している。この底部が下垂体に続いている。視床下部は，生命活動に必要な呼吸，血圧，心拍に加え，消化液分泌調整，体温調節中枢，摂食調節中枢，情動行動中枢などの多くの自律神経機能の高位中枢である。また，内分泌系の下垂体機能の調節を行っている。

3．小　脳

小脳は，大脳の下方で脳幹部の背側に位置し，大脳とは小脳テントで隔てられている。ほかの脳組織とは，下小脳脚，中小脳脚，上小脳脚によって，それぞれ延髄，橋，中脳と連絡されている（図4-Ⅲ-9）。

小脳は，平衡感覚に関与する中枢であり，随意運動の調整に重要な働きをしている。したがって，平衡維持，身体の空間的位置づけ，筋緊張や姿勢調整などを担っている。そして，身体全体からの固有感覚刺激を受けると，大脳からの運動および感覚刺激を受ける。これらの刺激が小脳を通過することで，身体の動きの統合や調整が行われる。小脳が障害を受けると，歩行障害，運動失調，構音障害などの症状がみられる。

4．脳　幹

脳幹には，意識中枢である上行性網様体賦活系や生命に直接関与する呼吸中枢，心血管系中枢が存在する。そして，第Ⅲ～Ⅻ脳神経核が存在するほか，大脳や小脳と脊髄を結ぶ神経路の通り道でもある（図4-Ⅲ-10a）。この神経核と神経軸索が入り混じった網状になった組織が網様体であり，間脳尾部から脳幹，上部頸髄までが脳幹網様体である。脳幹網様体には，上

行性（求心性）と下行性（遠心性）に出入りする神経路があり，この仕組みや働きを網様体賦活系という（図4-Ⅲ-10b）。上行性網様体賦活系は，大脳の知覚情報の認識力向上と，意識の保持に関与しており，脳幹網様体が障害されると，痛みや音などの知覚刺激が伝わりにくく，覚醒することができなくなり，意識障害を生じる。下行性網様体賦活系は，錐体外路系に属し，姿勢の保持・平衡機能維持・筋緊張の調整に関与しており，大脳基底核や小脳からの情報を得て，筋トーヌスの調整を行っている。除脳硬直は，この下行性網様体賦活系が遮断されることで，異常な筋緊張の亢進によるものである。

5．脊　髄

脊髄は中枢神経系の一部であり，脳と身体との間で情報を伝達する重要な役割を果たしている。その主な機能は，運動指令の伝達と感覚情報の受信である。脊髄は保護的な脊椎に囲まれており，その構造は数多くの神経線維で構成されている（図4-Ⅲ-11）。

脊髄は，身体のさまざまな部位からの感覚信号を脳に伝え，脳からの運動指令を身体の各部位に送る。これには，自発的な運動だけでなく，反射運動も含まれる。

脊髄は脊椎内を縦に走る長い細い管状の構造で，上部では脳幹と接続している。その内部は灰白質と白質から構成されており，灰白質は主に神経細胞体が集まっている部分で，白質は神経線維が集まっている部分である。神経線維は情報の伝達路として機能し，灰白質は情報の処理や統合に関与している。

脊髄はさまざまなレベルに分かれており，それぞれが身体の特定の部分と神経的に接続している。そのため，脊髄の特定の部分を損傷すると，それに対応する身体の部分の感覚や運動機能に障害が出る（図4-Ⅲ-12）[1]。

6．脳循環

脳の質量は体重の2％程度であるが，血液の循環量は心拍出量の15～20％，酸素消費量は全身の20％，ブドウ糖の消費量は全身の25％であり，質量に対して非常に多い。脳は，血流によって運搬された大量の酸素とブドウ糖を取り込んで代謝を行い，二酸化炭素と代謝産物を排泄しながら機能を果たしている。そして，脳細胞は，血流が数分間でも停止して酸素欠乏状態になると，機能が停止する。脳循環は脳の血液循環を意味するが，脳血流を保持することも重要である。

脳は，左右1対ずつの内頸動脈系と椎骨動脈系で養われている。内頸動脈系は大脳の大部分を灌流する血管系で，その源は総頸動脈である。左頸動脈は大動脈弓から直接分岐し，右内頸動脈は大動脈弓から腕頭動脈が分岐し，ここから総頸動脈と鎖骨下動脈が分岐し

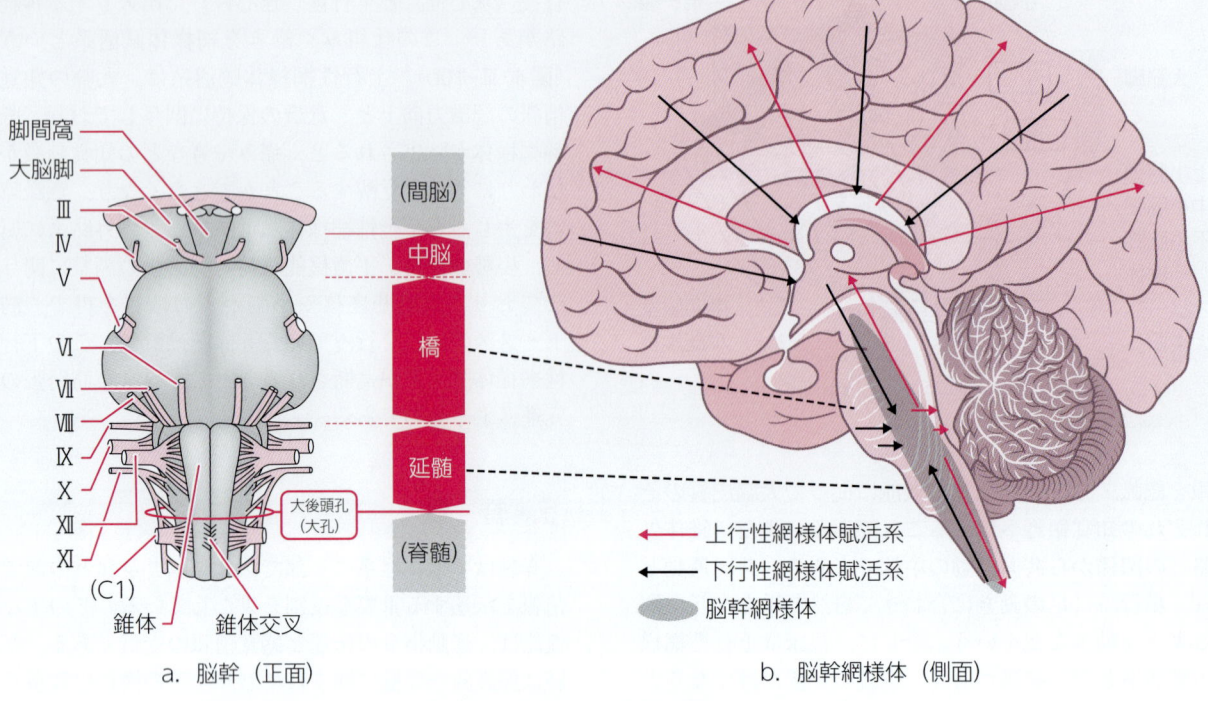

脚間窩
大脳脚
Ⅲ
Ⅳ
Ⅴ
Ⅵ
Ⅶ
Ⅷ
Ⅸ
Ⅹ
Ⅻ
Ⅺ
(C1)
錐体　錐体交叉

(間脳)
中脳
橋
延髄
大後頭孔
(大孔)
(脊髄)

a. 脳幹（正面）

→ 上行性網様体賦活系
→ 下行性網様体賦活系
⬭ 脳幹網様体

b. 脳幹網様体（側面）

図4-Ⅲ-10　脳　幹

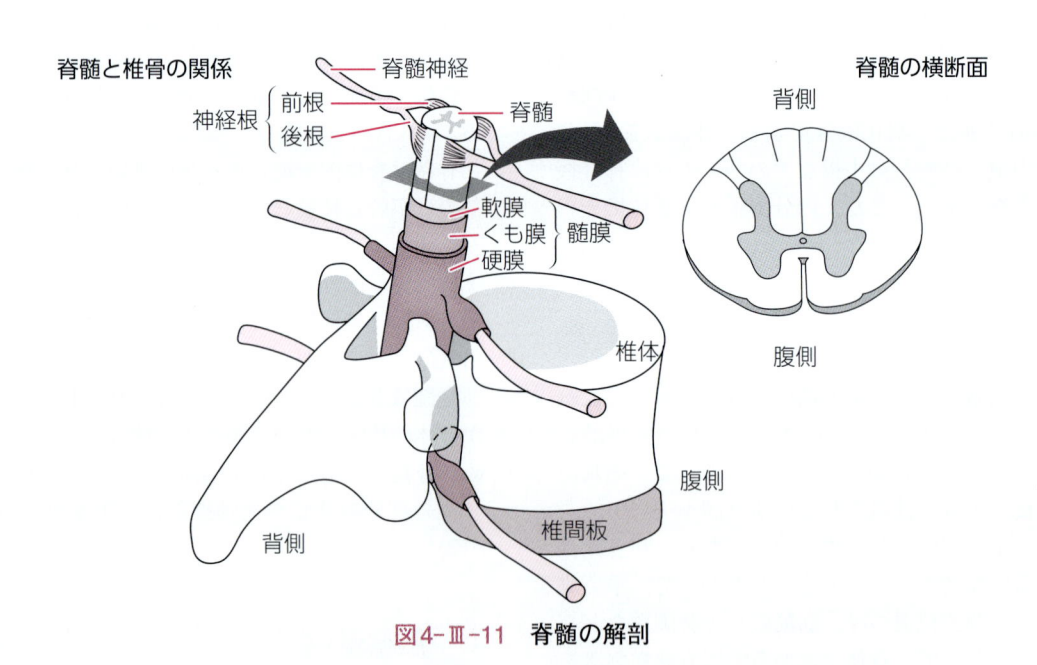

脊髄と椎骨の関係

脊髄神経
神経根｛前根／後根
脊髄
軟膜
くも膜｝髄膜
硬膜
椎体
腹側
背側
椎間板

脊髄の横断面

背側
腹側

図4-Ⅲ-11　脊髄の解剖

ている。頸部を経て頭蓋内に入った動脈は，前大脳動脈，中大脳動脈となって大脳の大部分へ栄養を供給している。椎骨動脈は，頭蓋内に入ると2本が合流して脳底動脈となり，脳幹と小脳への栄養供給を行う枝を出しながら上行し，脳底部で後大脳動脈に枝分かれする（**図4-Ⅲ-13**）。

　脳血流量は，脳灌流圧と脳血管抵抗で調整されている。脳灌流圧とは，血液が脳内を一定の方向に流すための圧差のことである。脳血流量と脳灌流圧，脳血管抵抗の関係は，脳血流量＝脳灌流圧（平均動脈血圧）／脳血管抵抗で表すことができる。したがって，脳血流量は脳灌流圧（動脈血圧）に比例し，脳血管抵抗に反比例することを意味する。この場合，脳血流量は血圧

の変動に影響するが，血圧の変動は日内変動を考えると健常人でも起こり得ることである。そのため，脳には自動調節能があり，生理的な血圧の変動には血流量を一定に保とうという調節が働く。脳血管抵抗についても，脳血流量と同様に自動調節能が働き，健常人も脳血管の収縮・拡張が行われている。

　頭蓋内の病変以外に脳血流量に影響を及ぼすのは，二酸化炭素分圧の上昇，酸素分圧の減少，pHの低下などである。これらの変化により脳血管は拡張して脳血流量を増加させ，これと逆の変化では脳血管は収縮して脳血流量を減少させる。

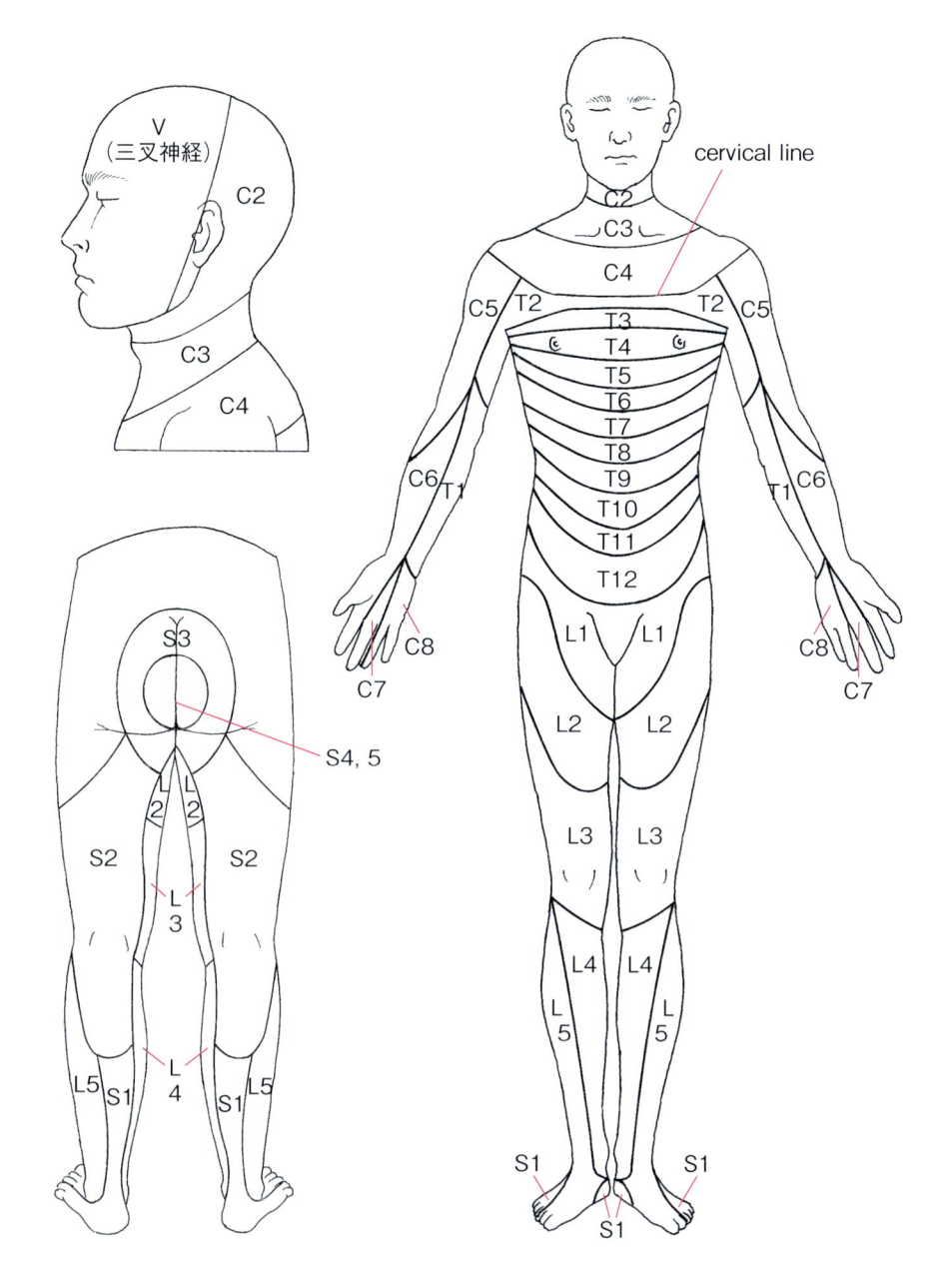

図4-Ⅲ-12　脊髄神経の皮膚知覚分布（デルマトーム）
頭頂部のほぼ正中に三叉神経とC2の境界があり，後頭部以下は各脊髄神経に対応する皮膚分節が尾側に向かって分布する

〔文献1）より引用〕

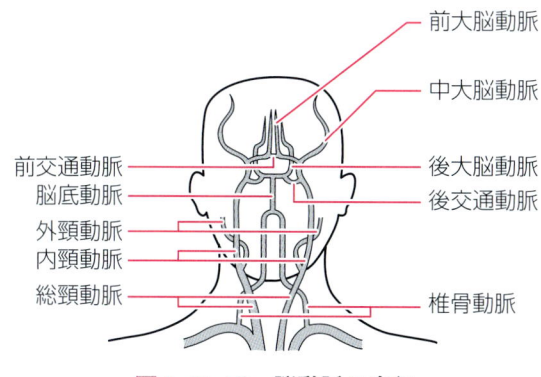

図4-Ⅲ-13　脳動脈の走行

前大脳動脈
中大脳動脈
前交通動脈
脳底動脈
外頸動脈
内頸動脈
総頸動脈
後大脳動脈
後交通動脈
椎骨動脈

7. 脳脊髄液循環

　脳脊髄液の役割は，脳と脊髄の周りを循環し，脳と脊髄を保護するとともに，脳の形状を保持することである。また，脳と脊髄の周りを循環することで老廃物を排泄する役割も担っている。脳脊髄液は，脳室内の脈絡叢で産生・分泌され，側脳室からモンロー孔を通過し，第三脳室から中脳水道を経て第四脳室に至り，そこから頭蓋内・脊髄腔内へと流れ，最終的にくも膜顆粒から吸収され，静脈系に入る（図4-Ⅲ-14）。

　脳腫瘍，脳出血，くも膜下出血，髄膜炎などによって脳脊髄液の循環や吸収が障害されることによって意識障害やさまざまな神経学的異常をきたす。

第**4**章　救急初療看護の系統別フィジカルアセスメント

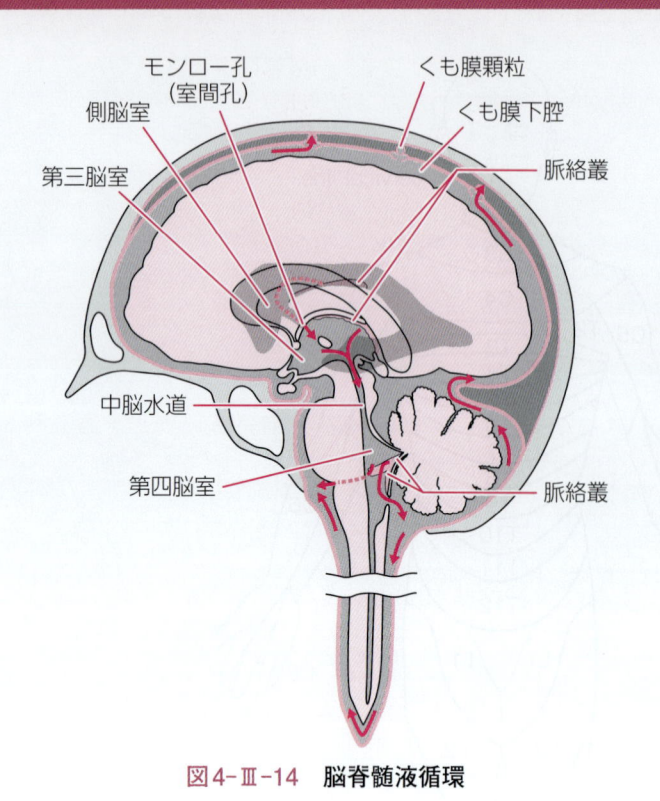

図4-Ⅲ-14　脳脊髄液循環

図4-Ⅲ-15　脳ヘルニア
①大脳鎌下ヘルニア，②テント切痕ヘルニア（鉤ヘルニア），
③上行性テント切痕ヘルニア，④小脳扁桃ヘルニア
〔文献2）より引用・改変〕

表4-Ⅲ-1　脳ヘルニアのタイプ別による症状

脳ヘルニアのタイプ	起こり得る症状
大脳鎌下ヘルニア （図4-Ⅲ-15：①）	脳の片側の病変により，隣接する脳組織が大脳鎌（頭蓋内で大脳半球を分ける膜）の下を通って反対側に圧迫する。圧迫される脳組織の場所と程度によって異なるが，一般的な症状としては，頭痛，麻痺，意識障害，痙攣発作などが生じる
テント切痕ヘルニア （図4-Ⅲ-15：②）	大脳の一部が小脳テント（大脳と小脳を分ける膜の切れ目）を通って中脳を圧迫する。中脳の圧迫によって意識障害，呼吸障害，片麻痺，除脳硬直，瞳孔散大，対光反射消失などが生じる
上行性テント切痕ヘルニア （図4-Ⅲ-15：③）	小脳の一部が上方へ移動し，小脳テントを通って中脳を圧迫する。中脳の圧迫によって意識障害，呼吸障害，片麻痺，除脳硬直，瞳孔散大，対光反射消失などが生じる
小脳扁桃ヘルニア （図4-Ⅲ-15：④）	小脳の扁桃部が頭蓋骨の大後頭孔を通って脊髄の方向に移動し，延髄を圧迫する。延髄の圧迫によって急激な意識障害，呼吸停止が生じる

一次評価における脳神経系のフィジカルアセスメント

＊脳神経のフィジカルアセスメントに必要な観察技術について，eラーニング「手技」でも詳細に解説しているため，本書と併せてeラーニングでの学習（巻末参照）もお勧めする。

1. 脳ヘルニアを見抜く

　脳ヘルニアとは，何らかの原因によって頭蓋内圧が亢進した結果，脳組織が本来あるべき部位から異常な位置へ押し出された状態のことである（図4-Ⅲ-15）[2]。押し出された組織だけでなく，嵌入した先の組織にも異常をきたすため，さまざまな症状を引き起こす（表4-Ⅲ-1）。

　脳ヘルニアを見抜くためのポイントとしては，意識状態とともに瞳孔の観察が重要となる。病変の部位に

もよるが，頭蓋内圧が亢進すると圧を逃がそうと頭蓋内の柔らかい方向，すなわち脳幹方向に圧がかかる。そのため脳神経の中で視神経と動眼神経が最初に障害を受けやすいため，瞳孔不同や対光反射の消失は重要なサインとなる。また，頭蓋内圧亢進症状として，激しい頭痛，悪心・嘔吐，クッシング徴候（後述）が重要なサインとなる。

2. 一次評価のフィジカルイグザミネーションとアセスメント

1）意識レベル

　意識障害は，脳幹・間脳・大脳皮質のいずれかが障害された場合に起こる。

　意識の評価は，意識の程度や意識障害の有無，経時的変化を客観的に評価し，評価者によって意識の評価が異ならないことが重要である。評価で用いられている代表的なスケールは，JCS（Japan Coma Scale）（表

表4-Ⅲ-2　Japan Coma Scale

Ⅰ．刺激しなくても覚醒している状態
　　　1　だいたい清明だが，いまひとつはっきりしない
　　　2　見当識障害がある
　　　3　自分の名前，生年月日が言えない
Ⅱ．刺激すると覚醒し，刺激をやめると眠り込む状態
　　　10　普通の呼びかけで開眼する
　　　20　大きな声，または身体を揺さぶることで開眼する
　　　30　痛み刺激を加え，呼びかけを繰り返すと開眼
　　　　　する
Ⅲ．刺激しても覚醒しない状態
　　　100　痛み刺激に対し，払いのけるような動作をする
　　　200　痛み刺激で少し手足を動かしたり，顔をしか
　　　　　めたりする
　　　300　痛み刺激に反応しない

表4-Ⅲ-3　Glasgow Coma Scale

	開眼（E）	言語音声反応（V）	最良の運動反応（M）
6			指示に従う
5		見当識あり	刺激部位に手足をもってくる
4	自発的に	混乱した会話	正常逃避屈曲
3	音で	発語	異常屈曲
2	身体圧迫刺激で*	発声	異常伸展
1	開眼せず	発声なし	まったく動かず

＊指先，僧帽筋，眼窩下切痕の圧迫

除皮質硬直

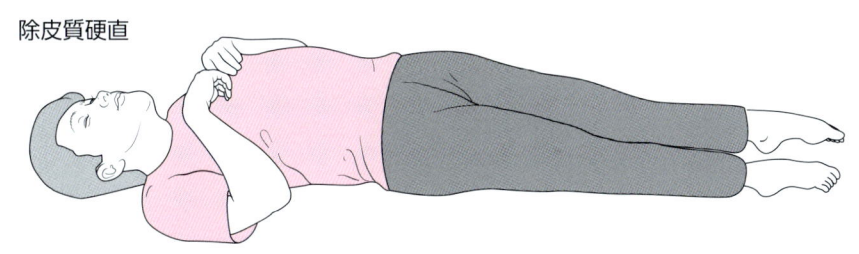

内包・基底核・視床など広範囲な障害 → 必ずしも予後不良ではない

除脳硬直

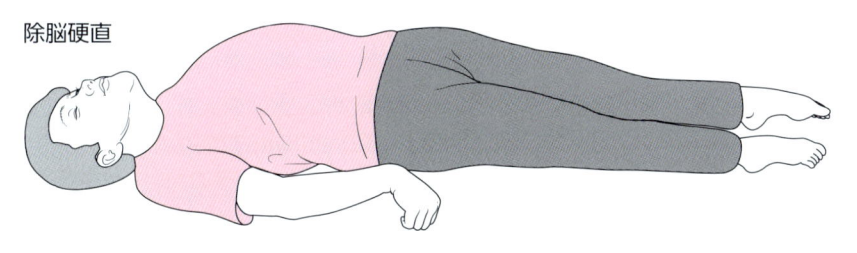

脳幹両側性の障害 → 予後不良である

図4-Ⅲ-16　除皮質硬直と除脳硬直

4-Ⅲ-2），GCS（Glasgow Coma Scale）（表4-Ⅲ-3）である。

　脳ヘルニアが発生すると，脳幹が圧迫され，上行性網様体賦活系に障害が生じ，重度の意識障害に陥る。GCSが8点以下（JCSでⅡ-30以上）の場合は，脳ヘルニアに陥っている可能性が高い。

2）異常肢位

　意識を評価する際の痛覚刺激によって，異常肢位として除皮質硬直や除脳硬直を認めることがある（図4-Ⅲ-16）。除皮質硬直は大脳皮質の広範囲の障害によって生じるのに対して，除脳硬直は脳幹が障害された場合に生じるため，除脳硬直を認める際には脳ヘルニアに陥っている可能性が高い。

3）瞳孔，対光反射；視神経（Ⅱ），動眼神経（Ⅲ）など

　瞳孔を観察するときには，①大きさ，②形，③対光反射を見る（図4-Ⅲ-17）。大きさは，正常の場合は2～4mmで，左右とも同じ大きさである。2mm以下を縮瞳，5mm以上を散瞳と判断する。そして，左右の大き

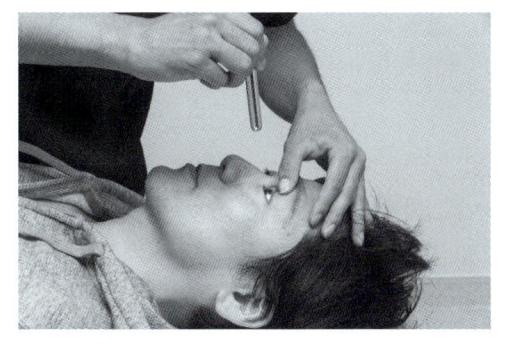

図4-Ⅲ-17　瞳孔径・対光反射

さが異なる場合を瞳孔不同という（図4-Ⅲ-18）。正常な形は，正円形である。ただし，眼科手術を受けたことがある場合は，不正形になっている場合がある。その場合，瞳孔の観察は難しい。また，楕円形に変形している場合は動眼神経の圧迫が疑われ，中脳の病変も考えられる。

　対光反射は，瞳孔に直接光を照射したときに縮瞳する反射のことである。対光反射の求心路（入力系）は

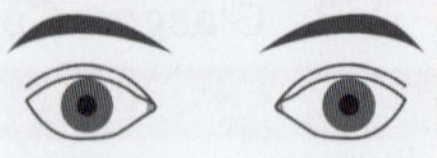	正常径 2〜4 mm	
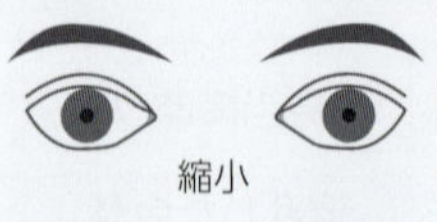 縮小	縮瞳 2 mm以下	• 橋出血の疑い • 両側ともに縮瞳がある場合，視床・視床下部，脳幹，延髄，大脳皮質の障害が疑われる
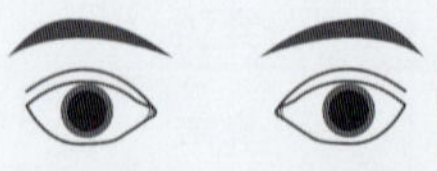	散瞳 5 mm以上	• 痙攣発作時や動眼神経麻痺時に出現する場合もある • 両側ともに散瞳している場合は重篤
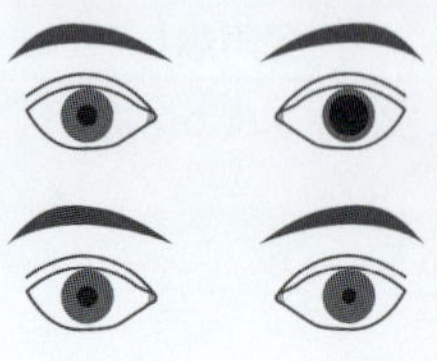	瞳孔不同 瞳孔の大きさに 0.5 mm以上の 左右差がある	• 脳ヘルニアの疑い

図4-Ⅲ-18 瞳孔所見

視神経，遠心路（出力系）は動眼神経の副交感神経成分である。対光反射は，脳神経が支配する部位の損傷の影響を受ける。瞳孔の調節に関与する視神経・動眼神経は，脳幹部のすぐ脇を通っている。脳幹部は生命をつかさどる幹であり，ここが障害されると瞳孔に反映されるため，とても大切な観察ポイントである。したがって，瞳孔に異常がみられる場合は，緊急度が高い疾患である可能性が高いと判断できる。

4）クッシング徴候

急激な頭蓋内圧亢進による血圧上昇と徐脈をクッシング徴候という。

頭蓋内圧が上昇すると，脳血管が圧迫されて細くなるため，循環障害が起きる。しかし，脳灌流圧を一定にする働きとして，交感神経が刺激され心収縮力が増大し，血圧が上昇する。その際に収縮期血圧が上昇するため，脈圧が増大する。そして，血圧が上昇すると代償機能として圧受容体（頸動脈洞と大動脈弓）が刺激され，徐脈が生じる。クッシング徴候は頭蓋内圧亢進の所見であり，この代償機構が破綻すると脳ヘルニアに陥る。

二次評価における脳神経系のフィジカルアセスメント

1. 二次評価の問診とフィジカルイグザミネーション

1）問　診

頭痛と意識障害患者の問診について，そのポイントを解説する。

問診では，SAMPLERやOPQRST（p26参照）に沿って聴取するが，意識障害を伴う場合には患者自身からの聴取が困難であり，家族や関係者などから聴取する。

（1）SAMPLERでのポイント

頭痛や意識障害は突然の発症以外のケースも少なくないが，主訴（S）において発症様式と時間経過は鑑別疾患をあげていくうえで重要な情報となる。内服薬（M）と既往歴（P）では，心疾患や脳梗塞などによって抗凝固薬を内服しているようであれば，頭蓋内出血や不整脈が疑われ，糖尿病で血糖降下薬を内服しているのであれば血糖異常が疑われる。現病歴（E）において頭痛を伴う場合にはOPQRST法を活用することでより精度の高い問診となる。危険因子（R）においては，喫煙歴や飲酒歴，高血圧，糖尿病，脂質異常，肥満，家族歴などの情報は，脳卒中のリスク因子となる。

（2）OPQRSTでのポイント

頭痛を主訴とする患者への問診として重要なことは，二次性頭痛を見逃さないことであり，OPQRSTに沿って問診するとともに，SNOOP[3]に該当する症状がないかどうかを確認していくことが重要となる（表4-Ⅲ-4）[4]。

発症様式（O），時間経過（T）：「突然痛くなった」「数秒でピークに達した」など，急性発症の頭痛は，くも膜下出血，血管の解離などが疑われ，緊急性が高い。

寛解・増悪因子（P）：何をしていたときに症状が出現したのかが重要な手がかりとなる。くも膜下出血や脳出血，髄膜炎，脳炎，脳腫瘍などによる頭痛では，前屈などの対位変換，咳嗽，歩行などによって増悪する。これは頭蓋内圧の亢進によるものである。

痛みの性状・程度（Q）：「ハンマーで殴られたような」「経験したことのない」など激痛を表現するワードではくも膜下出血が疑われる。また，髄膜炎においての疼痛のピークでは激痛を示すため，疼痛の発症様式や時間経過がポイントとなる。

痛みの部位（R）：痛みの部位が後頭部から肩に放散する場合には髄膜炎やくも膜下出血が疑われる。緑内障では目の周りから痛み出す。

随伴症状（S）：嘔気を伴わない突然の嘔吐を認める場合には頭蓋内圧亢進が疑われる。視力障害を合併しているようであれば緑内障を疑う。

表4-Ⅲ-4　SNOOPによる危険症状

S （systemic symptoms/signs）	全身性の症状・徴候（発熱，筋肉痛，悪寒など）
S （systemic disease）	全身性疾患（悪性疾患，免疫不全など）
N （neurologic symptoms/signs）	神経学的症状や徴候（意識障害，麻痺など）
O （onset sudden）	突然の発症（雷鳴頭痛）
O （onset after age）	40歳以降の発症
P （pattern change）	パターンの変化（痛みの種類，間隔，増悪など）

〔文献4）より引用・改変〕

表4-Ⅲ-5　構音障害と失語症の判断ポイント

構音障害	失語症
・声の大きさや質，強さはどの程度か（声） ・鼻に響く共鳴の有無（共鳴） ・発音の誤りは，母音と子音でどのような傾向があるか（構音） ・発話速度や抑揚，発話のリズムはどうか（韻律） ・声，共鳴，構音，韻律を総合し，発話の内容が聞き手にきちんとわかるか，内容がはっきりしているか（明瞭度）	・言われたことへの反応 ・言われた言葉・短文の復唱 ・精神機能・状態 ・あいさつへの反応 ・自分の名前の認識 ・身の周りの物・事柄の理解

表4-Ⅲ-6　運動麻痺の分類

	単麻痺	片麻痺	対麻痺	四肢麻痺
症状	・四肢の一肢だけの麻痺	・一側の上下肢の麻痺	・両側の下肢の麻痺	・四肢すべての麻痺
障害部位の例	①下位運動ニューロン（末梢神経障害も含む）②大脳皮質運動野　など	①内包②大脳皮質運動野　など	①脊髄（胸髄以下）②筋　など	①上位頸髄　など

〔文献5）より引用〕

2）身体所見

（1）言語障害

　救急初療においては言語障害を診断するわけではないため，患者との会話のなかで言語障害を評価する。

　脳神経系の言語障害には，構音障害と失語症がある。

　構音障害は，正しい言葉を選択しているが，声が出にくい，ろれつが回らず正しい発音ができないなどの症状がある言語障害である。つまり，構音障害は，唇や舌，顎，咽頭，呼吸器などの発声発語器官をうまく動かすことができない障害である。

　失語症は，発声発語器官には障害がなく，脳の言語中枢の障害によるものである。したがって，聞き取れない，話せない，相手が言ったことを復唱できない，読み書きができない，物の名前が言えない（呼称できない），計算できないなどの症状がみられる。

　言語中枢の障害は，左脳に障害が起こった場合に多くみられる。左脳に脳血管障害が起きた場合，右半身麻痺に失語症を伴うケースがみられる。また，失語は運動性と感覚性に分かれる。運動性失語は前頭葉のブローカ中枢の障害，感覚性失語はウェルニッケ中枢の障害で起こり，それぞれの働きに応じた症状が現れる。

　構音障害と失語症を判断するためには，症状を観察し，どこに問題があるのかを見極める必要がある（表4-Ⅲ-5）。

（2）運動麻痺

　随意運動は，大脳皮質の一次運動野から上位運動ニューロン（錐体路），そして，下位運動ニューロン，神経筋接合部，筋へ伝わって起こる（図4-Ⅲ-4）。錐体路は，内包後脚，中脳の大脳脚，延髄下部に存在する錐体交叉にて左右の線維が交叉し，下位運動ニューロンに入る。運動麻痺は，これらの過程が障害されることによって起こる。運動麻痺には，単麻痺，片麻痺，対麻痺，四肢麻痺の4つに分類される。障害部位については，大脳皮質や内包後脚，また，下位運動ニューロンによって運動麻痺が生じる（表4-Ⅲ-6）[5]。

　二次評価における運動麻痺の評価は，バレー徴候（図4-Ⅲ-19）とミンガッチーニ試験（図4-Ⅲ-20）にて行う。

　バレー徴候は，上肢と下肢の2つの試験法があり，脳梗塞や脳出血などの頭蓋内病変で陽性反応となる。方法は，手のひらを上にして腕を前方に水平挙上させ，閉眼したままで腕をその位置で保つ。麻痺がある場合は，麻痺側の上肢は回内し，徐々に下降していく。

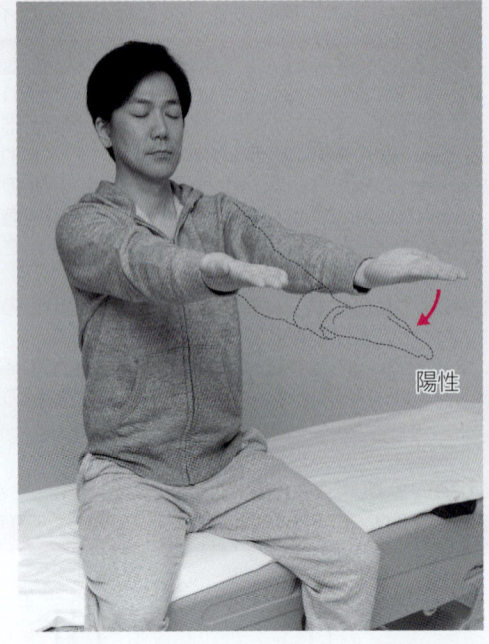
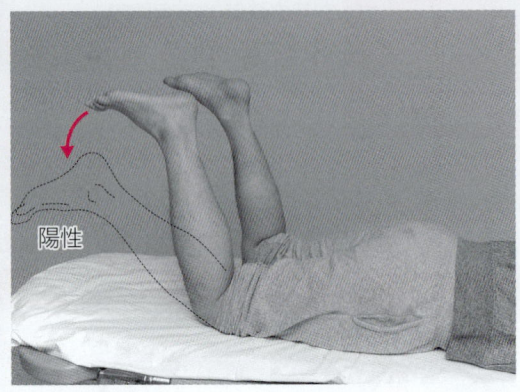

図4-Ⅲ-19　バレー徴候

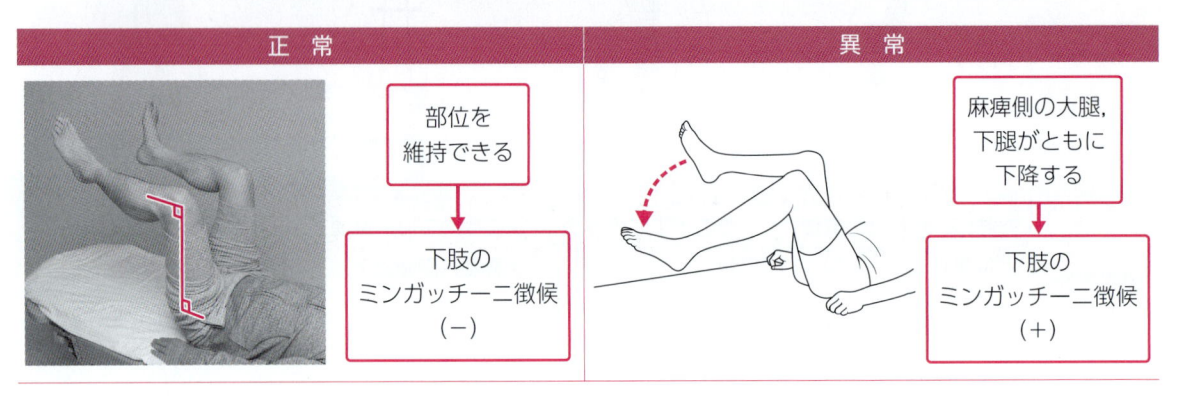

正　常		異　常	
	部位を 維持できる		麻痺側の大腿, 下腿がともに 下降する
	下肢の ミンガッチーニ徴候 （－）		下肢の ミンガッチーニ徴候 （＋）

図4-Ⅲ-20　ミンガッチーニ試験

ミンガッチーニ試験は，背臥位で閉眼し，股関節と膝関節を90°の屈曲位にした肢位を保つ。麻痺がある場合は，麻痺側の大腿と下腿が下降する。

意識障害がある場合にはこれらの方法で評価することができないため，痛覚刺激による運動反応で評価する。

（3）脳神経障害

脳神経障害の評価について解説するが，第Ⅰ～Ⅻ神経のすべてについて網羅的に検査を行うものではない。想起した疾患をルールイン，ルールアウトするために必要な検査を選択し，評価する。ただし，頭蓋内圧亢進症状や脳ヘルニア徴候を認めている場合には，原因検索のための検査を優先する。

①視野の診察；視神経（Ⅱ）

視力，視野，眼底の3点を調べる。

・視　力

視力は，視力表を用いて検査する。視力は，腫瘍による直接圧迫や頭蓋内圧亢進，外傷，感染，炎症や自己免疫疾患などでも障害を受ける。

・視　野

視野は，ベッドサイドでは対面検査を用いる（図4-Ⅲ-21）。検者と患者が向かい合い，指の動きをどの範囲で認識できるかを検査する。障害部位によって特有の視野欠損が生じる（図4-Ⅲ-22）。

・眼　底

眼底は，眼底鏡を用いて視神経乳頭や網膜，血管を観察し，乳頭浮腫やうっ血乳頭などの視神経乳頭の変化から頭蓋内圧亢進の有無を判断する。

②眼球運動；動眼神経（Ⅲ），滑車神経（Ⅳ），外転神経（Ⅵ）

複雑な眼球運動は，動眼神経，滑車神経，外転神経の3つの神経が共同で行っている。そのため，これらの神経はまとめて検査されることが多いが，動眼神経だけは眼球運動以外に眼瞼の挙上や瞳孔反応にも関与しているため，別に検査する。

・眼裂・眼瞼

眼裂・眼瞼は，眼裂の左右差や眼瞼下垂の有無を観察する。眼瞼を挙上するのは動眼神経，眼瞼を閉じるのは顔面神経のため，眼瞼が下垂している場合は動眼神

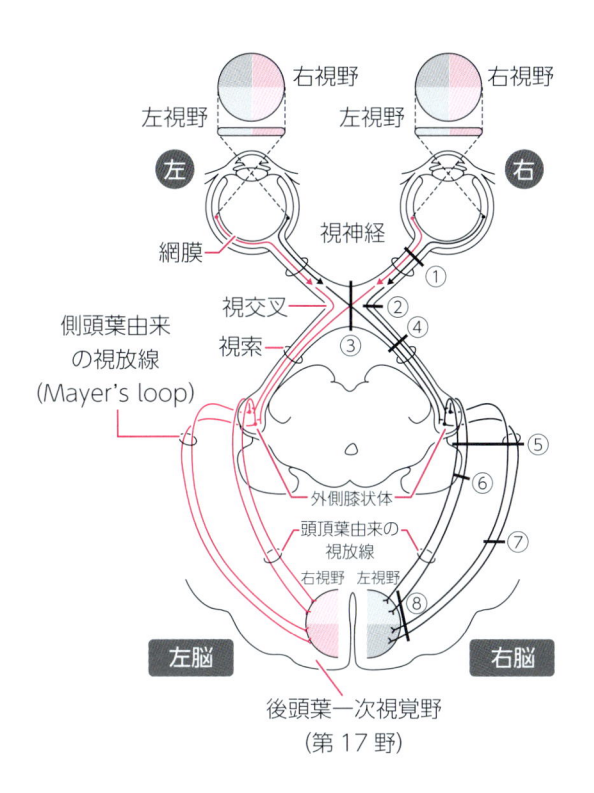

障害部位（右側の場合）と視野欠損の関係			
障害部位	視　野		視野欠損
	左眼	右眼	
① 視神経（右）			右側全盲
② 視交叉右外側			右鼻側半盲
③ 視交叉中央			両耳側半盲
④ 視索（右半球）			左同名性半盲
⑤ 視放線（右半球）			左同名性半盲
⑥ 視放線（右頭頂葉）			左同名性下四分盲
⑦ 視放線（右側頭葉）			左同名性上四分盲
⑧ 右後頭葉（視覚皮質）			左同名性半盲（黄斑回避を伴う）

図4-Ⅲ-22　**視覚路の障害と視野欠損**

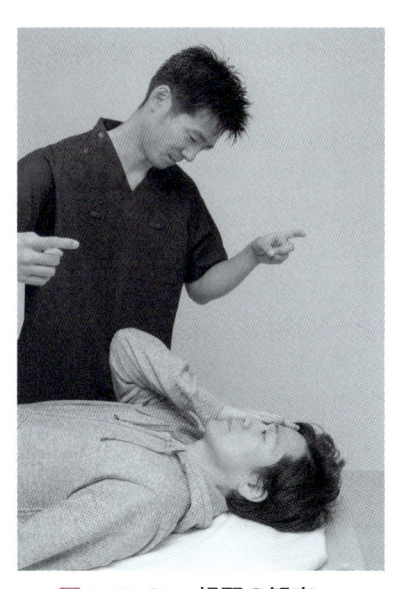

図4-Ⅲ-21　**視野の観察**

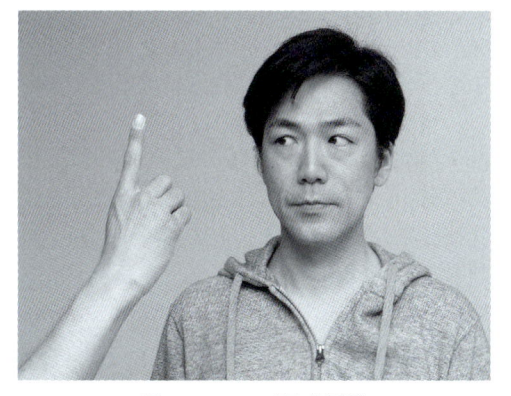

図4-Ⅲ-23　**眼球運動**

経麻痺を，閉眼できない場合は顔面神経麻痺を考える。

動眼神経麻痺は，眼球が下外側を向き，内方視と上・下視ができない。滑車神経は，眼球が正常より上方側に向き，下内方視ができない。頭の位置を変えて視線を調節する特徴がある。外転神経麻痺は，眼球が正常より内側を向き，外方視ができない。

・眼球運動

眼球運動は，検者の指だけを目で追わせ，運動範囲，運動のスムーズさ，眼振の有無を観察する（図4-Ⅲ-23）。眼球運動の異常に，複視がある。複視は，両目で見ると物が二重に見えるが，片目では1つに見える。したがって，複視がある場合は，どの位置で出現

するかを確認する。複視がなくても，垂直方向や側方への眼球運動制限がある場合は，注視麻痺を疑う。

③眼振；前庭神経核，前庭神経（Ⅷ），前庭器官，あるいは中枢神経

眼振は，律動的に動く眼球の不随意運動である。眼振検査は，さまざまな条件下で眼振が起こるかどうかを調べるもので，「注視眼振検査」と「非注視眼振検査」がある。注視眼振検査は，物を注視した状態で眼振の有無を検査する。頭を動かさずに視線を上下左右に動かし，その際に眼振が現れるかどうかを観察する。非注視眼振検査は，物を注視しない状態で眼振が現れるかどうかを観察する。目の焦点が合わないようにするために，フレンツェル眼鏡（図4-Ⅲ-24）を用いて検査する。

眼振が起きている場合は，脳幹部・小脳・前庭神経のいずれかの障害を考える。患者に正面を注視してもらい，眼振が増強するか減弱するかで，中枢（小脳・

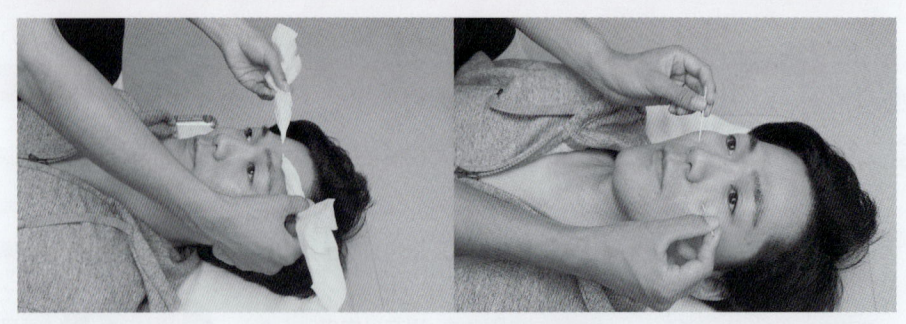

図4-Ⅲ-25　顔面感覚障害

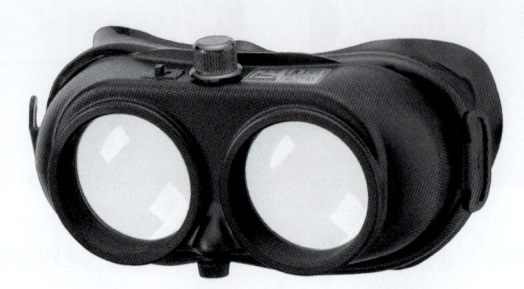

図4-Ⅲ-24　フレンツェル眼鏡
（画像提供：第一医科株式会社）

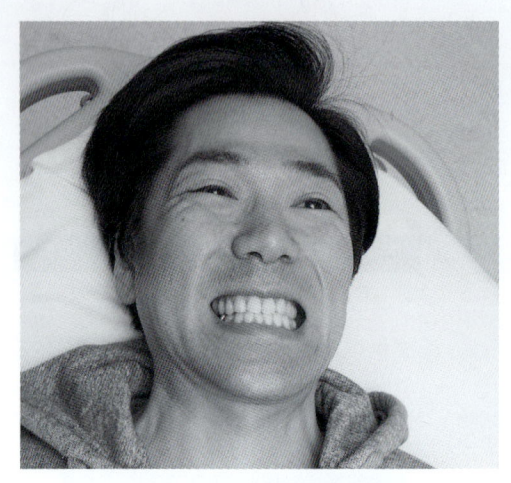

図4-Ⅲ-26　顔面運動神経

脳幹）由来か末梢（前庭）由来かを判別することができる。

前庭系の障害ではめまいが生じるが，これは回転性である場合が多い。また，眼振も前庭系の障害で出現することが多い。

④顔面の感覚；三叉神経（Ⅴ）

三叉神経は，運動神経成分と感覚神経成分を含む混合性脳神経であり，顔面と口腔の感覚を担い，咀嚼筋の運動をつかさどる。顔面の感覚，角膜反射，下顎の運動機能を検査する（図4-Ⅲ-25）。

⑤顔面の運動；顔面神経（Ⅶ）

顔面神経は，顔面表情筋を支配する運動神経，舌の前2/3の味覚をつかさどる特殊感覚神経，外耳周辺部の感覚神経，涙や唾液分泌に関与する副交感神経を含む混合性脳神経である。運動機能検査と味覚検査がある。

運動機能検査は，まず顔が対称性かどうかを観察する。鼻唇溝に注目し，口を尖らせたり歯をむき出しにしたりしてもらう（図4-Ⅲ-26）。顔面神経麻痺がある場合，麻痺側は口輪筋が動かないため口が健側へ歪み，鼻唇溝（ほうれい線）が麻痺側で明らかに浅くなる（図4-Ⅲ-27）。麻痺（非対称性）がある場合は，それが中枢性か末梢性かを鑑別する。その方法として，「目を閉じる」「額にシワを寄せる」両方の動作を行ってもらう。閉眼できなかったり，額のシワが消失していたりする場合は，末梢性の顔面神経麻痺を疑う。

味覚検査は，舌の前2/3に少量の砂糖や塩などを塗り，味覚を調べる。

⑥カーテン徴候；舌咽神経（Ⅸ），迷走神経（Ⅹ）

舌咽神経と迷走神経は，運動と感覚に関係する混合性脳神経で，口蓋と咽喉頭機能と関係している。障害は混合で現れることが多いため，同時に観察する。

軟口蓋・咽頭の観察では，会話時に声が枯れたり鼻に抜けたりしていないか，一語一語の発音が不明瞭ではないかを確認する。そして，口を開けて「アー」と発声してもらい，軟口蓋や口蓋垂の動きを観察する。また，食事や飲水中の様子を観察し，むせなどの嚥下障害の有無を観察する。

片側性の咽頭筋麻痺（舌咽神経障害と迷走神経障害）があると，障害側の軟口蓋は挙上されず，口蓋垂は健側へ偏位する。咽頭後壁のヒダが健側へ偏位する現象は，カーテンが一側に引っ張られている状態に似ているため，カーテン徴候といわれる（図4-Ⅲ-28）。両側性に障害がある場合は，口蓋垂はまったく上がらない。

咽頭機能を評価するために，咽頭（催吐）反射を検査することも必要である。正常であれば舌圧子で咽頭後壁，扁桃部，舌根部などに触れると咽頭筋が速やかに収縮し，催吐反射が現れる。この検査は左右に分けて行い，いずれか一方が欠如しているときは病的である。

⑦胸鎖乳突筋・僧帽筋の観察；副神経（Ⅺ）

副神経は，運動機能しかもたず，胸鎖乳突筋と僧帽筋を支配しており，首の運動をつかさどっている。一側の大脳半球は，同側の胸鎖乳突筋と反対側の僧帽筋を支配しているため，頸部と肩，胸鎖乳突筋，僧帽筋の観察を行う。

頸部と肩を観察するときは，頭位は正常か，胸鎖乳突筋や肩の筋の萎縮の有無，線維束性収縮の有無を観察する。胸鎖乳突筋の観察は，患者の下顎に手を当て，患者に首を回転させる運動をしてもらい，下顎に当て

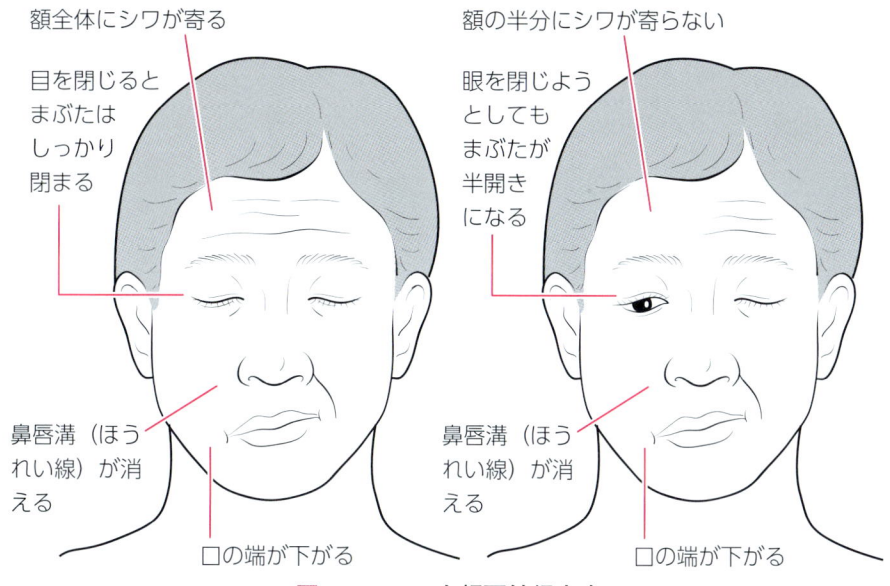

中枢性顔面神経麻痺

特発性末梢性顔面神経麻痺

額全体にシワが寄る

目を閉じると
まぶたは
しっかり
閉まる

鼻唇溝（ほう
れい線）が消
える

口の端が下がる

額の半分にシワが寄らない

眼を閉じよう
としても
まぶたが
半開き
になる

鼻唇溝（ほう
れい線）が消
える

口の端が下がる

図4-Ⅲ-27　右顔面神経麻痺

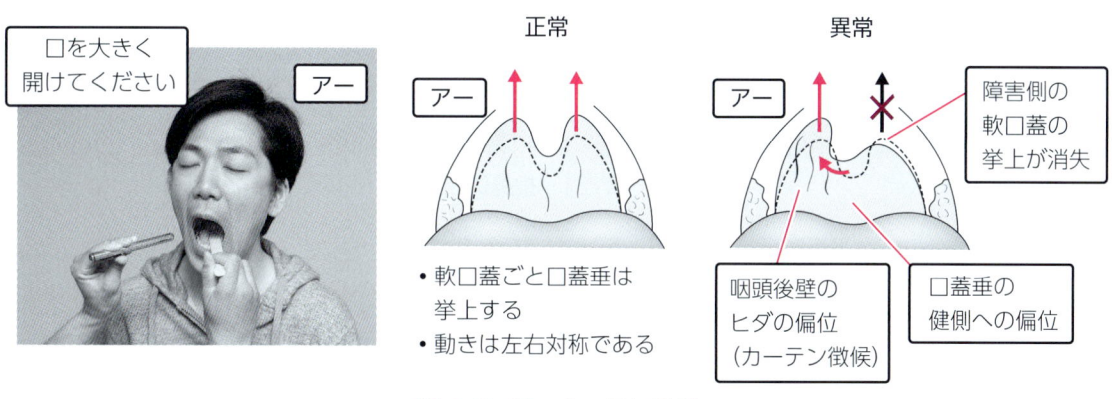

口を大きく
開けてください

アー

正常

アー

・軟口蓋ごと口蓋垂は
挙上する
・動きは左右対称である

異常

アー

障害側の
軟口蓋の
挙上が消失

咽頭後壁の
ヒダの偏位
（カーテン徴候）

口蓋垂の
健側への偏位

図4-Ⅲ-28　カーテン徴候

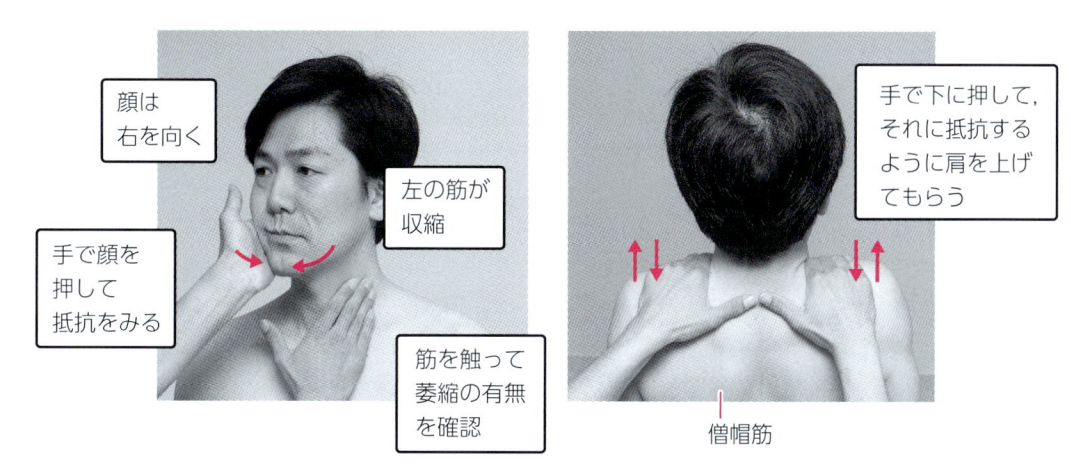

顔は
右を向く

手で顔を
押して
抵抗をみる

左の筋が
収縮

筋を触って
萎縮の有無
を確認

手で下に押して，
それに抵抗する
ように肩を上げ
てもらう

僧帽筋

図4-Ⅲ-29　胸鎖乳突筋・僧帽筋検査

た手の抵抗で麻痺の程度を評価する。

　僧帽筋の検査は，患者の両肩に手を置いた状態で，患者に肩を上げてもらう。麻痺がある場合，検者が少し力を入れると肩を挙上させることが困難になる（図4-Ⅲ-29）。

⑧舌の運動；舌下神経（Ⅻ）

　舌下神経は，舌を動かす機能のみをつかさどっている。障害により舌の運動障害，構音障害が現れるが，舌下神経が単独で麻痺することはまれである。舌を観察し，萎縮や線維束性収縮の有無を観察する。検査するときは，舌を前に突出させ，口腔内から出るか，左

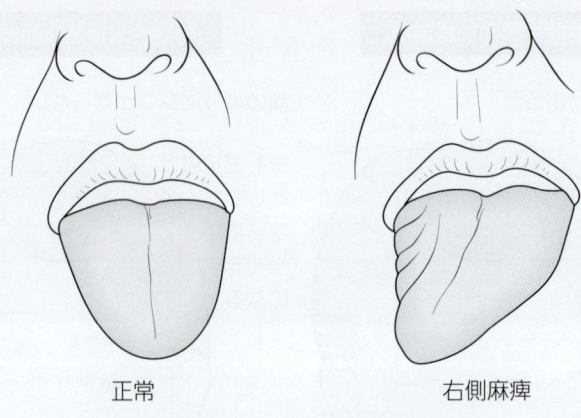

正常　　　　　　　　右側麻痺

図4-Ⅲ-30　舌下神経の検査方法

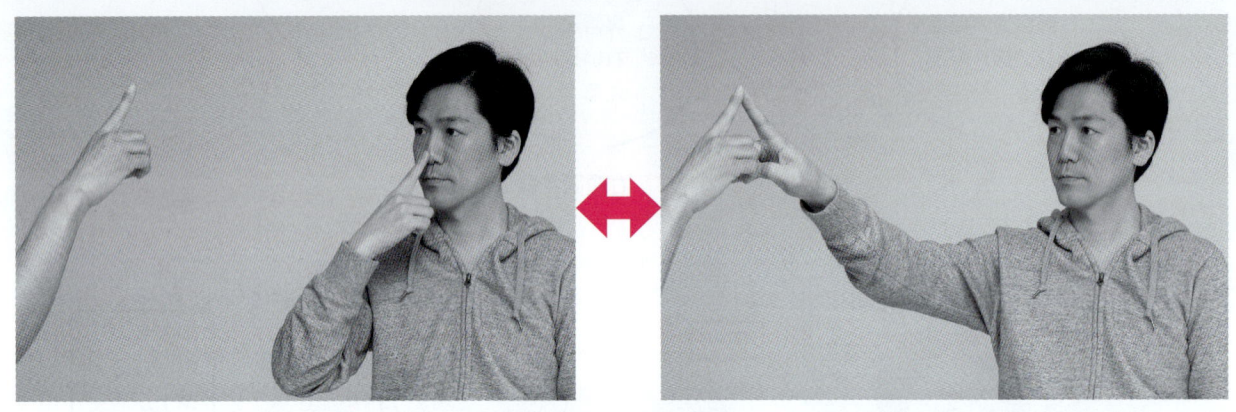

図4-Ⅲ-31　指鼻試験

右一方に傾くかをみる。突出させた舌が左右のどちらかに曲がる場合は，曲がった側が麻痺側となる（図4-Ⅲ-30）。舌が突出できない場合は，両側の舌下神経麻痺が疑われる。

（4）小脳性運動失調

小脳は，さまざまな感覚器からの情報を統合している器官である。小脳は運動神経の調節を行っているため，小脳の障害だけでは麻痺は発生しない。しかし，大脳・脊髄・前庭神経系などと緊密な関係を維持しながら機能しているため，小脳に腫瘍や血管障害，萎縮などの小脳障害が起こると，運動失調をきたす。これは，筋力のコントロールが欠け，反復運動や運動の急速な抑制が不能となる。したがって，小脳の神経学的検査として，四肢の運動失調を観察する必要がある。

①指鼻試験

患者に，「自分の鼻」と「検者の指」に交互に触るように指示する。検者の指は，患者の肘が伸びきる程度の位置に置く。また，1回ごとに指の位置を変えて検査を行うと感度が上がる。失調症状がある場合は，患者の指が検者の指に近づくほど振戦が強く現れる（図4-Ⅲ-31）。

②手回内・回外試験

両上肢を軽く挙上させ，両手を同時に回内・回外してもらう。できるだけ速く行うように指示し，左右の動きの差をみる（図4-Ⅲ-32）。

③膝踵試験

仰臥位になってもらい，患者に一側の足を上げてもらい，上げた足の踵を反対側の膝につけてもらう。母趾を天井に向けるようにして踵を脛骨に沿って足背に向けて滑らせる。踵が足背に達したところで元の位置まで戻す。両足を数回繰り返し実施してもらう。失調症状がある場合は，うまく脛の上を滑らせることができず，踵が脛骨から落ちる（図4-Ⅲ-33）。

（5）髄膜刺激徴候

脳脊髄液に感染が起きたときや出血などで髄膜が刺激されているときに現れる症状で，自覚的な症状としては，頭痛，悪心・嘔吐があり，その他に不穏，痙攣などがみられる。代表的な検査方法を以下にあげる。

①項部硬直

患者を仰臥位にし，患者の後頭部を両手で抱え，ゆっくりと頭部を前屈させ，そのときに受ける手の抵抗で判定する（図4-Ⅲ-34）。明らかな抵抗や患者からの疼痛の訴えがある場合は，項部硬直ありと判断する。

②ケルニッヒ（Kernig）徴候

患者を仰臥位にした状態で，足を片足ずつ持ち上げる（図4-Ⅲ-35）。膝の伸展に抵抗を感じ，135°以上伸ばせない場合を陽性と判断する。

③ブルジンスキー（Brudzinski）徴候

患者を仰臥位にし，患者の後頭部を両手で抱え，ゆっくりと頭部を前屈させたときに股関節・膝関節が自動的に屈曲した場合を陽性と判断する。

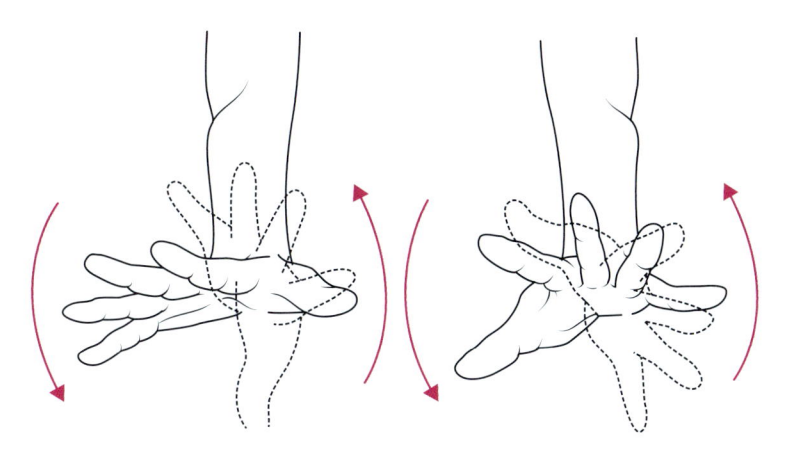

図4-Ⅲ-32　手回内・回外試験

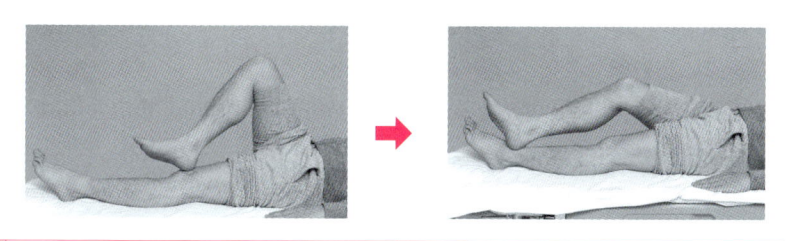

正常	・踵を膝の上に正確，かつスムーズにのせることができる	・脛をスムーズにまっすぐ移動できる
異常	・目標が定まらず，脛からはずれる ・動きがスムーズでない	・運動の速度が一定でない ・軌跡が左右に動揺する

図4-Ⅲ-33　膝踵試験

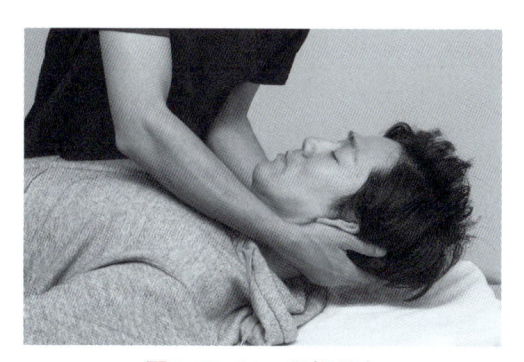

図4-Ⅲ-34　項部硬直

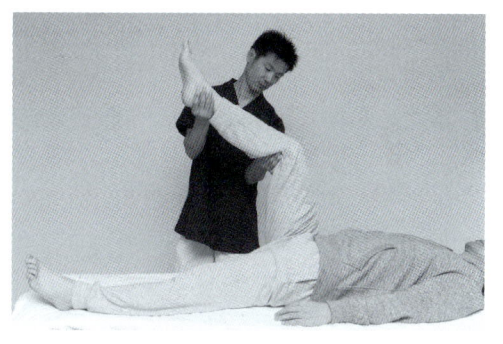

図4-Ⅲ-35　ケルニッヒ徴候

④ネックフレクションテスト（neck flexion test）

直立した状態で頭部を前屈してもらう。屈曲時に抵抗や疼痛があり，下顎が前胸部につかない場合は陽性と判断する。

⑤ジョルトアクセンチュエイション
　（jolt accentuation）

患者自身に頭部を水平に振ってもらう。1～2秒間に2～3回の頻度で左右に振ってもらい，頭痛が増悪する場合は陽性と判断する。

2. 二次評価のフィジカルアセスメント

多岐にわたる脳神経疾患のなかで押さえておくべき疾患として，脳梗塞，脳出血，くも膜下出血，髄膜炎について解説する。

1）脳梗塞
（1）病　態

脳梗塞とは，脳動脈の狭窄や閉塞により，その灌流域に虚血が起こり，脳組織が壊死に陥る病態である。障害部位によってさまざまな神経症状をきたす。病因によって，①アテローム血栓性脳梗塞，②心原性脳塞栓症，③ラクナ梗塞，④その他に分類される。

（2）問診・身体所見のポイント

脳梗塞の症状は，「突然」の片麻痺や感覚障害，言語障害，視野障害などがある。患者の自覚症状と症状出現のタイミングを正確に把握していく。とくに発症時間はきわめて重要であり，血栓溶解療法（rt-PA）は発症から4.5時間以内が適応となる。その他，喫煙歴や飲酒歴，高血圧，糖尿病，脂質異常症，肥満，家族歴などの情報は，脳卒中のリスク因子となるため，

第4章　救急初療看護の系統別フィジカルアセスメント

表4-Ⅲ-7　CPSS（シンシナティ病院前脳卒中スケール）

1．顔面の歪み（歯を見せるように，あるいは笑ってもらう）
- ・正常：顔面の両側が左右対称に動く
- ・異常：顔面の動きが左右非対称

2．上肢挙上（閉眼させ，10秒間上肢を挙上させる）
- ・正常：両側とも同様に挙上，あるいはまったく上がらない
- ・異常：一側が上がらない，または他側に比較して上がらない

3．構音障害（患者に話をさせる）
- ・正常：滞りなく正確に話せる
- ・異常：不明瞭な言葉，間違った言葉，あるいはまったく話せない

※3つの徴候のうち1つでもあれば，脳卒中の可能性が72%

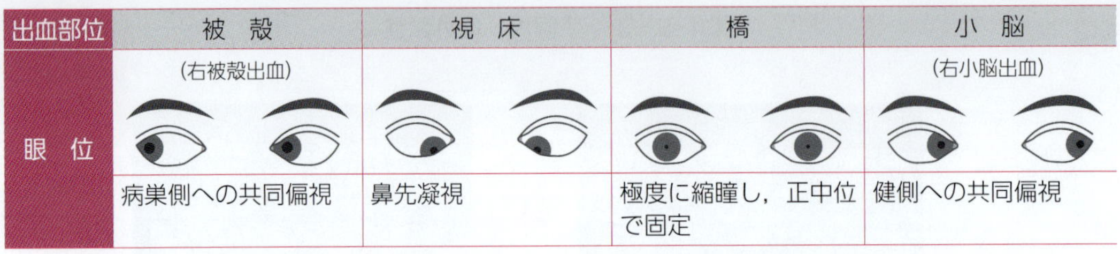

出血部位	被　殻	視　床	橋	小　脳
眼　位	（右被殻出血） 病巣側への共同偏視	鼻先凝視	極度に縮瞳し，正中位で固定	（右小脳出血） 健側への共同偏視

図4-Ⅲ-36　脳出血時にみられる眼位の所見

〔文献7）より引用〕

推論を進めるために必要な情報となる。

　脳梗塞を疑った場合には，スケールを用いて評価していく。評価スケールにはさまざまなものがあるが，評価項目が少なく，比較的高確率で脳卒中の可能性を評価できるスケールとして，CPSS（Cincinnati Prehospital Stroke Scale：シンシナティ病院前脳卒中スケール）（表4-Ⅲ-7）が救急現場で広く活用されている。CPSSは，顔面の歪み，上肢挙上，構音障害の3つの徴候を評価し，1つでも該当項目があれば脳卒中を疑う（感度66%，特異度87%）[6]。

（3）診断につながる検査所見

①MRI検査

　超急性期は拡散協調像で高信号，急性期以降はT2とFLAIR像でも高信号域を認める。

②CT検査

　超急性期は正常またはearly CT sing，急性期以降は低吸収域を認める。

（4）治　療

　①血栓溶解療法（rt-PAまたはウロキナーゼ），もしくは，②血管内治療を行う。

2）脳出血

（1）病　態

　脳出血とは，脳実質内の出血であり，原因はさまざまあるが，主要な原因は高血圧である。出血はどの部位でも起こり得るが，出血を起こす場所によってさまざまな症状を引き起こす。主な出血部位として被殻出血，視床出血，小脳出血，脳幹出血があり，部位によっては意識障害，呼吸障害，循環障害などの重篤な症状を引き起こす。

（2）問診・身体所見のポイント

　問診では，喫煙歴や飲酒歴，高血圧，糖尿病，脂質

異常症，肥満，家族歴などの情報は，脳卒中のリスク因子となるため，推論を進めるために必要な情報となる。また，脳梗塞や心筋梗塞といった既往歴，それに伴う抗凝固薬や抗血小板薬の服用は凝固作用，血小板凝集作用を不活化させるため，これらも脳出血のリスク因子となる。

　脳出血の症状は，「突然」の激しい頭痛，嘔吐，麻痺など，脳出血による頭蓋内圧亢進症状の出現とともに，出血部位に応じた特徴的な眼位を示すため，推論において重要な所見となる（図4-Ⅲ-36）[7]。また，脳梗塞同様にCPSSでの評価も脳卒中か否かを判断するために有用な所見となる。

（3）診断につながる検査所見

　頭部CT検査での診断が第一選択となる。脳出血であれば，脳実質内に高吸収域を認める。

（4）治　療

①脳出血

　手術療法（血腫除去術，内減圧・外減圧）は，皮質下出血，被殻出血，小脳出血は出血量に応じて手術適応となるが，視床出血，脳幹出血は血腫除去術の非適応である（手術適応となるCT上の出血量の目安は，被殻出血31ml以上，小脳出血最大径3cm以上，皮質下出血脳表から深さ1cm以下）。その他に，降圧療法，トラネキサム酸投与を行う。

②脳ヘルニア

　頭蓋内圧降下薬（マンニトールまたはグリセリン）の投与，降圧療法，手術療法（外減圧・内減圧・脳室ドレナージ）を行う。

3）くも膜下出血

（1）病　態

　くも膜下出血とは，くも膜下腔にある動脈から出血

して，脳脊髄液中に血液が混入した状態をいう。くも膜下出血をきたす原因のほとんどが，脳動脈瘤の破裂である。脳動脈瘤が破裂した場合，急激に頭蓋内圧が上昇して，激しい頭痛や悪心・嘔吐，項部硬直などの髄膜刺激症状が出現する。また，頭蓋内圧の上昇により脳灌流が低下することで，意識障害などの頭蓋内圧亢進症状が出現する。さらに，頭蓋内圧が上昇すると，周囲の脳組織を圧迫するようになり，脳幹が圧迫されると死に至る場合もある。くも膜下出血後の病態として，再出血や水頭症，脳血管攣縮などが出現する。再出血と脳血管攣縮は予後不良因子として重要となる。とくに再出血は高率に予後を悪化させる。もっとも再出血が多いのは出血後24時間以内である[8]。また，くも膜下出血後3〜14日に脳血管攣縮が生じる。

（2）問診・身体所見のポイント

「いままで経験したことのない」などと表現される，突然の激しい頭痛が，くも膜下出血を疑う重要な所見となる。また，出血に伴う頭蓋内圧の亢進によって，悪心・嘔吐，意識障害を認めることもある。片麻痺などの局所症状はないことが多い。

くも膜下出血によって髄膜が刺激されることで，髄膜刺激症状を認める。ただし，出血直後では認めないこともある。患者への侵襲は，血圧上昇による再出血のリスクとなるため，所見の確認に執着しないことも重要となる。

（3）診断につながる検査所見
①頭部CT検査
鞍上部周囲のくも膜下腔にヒトデ型の高吸収域を認める。
②MRI検査
CT検査で診断がつかない際に実施される。FLAIR像で高信号を確認できる場合がある。
③髄液検査
CT検査，MRI検査で診断できなかった場合に実施される。急性期では血性髄液を認める。

（4）治　療
手術療法（クリッピング術，コイル塞栓術），降圧療法を行う。

4）髄膜炎
（1）病　態
細菌やウイルスなどにより，中枢神経系を覆う髄膜（くも膜・軟膜）に炎症が生じるものであり，細菌性・ウイルス性・結核性・真菌性・がん性・膠原病性・薬剤性に分類される。これらのなかでとくに緊急性が高い病態としては，細菌性髄膜炎があげられる。細菌性髄膜炎は1週間以内に進行性に悪化し，見逃されると致死的な経過をたどる疾患であり，早期診断，治療が重要である。発熱，項部硬直，意識障害が三徴として知られるが，すべてを満たしていることは少ないことに留意する。発熱，頭痛を伴う嘔吐では必ず考慮すべ

き疾患で，とくに小児では口語により症状を訴えられないことが多く，嘔吐と発熱のみの症状となることもあり，注意が必要である。

（2）問診・身体所見のポイント
細菌性髄膜炎の初期症状は頭痛・発熱・嘔吐などで，一見ただの感冒様症状ととらえがちであるが，進行とともに頭蓋内圧亢進，脳浮腫によって意識障害を認めるようになる。とくに細菌性髄膜炎では1週間以内の経過で急激に症状が出現し，ピーク時の疼痛は「いままで経験したことのない」などと表現される，激しい頭痛を訴える。そのため，問診では症状の出現がいつからなのかを聴取することが重要となる。また，頭痛の部位も重要な所見となる。髄膜炎では髄膜が刺激されることによって，後頭部から肩に放散する特徴がある。さらに，項部硬直などの髄膜刺激症状は診断につながる重要な所見となる。

（3）診断につながる検査所見
①CT検査
占拠性病変，脳ヘルニアの否定を判断する。
②腰椎穿刺（髄液検査）
頭蓋内圧亢進時には禁忌となる。細菌性髄膜炎では，髄液圧上昇，好中球と蛋白の増加，糖の低下がみられる。ウイルス性髄膜炎では，髄液圧上昇，リンパ球と蛋白の増加，糖は正常である。

（4）治　療
抗菌薬または抗ウイルス薬投与，ステロイド投与を行う。

● 文献

1) 日本外傷学会，日本救急医学会監，日本外傷学会外傷初期診療ガイドライン改訂第6版編集委員会編：外傷初期診療ガイドラインJATEC．改訂第6版，へるす出版，東京，2021.
2) 市村健二：脳神経のフィジカルアセスメント．Emer-Log秋季増刊：40-46，2022.
3) Dodick DW：Clinical clues and clinical rules：Primary vs secondary headache. Adv Stud Med 3：S550-S555, 2003.
4) Dodick DW：Clinical clues（primary/secondary）. The 14th Migraine Trust International symposium, London, 2002.
5) 医療情報科学研究所編：病気がみえるvol.7；脳・神経．第2版，メディックメディア，東京，2017.
6) Kothari RU, Pancioli A, Liu T, et al：Cincinnati Prehospital Stroke Scale：Reproducibility and validity. Ann Emerg Med 33：373-378, 1999.
7) 医療情報科学研究所編：フィジカルアセスメントがみえる．第1版，メディックメディア，東京，2017，p233.
8) 日本救急看護学会監，日本救急看護学会『フィジカルアセスメント』編集委員会編：救急初療看護に活かすフィジカルアセスメント．へるす出版，東京，2018.

第4章　救急初療看護の系統別フィジカルアセスメント

Ⅳ 消化器系

┃ フィジカルアセスメントの基礎知識 ┃

消化管は口腔から肛門まで，体内を縦断する長い一連の器官である。口から取り込まれる食物を細かく砕き，栄養物として消化，吸収して最終的に便として肛門より排泄する。消化器系は人体の広い範囲に位置し，部位・臓器ごとにさまざまな役割を果たすため，フィジカルイグザミネーションにおいては解剖を理解し，症状や患者の訴えなどから優先順位を考えて進める必要がある。

消化管の動脈・静脈と神経支配，作用について表4-Ⅳ-1[1] に示す。消化管の起始部である口腔は頭部に位置し，食道は頸部から胸部へ，消化器系臓器は胸部から腹部へ，そして最終開口部である肛門は骨盤部に位置している。胃，腸，肝臓，膵臓，脾臓には，心拍出量のうちの約30％が腹部大動脈の3つの分枝である腹腔動脈（図4-Ⅳ-1），上腸間膜動脈（図4-Ⅳ-2），下腸間膜動脈（図4-Ⅳ-3）より血流供給されている。腸管の血流量は，体循環の血圧の変動からほとんど独立して調整されている。消化が完了する小腸から吸収された物質は，静脈血中を運搬され，門脈を通過して肝臓に入る。そして肝静脈から下大静脈に入り心臓に戻る（図4-Ⅳ-4）。

消化管の運動，分泌，循環は，腸間膜や粘膜下層の神経叢が支配する。腸神経系の活動は，外部からの神経支配の影響の下にある。消化器の神経支配は，主に副交感神経が促進の働きをし，交感神経が抑制の働き

表4-Ⅳ-1　消化管の動脈・静脈

部位		動脈	静脈	交感神経		交感神経の作用	副交感神経		副交感神経の作用
口腔	前腸	大口蓋動脈 舌動脈 下歯槽動脈 下行咽頭動脈 下甲状腺動脈 食道動脈	大口蓋静脈 舌静脈 下歯槽静脈 咽頭静脈叢 下甲状腺静脈 奇・半奇静脈	C1	上顎神経節 →口腔腺	**消化管** 外縦筋・内輪筋：運動性↓ 括約筋：収縮	Ⅶ→顎下線 Ⅸ→耳下線		**消化管** 外縦筋・内輪筋：運動性↑ 括約筋：弛緩
咽頭				T1〜4		腺：分泌↓			腺：分泌↑
食道				T5〜T9	大内臓神経 / 内臓神経節	**脾臓の被膜**：収縮	迷走神経背側核	迷走神経Ⅹ	**脾臓の被膜**：作用なし
胃	腹腔動脈	左胃動脈 右胃，左・右大網動脈 上膵十二指腸動脈	左胃静脈 右胃，左・右大網静脈 門脈		腹腔神経節	**肝臓** グリコーゲン分解：糖新生			**肝臓** グリコーゲン合成
十二指腸									
空腸	中腸	上腸間膜動脈	上腸間膜静脈	T10 T11	小内臓神経	**膵臓** 内分泌系：インスリン分泌↓ 外分泌：膵液分泌↓		膵臓	**膵臓** 内分泌系：作用なし 外分泌：膵液分泌↑
回腸		下膵十二指腸動脈 空腸動脈 回腸動脈 回結腸動脈 →虫垂動脈 右結腸動脈 中結腸動脈	→門脈 ←空腸静脈 ←回腸静脈 ←回結腸静脈 ←右結腸静脈 ←中結腸静脈		上腸間膜動脈神経節				
盲腸									
上行結腸				T12	最下内臓神経	**膀胱**			**膀胱**
横行結腸									
下行結腸	下腸間膜動脈	左結腸動脈 S状結腸動脈 上直腸動脈	左結腸静脈 S状結腸静脈 上直腸静脈		腰内臓神経	排尿筋：弛緩 機能的膀胱括約：収縮	S2〜S4	骨盤内臓神経	排尿筋：収縮 機能的膀胱括約筋：弛緩
S状結腸				L1〜L4	下腸間膜動脈神経節	**動脈**：血管収縮 **副腎（髄質）**：アドレナリン放出		骨盤内臓壁内神経節	**動脈**：作用なし **副腎（髄質）**：作用なし
直腸	後腸	内腸骨動脈	内腸骨静脈						
		中直腸動脈 下直腸動脈	中直腸静脈 下直腸静脈						
肛門上部									

〔文献1）を基に作成〕

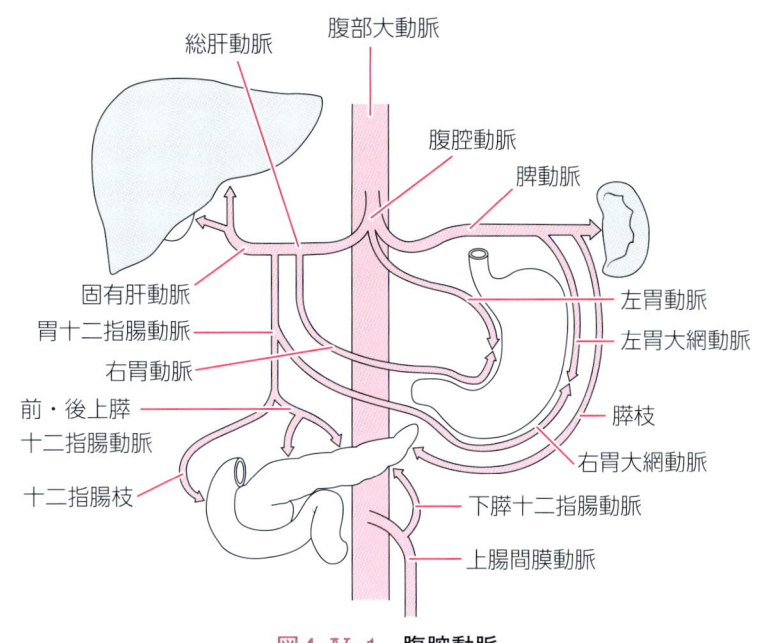

図4-Ⅳ-1　腹腔動脈

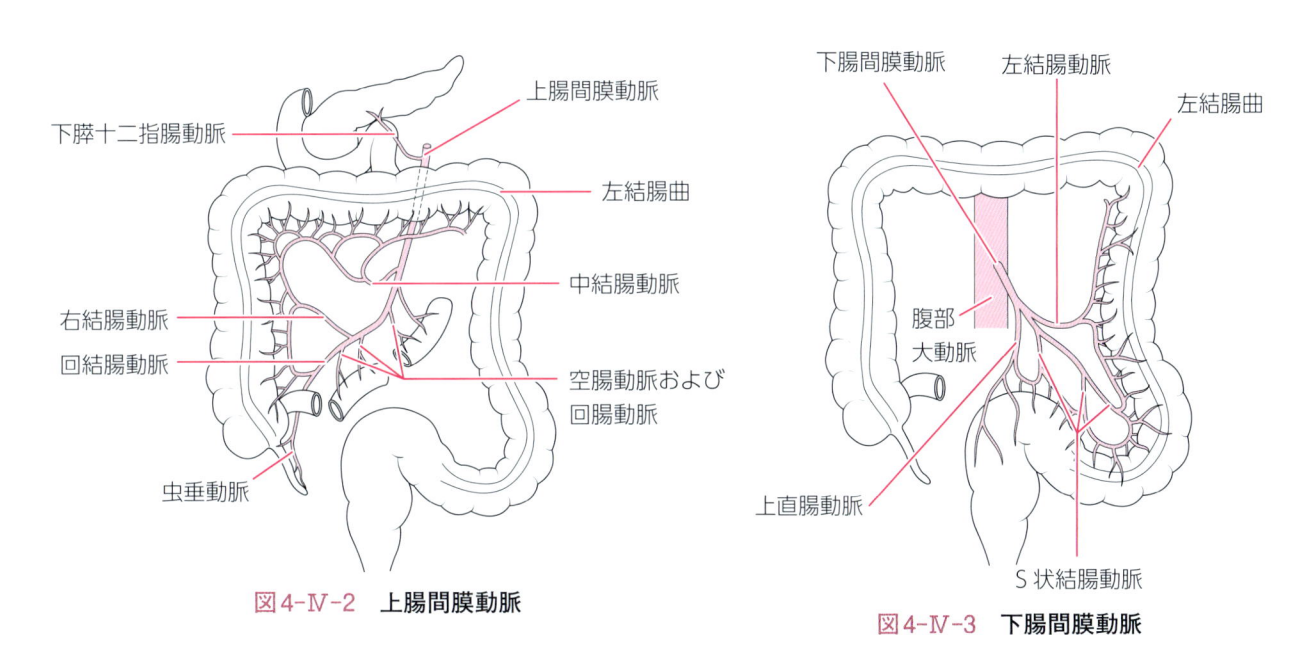

図4-Ⅳ-2　上腸間膜動脈

図4-Ⅳ-3　下腸間膜動脈

をする。消化管の外部からの神経支配には，副交感神経系と交感神経系があり，副交感神経系では広く脳神経支配を受け，食道下部から横行結腸2/3までは迷走神経が支配しているのが特徴である。

二次評価における消化器系の問診とフィジカルイグザミネーション

＊消化器のフィジカルアセスメントに必要な観察技術について，eラーニング「手技」でも詳細に解説しているため，本書と併せてeラーニングでの学習（巻末参照）もお勧めする。

　消化器系のフィジカルアセスメントは，口腔周辺から腹部全体を経て直腸・肛門までを系統的に評価する。しかし救急初療看護では，実際に生じている症状に焦点を当て，緊急度や重症度を判断していくこととなる。また，腹部臓器は刺激によって反応しやすく蠕動運動に影響を及ぼすため，腹部の診察は原則的に視診→聴診→打診→触診と刺激の低い順序で行い，疼痛のある部位は最後に行うようにする。腹部症状は，多くの臓器，疾患が関連するため速やかに鑑別を進めるためには，自覚する症状について問診で詳細を得るとともに，症状の部位からの推論も重要である。

　腹部の診察は，4つもしくは9つの境界域に分けて行う（図4-Ⅳ-5）。4分割の場合，胸骨中央からの垂線と臍部で直角に交わる線によって分ける。9分割の場合，肋骨弓下縁と上前腸骨棘を基準に引いた2本の横線を，左右それぞれ垂直に下ろした鎖骨中線で分けられる。それぞれの区画のなかにどの臓器が位置しているかを考えながら，アセスメントを進める。

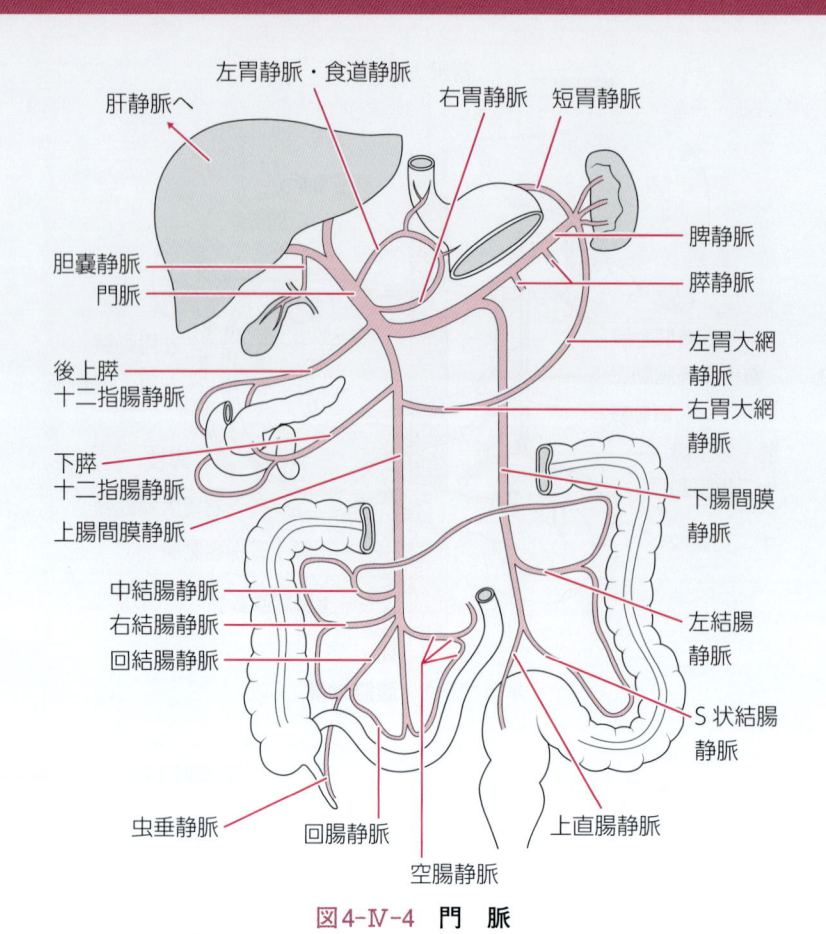

図4-Ⅳ-4　門　脈

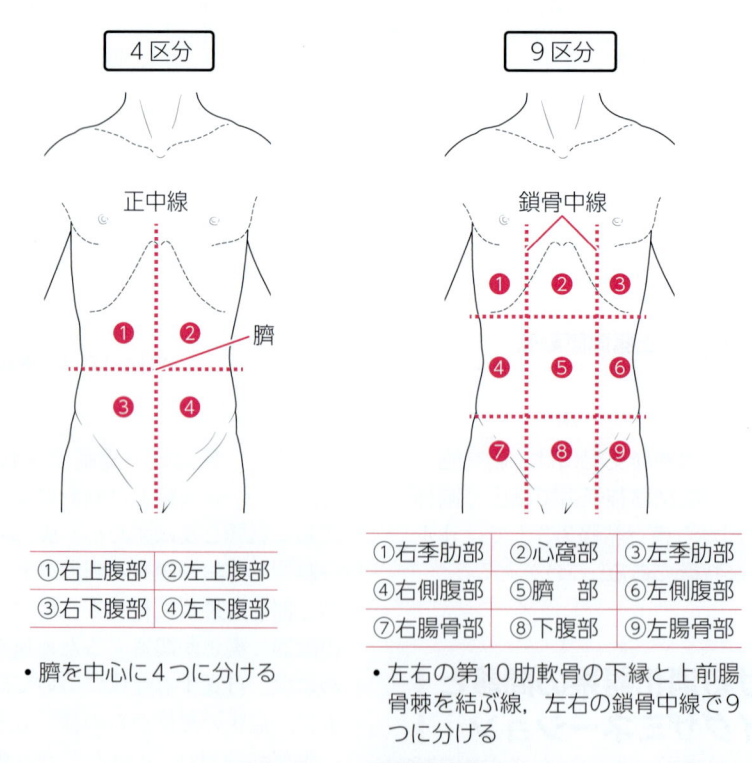

図4-Ⅳ-5　腹部体表区分

4区分

正中線

臍

①右上腹部	②左上腹部
③右下腹部	④左下腹部

・臍を中心に4つに分ける

9区分

鎖骨中線

①右季肋部	②心窩部	③左季肋部
④右側腹部	⑤臍　部	⑥左側腹部
⑦右腸骨部	⑧下腹部	⑨左腸骨部

・左右の第10肋軟骨の下縁と上前腸骨棘を結ぶ線，左右の鎖骨中線で9つに分ける

1. 問　診

　救急来院する患者は，すでに何らかの症状や徴候が出現しているため，そのサインを手がかりとして，優先的に診察する領域を判断しつつ，問診で得られる情報を組み合わせて身体所見を取っていく。網羅的な問診方法は，患者の基本情報を聴取するためのSAMPLERや症状の経過を把握するためのLQQTSFAやOPQRSTなどがある（p26参照）。消化器に関する問診においてはまず腹痛が代表的な症状である。

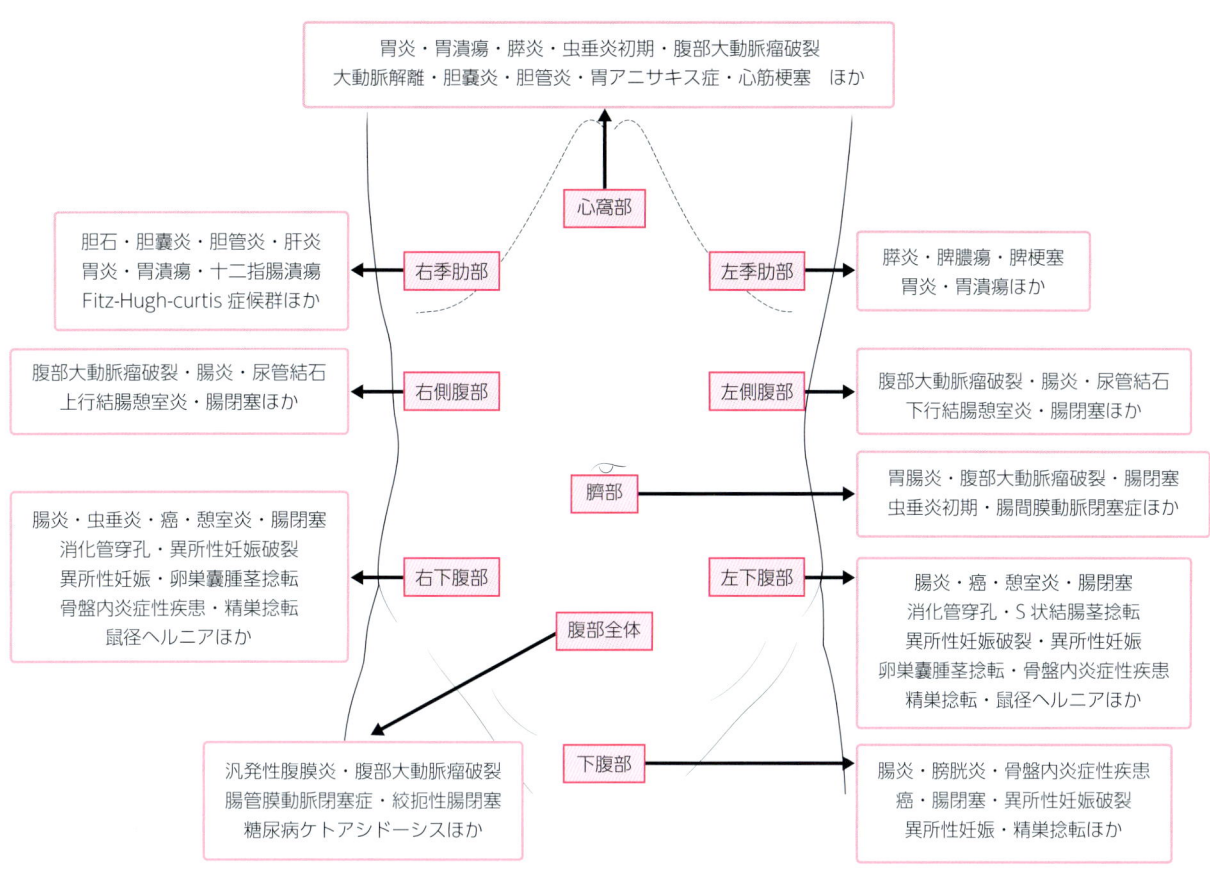

図4-Ⅳ-6　腹痛部位から考えられる疾患

表4-Ⅳ-2　見逃してはならない疾患の発症機転と病因

発症機転	病　因	疾患名
突然発症	破れる	腹部大動脈瘤破裂，食道破裂，消化管穿孔
	詰まる	急性心筋梗塞，上腸間膜動脈血栓症，尿管結石
	捻れる	精巣捻転，卵巣茎捻転，S状結腸捻転
	裂ける	大動脈解離
徐々に発症	炎症	急性膵炎，急性胆嚢炎，急性胆管炎，急性虫垂炎，腹膜炎

〔文献2）を参考に作成〕

1）腹　痛

腹痛とは，腹部に生じる痛みの総称である。腹痛は，消化器疾患だけでなく，循環器疾患や精神疾患までその原因は多岐にわたる。そのため，見逃してはならない疾患を見逃さないよう情報を集める必要がある。

腹痛の部位（location/region）を特定することで，どのような臓器があるか，どのような疾患が隠れているかを推測することができる（図4-Ⅳ-6）。大まかな考え方として，上腹部痛か，下腹部痛か，全般的な痛みなのかを判断する。上腹部痛みの場合は，循環器系の疾患である心筋梗塞や腹部大動脈瘤破裂，大動脈解離などを見逃さないようにする。また，虫垂炎の初期は，心窩部痛となることがあるので注意する。全般的な痛みとしては，消化管全体の障害である腸閉塞や腸管虚血，その他に腹部大動脈破裂，糖尿病ケトアシドーシスがある。

腹痛の部位を特定しながら，見逃してはならない疾患を絞り込み，さらに，発症機転（onset）を確認する。「突然に」生じた腹痛では，「破れる」「詰まる」「捻れる」「裂ける」といった緊急度の高い疾患を想起することができる。腹痛が生じる「破れる」「詰まる」「捻れる」「裂ける」で想起できる疾患を表4-Ⅳ-2[2]）に示す。また，徐々に痛みが強くなる，もしくは，波があるような痛みについては，炎症が起きている疾患を予測することができる。

腹痛は，内臓痛，体性痛，関連痛の3つに分類される。内臓痛は，周期的・間欠的な痛みであり，管腔臓器の攣縮や進展・拡張による痛みである。鈍い痛みであり，痛みの部位がはっきりしない特徴がある。体性痛は持続的な強い痛みが生じ，鋭い痛みが特徴としてあげられる。これは，臓器の外膜から壁側腹膜へ炎症が波及した「腹膜炎」を起こしている可能性があり，緊急度が高い状態である（表4-Ⅳ-3）。このように，痛みの寛解，増悪（pallative & provoke），痛みの性状

表4-Ⅳ-3　腹痛の分類

分　類	内臓痛	体性痛	関連痛
発生機序	・消化管の急激な伸縮による ・管腔の筋，漿膜や，臓器の被膜の伸展や急激な収縮，圧迫などにより生じる ・平滑筋が分布する臓器（消化管，胆管，尿管，卵管）の平滑筋攣縮による疝痛（重度内臓痛）を生じることもある	・消化管穿孔などにより壁側腹膜，腸間膜，横隔膜の炎症や感染が生じて起こる	・内臓痛を伝達する神経線維が通る脊髄内で，同じく通っている皮膚の痛覚を伝達する神経線維が刺激されて起こる
特　徴	・痛みの部位がはっきりしない鈍い痛み ・広い範囲で間欠的に現れる痛み ・緊急性が低く，緊急手術などの可能性は低い ・悪心・嘔吐，冷汗を伴う ・体動によって緩和，軽快する ・疝痛になると差し込むような痛みで，筋性防御を伴う場合もある	・痛みの部位がはっきりしている鋭い痛み ・指で示せる限局した部位の痛みが持続する ・緊急性が高く，緊急手術などの可能性が高い ・体動で痛みが悪化する ・筋性防御，反跳痛（腹膜刺激症状）を示す	・皮膚の一定の場所に限局して現れ，疾患臓器の特定に役立つ* ・疾患臓器と疼痛部位が離れている場合を放散痛という ・触診しても疼痛は増強しない

*関連痛と主な疾患
・左肩に放散する上腹部痛：急性膵炎，横隔膜下膿瘍，心血管疾患
・右肩に放散する右上腹部痛：肝胆疾患，横隔膜下膿瘍，心血管疾患
・背部痛を伴う腹痛：後腹膜臓器疾患，心血管疾患
・上腹部鈍痛から移行し右上腹部に限局する疼痛：急性虫垂炎

表4-Ⅳ-4　下痢の種類

原　因	特　徴
浸透圧性下痢	浸透圧の高い食物や，吸収しにくい食物（人工甘味料やマグネシウム塩，硫酸塩，リン酸塩，クエン酸塩など）の摂取による。腸が水分を吸収するよりも，水分を腸管腔へ引き寄せる力のほうが高い状態により起こる
分泌性下痢	バクテリア毒素，ホルモンの影響が原因で，腸液など消化管粘膜からの分泌が亢進して，便中の水分が増加する
滲出性下痢	腸の炎症により，腸管壁の透過性が亢進し血液成分や細胞内の液体が滲み出し，便中の水分が増加する。さらに，腸の吸収能が低下して便中水分が多くなる結果，下痢となる
蠕動運動性下痢	過敏性腸症候群，甲状腺機能亢進症などによって腸管の蠕動運動が亢進し，食物が急速に腸を通過するために水分吸収が不十分なまま便として排泄される

（quality），そして，痛みの強さ（quantity）は予測した疾患を検証するうえで重要な情報であり，また，一般的に痛みの強度は重症度に比例するといわれている。

随伴症状（associated symptoms）を聴取することでも，疾患予測を進めることができる。腹痛に伴い下痢があるときには蠕動運動が低下しておらず，腸炎の症状と考えられる。便秘がある場合には蠕動運動が低下している可能性がある。嘔吐によって腹痛の軽減がある場合には腸閉塞の可能性がある。嘔吐しても改善しない場合には絞扼性腸閉塞の可能性がある。

最後に時系列（timecourse）である。腹痛の発症までの経過や，腹痛発生からの経過を確認し，情報を集める。

消化器に関連したその他の問診のポイントとして，下痢・便秘，悪心・嘔吐，吐血・下血がある。

2）下痢・便秘

下痢とは，便中の水分の量が増え，便が通常の硬さを保てなくなった状態のことである。消化管内の水分は主に空腸と回腸で吸収され，正常であれば便中に含まれる水分は1日100g程度である。何らかの原因で水分の吸収が行われないと下痢が生じる。下痢には主に4つのタイプがある（表4-Ⅳ-4）。

便秘とは，大腸内に便が長時間貯留し，排便に困難を感じる状態をいう。正常な排便は，1日に3回から1週間に3回程度と個人差が大きく，便秘の基準も人によって異なる。便秘の原因と考えられる疾患を表4-Ⅳ-5に示す。

問診においては，普段の排便状況と緩下剤や手術歴などの聴取を行い，腸蠕動運動の程度を推測するのに役立てる。

3）悪心・嘔吐

悪心とは，多くは嘔吐の前駆症状として生じ，唾液の過剰分泌や徐脈などの迷走神経刺激症状を伴う前胸部や心窩部の不快感である。

嘔吐とは，胃内容物を吐き出す運動であり，悪心を伴うことが多い。嘔吐は延髄の網様体にある嘔吐中枢

表4-Ⅳ-5　便秘の原因

疾　患	原　因
機能的イレウス	腹腔の外科的侵襲や外傷，腹膜炎によって腸の蠕動が麻痺して通過障害が生じる
腸閉塞	腸管腔内物（異物，回虫，胆石など），腸管壁内物（腫瘍，憩室，狭窄，血腫，感染症など），腸管壁外物（妊娠，癒着，ヘルニア，腸捻転，腫瘍，嚢胞など）による通過障害
弛緩性便秘	大腸を動かす筋肉の萎縮や運動不足などによって，蠕動運動が低下して生じる
心因性反射障害	正常では直腸に便が到達し，直腸が伸展すると肛門は弛緩して排便となるが，反射的に肛門括約筋が緊張して排便を阻む
神経因性，筋原性閉塞	消化管神経節の神経障害による大腸の異常拡張，肛門括約筋の持続的な痙攣をきたす疾患や，神経脊髄損傷による腸管反射阻害，薬物が原因の腸管麻痺などによる通過障害
低繊維食品	腸管の運動は腸管内の容積に比例する。摂取する食物の体積が少ないと，腸に届く食物の容積が小さいため，腸管の運動も少なくなる

表4-Ⅳ-6　嘔吐の種類

中枢性嘔吐	反射性（末梢性）嘔吐
・化学受容器引金帯刺激 　薬物：モルヒネ，抗がん薬など 　内分泌疾患：尿毒症，糖尿病，妊娠悪阻など 　毒物：ニコチン，ガスなど 　感染症：敗血症など 　低酸素血症など	・消化器疾患 　胃腸疾患：急性虫垂炎，食中毒など 　消化管通過障害：腸閉塞，腸重積など 　腹膜疾患：腹膜炎など ・泌尿器疾患：尿路結石，腎盂腎炎など
・嘔吐中枢の直接刺激 　頭蓋内圧亢進：脳腫瘍，髄膜炎など 　心因性嘔吐：精神的なストレスによる	・循環器疾患：狭心症，うっ血性心不全など ・内耳疾患：メニエール病や乗り物酔いなど

および第四脳室にある化学受容器引金帯が刺激されることで生じる。

嘔吐はその原因から，「中枢性嘔吐」と「反射性（末梢性）嘔吐」に分類される（表4-Ⅳ-6）。中枢性嘔吐は中枢への直接刺激により生じる嘔吐であり，反射性（末梢性）嘔吐はさまざまな末梢刺激が求心性迷走神経を刺激して生じる嘔吐である。

嘔吐が続くと，栄養不良や脱水のみならず，胃液の喪失による代謝性アルカローシス，高アルドステロン血症が引き起こされる。また，嘔吐行為によるマロリーワイス症候群，胃破裂，嘔吐物による歯牙損傷，口腔粘膜損傷，誤嚥性肺炎などの合併症のリスクが生じる。

4）吐血・下血

吐血とは，消化管より出血した血液の排出，もしくは吐物に血液が混入することをいう。吐血の出血原はトライツ靱帯より口側の消化管出血によって起こることが多く，頻度が高い疾患は，胃・十二指腸潰瘍，食道静脈瘤，マロリーワイス症候群などである。血液は胃液によってヘマチン化され，黒褐色あるいは暗赤色を呈する。血液が胃酸と接する時間が長いほど黒色に近づき，コーヒー残渣様の吐血となることもある。出血量が多くなることや，食道静脈瘤，マロリーワイス症候群など胃液と接触しにくい病態では，鮮紅色の吐血となる。

下血とは，消化管より出血した血液の排出，もしくは便に血液が混入することをいう。黒色便またはタール便は，上部消化管からの出血を示唆する所見である。血便となった場合は，下部消化管からの出血であ

ることが多いが，腸管内に長く停滞した場合には黒色となることもある。

5）黄　疸

黄疸とは，血漿ビリルビンが増加し，全身の皮膚や眼球結膜に過剰に沈着した状態をいう。黄疸は，肝前性，肝性，肝後性に分類される。

肝前性黄疸では，溶血，赤血球異常産生，血腫の吸収などによるビリルビン産生の増加に肝臓の処理能力が追いつかないことが原因で起こる。

肝性黄疸では，①ビリルビン輸送・抱合障害（毒物，感染による肝細胞障害），②ビリルビン抱合因子の欠損・抑制（新生児，ステロイドの影響など），③ビリルビン分泌の障害（先天性，薬物の影響など）などが原因で起こる。①，②では尿中ビリルビン濃度が上昇し，尿が黄色になる。

肝後性黄疸では，胆石，腫瘍，胆管炎などによる肝外胆管閉塞のための胆汁分泌障害が原因で起こる。この場合，ビリルビンが腸管に排泄されないため，便は灰白色となる。

2. 視　診

腹部の視診を初療室で行う目的は，腹部の状態から，消化・吸収・代謝に関する状態を把握することである。視診で確認する項目は，①姿勢，②外皮の状態，③腹部の形態，④静脈怒張，⑤心窩部拍動，⑥口腔内の状態，⑦肛門周囲の状態である。

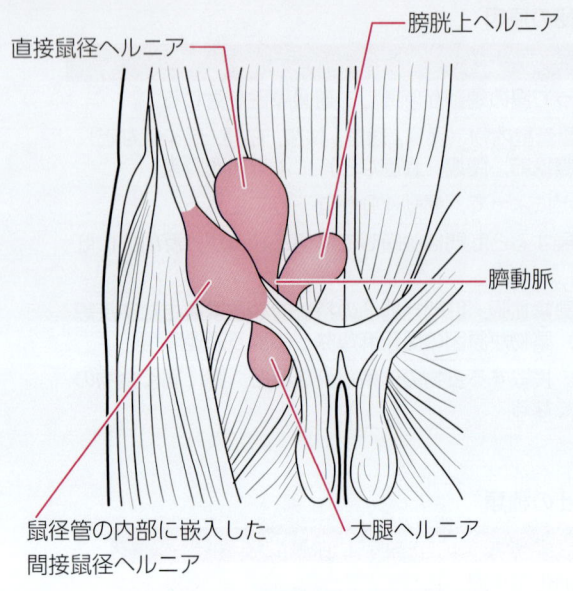

直接鼠径ヘルニア

膀胱上ヘルニア

臍動脈

鼠径管の内部に嵌入した
間接鼠径ヘルニア

大腿ヘルニア

図4-Ⅳ-7　鼠径部のヘルニア

表4-Ⅳ-7　鼠径部のヘルニアの特徴

直接鼠径ヘルニア（内鼠径ヘルニア）	脆弱になった腹壁を貫きヘルニア門の外側に腹壁動脈を触れる
間接鼠径ヘルニア（外鼠径ヘルニア）	鼠径管内部に嵌入したヘルニア。ヘルニア門の内側に腹壁動脈を触れる
大腿ヘルニア	鼠径靭帯下方，大腿輪から脱出する

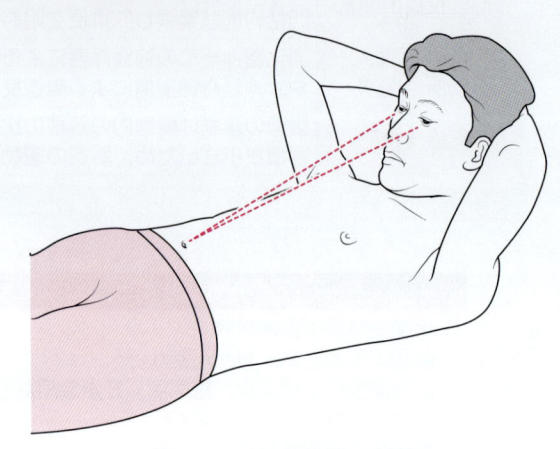

図4-Ⅳ-8　腹直筋の観察

1）姿　勢（疼痛の反応）

疼痛のある患者では，疼痛を和らげるため，痛む部位に手を当てかばうようにしている特徴がある。腹膜刺激症状がある場合には，前屈みでゆっくりとした動きになっていることが多い。急性膵炎の患者では，臥位で疼痛が増強するため，坐位や側臥位を好む。尿路結石や腸閉塞の患者では激しい疝痛のため苦悶様でじっとしていられない特徴がある。

2）外皮の状態

皮膚の黄染がある場合には，血中のビリルビン値が3 mg/dl以上である可能性が高い。皮膚の乾燥・湿潤・発汗の程度を観察することによって，乾燥が強ければ脱水の可能性を，湿潤・発汗がある場合には炎症や疼痛の存在を確認する。皮膚線条は，真皮が線条に断裂し瘢痕化したもので，白色のものと赤色のものがある。白色皮膚線条は，肥満，妊娠，腹水貯留などが考えられる。赤色皮膚線条では，クッシング症候群などが疑われる。手術痕がある場合には，消化管の癒着の可能性を検討する。

3）腹部の形態

膨隆・緊満の有無，左右対称性について，腹部全体に目線を水平に合わせて確認し，次に角度を変えて観察する。正常な場合は，左右対称で平坦で滑らかである。剣状突起と恥骨結合を結ぶ線より腹壁が高くなっている場合は膨隆ありと評価し，肥満，腹水，妊娠，宿便によるものなどが考えられる。腹部に局所的な腹壁の盛り上がりがある場合や臍部の偏位がある場合には，腫瘍やヘルニアの可能性がある（図4-Ⅳ-7，表4-Ⅳ-7）。大動脈上に拍動性を認める場合には，腹部大動脈瘤の可能性がある。視診の際に，患者に仰臥位で臍を見るように頭部を持ち上げさせると，腹壁が緊張し観察しやすくなる（図4-Ⅳ-8）。腹部膨隆の原因として，腹水の貯留がある。腹腔内には，生理的に30～40 ml程度の腹水が存在し腹腔内臓器の潤滑性を

保持しているが，何らかの原因により増加した場合に生じる。

4）静脈怒張

臍を中心とした放射線状の血管の怒張（メドゥーサの頭）の有無を確認する。静脈血のうっ滞により血管が拡張することによって生じる。メドゥーサの頭では，肝硬変が考えられる。

5）心窩部拍動

痩せの体格である場合には，上腹部正中線上または正中線より1～2 cm左側に拍動を観察できることがある。腹部大動脈瘤の場合，膨隆・拍動を観察することがあり，腹痛，腰背部痛がある場合は破裂している可能性がある。

6）口腔内の状態

歯肉の出血・炎症・潰瘍の有無，歯の本数や欠損部位を確認する。

7）肛門周囲の状態

手袋を装着した手で，肛門の皮膚を静かに伸展させて肛門を広げて見える範囲を観察する。裂肛，痔核，肛門周囲膿瘍の有無を確認する。裂肛，痔核，肛門周囲膿瘍は異常所見であり，肛門周囲の病変部位は，時計の時間位置で表す（図4-Ⅳ-9）。

3.　聴　診

腹部の聴診を初療室で行う目的は，聴取される音により，腸管機能の状態や血流の異常を把握するためである。聴診では，①腸蠕動音と，②血管雑音を確認する。聴診方法は，腹部1カ所に聴診器の膜型を軽く当て，1分間聴取する。次に，血管雑音を聴取しやすい7点に聴診器のベル型を軽く当て，血管音を聴取する

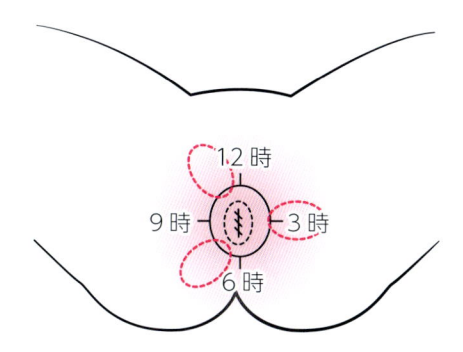

図4-Ⅳ-9　肛門の病変部位の表し方

表4-Ⅳ-8　血管雑音の聴取位置

腎動脈分岐部	剣状突起と臍の中点
左右腎動脈	腎動脈分岐部から左右に3〜5cm辺り
左右総腸骨動脈	臍から数cmほど左右に下りた場所
左右大腿動脈	左右の鼠径部

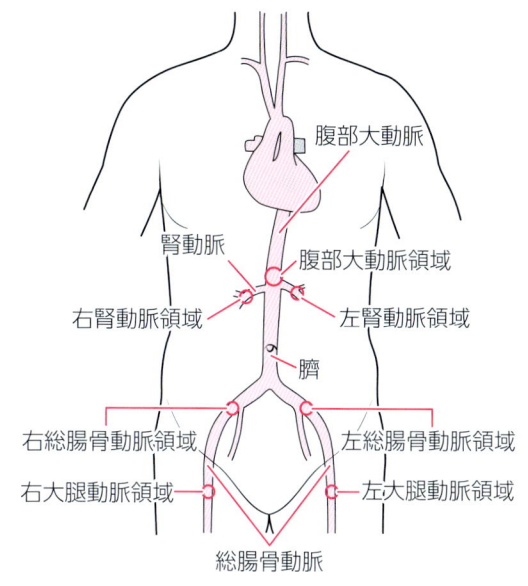

図4-Ⅳ-10　腹部の血流聴取点

（図4-Ⅳ-10）。7点の解剖学的位置は表4-Ⅳ-8のとおりである。視診で拍動が確認される場合には，腹痛や破裂を誘発する可能性があるため強く圧迫しない。

1）腸蠕動音

1分間に聴取される腸蠕動音の回数を計測する。腸蠕動音消失と判断するためには，5分以上聴診し，蠕動音が確認できない場合である（表4-Ⅳ-9）。

2）血管雑音

「ビュイビュイ」「ザッザッ」という血管雑音が聴取される場合は，聴取される場所によって，腹部大動脈瘤や閉塞性動脈硬化症などが疑われる。

表4-Ⅳ-9　腸蠕動音

正　常	1分間に5回以上腸蠕動音が聞こえる
腸蠕動音亢進	1回/5〜15秒以上聞こえる。下痢やイレウスを疑う。食事後の正常反応のこともある
腸蠕動音消失	5分以上の聴診でもまったく音が聞こえない場合。腹膜炎，麻痺性イレウスなどを疑う
金属音（メタリックサウンド）	金属性高ピッチの蠕動音が聞こえる。腸閉塞で狭窄部位を腸内容物が通過するときの音

4. 打　診

腹部の打診を初療室で行う目的は，腹部臓器内の性状の把握と炎症の有無を推察することである。打診は疼痛部位に影響を与えるため，疼痛部位の診察は最後に行う。

1）腹部全体の打診

患者を仰臥位とし，膝を軽く曲げて腹部の緊張を解いて打診する。膝の下に枕などを入れてもよい。打診を行う順番は，疼痛のある場所を避けて，順序を決めて行う（図4-Ⅳ-11）。腹部の大部分で聴取される鼓音は，ガスを含んだ消化管からの反応音である。打診によって濁音が聴取される場合には，便塊や腫瘍の存在，または肝臓などの実質臓器による反応音であることが考えられる。打診の刺激によって疼痛が生じる場合には，腹腔内に炎症がある可能性がある。

2）肝臓・脾臓の叩打診

各臓器の部位に手を当て，利き手で軽く拳を作り，体表に置いた手を軽く叩いて打診する。肝臓は右肋骨弓部，脾臓はトラウベの三角に手を置く。トラウベの三角とは，左第6肋骨，左肋骨弓下縁，左前腋窩線に囲まれた部位である。叩打診によって疼痛が生じる場

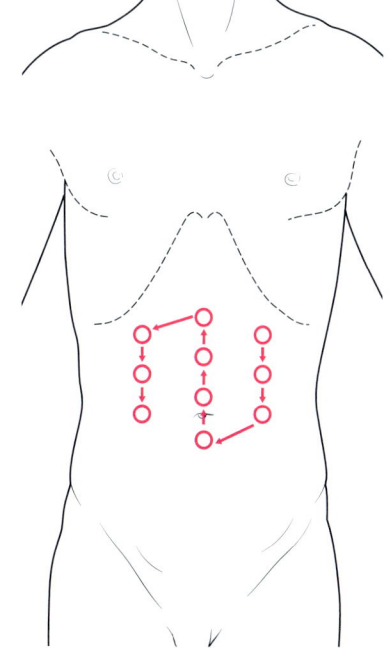

図4-Ⅳ-11　腹部の打診の順序

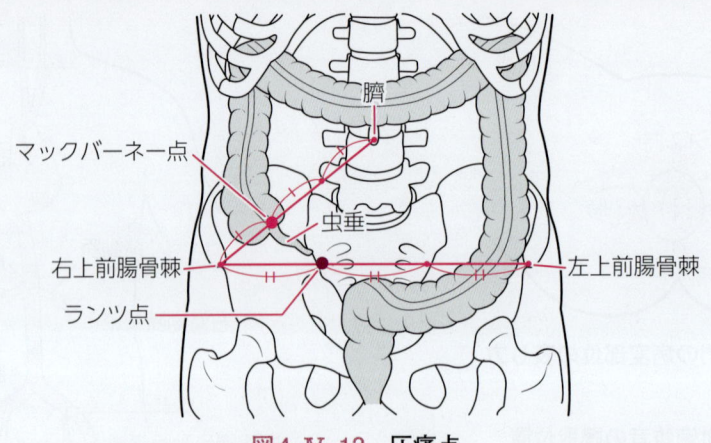

図4-Ⅳ-12　圧痛点
マックバーネー点：右上腸骨棘と臍を結ぶ線の外側1/3の点（虫垂の付着部）
ランツ点：左右の上前腸骨棘を結ぶ線の右側1/3の点（虫垂の先端）

合には，臓器に炎症が生じていることが考えられる。

3）腹水の有無

患者の両側腹部に手を置き，一方の側腹部から反対側の側腹部に向かって叩く。介助者がいる場合には，腹部の正中線上に介助者の尺骨部を下にして置き実施する。叩打した振動が反対側の腹壁に伝わる場合には，腹水の貯留があると考えられる。

5. 触　診

腹部の触診を初療室で行う目的は，腹部に触れることで，炎症や腫瘤の有無を推察することである。触診も打診と同様に，疼痛部位に影響を与えるため，疼痛部位の診察は最後に行う。仰臥位で両膝を軽く曲げて立たせ，口呼吸をしてもらい，腹壁の緊張を和らげる。また触診には，「浅い触診」と「深い触診」があり，目的によって用いる方法が異なる（p27参照）。

1）腹部全体の触診

浅い触診で，腹部全体の状態を確認する。浅い触診では，片手で腹壁が1〜2cm押し込まれる程度の軽い力で圧迫する。腹壁の緊張の程度，圧痛や腫瘤を感じるところはないか確認する。腹壁全体が軟らかい状態が正常である。

深い触診では，利き手の上にもう一方の手を重ね，3〜5cm押し込まれる程度の力で深く圧迫する。上の手は腹壁を押すことに，下の手は腹部を慎重に探ることにそれぞれ専念する。圧痛や腫瘤が触れるところはないか確認する。強く触れて腹部内で腫瘤を破綻させることがないように注意し，愛護的に診察を進める。正常であれば圧痛はない。

2）圧痛点の触診

圧痛点とは，触診した際に疾患によって特定の部位に痛みを感じる点のことである。圧痛点を触診して疼痛の有無を観察する。圧痛点に痛みがあった場合，自発痛と同様にその部位にどのような臓器があるかを考え，問診の情報と統合させる。

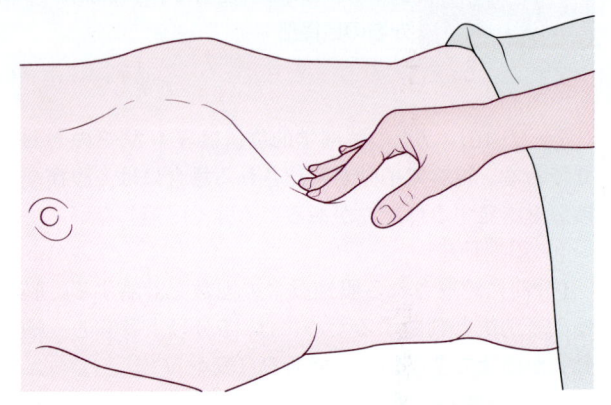

図4-Ⅳ-13　マーフィー徴候の手技
〔文献3）を参考に作成〕

3）急性虫垂炎の所見

急性虫垂炎の所見として，マックバーネー点とランツ点の圧痛が代表的である（図4-Ⅳ-12）。

4）急性胆嚢炎の所見

急性胆嚢炎の所見として，マーフィー徴候がある。マーフィー徴候の診察では，看護師は患者の右季肋部に手を置き，圧迫する。そして患者に息を吐くよう指示をして確認する（図4-Ⅳ-13）[3]。

看護師の手を右季肋部に置いた状態で患者が息を吐いた後に吸ったところで痛みが生じて呼吸が停止する場合は，陽性と判断する。

5）腹膜刺激症状の確認

腹膜刺激症状は腹膜炎を疑う所見であり，筋性防御や板状硬，反跳痛（ブルンベルグ徴候）の有無を確認する。筋性防御は，打診や浅い触診を行った際，筋肉の収縮が起こり，硬く触れる状態をいう。腹壁に炎症が起こっているために生じる。炎症が強くなると腹壁が常に板のように硬くなる板状硬を示す。反跳痛は，打診や浅い触診で圧痛がみられる部位を圧迫し，急激に手を放した際に疼痛が増強するものである。筋性防御と同様に炎症の存在を示している。踵落とし衝撃試験においても腹部に激しい痛みが生じる場合，腹膜炎を疑う。

二次評価における消化器系のフィジカルアセスメント

1. 腹膜炎

1）病態

腹腔内臓器の出血や感染，化学的刺激により炎症が壁側腹膜まで波及すると，腹膜炎を併発する。腹痛を訴える患者に腹膜刺激症状を認めた場合は，腹膜炎の可能性が高い。腹膜炎は「限局性」と「汎発性」に分類され，炎症が広範囲に及ぶと，腹部全体の痛みを伴う汎発性腹膜炎を併発し，重症化すると敗血症性ショックに陥ることもある。

2）問診，身体所見のポイント

腹膜炎では，痛みの性状（quality）において，激しい腹痛であることが特徴的である。汎発性腹膜炎では，振動によって疼痛が増強するため，歩行時に前屈みになって歩くなど視診によっても情報を得ることができる。これは腹膜刺激症状の可能性があり，ほかには，板状硬，筋性防御，反跳痛（ブルンベルグ徴候），踵落とし衝撃試験などで確かめることができる。また，聴診では，腸蠕動運動の低下を認める。

3）検査データ

腹部超音波検査では，腹水の確認や腹膜炎の原因疾患によっては，疾患特有の所見を示すことがある。腹部造影CT検査では，腹膜炎の原因となる疾患の特定と腹膜炎の所見（腹膜の肥厚，腹腔内脂肪組織濃度の上昇，腹水など）を確認する。血液検査においては炎症所見（WBC，CRP）について確認する。

4）治療

速やかに抗菌薬の投与と輸液，手術が必要となる。

2. 絞扼性腸閉塞

1）病態

癒着による索状物や，ヘルニア嵌頓，腸重積，腸軸捻転などが原因で腸管が閉塞し，血流が障害される。突発的に発症し，限局的で強い持続性の腹痛を認める。腸管の閉塞は腸管内圧の上昇をもたらし，水分などの吸収障害と細菌の増殖が起こる。これに加え，腸管の血流障害から壊死や穿孔が起こり，腸管内容物や細菌が腹腔内に露出し，腹膜炎を併発する。重症化すると敗血症性ショックに陥ることもある。

2）問診，身体所見のポイント

腹痛の部位（location/region）では，腹部全体の疼痛を訴える。痛みの性状（quality）は，持続する腹痛で，痛みは強い。嘔吐を伴うことがある。

3）検査データ

腹部X線写真において，ニボー像が認められる。血液検査ではLDH/CK，炎症所見（WBC，CRP）を確認する。腹部造影CT検査では，腸管壁の高度の浮腫，腹水，絞扼された腸管（closed loop）を確認する。

4）治療

多くは絞扼の解除や腸管壊死部分の切除のため，緊急手術が必要となる。

3. 消化管穿孔

1）病態

消化管穿孔とは，胃や腸管などの壁が何らかの原因で穿孔した状態である。消化管穿孔が起こると，胃や腸管の中の内容物や消化液，便などが穿孔した箇所から腹腔内へ漏れ出す。その結果，腹腔内に炎症が起こり，腹膜炎へと進行する。上部・下部消化管穿孔ともに原因として，潰瘍や腫瘍によるものがある。下部消化管穿孔では，糞便の詰まりによるものや潰瘍性大腸炎やクローン病による炎症性腸疾患でも生じる。まれに魚骨によるものもある。

2）問診，身体所見のポイント

発症転機（onset）において，突然の腹痛で，ある瞬間に痛みがピークになった場合には，消化管穿孔を疑う。また痛みの性状（quality）において，激しい腹痛であることが特徴である。反跳痛（ブルンベルグ徴候）などの腹膜刺激症状を生じることが多い。

上部消化管穿孔の場合は，胃・十二指腸潰瘍の症状が先行することが多いため，発症の数日前より空腹時の心窩部痛がみられていることがある。また薬物性潰瘍の原因としてNSAIDs潰瘍があるため，薬歴の聴取も重要である。

3）検査データ

腹部X線検査とCT検査にて，横隔膜下に遊離ガスの存在を認める。CT検査では脂肪織の炎症を確認する。炎症所見（WBC，CRP）の上昇を認める。

4）治療

基本的には手術による穿孔部分の閉鎖が必要である。炎症が限局している場合で70歳未満の場合には，保存的治療が検討される場合もある。

4. 急性胆囊炎

1）病態

胆囊結石の嵌頓による胆囊管閉塞と胆囊内胆汁うっ滞により，胆囊粘膜が炎症を起こし発症する。85〜95％が胆囊結石によって生じるため[4)-7)]，中高年以上で胆囊結石の既往がある患者は可能性が高まる。重症化すると敗血症性ショックに陥ることもある。

2）問診，身体所見のポイント

問診のポイントとしては，胆石症の既往について確認する。腹痛の部位（location/region）では右季肋部における痛みが生じる。心窩部や右季肋部に急性の持続的疼痛を認め，右肩や右肩甲骨への放散痛が生じることがある。右上腹部への圧痛やマーフィー徴候を認める場合は急性胆囊炎の可能性が高い。

3）検査データ

血液検査では，炎症所見（WBC，CRP）の上昇を伴う。腹部超音波検査では，嵌頓胆嚢結石，胆嚢腫大，胆嚢壁肥厚，胆泥，胆嚢周囲滲出液貯留を確認する。腹部造影CT検査では，胆嚢壁肥厚・浮腫，胆嚢腫大，周囲の炎症の所見を確認する。

4）治　療

重症度に応じて緊急手術や緊急ドレナージ術が行われる。胆嚢摘出術は，早期手術が推奨されている。初期治療としては，輸液，抗菌薬の投与，鎮痛薬の投与を行い，絶食管理とする。

5. 急性胆管炎

1）病　態

総胆管結石や悪性腫瘍などの胆管の部分的もしくは完全閉塞により，胆汁うっ滞と胆汁感染が生じ発症する。胆道内圧の上昇に伴いエンドトキシンや細菌が血液内に移行し，急性閉塞性化膿性胆管炎を併発し，敗血症性ショックに陥ることがある。

2）問診，身体所見のポイント

腹痛の部位（location/region）では，心窩部や右季肋部の疼痛を訴える。右季肋部の急性持続的疼痛に加えて，発熱，黄疸（シャルコー三徴：急性胆管炎の判断基準）を認める場合は，急性胆管炎の可能性が高い。悪寒を伴う発熱を認めることもある。

3）検査データ

腹部造影CT検査（腹部超音波検査）にて，肝内胆管の著明な拡張，総胆管結石を確認する。炎症所見（WBC，CRP），胆道系酵素（γ-GTP，ALP，LAP），肝機能障害（AST，ALT）の上昇を確認する。

4）治　療

主に，内視鏡的胆道ドレナージ（endoscopic biliary drainage；EBD）か，経皮経肝胆道ドレナージ（percutaneous transhepatic cholangio drainage；PTCD）が行われる。

6. 急性膵炎

1）病　態

胆汁・十二指腸液の膵管内逆流（胆石，乳頭部病変，十二指腸狭窄など）や膵組織の障害（アルコール，薬剤，副甲状腺機能亢進症，脂質異常症など）により腺房細胞障害をきたし，トリプシンなどの膵酵素が活性化することで膵臓の自己消化を起こし発症する。重症急性膵炎では消化酵素が後腹膜内に露出し，化学性の腹膜炎や血管の透過性亢進から循環血液量減少性ショックに陥る。炎症がさらに波及すると，敗血症性ショック，多臓器不全，播種性血管内凝固症候群（disseminated intravascular coagulation；DIC）を併発することがある。

2）問診，身体所見のポイント

腹痛の部位（location/region）は左季肋部～上腹部で痛みが生じる。急性発症で，上腹部に激しい持続痛と圧痛を認め，背部への放散痛と嘔気，嘔吐，腹部膨満を伴うことが多い。アルコールや脂肪の摂取で症状が悪化する。臥位になることで疼痛が増強するため，坐位を好む。

3）検査データ

腹部造影CT検査にて，膵臓の肥大や膵実質内部の不均一，膵周辺の炎症性変化（液貯留）を認める。腹部超音波検査でも，同様の所見が得られる。血液検査では，膵酵素（アミラーゼ，リパーゼ），炎症所見（WBC，CRP），重症度判定基準に必要な血液検査〔BUN，LDH，総Ca，血小板，CRP，血液ガス（PaO_2，BE）〕その他，凝固系（PT，APTT，FDP，Dダイマー）を確認する。

4）治　療

軽症の場合は，保存的治療が行われる。重症例は，抗菌薬や蛋白分解酵素阻害薬が投与され，集中治療管理が必要となる。外科的手術としては，膵壊死部摘出術やドレナージがある。

7. 急性虫垂炎

1）病　態

虫垂内腔が何らかの原因（糞石や感染など）で閉塞することによって，虫垂内腔が上昇し，虚血や細菌の繁殖が起こり発症する。急性腹症の原因でもっとも多く，幅広い年齢での発症とされるが，10～20代に好発する。重症化すると，穿孔や腹腔内膿瘍などを併発し，敗血症性ショックに陥ることもある。

2）問診，身体所見のポイント

腹痛の部位（location/region）としては，腹痛初期は心窩部痛で，その後は右下腹部に限局して生じる。上腹部痛を自覚した後に，臍周囲から右下腹部へ痛みが移動し，食欲不振，嘔気，嘔吐，発熱を伴うことが多い。特徴的な症状として右下腹部に限局した圧痛点（マックバーネー点やランツ点）を認める。

3）検査データ

腹部超音波検査/腹部CT検査では腫大した虫垂や糞石を認める。血液検査では，炎症所見（WBC，WBCの左方移動，CRP）を確認する。

4）治　療

WBCの上昇を伴う場合，あるいは突孔性腹膜炎の併発を認める場合は，外科的治療として虫垂切除術が行われる。保存的治療については抗菌薬の投与，絶食にて経過を観察することがある。

8. S状結腸捻転

1）病　態

何らかの原因によってS状結腸が捻じれて内容物が通過しなくなったり，血行障害を伴うと，腸管の壊死

や穿孔を引き起こす。慢性的な便秘や術後癒着，薬物の長期投与，高齢者など多数の原因がある。精神疾患患者の抗精神病薬は，腸蠕動運動を抑制するために生じやすい。

2）問診，身体所見のポイント

既往歴，内服歴を聴取し，原因となる因子がないかどうか確認する。

3）検査データ

腹部単純X線検査，CT検査では，腸管の拡張・捻転を確認する。

4）治　療

大腸内視鏡や経肛門的イレウス管を用いて，腸管内のガスと内容物を吸引しながら減圧し，捻じれの解消を試みる。腹膜刺激症状を認め，腸管に壊死や出血がある場合には，開腹術による捻転の整復やS状結腸の切除術が行われる。

● 文献

1） 佐久間康夫監訳：カラー図解 よくわかる生理学の基礎．第2版，メディカル・サイエンス・インターナショナル，東京，2017.
2） 伊藤敬介，大西弘高：ナースのための臨床推論で身につく院内トリアージ；最速・最強の緊急度アセスメント．学研メディカル秀潤社，東京，2016.
3） 福井次矢監訳，前川宗隆訳：写真でみるフィジカル・アセスメント．医学書院，東京，1997.
4） Gouma DJ, Obertop H：Acute calculous cholecystitis；What is new in diagnosis and therapy？ HPB Surg 6：69-78, 1992.
5） Mack E：Role of surgery in the management of gallstones. Semin Liver Dis 10：222-231, 1990.
6） Hermann RE：Surgery for acute and chronic cholecystitis. Surg Clin North Am 70：1263-1275, 1990.
7） Sharp KW：Acute cholecystitis. Surg Clin North Am 68：269-279, 1988.

第**4**章　救急初療看護の系統別フィジカルアセスメント

V 泌尿器系

フィジカルアセスメントの基礎知識

　尿生成から排泄にかかわる器官を総称して泌尿器系という。初療室で泌尿器系の疾患に遭遇する確率は決して高くないが，対応の遅れや不適切な処置は予後不良を招く。そのため，適切なフィジカルアセスメントにより，泌尿器疾患の徴候を見逃さずに初期対応することが必要となる。

　泌尿器系の疾患では急速に生理的徴候へ影響することは少ないため，二次評価での原因検索で疾患を想起する必要がある。そのため，泌尿器系の機能や病態の理解は必須である。

1. 腎臓の機能

　腎臓は，後腹膜腔に存在する後腹膜臓器であり，大きく分けて4つの機能を果たしている（表4-V-1）。

1）水分・電解質の調節

　体内の水分・電解質バランスは，さまざまな生理的メカニズムによって精密に調節されている。水分や電解質，酸の喪失（例：発汗，下痢，嘔吐）時には，ナトリウムの尿中排泄量を調整し，水分出納バランスを保つことで調整される。血液循環量が減少すると，血漿浸透圧が上昇し，大脳視床下部の浸透圧受容体が刺激される。これにより，下垂体後葉から抗利尿ホルモンが分泌され，遠位尿細管と集合管での水分再吸収を促進し，尿量を減少させる。また，体液量の減少によるナトリウム量低下時には，下垂体前葉から副腎皮質ホルモンの分泌が促進し，副腎皮質を刺激しアルドステロンの分泌が促進され，腎臓の遠位尿細管でナトリウムの再吸収が進み，体内の水分量が保持される。

　一方，体液量が過剰になると，血漿浸透圧の低下により抗利尿ホルモンの分泌が抑制され，腎臓での水分再吸収が減り，尿量が増加する。さらに，左心房の伸展を感知し左心房から心房性ナトリウム利尿ペプチドが分泌されることにより，尿中ナトリウム排泄が促進され，過剰な水分・電解質の調節が行われる。これらの機能は，体内の水分・電解質バランスを維持し，生体の恒常性を保つために重要である。

2）酸塩基平衡の調節

　生命活動にとって重要な体内のpHを呼吸器と関連させて，水素イオン（H^+），重炭酸イオン（HCO_3^-），二酸化炭素（CO_2），水（H_2O）などの吸収と排泄を調整する。

表4-V-1　腎臓の機能

- 水分・電解質の調節
- 酸塩基平衡の調節
- 代謝産物の排泄
- ホルモン産生・調節

3）代謝産物の排泄

　体液の恒常性を維持するためには，代謝産物の排泄が重要である。体内では，炭酸が肺を通じて二酸化炭素として排出される。一方で，腎臓は蛋白質の分解によって生成される尿素やアンモニア，筋肉の分解から生じるクレアチニン，食事の代謝による酸，細胞の核蛋白から生じる尿酸，過剰なリン酸，および使用された薬剤などの代謝産物（窒素，硫黄，リンなど）を水とともに体外へ排泄する。これにより，生体内の酸塩基平衡が維持され，塩基過剰（base excess；BE＝基準値－2.2～1.2 mEq/l）の値が指標となる。

4）ホルモン産生・調節

　血圧の維持に必要なレニンの産生，赤血球産生を増加させるエリスロポエチンの産生，カルシウム代謝を調節するビタミンD3の活性化などのホルモン産生を行う。

2. 尿生成

　尿生成は糸球体での血液の濾過から始まり，この過程で原尿が形成される。その後，尿細管で水，ブドウ糖，アミノ酸，電解質などが再吸収され，アンモニアや水素イオン，カリウムイオンなどが分泌される。最終的に，尿は集合管を通り，腎乳頭から腎杯，腎盂を経て，尿管へと流れ出る。正常な尿量は体重1 kg当たり0.5～1 ml/時であり，乏尿は1日に500 ml以下，無尿は100 ml以下，多尿は3,000 ml以上と定義されている。尿比重の基準値範囲は1.010～1.030で，尿崩症，利尿期，利尿薬の投与などにより1.010以下の低比重尿となり，脱水や循環血液量の減少，腎不全の乏尿期，造影剤の使用後などにより1.030以上の高比重尿となる。これらは体内の水分バランスや腎機能の状態を反映している。

二次評価における泌尿器系の フィジカルアセスメント

1. 二次評価の問診と フィジカルイクザミネーション

1）問　診

問診は泌尿器疾患の診断において重要な役割を果たす。特定の疾患は病歴だけで鑑別が可能なため，患者への詳細な問診が必要である。問診においては，急性または慢性の状態の区別，痛みの部位，尿の性状，排尿に関する障害の自覚症状（排尿時間の長さ，尿線の細さ，膀胱刺激症状，尿失禁の有無，腹圧をかけないと排尿できない，残尿感など）を確認する。また，薬物使用や飲酒などの病歴や生活歴も重要である。効果的な問診のためには，開かれた質問を用いつつ，意図的な問診方法として何を聞くべきかを事前に準備し，SAMPLER，OPQRST，LQQTSFA（p26参照），感染病原体との接触を見抜く方法としてSTSTA-E法（表4-Ｖ-2）などを用い，聴取すべき情報の漏れを防ぎ，患者の症状を正確に把握することが重要である。

（1）排尿に関する訴え

尿量と尿の性状の変化を把握することで，潜在的な泌尿器疾患の診断において重要な手がかりとなる。

①尿量に関する訴え

多尿は，過度の飲水，心因性多飲，抗利尿ホルモン（ADH）の分泌低下（尿崩症），細管におけるADH受容体の機能異常（腎性尿崩症）などにより発生することがある。

尿が出ない症状の場合，尿閉と乏尿や無尿を判断する必要がある。尿路は上部尿路（腎臓・尿管），下部尿路（膀胱・尿道）に分けられ，どちらかに障害が起こった場合に排尿障害が生じる。

尿閉は，膀胱内に尿が貯留するものの排尿ができない状態を指し，主に下部尿路の前立腺疾患や尿道の障害，膀胱利尿筋の収縮不全や尿道括約筋の機能的開放

不全によって引き起こされる。急性尿閉の際は，強い尿意と下腹部の膨隆が特徴的である。

無尿は，膀胱からまったくあるいは極少量（100 ml/日以下）の尿しか排出されない状態であり，腎前性，腎性，腎後性の問題によるものに分類される。無尿では膀胱が空であるため下腹部の膨隆はみられず，超音波断層診断でも膀胱内に尿の貯留を認めない。

乏尿や無尿は，腎前性，腎性，腎後性の障害により生じ，とくに急性腎不全の可能性を示唆する。

②尿の性状に関する訴え

正常尿は淡黄色で透明，混濁がない状態である。異常がある場合，尿の色や性状が変わり，特定の病態を示唆することがある。肉眼的血尿は赤〜赤褐色，時に黒褐色を呈し，ヘモグロビン尿やミオグロビン尿との鑑別が必要である。ヘモグロビン尿は血管内溶血（レンサ球菌性敗血症，溶血性尿毒症症候群，熱帯熱マラリア，熱傷，不適合輸血，発作性夜間血色素尿症，寒冷凝集素症など）が原因で，ミオグロビン尿は心筋，骨格筋の障害（横紋筋融解症，筋肉の挫滅，痙攣，激しい運動，筋炎など）によるものである。肉眼的血尿の主な原因には糸球体疾患（急性糸球体腎炎，IgA腎症，膜性増殖性糸球体腎炎）や非糸球体疾患（尿路感染症，尿路結石，尿路悪性腫瘍など）があり，とくに女性では尿路感染症，高齢者では悪性腫瘍の鑑別が重要である。血尿の原因疾患はさまざまであり（表4-Ｖ-3），病歴や問診が，これらの症状の原因を特定するうえで重要な役割を果たす。その他の着色尿にはビリルビン尿（黄疸時：黄褐色〜赤褐色），ポルフィリン尿（鉛中毒

表4-Ｖ-2　STSTA-E法

S	sick contact	病人との接触
T	tuberculosis（TB）contact	結核患者との接触
S	sexual contact	性行為
T	travel history	旅行歴
A	animal contact/intact	動物との接触と摂取
E	environmental exposure	環境曝露

表4-Ｖ-3　血尿をきたす疾患

T	trauma（外傷）	腎臓の打撲，膀胱留置カテーテル，尿道異常，過激な運動（ヘモグロビン尿）
	tumor（腫瘍）	腎細胞癌，腎盂腫瘍，Wilms腫瘍，膀胱癌，前立腺癌
	toxin（毒素）	シクロホスファミド，フェノール，NSAIDs
I	infection（感染症）	尿路感染症（膀胱炎，前立腺炎，尿道炎），腎乳頭壊死
	inflammatory process（炎症）	各種の糸球体腎炎，血管炎症候群，溶血性尿毒症症候群（HUS）
C	calculi（結石）	腎結石，尿路結石，膀胱結石，尿道結石
	cyst（嚢胞）	腎嚢胞，多発性嚢胞腎
	congenital（先天異常）	血管腫，動脈瘤，動静脈奇形，Nutcracker現象
	surgery（外科的手技）	外科的侵襲，前立腺切除（TUR），膀胱鏡
S	sickle cell（血液学的）	血友病，血小板減少，播種性血管内凝固症候群（DIC），抗凝固薬過剰使用，溶血性貧血
	somewhere else（他から）	不正出血，作為

表4-V-4　痛みの部位と症状

痛みの原因部位		性状など	主な原因疾患
腎　臓	腎疝痛	• 側腹部に感じる激しい疼痛 • 時に下腹部〜外陰部にかけての放散痛を認める • 悪心・嘔吐，冷汗，頻脈などの自律神経症状を伴うこともある	• 腎結石 • 尿路結石 • 高度の血尿による凝血塊の嵌頓 • 水腎症の急激な悪化
	腎部鈍痛	• 側腹部〜背部に感じる鈍痛	• 急性腎炎症候群 • 急性尿細管壊死（ATN） • 急性腎盂腎炎 • 水腎症
	叩打痛（圧痛）	• 肋骨脊柱角（CVA）を叩打したとき（腎臓の叩打診）に患側にみられる疼痛	• 腎結石 • 水腎症 • 急性腎盂腎炎 • 腎生検後の出血
膀　胱	膀胱部痛	• 恥骨上部に感じる持続性の疼痛	• 急性尿閉 • 膀胱炎 • 膀胱結石 • 膀胱異物
前立腺	前立腺痛	• 会陰部に感じる鈍痛や不快感，灼熱感	• 急性前立腺炎
陰　嚢	急性陰嚢症	• 急性に発症する陰嚢部の激しい疼痛 • 時に下腹部にかけての放散痛を認める • 悪心・嘔吐を伴うこともある	• 精巣炎 • 精索捻転症 • 精巣上体垂捻転症 • 精巣上体炎 • 精巣垂捻転症
	陰嚢部鈍痛	• 陰嚢部に感じる鈍痛	• 精巣腫瘍 • 精索静脈瘤

〔文献1）より引用・改変〕

時：赤ブドウ酒色），膿尿（尿路感染症時：白濁）がある。これらの変化は特定の健康状態や疾患を示唆し，適切な診断と治療への手がかりとなる。

（2）痛みに関する訴え

泌尿器系の臓器は後腹膜腔と下腹部に存在するため，腰背部と下腹部に出現することが多い。泌尿器で痛みを伴う疾患については腎・尿路結石，腎梗塞，腎盂腎炎，精索捻転症などがある（**表4-V-4**）[1]。

①腰背部の激しい痛み

腰背部の激しい痛みは，腎・尿路結石や腎梗塞など特定の疾患によって引き起こされることがある。痛みの部位が片側性の腰背部の腰筋と12肋骨の交叉する脊柱角にある場合は，まず泌尿器系を考える。腎臓，上部尿路由来の場合は，痛みは臍方向に放散し，側腹部痛を訴えることもある。腎・尿路結石では，結石が尿路を閉塞し腎盂内圧が上昇することで腎被膜が過伸展することと，腎盂尿管の蠕動が亢進して尿細壁の平滑筋の攣縮が起こるため，間欠的かつ激しい痛みが生じ，この痛みは体位変更で軽減しないのが特徴である。

腎梗塞は，心血管疾患や外傷などによって生じた血栓が腎動脈を閉塞することで起こり，虚血性壊死を引き起こす。腎梗塞は無症状のことが多いが，広範囲にわたる梗塞がある場合は，突然の腰背部痛，血尿，発熱，嘔気，嘔吐などの症状が現れることがある。

②下腹部の痛み

主訴が下腹部の場合は，見逃されてしまう可能性が

表4-V-5　痛みの出現時期による排尿時痛の分類

	特徴・機序	主な原因疾患
初期排尿時痛	• 排尿開始時に感じる • 尿が炎症部位に最初に接触した際の刺激により生じる	• 尿道炎 • 前立腺炎 • 尿道結石
終末時排尿時痛	• 排尿終了後に感じる • 排尿終了時に膀胱上皮が互いに接触することにより生じる	• 膀胱炎 • 前立腺炎
全排尿時痛	• 排尿開始時〜終了までの全排尿時期に感じる • 高度の炎症により，尿の通過時に持続的に痛みが生じる	• 高度な急性膀胱炎 • 間質性膀胱炎

〔文献1）より引用・改変〕

ある。そのため，陰嚢などの性器を確認することが望ましい。陰嚢異常で見逃してはならないのは，精索捻転症である。

③排尿時痛（表4-V-5）[1]

排尿時痛は一般的に急性膀胱炎に関連しており，とくに女性に多くみられる。主な症状に頻尿，血尿，排尿終末時の不快感や痛みがある。この症状は腎盂腎炎の併発を示すこともあり，高熱や倦怠感などの全身症状や背部痛が伴う場合は重篤化する可能性があるため，とくに注意が必要である。

男性では，排尿時痛は前立腺炎や尿道炎によることがある。前立腺炎には細菌性と非細菌性があり，排尿時痛のほかに頻尿や会陰部（陰囊と肛門の間の部位），下腹部の不快感や痛みがみられる。

（3）発熱に関する訴え

初療において，発熱はよくみられる症状である。発熱は視床下部の体温調節中枢のセットポイントが上昇し，体内の熱産生と放散のバランスが崩れることで，平常時の体温より高くなる状態である。主な原因に感染症や炎症がある。発熱を伴う泌尿器系の疾患では，その原因を特定し，適切な治療を行うことが重要である。

①尿路感染症

尿路感染症は，感染の位置に応じて上部尿路感染（腎盂腎炎）と下部尿路感染（膀胱炎，前立腺炎，尿道炎）に分類される。さらに単純性（基礎疾患がない場合）と複雑性（尿路に感染を起こしやすくなる基礎疾患がある場合）の尿路感染症に大別され，成人では男性に比べて女性に多く，年齢とともに増加する。リスク因子には糖尿病，全身衰弱，尿路結石，神経因性膀胱，膀胱尿管逆流現象，前立腺肥大症，妊娠，性交，尿道狭窄などがある。

上部尿路感染症では，発熱，悪寒（戦慄），側腹部痛や背部痛，腎臓の圧痛などが典型的で，悪心・嘔吐，下痢などの消化器症状を伴うことがある。下部尿路感染症では，排尿困難，排尿時痛，頻尿などが主な症状で，膀胱炎では恥骨上部の疼痛や圧痛があり，尿道炎では外尿道口からの分泌物がみられる。悪寒，戦慄を伴う高熱が出現すれば，上部尿路感染症の合併を考える必要がある。

急性前立腺炎は，排尿時の痛みや頻尿とともに微熱が出現し，症状の進行とともに悪寒や戦慄を伴う高熱に至ることがある。また，後部尿道から会陰部にかけての疼痛や前立腺の強い圧痛を認める。前立腺炎から敗血症への進展もあるため注意が必要である。

②フルニエ症候群

フルニエ症候群は，外性器から会陰部にかけての壊死性筋膜炎であり，とくに陰囊に著明な浮腫と腫脹が特徴である。全年齢層で発生する可能性があるが，中年以降に多くみられる。糖尿病，急性アルコール中毒，ステロイド治療中の人など，免疫力が低下している状態が発症の誘因となることが多い。発熱や頭痛，悪寒，頻脈，悪心・嘔吐，せん妄などの全身症状と，初期は感染巣付近の蜂窩織炎により，局所的な熱感，腫脹，疼痛などがみられる。筋膜炎の進行は急激なことが多く，皮膚壊死を経て，菌血症や播種性血管内凝固症候群（disseminated intravascular coagulation；DIC），多臓器不全など，生命を脅かす状況に至ることがある。したがって，フルニエ症候群の早期発見と迅速な治療が非常に重要である。

2）身体所見

（1）浮腫の評価

全身性の浮腫の原因は，心臓・腎臓・肝臓，薬剤性，甲状腺がある。局所性の浮腫は，局所での血管透過性亢進，物理的圧迫，リンパ還流障害が考えられる。急性腎炎などでは浮腫が高度になるのはまれであるが，持続時間は短く，比較的急速に顔面や上眼瞼に出現する。しかし，ネフローゼ症候群では，一般的には高度で全身性に圧痕性浮腫が出現する。

浮腫の膨らみにより静脈，骨などの浮き出しが確認しづらくなる。また，指で5秒程度押して窪みがないか確認し，窪んだ状態から復元する時間を確認する。40秒未満で復元する場合は，低アルブミン血症（2.2 g/dl以下）が考えられ，40秒以上ではほとんどが心不全などの静脈うっ滞が考えられる。

（2）貧血の評価

貧血では，皮膚や結膜下の毛細血管や細静脈を流れる酸化ヘモグロビンが減少するため，青白くみえるようになる。皮膚は外部の温度などの影響を受けやすいため，眼瞼結膜，手掌などで確認すると判断しやすい。慢性腎臓病の患者は，比較的早期から腎臓でのエリスロポエチン産生が低下し，腎性貧血を発症する。

（3）皮膚の評価

皮膚の色調，緊張，発赤，皮疹などを確認する。慢性腎不全では，皮脂腺とエクリン汗腺の萎縮による乾皮症，メラニン色素沈着，皮膚の搔痒などがある。

（4）肋骨脊柱角痛

患者の体位は側臥位または坐位で行う。左右の第12肋骨起始部〔肋骨脊柱角（costovertebral angle；CVA）〕に片方の手掌を置き，反対側の手拳の側面で軽く叩いて行う（p28参照）。

CVAに叩打痛を認める場合は，尿路結石や腎盂腎炎が疑われる。尿路結石は尿管に結石が嵌頓することで胴部から腎臓寄りの尿管が拡張する水腎症となり，腎臓が腫大し，その被膜が引き延ばされて疼痛が生じる。腎盂腎炎は腎臓の腫大や被膜への感染，周囲の脂肪織への感染の波及で痛みが生じる。

2. 二次評価のフィジカルアセスメント

泌尿器系で押さえておくべき疾患の腎不全，腎盂腎炎（尿路結石），精索捻転症について述べる。

1）腎不全

腎不全とは，糸球体濾過量（glomerular filtration rate；GFR）の低下を中心とした腎機能障害がある状態をいう。これらの状態は，それぞれ急性腎障害（acute kidney injury；AKI）と慢性腎臓病（chronic kidney disease；CKD）として分類される。

（1）病態

①AKI

AKIは，種々の原因による障害によって，機能的または構造的な変化が腎臓に起こり，急激（48時間

表4-V-6　慢性腎臓病（CKD）の概念

原因疾患 （慢性的に腎障害をきたすものすべて）	・糖尿病性腎症　・一次性糸球体疾患（IgA腎症など） ・腎硬化症　　　・多発性嚢胞腎　など					

	早期のステージ			従来の慢性腎不全（CRF）の概念		
CKDの ステージ	ハイリスク群	1 腎障害は存在するが，GFRは正常または亢進	2 腎障害が存在し，GFR軽度低下	3 GFR中等度低下	4 GFR高度低下	5 腎不全

GFR：糸球体濾過量

以内）な腎機能障害をきたした状態である。病因によって腎前性，腎性（内因性），腎後性（外因性）の3つに分類される。

・腎前性

腎前性腎障害は，出血，下痢，嘔吐，発熱，利尿薬の服用などによる循環血液量の減少や急性心筋梗塞，心タンポナーデなど心拍出量の低下により誘発され，腎臓への灌流低下が原因で起こる。この状態は，腎臓自体の組織が傷ついているわけではなく，血流の減少によって腎臓が十分に機能できなくなり，結果として体内の水分を保持しようとして腎臓のGFRが低下する。つまり，腎臓が正常に血液を濾過できなくなるが，この反応は腎臓が体液を保持しようとする生理的な反応である。早期に発見して適切な治療を行えば，腎臓の機能は回復する可能性が高い。しかし，腎臓への血流が長期間低下した状態が続くと，腎臓の細胞がダメージを受け，「腎性腎障害」へと進行し，さらに機能が低下するリスクがある。そのため，腎前性腎障害の早期発見と適切な対応が重要である。

・腎　性

腎臓の組織自体が何らかの原因で障害が生じている状態であり，糸球体，尿細管，間質，血管内皮細胞などで障害がみられる。原因の多くは，急性尿細管壊死（acute tubular necrosis；ATN）である。ATNは，腎臓の尿細管が傷害を受け，細胞が壊死してしまう状態を指す。ほかにも，糸球体腎炎や間質障害などが原因疾患としてあげられる。

腎性腎障害は，体液過剰により高血圧，浮腫，うっ血性心不全，肺水腫などになることがある。

・腎後性

癌や腫瘍による後腹膜・骨盤内への浸潤による尿路閉塞が誘因となるなど，尿の排出が何らかの障害によって部分的または完全に妨げられ，腎盂内圧が上昇してしまう状態である。通過障害が早期に解決されれば，腎臓の機能は概ね元の状態に戻ることが期待できるが，通過障害が長期間続くと，腎臓の間質が線維化し，回復不可能な状態になることがある。長期的な線維化は，正常な腎臓の構造が失われ，GFRが大幅に低下する原因となる。これにより，CKDへの進行，心血管疾患のリスクが高まる。また，腎臓で悪性腫瘍

が発生する可能性もある。

②CKD

高血圧，糖尿病，自己免疫疾患，尿路感染症，尿路の閉塞など多様な原因によって，糸球体，尿細管，腎間質など腎臓のさまざまな部分の長期的な損傷により，GFRの低下や腎臓の長期的な損傷を特徴とした状態である。炎症や線維化の進行によって徐々に腎機能が衰え，最終的に腎不全に至る可能性がある（表4-V-6）。

（2）問診・身体所見のポイント

①腎前性腎障害

腎臓への血流減少によって引き起こされるため，一次評価では，血圧低下，頻脈などがみられ，循環に異常をきたしていることが多い。

脱水，老廃物排泄障害により，乏尿，体重減少，全身倦怠感，食欲不振，悪心・嘔吐，腎血流に影響を与える薬物〔利尿薬，NSAIDs（非ステロイド性抗炎症薬），ACE阻害薬など〕の使用などがないか問診で確認し，口腔内や皮膚の乾燥，中枢神経症状がないか重点的にアセスメントする。

②腎性腎障害

一次評価では，呼吸，循環に異常がみられることが多い。呼吸困難，乏尿（時に非乏尿性），全身倦怠感，食欲不振，悪心・嘔吐などがないか，最近の薬剤（抗生物質，化学療法薬など）使用歴，自己免疫疾患や糖尿病，高血圧などの既往歴がないかも問診で確認する。身体所見では，全身の浮腫（とくに顔や足），心音の異常（心不全の徴候），呼吸音（肺水腫の徴候）がないか重点的にアセスメントする。

③腎後性腎障害

尿の排出障害によって引き起こされるため，排尿時の違和感や痛みなど排尿について詳細に聴取し，無尿の場合は，まず腎後性を考える。また，前立腺肥大，腎結石，腫瘍，尿路手術の経験など，尿路の障害に関連する病歴がないか問診する。身体所見では，側腹部痛，CVAの叩打痛を確認し，痛みが認められれば，腎臓の内圧が上昇していると考えられ，腎後性腎不全の可能性が高まる。

④CKD

疲労感，浮腫（とくに足や顔），尿量の変化（増加

表4-V-7　AKIの診断基準

以下①～③のいずれかに該当するもの
①48時間以内に0.3 mg/dl以上のsCr値の上昇
②48時間以内にsCrの基礎値から50％以上（1.5倍以上）上昇
③6時間以上にわたり，尿量0.5 ml/kg/時未満

sCr：血清クレアチニン

表4-V-8　AKIの透析導入基準

臨床症状	細胞外液過剰（肺水腫，心膜炎，心不全など），尿毒症（意識障害，出血傾向など）
乏　尿	2日間
高カリウム血症	K＞6 mEq/l
代謝性アシドーシス	HCO_3^-＜15 mEq/l
高窒素血症	BUN 80 mg/dlあるいは10 mg/dl/日以上の上昇
腎機能障害	sCr＞5 mg/dlあるいは1 mg/dl/日以上の上昇
特定の毒素の除去が必要な場合	リチウムやサリチル酸などの薬物中毒，抗凍結剤や重金属中毒など

sCr：血清クレアチニン

または減少），食欲不振，悪心・嘔吐，筋力低下，呼吸困難の有無，糖尿病，高血圧，心疾患，以前の腎疾患や家族歴などの既往歴を問診で確認する。身体所見では，高血圧，浮腫，心雑音，肺水腫，胸水など心不全の徴候，貧血の徴候，皮膚の色素沈着や掻痒感を確認する。

（3）診断につながる検査所見

AKIでは，血清クレアチニン（sCr）値および尿量に基づいた診断基準と重症度分類（RIFLE基準，AKIN基準，KDIGO分類）がある。AKIの診断基準を表4-V-7に示す。AKIの診断には，生命予後の予測に優れているKDIGO分類を用いることが提案されている。

①腎前性腎障害

血液検査でsCr，尿素窒素（BUN），カリウムが上昇する。尿検査で尿浸透圧上昇，尿中ナトリウム低下，FENa＜1％を示す。

②腎性腎障害

血液検査でsCr，BUN，カリウムが上昇する。尿所見は蛋白尿や血尿など原因によりさまざまである。

③腎後性腎障害

血液検査でsCr，BUN，カリウム上昇が認められ，腹部超音波検査で腎盂・尿管の拡大がみられれば腎後性急性腎不全を考える。

④CKD

血液検査では，sCr，BUN，カリウム，リンの上昇，カルシウムの低下，貧血徴候がみられる。尿所見では，蛋白尿または蛋白尿＋血尿，GFR＜60 ml/分/1.73 m^2を示す。また，画像診断で腎臓の萎縮など腎形態学的な異常が出現する。

（4）治　療

①腎前性腎障害

適切な輸液（等張液）や輸血，飲水が可能な場合は水分補給をするなど腎血流量や血圧の正常化に努め，薬剤の調整，感染症の治療，出血やショックの対処な

ど，腎前性腎障害を引き起こしている要因の治療を行う。

②腎性腎障害

原因となる疾患の治療や腎臓に有害な薬剤の中止または用量の調整，食事療法など保存的治療を行う。必要に応じて血液浄化療法を行う（表4-V-8）。

③腎後性腎障害

結石，腫瘍，狭窄など，尿流の障害を取り除く手術，カテーテルの使用など通過障害となる原因の除去に焦点を当てた治療を行う。

④CKD

基礎となる原因の管理（糖尿病や高血圧の厳格なコントロール），症状の軽減，腎臓保護効果のある薬剤，貧血治療薬（エリスロポエチン），リン結合薬などの薬物療法により腎機能のさらなる低下を遅らせることに焦点を当てる。末期腎疾患においては，腎代替療法（透析療法や腎移植）を考慮する。

2）腎盂腎炎（尿管結石）

（1）病　態

①尿路結石

尿路内（腎臓，尿管，膀胱，尿道）で形成された尿成分（主にカルシウム，尿酸，ストルバイト，シスチンなど）の一部が折出・結晶化した物を尿路結石という。腎・尿路結石の男女比は2.5：1で男性に多く，30～50代に多い[1]。結石が尿管を塞ぐことで，尿の流れが妨げられ，急激に腎盂内圧が上昇して腎被膜が過伸展すること，腎盂尿管の蠕動が亢進して尿管壁の平滑筋の攣縮が起こることの2つが考えられている。腎仙痛は内臓神経や腹腔神経叢を介し，皮膚湿潤や悪心・嘔吐などの消化器症状や自律神経症状を起こす。

②腎盂腎炎

腎盂腎炎は，腎実質，腎盂，腎杯に及んだ細菌感染症であり，発症した若年者の16％，高齢者の60％が敗血症に移行するといわれている[2]。経過の違いで急

性と慢性，基礎疾患の有無により単純性と複雑性に分類される。尿路に基礎疾患のない場合を単純性腎盂腎炎といい，一般的に若年女性に多い。性行や避妊具の使用，尿道から上行性感染で起こる。集合管から腎実質に組織破壊が波及することにより血液感染を合併しやすい特徴をもち，黄色ブドウ球菌による菌血症や心内膜炎では頻繁に腎臓に腫瘍を形成する。原因菌は膀胱炎の原因微生物と同様であり，もっとも一般的な病原菌は大腸菌で，約80％以上を占める[3]。

尿路に基礎疾患のある患者に起こる場合は，複雑性腎盂腎炎といい，小児，高齢者に多い。原因はさまざまであり，症状は軽度であることが多いが，慢性的な経過をたどっていたものが急性増悪することがある。急性腎盂腎炎を疑う症状で来院した患者は，複雑性腎盂腎炎である可能性があるため，男性，小児，高齢者に対しては，積極的に基礎疾患を検索する必要がある。

（2）問診・身体所見のポイント
①痛みの特徴
尿路結石の痛みの特徴としてもっとも典型的な症状は，急激で激しい痛み（腎絞痛）である。痛みは腰背部から側腹部，さらには下腹部や会陰部に放散することがある。痛みの周期は，尿路結石では波のように起こり，数分〜数十分続くことが一般的である。体位や動作で痛みの強弱は変わらず，急激に生じた水腎症（尿路通過障害により腎盂・腎杯に尿がうっ滞し拡張する）により，患側でCVAの叩打痛があり，感染症状とともに認められる場合は，腎盂腎炎の可能性が高まる。さらに，双手診で患側の腎臓に違和感や痛みがある場合も腎盂腎炎の有用な所見である。

②その他の症状
肉眼的な血尿を伴うこともあり，悪心・嘔吐が現れる。排尿に伴う症状（排尿困難，排尿痛，頻尿など）が存在する場合は，下部尿路感染症を合併していることが考えられる。腎盂腎炎では，高熱や悪寒，戦慄，倦怠感などの全身症状がみられる。

③病歴
肥満，糖尿病，高血圧といった生活習慣病と尿路結石が関連しており，尿路結石はメタボリックシンドロームの疾患の一つとしてとらえられている。また，尿路結石は再発率が高く，10年再発率は30〜60％[4]とされているため，過去に結石を指摘されたか否かの情報は非常に重要である。また，水分摂取の習慣，食生活，家族歴などの聴取も重要である。

（3）診断につながる検査所見
①尿検査（定性，沈渣）
血尿や結晶の存在の確認や尿培養による病原体の同定を行う。

②血液検査
腎機能の評価（sCrやBUNの測定），カルシウムや尿酸レベルを確認する。白血球数の増加，C反応性蛋白（CRP）や血沈の上昇など，炎症指標の上昇を確認する。

③画像診断
・腹部X線検査
カルシウムを含む結石はX線で確認できるが，すべての結石がX線で確認できるわけではない。
・超音波検査
水腎症の有無，腎臓や尿管の結石，尿の停滞，腎臓の腫大を評価する。
・単純CT検査
単純CTは結石の位置，大きさ，尿管の閉塞の程度を評価することができる。尿路結石の診断率が高い（感度94〜100％）ため，標準的な診断法となる。

（4）治療
尿路結石は，強烈な痛みが伴うため，痛みに対して非ステロイド性抗炎症薬（NSAIDs）や非麻薬性鎮痛薬を使用するため，静脈路の確保が必要となる。その他にも，腰背部の痛みには局所麻酔や指圧が効果的といわれている[5]。緊急性がなければ，10 mm以下の尿路結石は自然排石が期待できるため，保存的治療となり，水分摂取や運動などを行うように説明する。排石が期待できず，痛みの管理が困難な場合には，結石破砕術を行う（図4-V-1）[6]。

腎盂腎炎を強く疑う場合は，抗菌薬（ニューキノロン系，セフェム系，ペニシリン系，アミノグリコシド系）を投与する。

3）精索捻転症
（1）病態
精索捻転症は，精巣と精巣に入る血管や神経の束が回転し，血流が遮断される急性疾患である。急速に精巣組織が虚血となることで，精巣の血行が4〜6時間遮断されると精子形成の回復が望めなくなり，24時間を過ぎると精巣を摘除する必要が出てくるため，迅速な診断と治療が必須である。とくに10代に多く発症し，30歳以上ではまれであり，左側の発生が右側の約2.5倍多いとされている[7]。夜半に突然発症することが多い。

（2）問診・身体所見のポイント
主な症状は下腹部から鼠径部にかけての激痛や精巣痛，患側の精巣の腫脹や陰嚢の発赤，悪心・嘔吐がある。約半数の患者は不特定の腹痛や腰痛のみで来院するため，診断につながりにくく，注意が必要である。患側精巣の上昇や異常な位置と陰嚢の緊張，精巣を持ち上げても疼痛が軽減しない（Prehn's sign），大腿部内側の軽い刺激による精巣の反射的上昇が消失する（cremasteric reflex）場合，精索捻転症の可能性を疑うべきである。また，立位で痛みが増し，臥位になることで若干痛みが軽減することがある。

（3）診断につながる検査所見
超音波検査（ドプラー超音波）で捻転した精巣の血流低下または欠如を観察する。

（4）治療
緊急のため外科的手術での介入が必要である。治療は通常，捻転の解除と精巣の固定（精巣固定術）で保

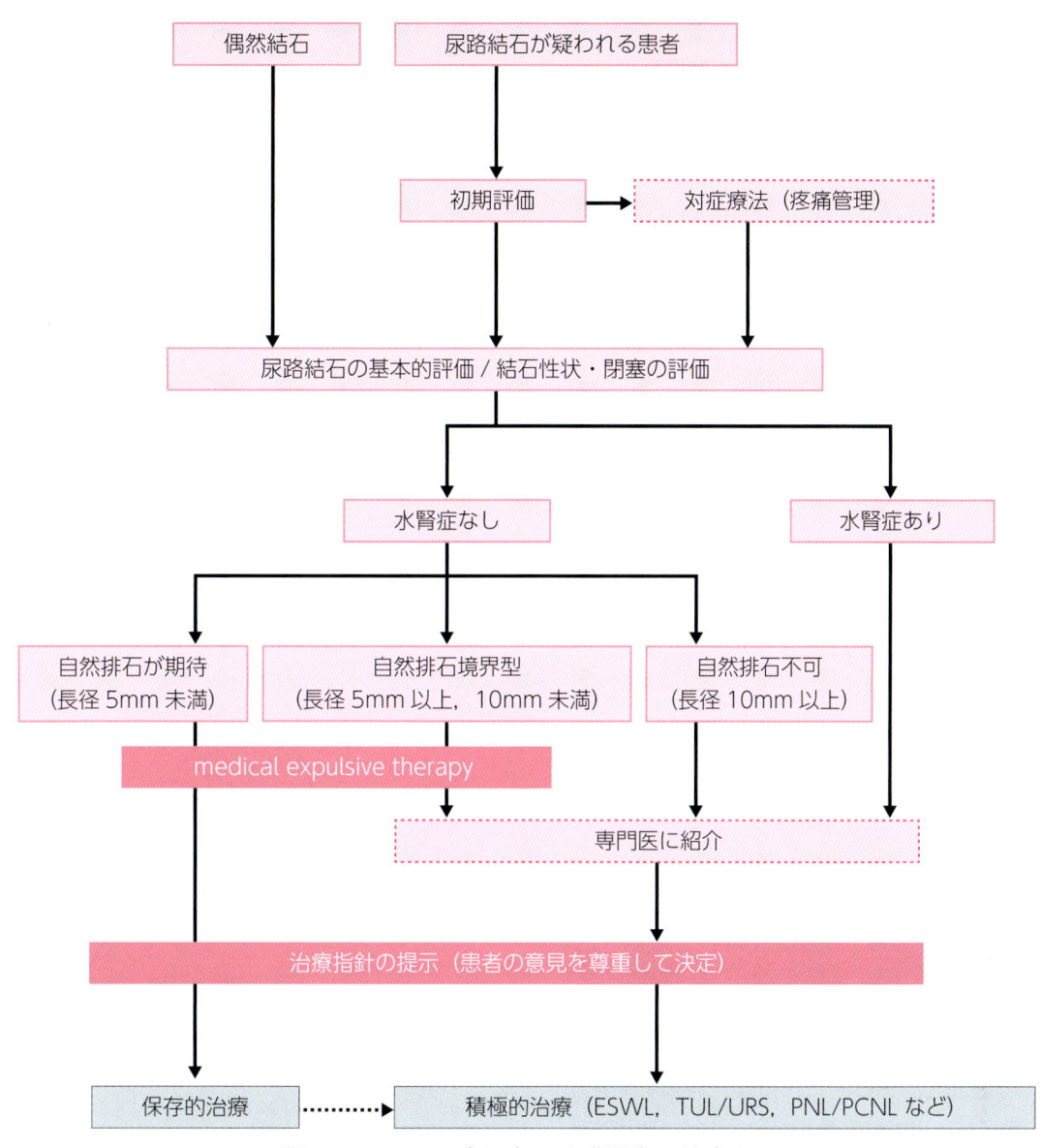

図4-Ｖ-1　アルゴリズム；初期評価〜治療まで

〔文献6）より改変〕

存目的とした手術を行うが，壊死がみられた場合や手術後も血流が再開しない場合は精巣摘出となる。早期治療が精巣機能の保存にとって非常に重要となる。

● 文献
1）医療情報科学研究所編：病気がみえる Vol.8；腎・泌尿器．第3版，メディックメディア，東京，2019.
2）亀井潤，中川徹，本間之夫：腎盂腎炎．レジデントノート16：2622-2623，2014.
3）北原光夫：尿路感染症の外来治療．今日の診療プレ

ミアム Vol.16，医学書院，東京，2006.
4）磯谷周治：仙痛発作．臨床泌尿器科67：59-61，2013.
5）鈴木孝治：腎・尿管結石．今日の診療プレミアム Vol.16，医学書院，東京，2006.
6）日本泌尿器科学会，日本尿路結石症学会，日本泌尿器内視鏡・ロボティクス学会編：尿路結石症診療ガイドライン．第3版，医学図書出版，東京，2023，p4.
7）Alarayedh A, Alaradi1 A, Hasan O, et al：Testicular torsion；Our 14 year experience and outcomes. J Bahrain Med Soc 32：21-24, 2020.

VI 内分泌系

フィジカルアセスメントの基礎知識

生体の安定した生命活動と一定のリズムを維持する働きを恒常性の維持（ホメオスタシス）という。その調節システムは，自律神経の働きによる神経系と，ホルモンによる内分泌系，さらに異物侵入に対する免疫系の3つからなる（図4-VI-1）。

1. 内分泌系

内分泌系は，内部の環境を整える仕組みであり，とくに，①ホメオスタシス維持，②エネルギー代謝，③生殖の機能を維持している。内分泌腺の分泌細胞から血液中に分泌されたホルモンは血流を介して離れた場所にある標的器官に達し，そこにある標的細胞に特定の機能を発現させる。各内分泌腺は，全身に分布している[1]（図4-VI-2，表4-VI-1）。

2. ホルモン

ホルモンとは，「生体内における細胞間の情報伝達物質」と定義されている。標的細胞に達したホルモンは受容体と結合し，細胞内に伝達され作用を発揮する。ホルモンは，その化学構造から，①ペプチドホルモン，②ステロイドホルモン，③アミン・アミノ酸誘導体ホルモンに分けられる[1,2]（表4-VI-2）。

3. フィードバックによる調節

標的器官は，内分泌腺からのホルモンの量（血中濃度）によって生理作用の調節を受ける。内分泌腺からのホルモンの量（血中濃度）は，上位調節中枢の調節ホルモンによって調節を受ける。上位調節中枢は，体内の情報や外部の環境，生体リズム（日内変動，時間変動，性周期変動），血中のホルモン量などを感知して調節ホルモンの調節を行う。このように内分泌系は階層支配されており，上位内分泌腺からのホルモンが下位内分泌腺を刺激しホルモンをコントロールしている。つまり，内分泌器官は，上位調節中枢の調節ホルモンの標的器官ということになる。

ホルモンは，微量で強力な作用を有する。視床下部-下垂体から分泌されるホルモンは，ほかの内分泌腺の上位ホルモンに位置し，実際に標的細胞に働くホルモンが一定の濃度に維持されている。ホルモンの濃度や作用によって上位内分泌腺の分泌が抑制される正の

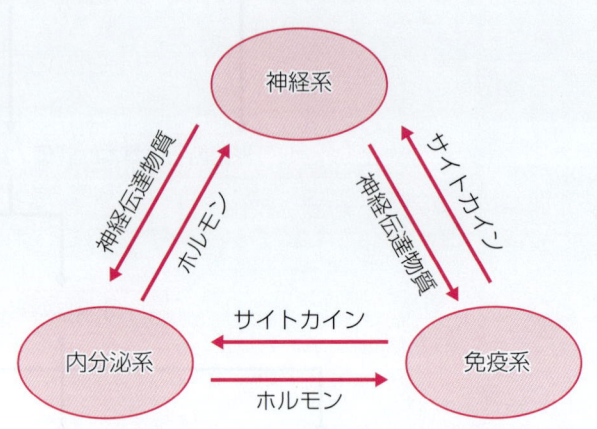

図4-VI-1　ホメオスタシスの三角形

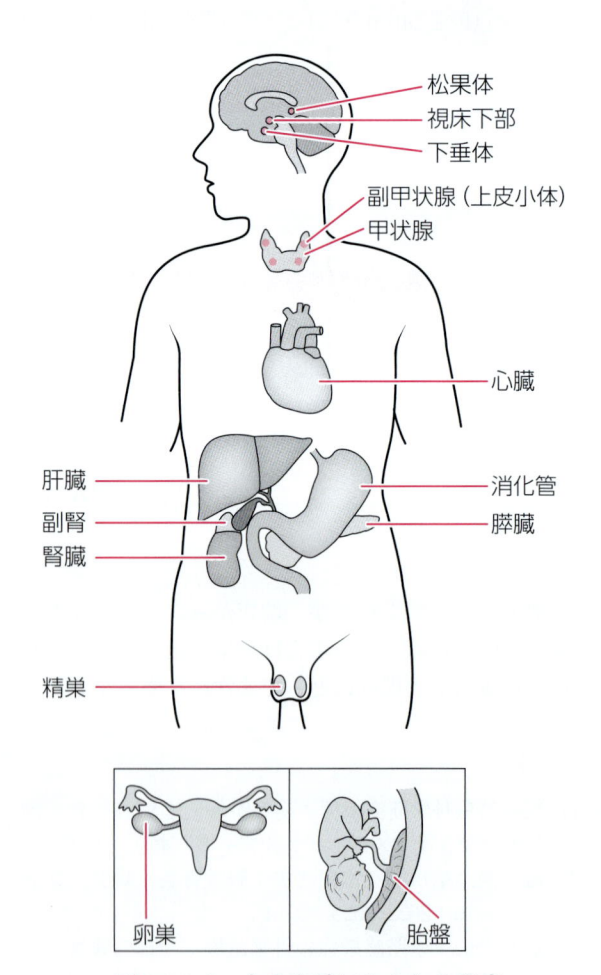

図4-VI-2　内分泌系にかかわる器官

フィードバック（アクセル）と上位ホルモンの分泌を促進する負のフィードバック（ブレーキ）により調整されている。多くの場合は，負のフィードバックとして働いている。

112

表4-Ⅵ-1　内分泌ホルモン略語集

	略　語	欧　文	和　文
視床下部	GHRH	growth hormone releasing hormone	成長ホルモン放出ホルモン
	TRH	thyrotropin releasing hormone	甲状腺刺激ホルモン放出ホルモン
	CRH	corticotropin releasing hormone	副腎皮質刺激ホルモン放出ホルモン
	LHRH	luteinizing hormone releasing hormone	黄体形成ホルモン放出ホルモン
	PIH	prolactin-inhibiting hormone	プロラクチン抑制ホルモン
下垂体前葉	GH	growth hormone	成長ホルモン
	PRL	prolactin	プロラクチン
	TSH	thyroid stimulating hormone	甲状腺刺激ホルモン
	ACTH	adrenocorticotropic hormone	副腎皮質刺激ホルモン
	LH	luteinizing hormone	黄体形成ホルモン
	FSH	follicle stimulating hormone	卵胞刺激ホルモン
	AVP	arginine vasopressin	バソプレシン
	OT	oxytocin	オキシトシン
甲状腺	T4	thyroxine	サイロキシン
	T3	triiodothyronine	トリヨードサイロニン
	CT	calcitonin	カルシトニン
副甲状腺	PTH	parathyroid hormone	副甲状腺ホルモン
心　臓	ANP	atrial natriuretic peptide	心房性ナトリウム利尿ペプチド
	BNP	brain natriuretic peptide	脳性ナトリウム利尿ペプチド
胎　盤	hCG	human chorionic gonadotropin	ヒト絨毛性ゴナドトロピン

表4-Ⅵ-2　ホルモンの種類

種　類	化学構造	例
ペプチドホルモン	アミノ酸がペプチド結合したポリペプチドからなる	・視床下部ホルモン ・下垂体ホルモン ・インスリン
ステロイドホルモン	コレステロールから合成されるステロイド骨格をもつ	・副腎皮質ホルモン ・性ホルモン
アミン・アミノ酸誘導体ホルモン	小数のアミノ酸で構成される	・カテコラミン ・甲状腺ホルモン

一次評価，二次評価における内分泌系のフィジカルアセスメント

　救急初療において，内分泌の疾患を最初から疑って診断することは少なく，一次評価で呼吸，循環，意識障害をきたした患者へ検査を進めるなかで，診断にたどり着くことがほとんどである。一次評価でみられる異常をきたす内分泌疾患として，甲状腺クリーゼ，粘液水腫性昏睡，褐色細胞腫，副腎クリーゼ，糖尿病ケトアシドーシス，抗利尿ホルモン不適合分泌症候群（syndrome of inappropriate secretion of antidiuretic hormone；SIADH）などがあがる（表4-Ⅵ-3）。これらの疾患に関与する内分泌器官やフィジカルアセスメントについて解説する。

1. 一次評価でみられる異常をきたす甲状腺疾患

　甲状腺は，喉頭を取り囲みながら気管の上位の前面（第2～4気管軟骨の高さ）に位置し，重量20 g程度である。蝶の羽が広がったような形で，左葉と右葉およびそれらをつなぐ峡部からなる[3]（図4-Ⅵ-3）。体内のヨードを蛋白質と結合して蓄えており，ヨード過剰摂取で甲状腺ホルモン分泌過剰，ヨード摂取不足で甲状腺ホルモン分泌低下をきたす。

　甲状腺ホルモンの生理的作用として，ほとんどの組織で酸素の消費を上昇させ，基礎代謝を向上させる熱産生作用がある。また，アドレナリンのβ受容体を介する作用を亢進させ，心収縮力を増大させ，心拍数を増加させる。その他には，神経系の作用によりカテコラミンの反応が増強し，思考の迅速化や脳の発育を促進させる。甲状腺ホルモンには，サイロキシン（T4）とトリヨードサイロニン（T3），カルシトニンがある。

表4-Ⅵ-3　一次評価において異常をきたす内分泌疾患

分類	症状	疾患
呼吸障害	頻呼吸	甲状腺クリーゼ
	徐呼吸	粘液水腫性昏睡
	クスマウル呼吸	糖尿病ケトアシドーシス
循環障害	高血圧	甲状腺クリーゼ 原発性アルドステロン症 褐色細胞腫
	低血圧	甲状腺クリーゼ 粘液水腫性昏睡 副腎クリーゼ 糖尿病ケトアシドーシス 高浸透圧性高血糖症候群
意識障害	意識レベル低下	甲状腺クリーゼ 粘液水腫性昏睡 副腎クリーゼ SIADH 糖尿病ケトアシドーシス 高浸透圧性高血糖症候群
体温異常	高体温	甲状腺クリーゼ
	低体温	粘液水腫性昏睡

SIADH：抗利尿ホルモン不適合分泌症候群

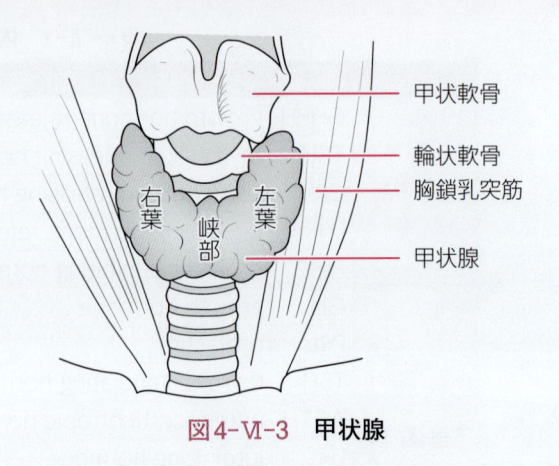

図4-Ⅵ-3　甲状腺

サイロキシン（T4）とトリヨードサイロニン（T3）は，全身のすべての細胞に作用しエネルギー代謝や酸素消費の調整に関与する。カルシトニンは，血液中のカルシウムを骨に移動させ骨形成を促進し，血中カルシウム濃度を低下させる。

1）甲状腺クリーゼ

(1)　一次評価：循環障害，意識障害，体温異常，呼吸障害

甲状腺ホルモン分泌過剰により全身の代謝が亢進することに伴い，熱産生も増加し，38℃以上の発熱をきたす。また，甲状腺ホルモンの作用によって，心臓のβアドレナリン受容体の数を増加させるため，アドレナリンの陽性変力作用（収縮力の増大）および陽性変時作用（心拍数の増加）を増強するため，頻脈（130回／分以上）をきたし，心房細動になることもある。これらの作用で，循環血液量が増加し前負荷が増加，末梢の熱産生も亢進し，38℃以上に発熱，酸素消費量増加・末梢血管弛緩により全身の血管抵抗は減少し，後負荷は減少する。そのため，心拍出量の増大と脈圧の上昇により，高血圧になる。

その他の症状として，甲状腺ホルモン分泌過剰による代謝が亢進することに伴い，全身の組織で酸素消費と二酸化炭素合成が増加するため，呼吸数が増加する。甲状腺ホルモンは，カテコラミンの反応性増強により，いらいらや情緒不安定，不安，精神異常，痙攣，昏睡などの中枢神経症状をきたす。また，甲状腺クリーゼがさらに進行することで心不全，肺水腫，肺野の50%以上のcoarse crackleや喘鳴，心原性ショックなどの重度な症状を呈する。さらに進行すると，全身の臓器機能不全をきたして生命の危機的な状態に陥る。

(2)　二次評価

甲状腺機能亢進となる既往歴や随伴症状と身体所見については，バセドウ病の患者において観察される身体所見について解説する。

①問　診

・既往歴

既往歴として，甲状腺中毒症の原因となるコントロールが困難な甲状腺基礎疾患の有無を聴取し，さらに何らかの強いストレスが加わる出来事がなかったか評価する。ストレスに伴い，甲状腺ホルモン作用増大に対する生体の代償機構の破綻により複数臓器が機能不全に陥ることで発症する。甲状腺クリーゼは致死的疾患であり，早急に適切な対処を必要とする。

・随伴症状

いらいら感，情緒不安定：甲状腺ホルモンの産生と分泌の亢進による甲状腺機能亢進症の症状の一つである。

動悸：甲状腺ホルモンの作用によってβ受容体の数を増加させるため，アドレナリンの陽性変力作用（収縮力の増大）および陽性変時作用（心拍数の増加）を増強する。

発汗増多：甲状腺ホルモンの分泌量が増加し，組織でのエネルギー代謝が亢進する。そのため，熱産生に伴い，熱を放散することで発汗が増加する。

疲労感，全身倦怠感，筋力低下：甲状腺ホルモンの分泌過剰に伴い，基礎代謝の亢進が起こり，糖代謝・脂質代謝・蛋白質代謝が促進される。そのため，蛋白異化に伴う筋力低下から疲労感を呈す。また，酸素消費量増加も疲労感の原因になる。

過食：甲状腺ホルモンが過剰に分泌されるため，熱産生が亢進し，糖代謝・脂質代謝・蛋白代謝が促進する。そのため，エネルギー産生は亢進し，蛋白異化によって体重減少と過食が生じる。

軟便，下痢：甲状腺ホルモン過剰分泌によって腸蠕動運動の亢進が起こるため，軟便や下痢を生じる。

体重減少：甲状腺ホルモンの過剰分泌に伴い，熱産生の亢進，糖代謝・脂質代謝・蛋白異化によって体重減少を生じる。若年者の場合は，食欲亢進に伴い大量に食物を摂取することで体重が増加することがある。

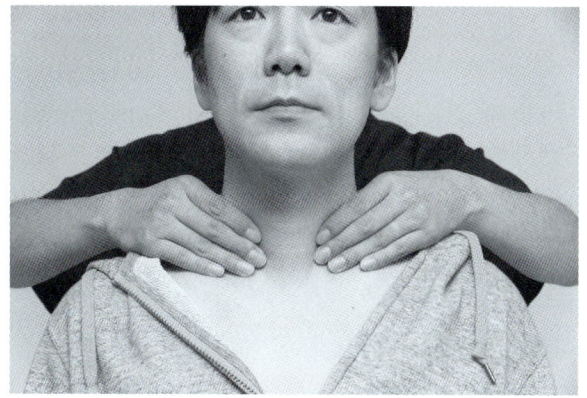
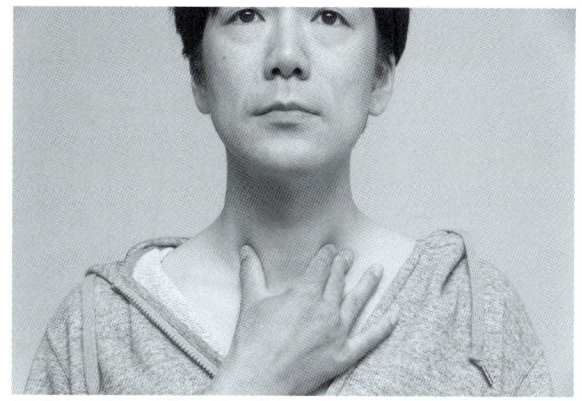

後面から甲状腺を触知する　　　　　　母指と示指・中指の間に挟むようにして甲状腺を触診する

図4-Ⅵ-5　甲状腺の触診

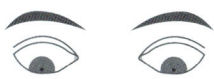

図4-Ⅵ-4　グレーフェ徴候

②**視　診**
・**眼球突出**[4]
　バセドウ病に起因した甲状腺クリーゼやバセドウ病に特徴的な所見である。明確な原因は不明であるが，何らかの自己抗体が関与して，外眼筋や眼窩脂肪組織に炎症性腫脹をきたすことで眼窩内が狭くなり，眼球が前方に押し出されると考えられている。
・**グレーフェ徴候**[5]
　甲状腺ホルモンの過剰によって交感神経が活性化され，まぶたの開閉を調節する上眼瞼のミューラー筋の緊張が高まり，上眼瞼が閉じにくくなる。そのため，上眼瞼筋の下方視の際に上眼瞼の下降に遅れがみられる（図4-Ⅵ-4）。
・**びまん性甲状腺腫**
　甲状腺がびまん性に腫大するため，正面から視診すると前頸下部の腫脹の有無を観察することができる。
③**触診；甲状腺腫**
　正面から触診する際は，甲状軟骨と輪状軟骨の位置を確認する。輪状軟骨より下方，胸鎖乳突筋より内側の部位で母指と示指・中指の腹側を使って甲状腺を挟むようにして上から下へ向かって左右片方ずつ触診する。
　背側から触診する際は，両手の示指・中指・薬指を同側の甲状腺に添えて，柔らかく揉むように触れていく（図4-Ⅵ-5）。
④**聴診；血管雑音（bruit）**[5]
　甲状腺内の血管が増殖し甲状腺腫をきたしているため血流が増加し，甲状腺の上を聴診すると連続性に雑音を聴取する（図4-Ⅵ-6）。

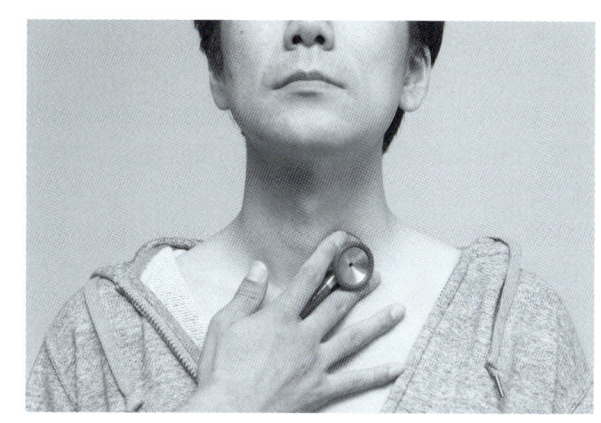

図4-Ⅵ-6　甲状腺の聴診

2）粘液水腫性昏睡
（1）一次評価：呼吸障害，循環障害，意識障害，体温異常
　甲状腺ホルモンは，全身の組織に作用し代謝を亢進させるが，本疾患では甲状腺ホルモン作用が低下した状態であり，全身の代謝が低下する。そのため心臓への作用が低下し徐脈になり，熱産生も低下するため低体温を呈する。また，脳細胞の重度の代謝障害から意識障害，徐呼吸・換気障害に至り，低酸素血症や高二酸化炭素血症をきたし，呼吸性アシドーシスとなる。
　甲状腺ホルモンには水・電解質代謝に対する作用があり，この作用が低下し心臓で合成・分泌される心房性ナトリウム利尿ペプチドの分泌が低下するため，ナトリウムや水が貯留傾向になり，末梢血管抵抗は増加する。そのため，循環血液量が増加することによる高血圧を示し，拡張期血圧が高値を示す。収縮期血圧も上昇するが拡張期圧の変化が大きいため，脈圧は減少する。重症化すると心筋収縮力や心拍出量が低下し低血圧を呈する。
（2）二次評価
①**問　診**
・**既往歴**
　甲状腺機能低下症（原発性または中枢性）があり，重度で長期にわたる甲状腺ホルモンの欠乏，あるいはさらに何らかの誘因（薬剤，感染症など）がないか聴

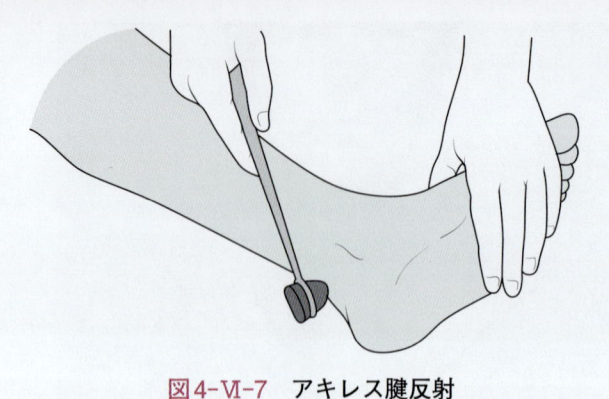

図4-Ⅵ-7　アキレス腱反射

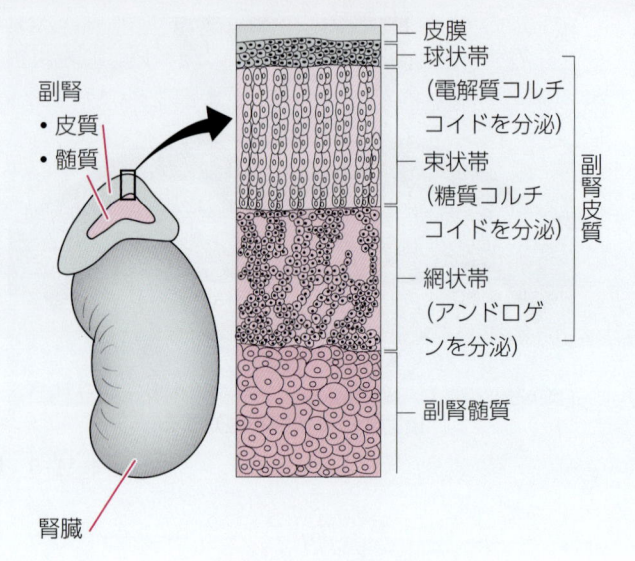

図4-Ⅵ-8　副　腎

取する。

　・随伴症状

脱毛：代謝の低下に伴い毛髪細胞の増殖も低下するため，脱毛が生じる。

耐寒性低下：甲状腺機能低下に伴い，糖代謝・脂質代謝・蛋白代謝の低下により熱産生が低下し，耐寒性低下を生じる。

②視　診

全身の皮膚，とくに眼瞼，顔面，前頸骨の圧痕を残さない浮腫，肥大した舌甲状腺機能低下症によって皮下や粘膜下へのムコ多糖体の沈着による圧痕を残さない浮腫である粘液水腫を呈する。

橋本病（慢性甲状腺炎）は，甲状腺機能低下症の原因としてもっとも頻度が高い疾患で，自己抗体による炎症反応によって甲状腺がびまん性に腫大する。大きさはさまざまで，進行すれば非常に大きくなり，硬い甲状腺腫になる。

③触診；甲状腺腫

甲状腺クリーゼの触診を参照のこと（p115）。

④打診；アキレス腱反射弛緩相の遅延

仰臥位になり，下肢の力を抜いて，股関節と膝関節を軽く屈曲させた状態でアキレス腱を打腱器で叩打する（図4-Ⅵ-7）。アキレス腱にムコ多糖体が沈着することでアキレス腱反射が低下する。

2. 一次評価でみられる異常をきたす副腎疾患

　副腎は，左右の腎臓の上部に位置し，水平位では右は逆V字，左は逆Y字や三角形にした形状をしている。外側は被膜に覆われ，皮質，髄質で構成され，皮質はさらに表面から球状帯，束状帯，網状帯の3層で構成されている[1]（図4-Ⅵ-8）。

　副腎皮質ホルモンは，ステロイドホルモンで球状帯から分泌するアルドステロン，束状帯から分泌するコルチゾール，網状帯から分泌するアンドロゲンがある。それらの働きは，水・電解質や糖の代謝に関与するアルドステロンやコルチゾール，性ホルモンである副腎アンドロゲンがある。

　また，副腎髄質ホルモンは，内分泌ホルモンである

表4-Ⅵ-4　アドレナリン受容体

受容体	受容体サブタイプ	主な機能
α	α1	血管収縮，散瞳
	α2	ノルアドレナリン遊離抑制
β	β1	心収縮力増大，心拍数増加
	β2	気管支拡張，血管拡張，胃腸管拡張，グリコーゲン分解促進
	β3	脂肪分解促進，血管拡張

と同時に交感神経系の神経伝達物質としての機能もあり，エネルギー代謝や循環器系，内臓平滑筋に作用するカテコラミンである。カテコラミンはチロシンから合成され，副腎髄質からアドレナリン，交感神経終末からノルアドレナリンが分泌される。アドレナリンとノルアドレナリンの受容体は，アドレナリン受容体と呼ばれ，各種カテコラミンに対する反応の違いでα受容体（α1，α2）とβ受容体（β1，β2，β3）に分類される（表4-Ⅵ-4）。

1）原発性アルドステロン症 [6][7]

（1）一次評価：高血圧

　アルドステロンは，副腎から分泌される主要なミネラルコルチコイドで過剰分泌によって腎臓の集合管に作用して，カリウムイオン（K^+），水素イオン（H^+）の排泄が亢進する。また，ナトリウムイオン（Na^+）の再吸収の亢進に伴い，体内にナトリウムと水が貯留し，循環血液量が増加する。浮腫を伴わないことが特徴である。同様に末梢血管抵抗の増大，血管の昇圧反応性の亢進により高血圧をきたす。

　循環血液量減少などに伴う低血圧に反応して血圧上昇に働く場合は，腎臓の傍糸球体細胞の輸入細動脈で血圧低下や交感神経β刺激を感知すると，レニンが分泌され肝臓から分泌されるアンジオテンシノーゲンにレニンが作用しアンジオテンシンⅠに変換する。そし

て，肺などの血管内皮細胞から分泌されるアンジオテンシン変換酵素（angiotensin converting enzyme；ACE）の作用によりアンジオテンシンⅡに変化する。そのため，血管収縮が起こり，血圧が上昇する。しかし，原発性アルドステロン症による高血圧は，腺腫や過形成により副腎皮質からアルドステロンが過剰に分泌することに起因しているため，低レニン性高血圧をきたす。

（2）二次評価

①問　診

• 既往歴

アルドステロン産生腺腫，特発性アルドステロン症，片側性副腎過形成症の有無，副腎摘出術を受けたことがあるかを聴取する。

• 随伴症状

筋力低下，脱力発作，四肢麻痺：K^+の排泄亢進のため，低カリウム血症となり症状を呈する。

多飲，多尿：低カリウム血症により腎集合管における抗利尿ホルモン（antidiuretic hormone；ADH，バソプレシン）の作用が減弱し，尿濃縮力障害が起こり症状が出現する。

②視　診

• テタニー発作

H^+の排泄亢進により，代謝性アルカローシスとなる。代謝性アルカローシスを補正するために，血中でアルブミンと結合していたH^+が遊離し，結合相手がいなくなったアルブミンが次に結合するのが血中の遊離カルシウムイオン（Ca^{2+}）となるため，Ca^{2+}が減少し症状を呈する。

2）褐色細胞腫

一次評価：高血圧

副腎髄質や傍神経節細胞に発生したカテコールアミン産生腫瘍で，腫瘍から分泌したカテコラミンは，全身に分布するアドレナリン受容体を介して作用する。心拍数増加や心収縮力増加，血管収縮によって高血圧をきたし，収縮期・拡張期ともに上昇する。また，グリコーゲン分解促進，インスリンの分泌抑制，発汗が増加し，これらの作用により，主要症候として，高血圧（hypertension），頭痛（headache），代謝亢進（hypermetabolism），高血糖（hyperglycemia），多汗（hyperhidrosis）の5Hがみられる。とくに高血圧，高血糖，代謝亢進をHowardの三徴という。

3）副腎クリーゼ（急性副腎不全）

（1）一次評価：低血圧，意識障害

副腎クリーゼは，副腎皮質ホルモンのグルココルチコイドとミネラルコルチコイド，性ホルモンのうち，グルココルチコイドが急激に絶対的または相対的な欠乏が生じ，放置することで致死的な状態に陥る病態を指す。循環不全をきたすメカニズムには，グルココルチコイド欠乏だけでなく，ミネラルコルチコイド欠乏によるナトリウムの喪失と体液量の減少，副腎髄質でのカテコラミンの合成と作用低下，クリーゼ発症を誘発した循環動態障害が関与する。

また，急激に進行する低血糖に伴い，エネルギー源のほとんどを糖で賄っていることによる急激な脳機能低下に伴い意識障害をきたす。本来，中枢神経機能を維持するために，空腹時には肝臓でグリコーゲンが分解され，アミノ酸から糖新生が行われ，腎臓での糖新生により血糖を維持しようとするメカニズムが働いている。何らかの影響により血糖が下がる状況になった際は，インスリン拮抗ホルモンのアドレナリン，ノルアドレナリン，コルチゾール，グルカゴン，成長ホルモンが増加し，肝臓における糖新生を促進して血糖上昇に働く。しかし，副腎クリーゼに陥ると，カテコラミンの生合成および代謝が低下するため，急激な低血糖となり意識障害が起こる。

（2）二次評価

問　診

• 既往歴

慢性副腎不全の既往，あるいは外傷や感染，手術などの強いストレスによるステロイド需要の増加，ステロイド治療の突然の中断，急激な両側副腎出血による副腎皮質の傷害，下垂体障害がないかどうか聴取する。

• 随伴症状

全身倦怠感：糖代謝，脂肪代謝，蛋白質代謝が低下するため，エネルギー欠乏により全身倦怠感を生じる。

悪心・嘔吐，食欲不振，軟便，下痢：副腎皮質ホルモンであるコルチゾールの欠乏により胃液の分泌が低下するため消化器症状を生じる。

体重減少：コルチゾールの欠乏に伴う糖代謝・蛋白質代謝・脂質代謝の低下に伴いエネルギー不足が生じ体重減少に陥る。

3. 一次評価でみられる異常をきたす視床下部－下垂体疾患

下垂体後葉ホルモンは，①視床下部神経細胞（視索上核，室傍核）で合成され，②長い神経軸索で運搬が行われ，③神経終末に貯蔵される。④その後，洞様毛細血管へ放出され，⑤全身の標的器官に働きかける[8]。下垂体後葉ホルモンには，オキシトシンとADH（バソプレシン）がある[9]（図4-Ⅵ-9）。

1）SIADH

（1）一次評価：意識障害

下垂体後葉ホルモンであるアルギニン・バソプレシンの分泌過剰により，腎集合尿細管における水分再吸収が亢進し，細胞外液および循環血液量増加により希釈性低ナトリウム血症をきたす。さらに，①腎糸球体濾過量（glomerular filtratio rate；GFR）増加に伴い原尿へのナトリウム排出量が増加する。②腎糸球体輸入細動脈圧上昇（圧受容体）によりレニン・アンジオテンシン・アルドステロン系が抑制する。③心房内圧

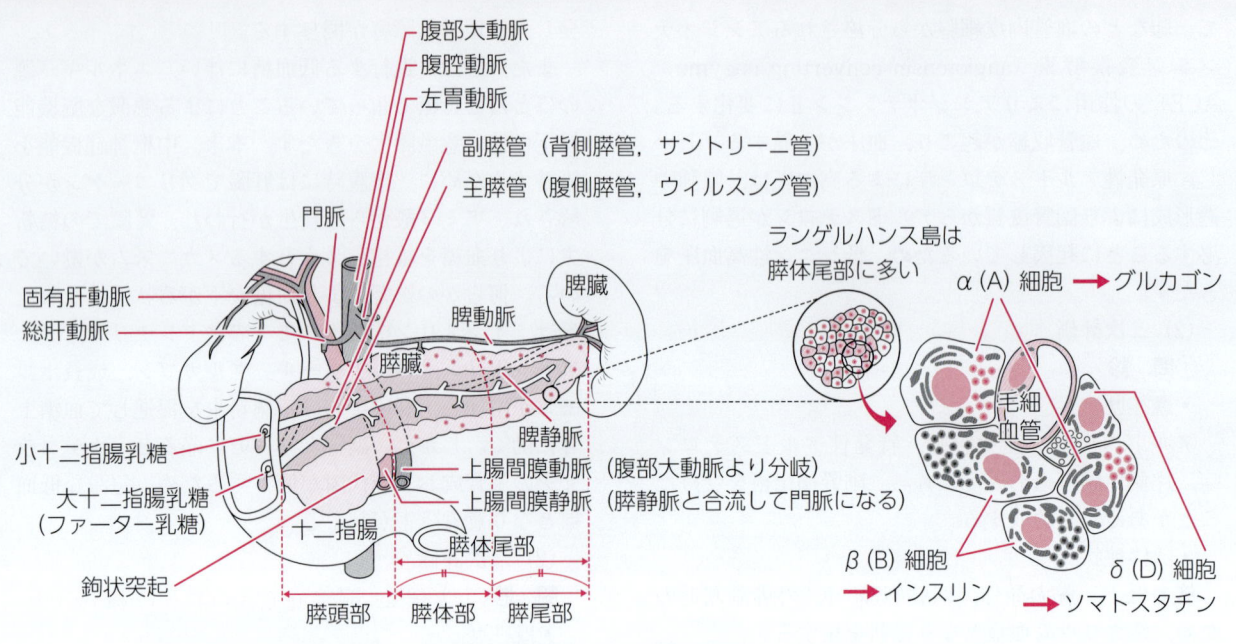

図4-Ⅵ-10　膵　臓

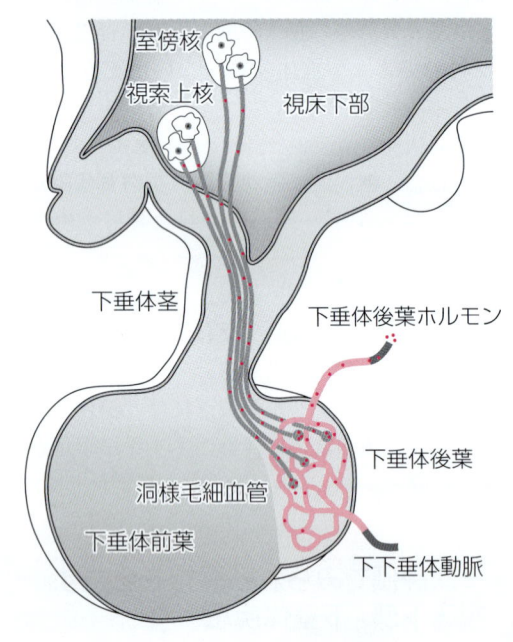

図4-Ⅵ-9　下垂体後葉

上昇（容量受容体）に伴う心房性ナトリウム利尿ペプチド（atrial natriuretic peptide；ANP）の分泌が増加する。これら3つの機序から，腎臓におけるナトリウム再吸収が低下しナトリウム利尿が増加し，低ナトリウム血症が進行する。結果的に，細胞外液のナトリウム濃度が低下することで浸透圧の差によって，細胞外から細胞内に水の移動が生じる。この現象が脳細胞で生じるため脳浮腫をきたし意識障害に陥る。

（2）二次評価
問　診
・既往歴

SIADHをもたらす既往がないかどうかを確認する。中枢神経性疾患（髄膜炎，脳炎，くも膜下出血，外傷など），胸腔内疾患（肺炎，肺膿瘍，喘息，陽圧換

気など），肺細胞癌，膵癌，十二指腸癌など異所性バソプレシン（arginine vasopressin；AVP）産生腫瘍がないかどうかを聴取する。また，以下の薬剤は下垂体後葉からのAVPの分泌を亢進させるため，ビンクスリン硫酸塩製剤（オンコビン®：抗悪性腫瘍薬），カルバマゼピン製剤（テグレトール®：向精神作用性てんかん治療薬・躁状態治療薬），クロフィブラート（クロフィブラートカプセル：高脂血症治療薬），アミトリプチリン塩酸塩（トリプタノール®：三環系抗うつ薬），イミプラミン塩酸塩（イミドール®糖衣錠：抗うつ薬，遺尿症治療薬）の服用の有無を聴取する。

4.　一次評価でみられる異常をきたす膵臓疾患

　膵臓は，第1または第2腰椎の前面に横たわり，後腹膜に固定されている。消化酵素を十二指腸に分泌する外分泌腺の役割と，糖代謝に関連する門脈に分泌する内分泌腺の役割を併せもつ。内分泌腺は，ランゲルハンス島に存在し，α細胞はグルカゴンを分泌し血糖を上げる作用，β細胞はインスリンを分泌し血糖を下げる作用，δ細胞はソマトスタチンを分泌しグルカゴンやインスリンを抑制する作用がある[10]（図4-Ⅵ-10）。

1）糖尿病ケトアシドーシス（diabetic ketoacidosis；DKA）
（1）一次評価：高血圧，意識障害

　1型糖尿病患者における感染症やストレス，胃腸炎などによる不十分な食事摂取，インスリン治療の中断などでインスリンの欠乏とインスリン拮抗ホルモンであるグルカゴン，コルチゾール，カテコラミンなどの過剰分泌によってブドウ糖の細胞内移行が低下し利用が阻害され，細胞内エネルギー欠乏を起こす。エネルギー欠乏を補うために脂肪分解が促進され高血糖，高

遊離脂肪酸血症が生じる。そのため，高血糖に伴う高浸透圧をきたし，浸透圧利尿が起こり細胞内脱水に陥る。一方，脂肪分解促進によってアセチルCoAからケトン体であるアセト酢酸，β-ヒドロキシ酪酸の反応が進行し高ケトン血症を示す。ケトン体が著明に増加することでアシドーシスをきたす。アシドーシスは，心臓の収縮機能障害，心拍出量低下，カテコラミンに対する反応性の減弱を起こす。アシドーシス，脱水状態が悪化すると，ショック状態や昏睡状態に陥る。また，代謝性アシドーシスでみられるクスマウル呼吸[11]-[13]は，体内に貯留している二酸化炭素を排泄させ，アシドーシスを補正しようとする生体反応である。

（2）二次評価
問 診
・現病歴／既往歴
既往に1型糖尿病があり，感染症や消化器症状のための摂食不良，インスリンの減量・中断，アルコール多飲，ステロイドホルモンや向精神薬の服用がないかどうかを聴取する。

・随伴症状
疲労感，全身倦怠感，筋力低下：インスリン欠乏のためグルコースを細胞内に取り込むことができず，グルコースによるエネルギー産生が困難なため体細胞の飢餓状態により，体蛋白の異化が亢進し，全身倦怠感や疲労感が生じる。

多尿，口渇，多飲：高度なインスリンの欠乏とインスリンの拮抗ホルモンであるグルカゴン，コルチゾール，カテコラミンなどの過剰分泌によって高血糖が生じる。また，インスリンが欠乏することで細胞内への糖の取り込みができなくなり，飢餓状態と判断してしまうことで糖やケトンが過剰産生される。筋では体蛋白異化，アミノ酸産生，脂肪分解が促進される。肝臓でもグリコーゲン分解による糖新生が起こる。結果的に高血糖は進行し，浸透圧性利尿が進み，血症浸透圧が上昇し渇中枢が刺激され，口渇が生じて多飲になる。

体重減少：インスリンの相対的あるいは絶対的な欠乏により，体蛋白異化が亢進し体重減少を生じる。

アセトン臭：インスリン不足により，ブドウ糖の取り込みができず，脂肪分解促進によりケトン体が増え，その結果，口臭や体臭からアセトン臭が出る。

【正常血糖ケトアシドーシス】
SGLT2（sodium-glucose co-transporter 2：ナトリウム・グルコース共輸送体2）阻害薬は，2014年に承認され市場販売が開始された。SGLT2阻害薬は，腎臓におけるグルコース最終吸収を抑制し，尿中にグルコースの排泄を促進することで血糖降下作用を示す薬剤である。

本薬剤投与中の正常血糖ケトアシドーシス症例が多数報告されている。2023年に発表された，「2型糖尿病の薬物療法のアルゴリズム（第2版）」では，「SGLT2阻害薬の服用については，正常血

糖ケトアシドーシスに対する注意が必要である。SGLT2阻害薬の投与により，尿糖排泄が増加し，血糖および血中インスリンが低下し，グルカゴン／インスリン比が増加するため，肝臓での糖産生の増加および脂肪組織での脂肪分解の亢進が起こり，エネルギー代謝が脂肪利用に傾くことになる。インスリンの欠乏やシックデイなどの際には，ケトン体が急増し，血糖値が正常であるにもかかわらずケトアシドーシスをきたすリスクがある」[14]と述べられている。

意識障害，アセトン臭などの症状がある場合は，現病歴／既往歴および随伴症状の評価を行う必要がある。1型糖尿病の既往がある場合も同様に評価する必要がある。

2）高浸透圧性高血糖症候群（hyperosmolar hyperglycemic syndrome；HHS）

（1）一次評価：低血圧，意識障害
2型糖尿病に多く，インスリン抵抗性に伴うインスリン作用不足とインスリン拮抗ホルモンの作用亢進によって生じる病態である。インスリン分泌が保たれている2型糖尿病患者で，アドレナリン，ノルアドレナリン，コルチゾールなどのインスリン拮抗ホルモンが分泌される感染症や手術，ストレスなどで発症する。インスリンの相対的欠乏に加え，インスリン拮抗ホルモンの作用によって著明な血糖上昇をきたし，高浸透圧により浸透圧利尿から高度な脱水に進行する。そのため，血圧低下や中枢神経の細胞内の脱水をきたし，意識障害に陥る。

（2）二次評価
問 診
・現病歴／既往歴
既往に2型糖尿病がある高齢者で，感染症や手術，脳血管障害，心疾患，薬剤（利尿薬，ステロイド，高カロリー輸液）などの侵襲となるイベントがないかどうかを聴取する。

・随伴症状
疲労感，全身倦怠感，筋力低下，多尿，口渇，多飲，体重減少が生じる。

糖尿病ケトアシドーシスを参照のこと。

検査・治療[4][6]-[10][12][13]

内分泌系疾患に対する，初療室で実施される検査や入院後確定診断となる検査，また，薬物療法や手術療法などについて表4-VI-5にまとめる。

表4-Ⅵ-5　内分泌系疾患の検査と治療

部　位	疾患名	検　査	治　療
甲状腺疾患	甲状腺クリーゼ	• 遊離トリヨードサイロニン（FT$_3$） • 遊離サイロニン（FT$_4$） • 甲状腺刺激ホルモン（TSH） • 甲状腺超音波検査 • 甲状腺シンチグラフィ	①甲状腺ホルモン合成・分泌の減弱 ②甲状腺ホルモン作用の減弱 ③全身管理 ④誘因除去
	粘液水腫性昏睡	• 遊離サイロニン（FT$_4$） • 甲状腺刺激ホルモン（TSH）	①全身管理 ②副腎皮質ステロイドの投与 ③甲状腺ホルモンの投与 ④誘因除去
副腎疾患	原発性アルドステロン症	• 血漿レニン活性 • 血漿アルドステロン濃度 • アルドステロン／レニン比 • 副腎CT検査 • 副腎皮質アドステロールシンチグラフィ • 選択的副腎静脈サンプリング	①手術療法 ②薬物療法
	褐色細胞腫	• 血中カテコールアミン • CTスキャン • MRI • ^{123}I-MIBG（^{131}I-MIBG）シンチグラフィ • ^{18}F-FDG-PETスキャン	①手術療法 ②薬物療法 ③褐色細胞腫クリーゼの緊急治療 ④悪性褐色細胞腫の治療
視床下部－下垂体疾患	SIADH	• 血漿アルギニン・バソプレシン	①原疾患の治療 ②低ナトリウム血症の是正
膵臓疾患	糖尿病ケトアシドーシス	• 血糖 • 血中・尿中ケトン • 血液ガス	①輸液 ②インスリン投与
	高浸透圧性高血糖症候群	• 血糖 • 血漿浸透圧	①輸液 ②インスリン投与

SIADH：抗利尿ホルモン不適合分泌症候群

● 文献

1) 清村紀子：内分泌器官の解剖生理と機能障害．清村紀子，工藤二郎編，フィジカルアセスメントの根拠がわかる！　機能障害からみた　からだのメカニズム，医学書院，東京，2014，pp295-334.
2) 土井賢：内分泌の概念と作用機構．医療情報科学研究所編，病気がみえる vol.3：糖尿病・代謝・内分泌，第5版，メディックメディア，東京，2019，pp196-199.
3) 西原永潤，松村譲兒：甲状腺総論．医療情報科学研究所編，病気がみえる vol.3：糖尿病・代謝・内分泌，第5版，メディックメディア，東京，2019，pp238-241.
4) 西原永潤：甲状腺機能亢進症．医療情報科学研究所編，病気がみえる vol.3：糖尿病・代謝・内分泌，第5版，メディックメディア，東京，2019，pp244-249.
5) 清村紀子：内部環境調節機構（内分泌機能）．清村紀子，工藤二郎編，根拠と急変対応からみたフィジカルアセスメント，医学書院，東京，2014，pp416-426.
6) 山口秀樹：原発性アルドステロン症（PA）．医療情報科学研究所編，病気がみえる vol.3：糖尿病・代謝・内分泌，第5版，メディックメディア，東京，2019，pp290-297.
7) 田辺晶代：原発性アルドステロン症．成瀬光栄，平田結喜緒，島津章編，内分泌代謝専門医ガイドブック，改訂第4版，診断と治療社，東京，2016，pp250-255.

8) 岩崎泰正，松村譲兒：視床下部－下垂体総論．医療情報科学研究所編，病気がみえる vol.3：糖尿病・代謝・内分泌，第5版，メディックメディア，東京，2019，pp200-201.
9) 岩崎泰正，松村譲兒：下垂体後葉総論．医療情報科学研究所編，病気がみえる vol.3：糖尿病・代謝・内分泌，第5版，メディックメディア，東京，2019，pp226-227.
10) 土井隆一郎：神経内分泌腫瘍総論．医療情報科学研究所編，病気がみえる vol.3：糖尿病・代謝・内分泌，第5版，メディックメディア，東京，2019，pp312-313.
11) 綿田裕孝：糖代謝総論．成瀬光栄，平田結喜緒，島津章編，内分泌代謝専門医ガイドブック，改訂第4版，診断と治療社，東京，2016，pp362-365.
12) 吉岡成人：糖尿病における急性代謝失調．成瀬光栄，平田結喜緒，島津章編，内分泌代謝専門医ガイドブック，改訂第4版，診断と治療社，東京，2016，pp394-396.
13) 弘世貴久，河盛隆造：糖尿病昏睡．医療情報科学研究所編，病気がみえる vol.3：糖尿病・代謝・内分泌，第5版，メディックメディア，東京，2019，pp70-73.
14) 坊内良太郎，近藤龍也，太田康晴，他：2型糖尿病の薬物療法のアルゴリズム（第2版）．糖尿病 66：715-733，2023.

VII | 婦人科系

二次評価における婦人科系のフィジカルアセスメント

1. 二次評価の問診とフィジカルイグザミネーション

1）問診

問診では，月経周期，性行動，妊娠など，ほかの領域と比べ，より個人的な情報を問うため，プライバシーが守られにくい救急外来では，問診を行う場に関して十分配慮する必要がある。個室などの落ち着いた環境で病歴を聴取するだけでなく，患者が家族や友人などの同伴者の同席を希望しないかぎり，患者を1人にして問診することが理想的である。婦人科系の問診のポイントを表4-Ⅶ-1に示す。問診にあたっては，患者の主訴に合わせ，プライバシーや羞恥心に配慮して行う。

不正出血は，月経以外に性器から出血することである。表4-Ⅶ-2に不正出血をきたす疾患について示す。問診により月経歴を含む全身の状態と出血の時期，頻度経過など出血の状況を把握する。出血傾向が認められれば，全身の疾患に伴うことが推測できる。肥満や無月経があれば，子宮体癌のリスクが高い。服用中の薬剤を聴取し，医原性不正出血の可能性を確認する。閉経は通常48〜55歳に起こるが，閉経後の出血や点状出血は，癌の初期徴候を示唆する。

表4-Ⅶ-3に婦人科領域で腹痛を呈する疾患について示す。腹痛をきたす疾患はさまざまであるが，婦人科系疾患以外の急性腹症の可能性も十分に考えておく。消化器疾患で下腹部痛をきたすものとして，虫垂炎，憩室炎，急性胃腸炎などがあげられ，悪心・嘔吐などの消化器症状にも注意が必要である。上腹部痛であれば，胆嚢炎，胆石，膵炎，肝炎などがある（p92参照）。尿路感染症，尿路結石などの泌尿器疾患（p104参照）も忘れてはならない。

腹痛に対する問診では，疼痛の部位，性状，経過について把握する必要がある。疼痛の部位は，下腹部に限局しているのか，左右に偏在しているのか，正中かを聴取する。また，痛みの性状は，激痛か軽度か，疝痛か鈍痛か，持続的か間欠的か，発生は急性か慢性かを詳しく聴取する。痛みの契機については，通常聴取する食事や運動との関連に加えて性交，月経や排卵との関係についても確認する必要がある。婦人科領域ではとくに下腹部痛（骨盤痛）が多い。思春期や成人の患者に月経中の急性骨盤痛がある場合は，迅速に対応

表4-Ⅶ-1　婦人科系の問診のポイント

月経	周期は定期的か否か，持続日数，最終月経日，不正出血，月経過多，月経困難症の有無
月経の随伴症状	痛みの有無と程度，出血量
妊娠・分娩歴	妊娠回数，分娩回数，中絶の有無
帯下の状態	量，性状，においなどの変化
排尿の異常	排尿回数，量の変化，排尿困難・排尿時の痛み・失禁・残尿感などの有無
性感染症	梅毒，クラミジア，淋病などの既往の有無
性交渉	性交渉と症状の関連性感染症からの防御の方法
パートナーの存在	性感染症の場合，パートナーの治療も必要となるため現在と過去においても聴取する

※患者の主訴に応じて，プライバシーや羞恥心に配慮しながら聴取する

表4-Ⅶ-2　不正出血をきたす疾患

妊娠関連疾患	異所性妊娠，流産，胞状奇態，切迫流早産，正常妊娠，絨毛膜下血腫，前置胎，常位胎盤早期剝離
炎症性疾患	外陰腟炎，萎縮性腟炎，子宮頸管炎，子宮内膜炎
良性疾患	子宮腟部びらん，子宮頸管ポリープ，子宮内膜ポリープ，筋腫分娩，粘膜下筋腫
悪性腫瘍	子宮頸癌，子宮体癌，絨毛性疾患
外傷・異物	処女膜裂傷，性交損傷，腟内異物，外陰部の馬乗り型挫傷（浴槽縁での転倒，バイク事故などの際のサドルによる強打など），骨盤骨折，空気や水の急激な流入
ホルモン異常	卵巣機能不全，月経不調
薬剤	ホルモン療法，ステロイド薬，抗凝固薬など
その他	血液疾患，内分泌疾患

表4-Ⅶ-3　婦人科領域で腹痛を呈する疾患

異所性妊娠破裂 *
卵巣腫瘍茎捻転 *
卵巣嚢胞破裂 *
骨盤内炎症性疾患
急性卵管炎
月経困難症
排卵痛
子宮内膜症
卵巣腫瘍
卵巣出血
子宮悪性腫瘍
子宮脱
子宮筋腫

*緊急手術が必要となる疾患

する必要がある。急性骨盤痛のなかでもっとも頻度が高い原因は，骨盤内炎症性疾患（pelvic inflammatory disease；PID），次に卵巣嚢胞の破裂，虫垂炎である[1]。発症，時期，痛みの特徴，関連する症状などを確認しながら，感染症，消化器，尿路に由来する原因も考慮する必要がある。性感染症（sexually transmitted disease；STD），子宮内避妊器具（intrauterine device；IUD）の最近の挿入，そして性的パートナーの症状についても必ず尋ねる[2]。

2）身体所見

視診，触診では，患者の症状が婦人科系疾患に伴うものであると判断するために，まずは他領域の疾患との鑑別が重要となる。婦人科系の視診，触診においては，ほかの部位に対して行われるものより，より緻密な配慮と説明が必要となる。その目的や方法について十分に説明し，患者の理解を得て実施する。診察者が男性であれば，女性の介助者を同席させる。

不正出血がある場合，視診，腟鏡診で外陰，腟からの出血か，子宮からの出血かを調べる。内診では，腟鏡を用い，まず腟口と子宮頸部の視診が行われる。その際の潤滑剤は温水を使用する。ジェルやゼリーなどの潤滑剤を使用した場合，後に行われる細胞診や細菌・ウイルス培養検査において，その培養を阻害してしまうため，必ず温水を用いる。外陰，腟，子宮頸部の腫瘍，子宮経管ポリープ，腟部びらん，腟炎などの有無を観察する。これらの異常については，適宜，細胞診，組織診，培養検査などが行われることがあるため，検体採取の準備を行っておく。腟鏡を用いて出血点を鑑別するが，出血量が多い場合は，明らかにすることが困難なこともある。その場合，フィジカルイグザミネーションによる全身状態やバイタルサインから患者のショックの徴候を見逃すことがないよう十分な観察を行い，急変に備える必要がある。

腹部所見として，腹部の膨隆や緊満，筋性防御や反跳痛など腹膜炎の症状がないかどうかを確認する。婦人科系で下腹部痛（骨盤痛）がある場合，双手診で子宮頸部と子宮の触診が行われる（**図4-Ⅶ-1**）。子宮頸部の触診で，子宮頸部の可動痛がみられれば子宮頸管炎，子宮や附属器の圧痛があればPIDや子宮外妊娠が考えられる[2]。

2. 二次評価のフィジカルアセスメント

ここでは，婦人科系の疾患の病態，問診，身体所見のポイント，検査データ，治療について述べる。

1）異所性妊娠

（1）病　態

異所性妊娠は，受精卵が本来の着手部である子宮内腔以外に着床して起こる妊娠である。異所性妊娠はその着床部位により，卵管妊娠，間質部妊娠，頸管妊娠，帝王切開瘢痕部妊娠，卵巣妊娠，腹腔妊娠，さらに精査を行っても着床部位が不明でhCG（ヒト絨毛性ゴ

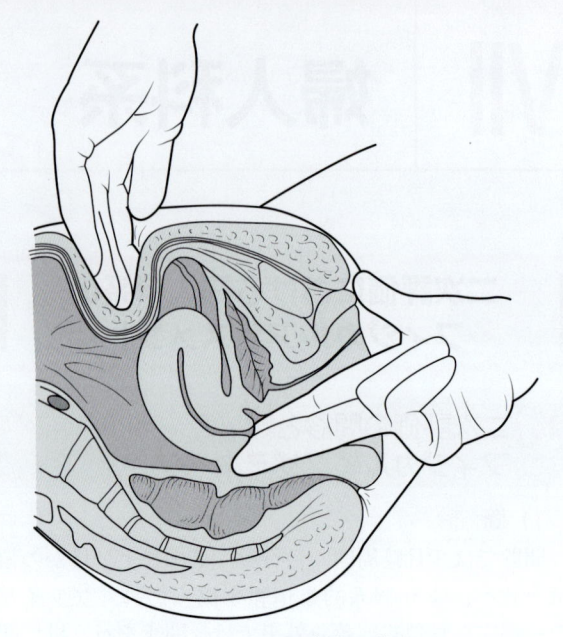

図4-Ⅶ-1　双手診の施行
手袋をつけた一方の手の示指と中指に潤滑油をつけて，腟に挿入する。母指は外転させ，薬指と小指は掌の中に曲げる。もう一方の手は下腹部に置き，経皮的に，子宮頸部と子宮の触診を行う。
子宮頸部は，位置，形，硬さ，均整，可動性，圧痛を調べる。子宮は，大きさ，形，硬さ，可動性を調べ，圧痛や腫瘤がある場所を確認する

ナドトロピンのみ陽性を示す着床部位不明異所性妊娠などに分類される。好発部位は卵管膨大部である。

（2）問診・身体所見のポイント

無月経に続く下腹部痛と性器出血が代表的な症状である。性器出血を月経と混同し妊娠と気づかないことがあるため注意が必要である。破裂した場合，下腹部に突然発症する激痛と腹腔内出血による圧痛，筋性防御，場合によってはショック症状をきたす。

（3）診断につながる検査所見

①妊娠反応検査

妊娠反応陽性で**表4-Ⅶ-4**のいずれかを認める場合，異所性妊娠を疑う[3]。

②経腟超音波検査

子宮腔外に胎嚢や卵黄嚢，胎芽が確認できれば異所性妊娠の診断は確定できる。

（4）治　療

原則は手術療法であるが，患者の全身状態，着床部位，hCG値，胎児心拍の有無，腫瘤径，今後の妊娠希望の有無などを参考に薬物療法や待機療法の適否が判断される[3]。

2）卵巣出血

（1）病　態

卵巣出血は，婦人科領域の腹部救急疾患としてよくみられる疾患である。卵巣からの出血により腹痛を主とした症状を呈する。発症時期は黄体期である月経周期第20〜26日がもっとも多く，第14日以前の発症は少ない。右卵巣に多く，性交や採卵後，外傷などが原因となる。

表4-Ⅶ-4　異所性妊娠を疑うサイン

1. 子宮腔内に胎嚢構造を確認できない（妊娠5〜6週以降）
2. 子宮腔外に胎嚢様構造物を認める
3. 流産手術による摘出物，または自然排出された子宮内容物に絨毛が確認されない
4. 急性腹症を示す
5. ダグラス窩に多量の貯留液を認める
6. 循環血液量減少が想定される所見（貧血，頻脈，低血圧）がある

妊娠反応陽性で1〜6のいずれかを認める場合

〔文献3）より一部引用〕

（2）問診・身体所見のポイント

急性発症では，持続的な下腹部痛を呈する。右側の卵巣出血による右下腹部痛を訴える場合は，虫垂炎との鑑別を要するため，マックバーネー点における圧痛を確認する。卵巣疾患における圧痛は身体の深い部分であることが多く，比較的範囲が広く，虫垂炎のように限局した部位の圧痛ではない。腹腔内出血に伴い，筋性防御が生じる場合もある。

（3）診断につながる検査所見

①血液検査

卵巣出血の急性期では炎症所見（WBC・CRPの上昇）を伴わないことが多く，虫垂炎や憩室炎，付属器炎との鑑別に有用である[4]。

②腹部CT検査

卵巣周囲から骨盤底に血性腹水を反映した高吸収な腹水の貯留がみられ，卵巣内部に高吸収域やfluid–fluid levelを呈する出血性嚢胞を認める[5]。

③妊娠反応検査

陽性であれば異所性妊娠との鑑別を行う。

（4）治療

保存的治療が原則であるが，出血が多いときには循環血液量の低下に伴うショック症状を呈し得るため，腹腔内の出血が多い，あるいは活動性出血がみられる場合や貧血が進行している場合には緊急手術が必要となる[6]。

3）卵巣茎捻転

（1）病態

卵巣を支持する卵巣堤索や固有卵巣索などの靱帯を軸に，伴走する卵管や卵巣・子宮動静脈，卵管間膜が捻れを生じ血行障害を伴う病態である。卵巣腫瘍の10〜20％に合併し，正常卵巣のみでも生じ得るが，80％以上が腫瘤を伴うとされる。原因となる卵巣腫瘍のほとんどが良性腫瘍で，成熟奇形腫がもっとも多い[5]。

（2）問診・身体所見のポイント

突然発症する左右側どちらかがはっきりしている下腹部痛を特徴とする。不可逆的な茎捻転が起きると，静脈還流路が閉塞して卵巣がうっ血し，強い痙痛・圧痛となる。また，周囲の骨盤腹膜も牽引されるため，悪心・嘔吐を伴うことが多いといわれている[5]。

（3）診断につながる検査所見

①経腟超音波検査

卵巣腫大または卵巣腫瘤が示される。カラードプラ

超音波検査で卵巣内の血流の減少または欠如が示されれば，診断のさらなる裏づけとなる。

②腹部CT検査

子宮と卵巣の間の捻転部に卵巣血管を含む渦巻き構造を認める（whirl sign）。卵巣腫瘍や正常卵巣の血流障害を反映して浮腫による腫瘤の嚢胞壁肥厚や出血性梗塞に伴う血腫と造影効果の減弱がみられる[5]。

（4）治療

茎捻転は早急な対応により正常卵巣部分の温存が可能となるので，緊急手術が選択される。

4）PID

（1）病態

子宮内膜炎，子宮留膿腫，付属器炎，卵管卵巣膿瘍，骨盤腹膜炎などの子宮頸管より上部の生殖器に発生する炎症性疾患の総称である[7]。通常，腟由来の細菌によって引き起こされ，STDに罹っているパートナーとの性行為によって感染することが多い。これらの炎症は，子宮頸部にとどまることもあるが，時に上方に広がり，PIDを引き起こす。

（2）問診・身体所見のポイント

下腹部の痛みや異臭を伴う帯下（とくに妊娠可能年齢）がある場合は，PIDを疑う必要がある。炎症が拡大すると腹膜刺激症状を呈する。炎症部位により，主に感染巣の周囲の痛みが発現するが，典型的な症状がそろわず無症状のこともある。時に卵管に感染が起こり，卵管が閉塞することもある。閉塞すると，液体が貯留することで卵管が腫れ，下腹部に圧迫感や慢性的な痛みを感じることがある[8]。クラミジア感染症によるものは，肝臓周囲の組織に広がると，Fitz-Huge-Curtis症候群を発症する[9]。Fitz-Huge-Curtis症候群は，肝臓周囲が感染巣となることから右上腹部に痛みが生じる。この痛みは胆嚢の病気や胆石によるものに似ていることから，肝臓や胆嚢疾患との鑑別が必要となる。

（3）診断につながる検査所見

①一般細菌培養

内診で子宮頸部の検体を採取し，原因病原体を検索する。

②特異的PCR検査

クラミジア感染症や淋菌感染症を疑う場合に実施する[9]。

③妊娠反応検査

陽性の場合には，同様の所見を呈する異所性妊娠を考慮する。

④腹腔鏡下検査

診断が確定できない場合や治療効果が得られない場合に施行し，体液サンプルを採取して確定診断する。

（4）治　療

感染によりPIDを発症した場合は，原因菌を特定し，速やかに適切な抗菌薬治療を行う必要がある。抗菌薬治療で軽快しない場合は，画像検査を基に膿瘍の有無を確認する。原因と推察する膿瘍を認める場合は，穿刺や手術療法も考慮される。

● 文献

1) Hatzichristou D, Rosen RC, Derogatis LR, et al：Recommendations for the clinical evaluation of men and women with sexual dysfunction. J Sex Med 7：337-348, 2010.
2) Bickley LS原著，有岡宏子，井部俊子，山内豊明著：ベイツ診察法．第3版，メディカル・サイエンス・インターナショナル，東京，2022，pp717-725.
3) 日本産科婦人科学会，日本産婦人科医会：CQ203異所性妊娠の取り扱いは？ 産婦人科診療ガイドライン；産科編2023，2023，pp119-122.
4) 藤森敬也：女性が救急外来を受診したら．臨研プラクティス3：26-34，2006.
5) 石田憲太朗，高濱潤子，丸上亜希，他：女性生殖器領域；婦人科救急疾患の画像診断．臨画像37：1486-1498，2021.
6) Medvediev MV, Malvasi A, Gustapane S, et al：Hemorrhagic corpus luteum：Clinical management update. Turk J Obstet Gynecol 17：300-309，2020.
7) 日本化学療法学会尿路性器感染症に関する臨床試験実施のためのガイドライン改訂委員会：尿路性器感染症に関する臨床試験実施のためのガイドライン．第2版，日化療会誌64：479-493，2016.
8) 加藤育民：骨盤内炎症性疾患（PID）．産と婦90：379-382，2023.
9) 野口靖之，嶋津光真：性器クラミジア・淋菌感染症．産と婦85：904-909，2018.

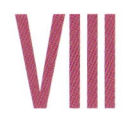

VIII 外傷患者

外傷初期診療の手順

外傷初期診療の手順として，生命維持のための生理機能に基づいたABCDEアプローチを優先する。この最初の手順を外傷初期診療における「primary survey」と「蘇生」という。secondary surveyでは，primary surveyと蘇生により生命の安全を保障したうえで，各身体部位の損傷を系統的に検索し，画像診断や血液検査などの補助診断検査を組み合わせて臓器損傷の診断と根本治療を決定する。primary surveyが蘇生処置を必要とする病態を検索するために生理学的評価を用いるのに対し，secondary surveyは損傷を検索するために解剖学的評価に主眼を置いた診療となる。

primary surveyと蘇生においては，身体所見と最小限の画像診断〔胸部X線とfocused assessment with sonography for trauma（FAST）〕から致死的な胸部外傷（p187参照）を診断し，同時に迅速な対応を行う。

secondary surveyにおいて全身の損傷を探し出すには，①受傷機転，②徴候や身体所見，③診療上の危険因子（AMPLE聴取）の情報が鍵となる。primary surveyの段階では明らかな所見を示さないが，適切な治療が行われない場合には致命的となる。そのため，臨床的に問題が生じる胸部外傷（p189参照）を診断し，専門医と連携して根本治療を行う。

外傷患者の一次評価，検査のアセスメント

1. primary surveyにおけるフィジカルイグザミネーション

頸部・胸部の観察では，致死的な胸部外傷の有無を判断し，緊急事態を回避することが重要となる。primary surveyでは，生命維持のための生理機能に基づいたABCDEアプローチに基づき，フィジカルアセスメントによって気道の開放と呼吸状態を評価する。生理学的徴候の異常を把握するには，酸素の流れに従って観察と評価を実施するのが理論的である。したがって，致死的胸部外傷における特有の病態を理解し，A→B→Cと順番に観察することが致死的な病態を見逃さない観察技法であり，もっとも効率的である。secondary surveyでは見逃すと致死的となる損傷を解剖学的に検索する。また，全身の損傷を探し出すために問診と身体診察，種々の検査が実施される。

表4-Ⅷ-1 MIST

M	mechanism	受傷機転
I	injury	生命を脅かす損傷
S	sign	意識，呼吸，循環の状態
T	treatment	行った処置と病院到着予定時刻など

ここでは，もっとも緊急度が高く，看護師と医師との連携が重要とされているprimary surveyに焦点を当て，PTD（preventable trauma death）病態が顕在化している場合に，迅速な初期対応ができることを目的に，primary surveyにおける手順とフィジカルイグザミネーションについて解説する。

1）受け入れ準備

救急車で搬送される場合，救急隊からの病院前情報を聴取することができる。病院前情報ではMIST（表4-Ⅷ-1）に沿って，受傷機転および受傷部位，ロード＆ゴーを判断した理由，処置内容を把握する。受傷機転から特定の臓器に焦点を当てて診察することは危険である。しかし，創傷が顔面外傷，胸部打撲や奇異性の呼吸，胸部の吸気時に開放創から血液や空気が吸い込まれる現象がみられるなど，特徴的な場合は，早期に致死的胸部外傷を想起することが重要である。

2）第一印象

受け入れ準備終了後は，救急車まで患者を迎えに行き，患者に接触しだい，ABCDEの異常を簡便な方法で素早く評価する。

看護師は患者の肩近くに立ち，自分の顔を患者の口・鼻の付近に近づけ，同時に損傷のみられない上肢を触診する。はじめに，「わかりますか？　名前を教えてください」と呼びかけ，A（airway，気道）とD（disability of central nervous system，意識）に異常がないかどうかを評価する。発声があればAは開放されており，その返答内容が正確であればDの緊急性は低い。呼びかけと同時に前頸部・胸部に視線を向け，患者の口元に自分の耳・頬を近づけ，発声の聴取とともにB（breathing，呼吸）を観察する。呼吸様式は努力性で浅表性か，速いか遅いか，胸部の上がり具合はどうかなどを簡便に観察し，異常の有無を評価する。並行して上肢を触診し，触れている上肢の動脈触知と末梢冷感の程度，全身の外観から大まかに活動性の出血がないかC（circulation，循環）を評価する。致死的胸部外傷がある場合は，B，Cの異常をきたしていることが多い。顔面外傷がある場合は，Aの異常をきたしていることがある。

表4-Ⅷ-2　Aの観察

見　て	・胸郭挙上の有無・程度，陥没部の有無
	・気道の直接観察：口腔・咽頭内の異物，軟部組織の浮腫・血腫や損傷，流出する血液などの有無
聴いて	・吸気時，呼気時に観察される口腔内の異常音
	・いびき：咽頭・喉頭部での閉塞を疑う
	・うがい様のガラガラ音・ゴロゴロ音：気道に血液，吐物，唾液などが存在する
	・喘鳴：吸気時にガラスを引っかくようなキュー音は上気道閉塞を疑う
	・嗄声：口頭での閉塞，損傷を疑う
感じて	・空気の出入りを患者の口元で評価する

表4-Ⅷ-3　胸部の観察

視　診	呼吸回数，呼吸様式，胸郭運動の左右差，胸壁動揺の有無，打撲痕・挫創，開放創の有無を観察する。SpO$_2$の値も確認する
聴　診	左右の呼吸音（前胸部・側胸部の4点）を観察する。ここでは，呼吸音の性状よりも呼吸音の減弱・消失・左右差の確認が中心である
触　診	皮下気腫の有無，胸郭運動の有無，軋音の観察を行い，胸郭や皮膚軟部組織の異常を評価する。触診は，健側（上部→下部）から患側の順に，両手で愛護的に実施する
打　診	鼓音・濁音の有無を評価する。打診は，聴診と同じ周辺部位で行う

3）Aの評価（気道評価・確保と頸椎保護）

外傷患者において，気道確保はもっとも優先順位が高い。MISTで得た情報でAの異常がある，もしくは頸部より上の外傷（顔面外傷，頸部外傷，喉頭外傷），意識状態が悪い場合は直ちに気道確保が必要な状態（気道緊急）になり得ることを考えておかなければならない。したがって，第一印象でAの異常が認められた場合，優先順位が高いことを認識しておく必要がある。

気道の観察では，まず気道緊急の有無を評価する。気道緊急とは，無反応，無呼吸，瀕死の呼吸状態など，直ちに何らかの気道確保が必要な状態を指す。まず患者に呼びかけ，発語の有無を確認する。患者に何らかの返答や明確な発語を確認できれば気道は開通しているため，次の段階である呼吸の評価に移る。発語がなければ，客観的評価として胸郭の挙上を「見て」，呼吸の音を「聴いて」，空気の出入りを「感じて」，気道開通の有無を評価する（表4-Ⅷ-2）。胸郭の動きや呼吸の音，空気の出入りを確認することができれば，気道は開通している。

一方，陥没呼吸やシーソー呼吸，気管牽引は上気道閉塞の所見である。このような所見がなくても，顔面・口腔に創傷，腫脹，熱傷，異物または出血などを認める場合，血液やその他の分泌物などによる口腔内の異常音，喘鳴，嗄声を認める場合，空気の正常な出入りが感じられない場合などでは気道閉塞の可能性がある。

4）Bの評価（呼吸評価と致命的な胸部外傷の処置）

呼吸障害は肺障害によるガス交換障害，肺出血や肋骨骨折による胸郭運動の制限に伴う換気障害，頸髄損傷による呼吸抑制，種々のショックに伴う換気・血流比不均等による障害などがある。酸素化の障害をはじめ，細胞レベルでの低酸素症は外傷による死亡につながるため，外傷患者の観察，評価，対応では，気道確保に次いで，呼吸管理を最優先に行う必要がある。

呼吸の観察では，観察項目に漏れがないよう原則，頸部→胸部の順に観察を進める。まず頸部の観察では，侵襲が少ない視診→触診の順番で実施する。その際，一時的に頸椎カラーを解除するため，患者に頭を動かさないよう伝え，頭部保持を継続する。頸部の視診では，胸鎖乳突筋など呼吸補助筋使用の有無と，循環の間接所見として頸静脈怒張の有無も観察する。触診では，閉塞性ショックで生じる症状を観察する。気管偏位は閉塞性ショックの末期症状であることから気管軟骨の体幹に近い根元までしっかりと触診を行う。また皮下気腫は鎖骨周辺に生じることが多いため首全体から鎖骨，肩にかけて手掌で覆うようにして観察する。喉頭から頸部の観察が終了したら頸椎カラーを再装着する。なお，何らかの理由で患者が安静を保てない場合，頸椎カラーを外さず観察できる範囲で進めていく。

胸部の観察は，身体侵襲による症状の変化を避けるため，「見て（視診），聴いて（聴診），触って（触診），叩いて（打診）」の順番で実施する（表4-Ⅷ-3）。この身体診察技法は，致死的胸部外傷で起こりやすい症状を素早く見抜くための方法である。得られた情報から致死的胸部外傷であるか否かを判断する。

（1）視　診

呼吸回数，呼吸様式，胸郭運動，胸壁動揺，開放創や打撲痕，SpO$_2$を観察する。呼吸数の確認は，心電図モニターの誘導によっては体動を呼吸回数と誤ってカウントするおそれがあるため，表示されている数値のみを信用せず，「○秒に1回」もしくは「6秒で○回×10」と実測する。呼吸が弱い場合は手を胸壁に当てて感じ取るのもよい。

呼吸様式は，シーソー呼吸や腹式呼吸など異常な呼吸様式を観察できる位置であれば，頭側・尾側のどち

らから覗き込んでも問題はない。胸郭運動の左右差も同様である。胸郭動揺などの局所の運動異常や打撲痕を見逃さないよう，側胸部もしっかりと観察する。穿通創があれば病院前救護で三辺テーピングが実施されていることがある。その場合，吸気時にテーピングが貼り付き，呼気時はブクブクと血液が流れ出ているかなど空気の出入りを観察する。

SpO_2は酸素化能のモニターとして簡便で，かつ有用性が高い。ただし，末梢循環不全や低体温（30℃以下）では脈波を検出できない場合があることや重症貧血（Hb 5 g/dl）では信頼性が低く，火災によって一酸化炭素中毒が疑われる場合には真の値を示さない場合があるので注意が必要である[1]。また，換気能を評価するものではないため，高二酸化炭素血症に伴う呼吸性アシドーシスを評価するためには呼気二酸化炭素モニターもしくは血液ガス分析が必要となる。

（2）聴　診

肺胞音の有無と左右差を観察していくため，4点聴診法で行い，損傷のない側から前胸部の左右，側胸部の左右を交互に聴診する。具体的には，左右の第4肋間鎖骨中線内側（乳頭の近く）と左右の第6肋間中腋窩線で聴診する。primary surveyでは致死的胸部外傷に伴う呼吸音の減弱，消失，左右差を評価する。

（3）触　診

損傷のない側から，上部→下部と包み込むようなかたちで愛護的に押して，皮下気腫・動揺・軋音・圧痛の有無を観察する。触診は侵襲が高い観察方法のため，病院前救護においてすでに疼痛を認めている場合や半周固定処置が実施されている場合は症例に応じて実施を検討する。

（4）打　診

打診部位は呼吸音と同様，左右の第4肋間鎖骨中線内側（乳頭の近く）と左右の第6肋間中腋窩線で左右を比較しながら聴取する。胸腔内に空気が貯留すれば鼓音を聴取し，血液などが貯留すれば濁音を聴取する。技法は間接打診法を用いて実施する。被打診指（中指）を肋間に沿わせ，できるだけ皮膚に密着させる。反対側の第3指を打診指とし，できるだけ直角に曲げ，スナップをきかせて垂直に軽く叩打する。叩いた後はすぐに離す。

5）Cの評価（循環評価および蘇生と止血）

正常な循環を妨げる病態を検索する。ショックを認知することが第一優先となる。出血による循環血液量減少性ショック，心外閉塞・拘束性ショック，心原性ショック，血液分布異常性ショックをきたす病態を評価，検索し，蘇生を実施する。その際，腹腔内出血および胸腔内液体貯留・心嚢液貯留の検出のため，FAST検査が行われる。骨折の評価には胸部のX線検査，骨盤部のX線検査が行わる。状態が安定している場合，気胸の検索にEFAST（extended focused assessment with sonography for trauma）が行われる場合がある（p239参照）。

6）Dの評価（生命を脅かす中枢神経障害の評価）

中枢神経系の機能を評価する。意識レベル，瞳孔所見，片麻痺などの所見に留意することが重要である。なお，搬入後，グラスゴーコーマスケール（Glasgow Coma Scale；GCS）で2点以上の低下がみられた場合，または，GCSの合計が8点以下である瞳孔不同やクッシング現象を伴う徴候がある場合，切迫するD状態と呼ばれ，ABCを安定させたうえで，頭部CT検査と脳神経外科医による対処を行う。また，抗凝固薬内服の有無などの聞き取りが重要となる。

7）Eの評価（脱衣と体温管理）

服を脱がせ，外出血や開放創の有無を観察する。その後，体温管理（低体温の防止）を実施する。

2. primary surveyにおけるフィジカルアセスメント

primary surveyと蘇生において緊急度の高い，病態と蘇生（ABCの安定化を図る救急処置）について解説する。PTDを見逃さないためには，これらの病態によって出現する身体所見からPTD病態を予測する必要がある。フィジカルアセスメントにより得られる所見と疑うべき病態を**表4-Ⅷ-4**[2]にまとめる。

1）気道閉塞

肺挫傷や穿通性外傷による気道出血は呼吸障害を生じる。持続的な出血は患側だけではなく，損傷を受けていない健側の換気も障害する場合がある。したがって，大量の血液が持続的に吸引される場合は迅速な対応が必要である。

頸椎の動揺を最小限に抑えるために用手的に気道確保する場合は，正中中間位で頭部を保持し，頸椎カラーの前面のみを外して下顎挙上法を行う。エアウエイの使用は用手的気道確保の補助と位置づける。吸引操作を併用し，異物があれば除去する。しかし，無呼吸，瀕死の呼吸状態などの気道緊急や，血液や吐物の誤嚥のおそれ，頸部の血腫，口咽頭損傷，顔面外傷など気道が閉塞している，もしくは閉塞する可能性が高く，用手法とエアウエイでは十分に確保できない場合には，確実な気道確保が直ちに必要となる。確実な気道確保として最初に試みるのは経口気管挿管である。気管挿管が困難な場合には，直ちに外科的気道確保を採用する。緊急時の外科的気道確保は通常，輪状甲状靱帯切開を行う。輪状甲状靱帯切開が間に合わない場合や12歳以下の小児の場合は，まず14〜18Gのできるだけ大きな血管留置針で輪状甲状靱帯穿刺を行う。

頸椎の不用意な扱いによる二次的な頸髄損傷は，機能的予後を悪化させるとともに，突然の呼吸抑制，神経原性ショックを引き起こす可能性がある。しかし，必要な気道確保を犠牲にしてまで頸椎保護を優先すべきではない。何より優先されるべきは気道確保である。また，吸引や気道確保など何らかの処置を行った場合は，処置の効果を確認するために気道の再評価を行う。

表4-Ⅷ-4　フィジカルアセスメントにより得られる所見と疑うべき病態

	所　見	病　態
視　診	胸壁の打撲痕，擦過傷	胸腔内損傷
	冷汗，苦悶様顔貌	心タンポナーデ，大量出血，緊張性気胸
	吸い込み創	開放性気胸
	胸壁奇異運動	フレイルチェスト，気道閉塞
	顔面・頸部の浮腫，点状出血	外傷性窒息
	頸静脈怒張	心タンポナーデ，緊張性気胸，鈍的心損傷
	胸壁膨隆	緊張性気胸
	チアノーゼ	胸部外傷を伴う呼吸不全
触　診	肋骨・胸骨骨折	胸腔内損傷
	皮下気腫	緊張性気胸，気胸，気管・気管支損傷
	頸動脈・上下肢動脈における脈の左右差	大血管損傷
聴　診	呼吸音の減弱，消失	気胸，血胸，緊張性気胸
	心音減弱	心タンポナーデ，血胸
	心雑音，血管性雑音	心・大血管損傷
	腸雑音	外傷性横隔膜ヘルニア
打　診	鼓音	緊張性気胸，気胸
	濁音	血胸

〔文献2）より引用〕

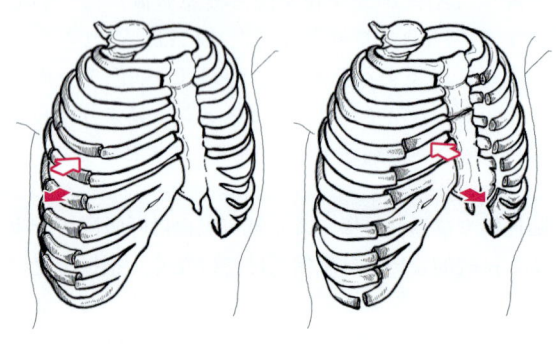

図4-Ⅷ-1　フレイルチェスト

　胸壁の一部が正常胸郭との骨連続性を失ったときに発生する。上下連続した肋骨が2カ所以上で骨折する場合（左），上下連続した肋骨骨折に肋軟骨骨折を伴う場合，肋骨骨折または肋軟骨骨折に胸骨骨折を合併する場合（右）などがある。この骨連続性を失ったフレイルセグメントは，胸腔内が陰圧になる吸気時に陥没（⇦），呼気時に膨隆（⬅）し，胸郭運動を大きく阻害する。身体所見から診断する

〔文献2）より引用・改変〕

2）フレイルチェスト

　肋骨が2カ所以上，上下連続して複数本骨折した場合，胸郭が吸気時に陥没し，呼気時に膨張するようになる。これをフレイルチェストという（**図4-Ⅷ-1**）[2]。フレイルチェストは胸壁の前面や側面に生じやすく，通常はフレイルチェストによる胸壁の不安定性のみが呼吸障害をきたすことは少なく，多数の肋骨骨折をきたすような外力が加わったことによる肺挫傷の存在が影響する。肺挫傷そのものによるガス交換障害に加え，出血や気道分泌物貯留により気道抵抗が増加し，それを補うため吸気時には強い陰圧が必要となる。一方で疼痛により呼吸運動は抑制され，換気量低下と気道分泌物排泄抑制が起こる。その結果，低酸素血症や換気障害といった病態を招く。また，痛みによる胸郭運動の低下，咳嗽の抑制などで気道分泌物の排出が困難となり，呼吸メカニクスや気道クリアランスに多大

な影響を与え，その結果，無気肺や肺炎を起こしやすくなる。そのため，フレイルチェストでは換気を妨げないように，しっかりと痛みを取ることが重要である。

　フレイルチェストの初期治療では，十分な鎮静と呼吸障害が改善しない場合には気管挿管下に人工呼吸管理を行う。気管挿管により確実に気道が確保され，人工呼吸器による陽圧換気により気道や胸腔圧が安定し，奇異性の胸郭運動が解消される。近年では，フレイルチェストや肺挫傷に対して非侵襲的陽圧換気（noninvasive positive pressure ventilation；NPPV）の有用性が報告されている[3]。その後，陽圧換気を継続して保存的に経過をみるか，肋骨骨折に対して観血的骨折整復術が行われる。

3）開放性気胸

　一般的に胸壁に気管径の2/3以上の欠損があると，肺が虚脱して低換気と低酸素を生じる。これを開放性気胸という（**図4-Ⅷ-2**）[4]。

　治療は胸腔ドレーンを留置して開放創を閉鎖する。病院外などで胸腔ドレーンがすぐに準備できない場合は，三辺テーピングを行う。

4）緊張性気胸

　ショックを呈する気胸を緊張性気胸という。胸部外傷のもっとも緊急度の高い病態の一つである。胸腔穿刺や胸腔ドレナージによって迅速に解除されなければ致死的となる。緊張性気胸は損傷部位が一方向弁（チェックバルブ）となって，空気が胸腔内に閉じ込められ，胸腔内に溜まった空気によって胸腔内圧が上昇し，静脈還流が障害される。また，溜まった空気によって縦隔が圧排されて偏位し，呼吸不全に陥る。緊張性気胸の症状は，これら循環不全と呼吸不全の両方がみられ，頻脈や血圧低下，頸静脈怒張，呼吸音減弱・消失，皮下気腫，頸部の気管の偏位，打診での鼓音があげられる（**図4-Ⅷ-3**）[4]。これらは身体所見で診断す

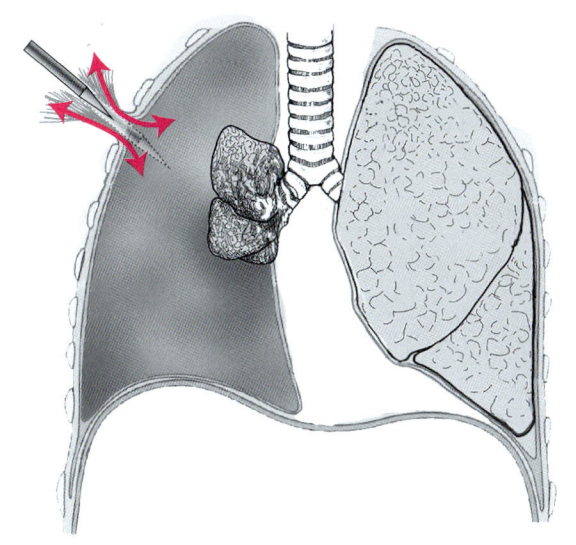

図4-Ⅷ-2　開放性気胸

　胸壁に気管径の2/3以上の開放創が存在すると，正常の気道よりも胸腔までの距離が短く，抵抗の低い胸壁欠損部から吸気により空気が胸腔内に流入する。胸腔内圧と大気圧が同じレベルとなり，肺は虚脱し，低換気と低酸素が生じる。身体所見から診断する

〔文献4〕より引用〕

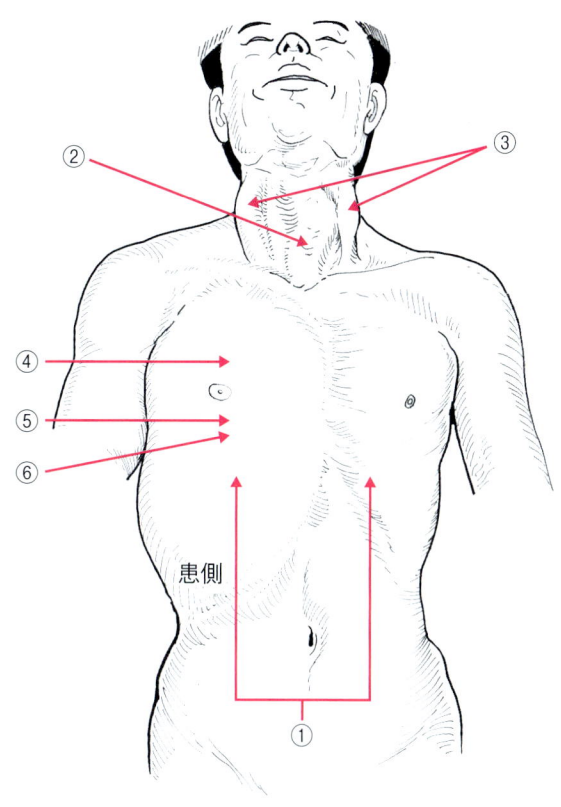

図4-Ⅷ-3　緊張性気胸

　肺もしくは胸壁に生じた一方向弁により空気が胸腔内に閉じ込められ，損傷側の胸腔内圧が上昇し静脈還流が障害され循環不全に陥る。患側肺は虚脱する一方，対側肺も縦隔の偏位のため圧迫され呼吸不全に陥る。身体所見から診断する。①胸郭運動の左右差（患側が膨隆し，運動に乏しい），②気管の健側への偏位，③頸静脈の怒張，④患側呼吸音の減弱・消失，⑤皮下気腫，⑥打診上鼓音

〔文献4〕より引用〕

べきとされ，胸部X線写真による確定診断を待つことで治療が遅れてはならない。

　治療としては，胸腔穿刺，胸腔ドレナージを実施するが，差し迫った状況ではまず胸腔穿刺を行った後，確実に胸腔ドレーンを挿入する方法が取られる。胸腔ドレナージ後もエアリークが継続し，肺の膨張が得られない場合は，外科的治療が必要となる場合もある。したがって，呼吸状態とともにエアリークを経時的に観察し，その量の変化を把握する。

5）大量血胸

　胸部に何らかの外力が加わって，胸腔の血管（胸部大動脈，肺動静脈，肋間動脈，内胸動脈，上大静脈など）損傷や，心損傷，肺損傷，横隔膜破裂を伴う腹部臓器損傷などで生じる。成人では，片側の胸腔内に2,000〜3,000 mlの血液が貯留する。一度に1,000 ml以上の出血が起こると，循環血液量減少と胸腔内圧の上昇で静脈還流が障害され，循環不全に陥る。同時に大量の血液貯留により肺が圧迫され，呼吸不全を引き起こす。

　大量血胸では虚脱した肺を再膨張させるために胸腔ドレナージが行われる。一方で，肺が再膨張したことで肺血管床は増大し，循環血液量が相対的に低下する。その結果，血圧低下を修飾してしまうことがある。大量血胸でも胸腔ドレーン挿入後に持続的な出血を認める場合は，開胸術が行われる。

6）心タンポナーデ

　心タンポナーデは心囊内に貯留した液体や空気が心臓を外から圧迫し，心臓の拡張障害や静脈還流障害により閉塞性ショックをきたす（**図4-Ⅷ-4**）[4]。特徴的な症状として，奇脈（自発吸気時の収縮期血圧の生理的低下が10 mmHgを超える）やクスマウル徴候（自発吸

気時の中心静脈圧上昇），脈圧の狭小化などの所見がみられることがあるが，必ずしもすべての徴候がそろうわけではない。

　診断はFASTにより心囊液貯留の有無によって判断する。外傷では60〜100 ml程度の少量の液体や凝血塊の貯留であっても心タンポナーデを発症する。しかし，大量血胸の合併時などは心囊液貯留の同定は困難となる場合もあるため，経過中に循環異常を認める場合には繰り返しFASTを実施する。また，心電図所見として低電位や電気的交互脈〔electrical alternans（P波，QRS波，ST-T波の形，振幅が2〜3拍ごとに変化する）〕がみられることがある。

　きわめて速やかに心囊内の血液を排除し，閉塞性ショックを解除する。ドレナージの方法としては心囊穿刺，剣状突起下心膜開窓術あるいは緊急開胸術による心膜切開が必要となる。しかし，これは循環動態の一時的安定を図り心停止を回避するための処置であり，根本治療ではない。心タンポナーデに至る原因となった心損傷に対して，手術療法が必要となることが多い。

7）腹腔内出血

　腹部外傷は，腹腔内出血または急性腹膜炎がその主

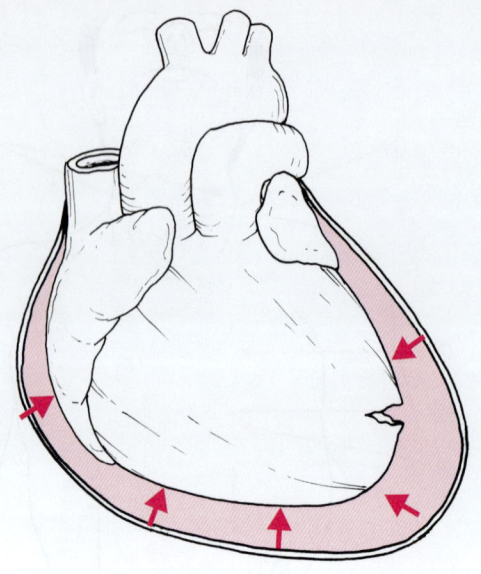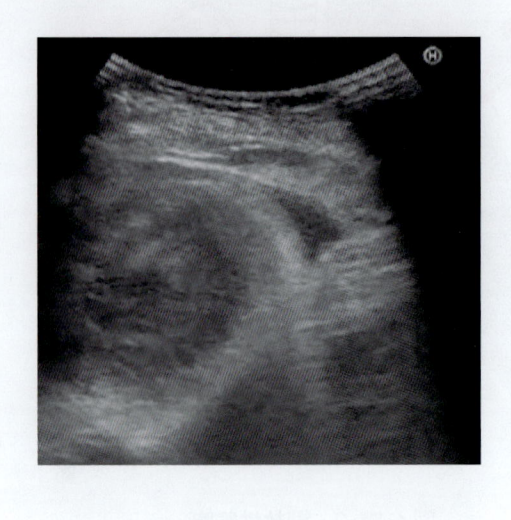

図4-Ⅷ-4　心タンポナーデ

心嚢内に貯留した血液または空気により心臓の拡張が妨げられ，静脈還流低下からショックとなる

〔文献4）より引用〕

体となる。腹腔内には，大血管や肝臓・脾臓などの血流豊富な実質臓器が腹腔というフリースペース内に存在しているため，一度損傷すると大量出血になりやすく，急速に出血性ショックから死亡に至るケースがある。腹膜炎は，消化管内容物や胆汁・膵液が腹腔内に漏れることで引き起こされる。下部消化管穿孔では腹膜炎から敗血症性ショックを呈することがあるが，出血例と比べると対応までの時間的余裕は残されている。いずれの病態でも患者の訴える症状は腹痛である。しかし，出血の場合は出血性ショックによる頻脈・顔面蒼白・冷汗などのショック早期の徴候を確実にとらえることが大切である。血圧低下や意識障害，腹部膨満などが認められるときは重症で，迅速に対応しないと救命困難になる。腹膜炎の症状は，強い持続痛と反跳痛などの腹膜刺激徴候が特徴的である。

primary survey時点で1ℓ程度の急速輸液を行い，循環動態が安定していればsecondary surveyに進むが，ショック状態が遷延している場合，追加の画像検査をせずに緊急開腹止血術を行う。病態が安定していればsecondary surveyで初めて，血液検査，造影CT検査，超音波検査，X線撮影などで出血源を特定する。造影CT検査は臓器損傷の程度（「日本外傷学会臓器損傷分類2008」[5]など），出血部位の特定・腹腔内free airの同定などに非常に有効で，治療法の決定にも役立つため，必須の検査といえる。

出血に対する治療法として，活動性出血がなく血圧も安定していれば保存的治療を考慮する。活動性出血を認める場合，患者の循環動態が安定していれば経カテーテル動脈塞栓術（transcatheter arterial embolization；TAE）が推奨される。しかし，輸液に反応しないショック状態の患者には速やかに開腹止血を施行する。止血が困難な場合は，ガーゼパッキングなどのダメージコントロール手術を行うべきである。

8）骨盤骨折

骨盤骨折は骨盤輪骨折と寛骨臼骨折に分けられ，いずれも高エネルギー外傷によるものがほとんどであるが，高齢者では転倒など軽微な受傷機転でも受傷することが少なくない。骨盤骨折で重要なのはそれに伴う後腹膜出血であり，その出血源は骨折部の骨髄性出血，仙骨静脈叢などからの静脈性出血，内腸骨動脈領域の動脈性出血である。出血の80〜90％は骨髄性および静脈性[6]，15〜20％が動脈性[7]といわれてきたが，出血性ショックを伴う骨盤骨折の44〜76％は動脈性出血によるとの報告[8]もある。

骨盤腔内臓器の合併損傷は，尿道損傷や膀胱破裂などの尿路系が多い。会陰部に開放創を伴う骨盤骨折（開放性骨盤骨折）は止血が困難なうえに，腟や直腸損傷を伴っていることがあり，出血や敗血症などによって死亡率が50％に達するといわれている[6]。骨盤骨折に伴う殿部のデグロービング損傷はMorel-Lavalle lesionと呼ばれ，血腫が感染すると敗血症の原因となるので注意を要する。

『外傷初期診療ガイドライン』[4]ではまず骨盤単純X線写真正面像1枚で骨折の有無と骨折型を読影し，その骨折型と患者の循環動態から後腹膜出血を推測すると示されている。

骨盤輪骨折に伴う出血量は完全不安定型＞部分不安定型＞安定型，外力の方向では前後圧迫型＞垂直剪断型＞側方圧迫型といわれているが，常にそのようであるとはかぎらない。とくに高齢者では安定型骨盤輪骨折でもショックに陥る症例が少なくない。寛骨臼骨折では骨盤輪の不安定性は生じないが，出血性ショックに陥る症例もあるので注意を要する。骨盤輪の不安定性を徒手的に検査することは，いったん形成された凝血塊を剥がしてしまい再出血するおそれがあるので行わない。

全身状態が安定すれば造影CT検査を行い，より正確な骨折型と後腹膜血腫の大きさなどを観察する。造影剤の漏出像を認めた場合は出血が続いている所見であり，何らかの止血処置を緊急に行う必要がある。合併損傷を見逃さないために会陰部と殿部の視診と直腸診は必ず行い，尿路系の損傷が疑われる場合は尿道造影と膀胱造影を行う。仙骨に骨折がある場合は下肢の神経学的所見も確認する。

出血性ショックを伴う骨盤骨折ではまず呼吸，循環管理を行いつつ次の手順に移る。骨折を固定することで再出血を予防し，また，転位した骨盤輪を整復固定することによって骨盤腔容量を減少させ，タンポナーデ効果で止血を図る。寛骨臼骨折では骨盤輪骨折を合併している以外，初期治療で固定する必要はない。

9）重症頭部外傷

頭部外傷は，局所性脳損傷（脳挫傷，急性硬膜外血腫，急性硬膜下血腫，脳内血腫）とびまん性脳損傷に大別される。びまん性脳損傷（脳振盪，びまん性軸索損傷）は，脳組織全体に衝撃が加わり，受傷直後から意識障害をきたすことが特徴である。6時間以内に意識が回復する場合を脳振盪，それ以上意識障害が持続するものをびまん性軸索損傷と分類することが多いが，必ずしも意識障害の持続時間や程度とCTやMRI所見は一致しない。臨床的には，局所性脳損傷とびまん性脳損傷が合併した病態であることも少なくない。頭部に加わった外力そのものによる損傷を一次性脳損傷というのに対して，脳浮腫や脳内血腫の増大などによる頭蓋内病変の悪化や，呼吸・循環障害などの頭蓋外因子による脳への二次的障害を二次性脳損傷という。二次性脳損傷が患者転帰を悪化させる大きな要因であるため，頭部外傷患者の初期診療では，呼吸・循環状態が安定しているかどうかを評価することがもっとも重要である。

軽度の意識障害を見逃さないように，見当識障害がないかどうかを問診などにより確認する。顔面外傷がある場合は，視力障害や複視の有無，開口障害や噛み合わせの具合なども質問する。頭皮の外傷だけに注目するのではなく，多部位外傷がないか確認する。ブラックアイ（パンダの眼徴候）やバトル徴候は，頭蓋底骨折を示唆する所見である。頭皮の血腫の鑑別のポイントは，皮下血腫は小さく硬いが，帽状腱膜下血腫は大きく波動を触れ軟らかい。骨膜下血腫は縫合線を越えて広がらないことが特徴である。頭皮の挫創が帽状腱膜に及ぶ場合は，帽状腱膜を合わせて縫合する。浅側頭動脈・後頭動脈分枝や帽状腱膜部の動脈からの出血がある場合は，確実な止血が必要である。

来院時に意識が清明であっても，頭部外傷後の意識消失・健忘症・嘔吐や頭痛がある場合，高齢者や凝固能異常が疑われる患者，受傷機転から高エネルギー外傷と考えられる症例では，頭部CT検査を行う。

初期診療では，頭蓋外因子による二次性脳損傷を防止するため，①気道確保と頸椎保護，②呼吸の評価と

治療，③循環の評価と治療，④中枢神経障害の評価（『外傷初期診療ガイドライン』[5]参照）を緊急度に応じて行う。意識障害の評価は，GCSスコア（最重症3点，最良15点）を用いて重症度を分類し，治療方針を決定する。頭部CT検査などへの移動は，呼吸・循環動態が確実に確保されてから行う。GCSスコア8点以下，頭蓋内圧亢進所見や脳ヘルニアが疑われる場合（瞳孔不同，片麻痺，クッシング現象など）やGCSスコアが9～12点であっても，経過中にGCSスコアが2点以上低下した場合には確実な気道確保を行い，専門医の対応を依頼する。

3.　初期検査

1）画像診断

primary surveyでA・B・C・Dに異常を認める場合や高エネルギー事故の場合には，診断のために胸部X線検査は必須となる。とりわけ，ショックと呼吸不全の原因検索のための胸部X線検査は重要である。胸部X線の所見で見落としてはならない致死的病態は，①大量血胸，②肺挫傷，③フレイルチェスト，④気胸である。治療後はチューブやカテーテル類の位置確認にも使用する。患者の臨床所見と胸部X線所見を相互に関連づけることが重要で，身体所見を基にX線写真を読み，X線写真を基に身体所見をみるようにする。

2）FAST

胸腔内や心囊内の液体貯留を診断する場合，FASTといわれる超音波検査は，迅速でかつ簡便であることから外傷診療では必須の検査となる。これに気胸の評価を加えたものをEFASTという。

3）動脈血ガス分析

胸部外傷に伴う，低酸素血症や高二酸化炭素血症およびショック状態の有無や程度などを迅速に検査できる。

4.　secondary surveyにおける
　フィジカルアセスメント

1）全身を解剖学的に評価，検索する
　（secondary surveyの開始）

アレルギー歴や最終食事時間などAMPLE（アレルギー歴，常用薬，既往歴，最終食事，受傷機転）の内容を聴取する。系統的な身体観察を行い，ログロールの際に背面の観察を行う。骨盤骨折では背面観察時にログロールが禁忌であり，フラットリフトを行う。そのための分担，人員確保，息を合わせるなどの点でも看護師は重要な役割を担う。

2）問診，身体所見のポイント

（1）問　診

AMPLE聴取のなかでも内服薬の確認は重要であり，抗凝固薬の内服がある場合は，凝固因子を抑制するため，出血傾向が強くなる。

表4-Ⅷ-5 **外傷の性状と疾患を想起するための問診，身体所見のポイント**

- 受傷機転
- 受傷時間：golden hour（数時間）以内か否か
- 受傷状況：high energy injury や高所転落では多発損傷の可能性が大きい
- 外力の状態：外力の加わり方から損傷部位，程度を推察する
- 訴え：①疼痛の部位，強さ，性状
　　　　②機能障害，麻痺の部位
- 局所状態
　創傷：創傷の有無，出血状態
　局所所見：疼痛の性状，腫脹，変形
　血行状態：6P〔pain（痛み），pallor（蒼白），pulselessness（末梢動脈拍動の消失），paresthesia（知覚異常），paralysis（運動麻痺），poikilothermy（冷感）〕の有無
　神経障害：運動障害の有無，知覚障害の有無

（2）外傷の性状と疾患

外傷の性状や疾患を想起するために，受傷機転や状況，患者の訴え，局所状態の観察を行う（表4-Ⅷ-5）。

3）CT検査・X線検査と移送

secondary survey では，身体所見の詳細な観察を行い，primary survey で撮影した骨盤正面X線写真を再読影し，骨盤骨折の見逃しがないか，尿路・直腸・婦人科臓器損傷などの見逃しがないかをチェックする。骨盤骨折があれば整形外科専門医をコールし，専門的診断・治療に委ねる。骨盤骨折に伴う血管損傷部位での止血が不十分であったり，骨盤内臓器損傷を合併している場合は，放射線科医，消化器外科医，泌尿器科医，婦人科医などをコールし，診断・治療について協議する。

初療室より移送する際は，移送のための酸素ボンベ，追加の輸液を準備する。患者の移送は常に危険が伴うため，蘇生が必要になるかどうかを即時に判断できるモニターの準備が必要となる。モニター画面は，各種パラメーターが表示されるようにする。緊急事態の判断ができるように，常にモニターの観察が重要となる。

◉ 文献

1）日本救急医学会監：標準救急医学. 第5版, 医学書院, 東京, 2014.
2）日本救急看護学会監, 日本臨床救急医学会編集協力：外傷初期看護ガイドライン JNTEC. 改訂第4版, へるす出版, 東京, 2018.
3）Rajan T, Hill NS：Noninvasive positive-pressure ventilation. In：Fink MP, et al eds, Textbook of critical care, 5th ed. Elsevier Saunders, Philadelphia, 2005, pp519-526.
4）日本外傷学会, 日本救急医学会監, 日本外傷学会外傷初期診療ガイドライン改訂第6版編集委員会編：外傷初期診療ガイドライン JATEC. 改訂第6版, へるす出版, 東京, 2021.
5）日本外傷学会：日本外傷学会臓器損傷分類2008. https://www.jast-hp.org/archive/sonsyoubunruilist.pdf（accessed 2024-6-17）
6）長尾剛至, 角山泰一朗, 鈴木卓, 他：骨盤開放骨折の臨床的特徴と急性期治療戦略の検討. 日外傷会誌 37：355-362, 2023.
7）日本外傷学会, 日本救急医学会監, 日本外傷学会外傷初期診療ガイドライン改訂第5版編集委員会編：外傷初期診療ガイドライン JATEC. 改訂第5版, へるす出版, 東京, 2016.
8）Geeraerts T, Chhor V, Cheisson G, et al：Clinical review：Initial management of blunt pelvic trauma patients with haemodynamic instability. Crit Care 11：204-212, 2007.

第5章

救急初療における
急性症状の看護実践

急性症状のアセスメントと看護実践

救急では確定診断がついてない状況が圧倒的に多く，症状が軽く歩いて受診する患者のなかに緊急度・重症度の高い患者が隠れていることもある。したがって，症状が軽いからといって安心せず，急性症状を頼りにアセスメントを進めていく必要がある。急性症状の患者をみたら，生理学的徴候を評価し緊急度判断からはじめる。増山らが考案した「救急初療看護の問題解決となる体系的アプローチ」の簡略図に第一印象を追記した，救急初療看護の臨床推論を図5-Ⅰ-1[1]に示す。この体系的アプローチは3つのフェーズに分かれ，救急初療看護の身体的側面における看護過程の思考をまとめたものである（p4参照）。

症候のメカニズム

症状は，外部からの侵害刺激や生体内の病変，障害によって生じる。急性症状を訴える患者のフィジカルアセスメントを行う際は，症候のメカニズム（症状が起こる仕組み）を踏まえ，症状が生じている原因を考えながら行う必要がある。

例として「頻呼吸」を述べる。「頻呼吸」は，低酸素血症，高二酸化炭素血症，pH異常を補正するために，頸動脈小体の末梢化学受容野，頸髄腹側の中枢化学受容野を介して，延髄の呼吸中枢を刺激し，血液ガスを生理的範囲に維持しようとするために起こる。呼吸状態や酸塩基平衡の異常をいち早く反映するのが呼吸回数の増加であるため，頻呼吸がみられた場合には，急性に低酸素血症，高二酸化炭素血症，酸塩基平

衡に異常をきたす疾患を疑う。

見逃してはならない疾患・よくある疾患

症状を訴える患者のなかには，見逃すと致死的となる重症疾患が潜んでいることがある。これらは「見逃してはならない疾患」であり，症状をもとに臨床推論する過程で「仮説となる疾患」として想起する。また，その症状を引き起こす発症頻度の高い「よくある疾患」も想起しながら臨床推論を行う（表5-Ⅰ-1）。

例えば，胸痛を主訴とし既往歴に高血圧がある50歳代，男性が受診したとする。「胸痛」を症状とし見逃すと致死的となる重症疾患（見逃してはならない疾患）は，急性冠症候群，急性大動脈解離，肺血栓塞栓症，緊張性気胸，食道破裂である。発症頻度の高い「よくある疾患」は，急性心不全，不整脈，肺炎，胸膜炎，喘息，胃食道逆流症，外傷，筋肉痛，肋軟骨炎，帯状疱疹，パニック発作などがある。「見逃してはならない疾患」「よくある疾患」を「仮説となる疾患」として想起し，検証するために追加で情報収集していく。

フィジカルアセスメント

症状は一時的で，迅速な処置により消失するものもあれば，継続する場合もある。発症原因はさまざまで，容易に原因臓器や疾病を特定することはできない。し

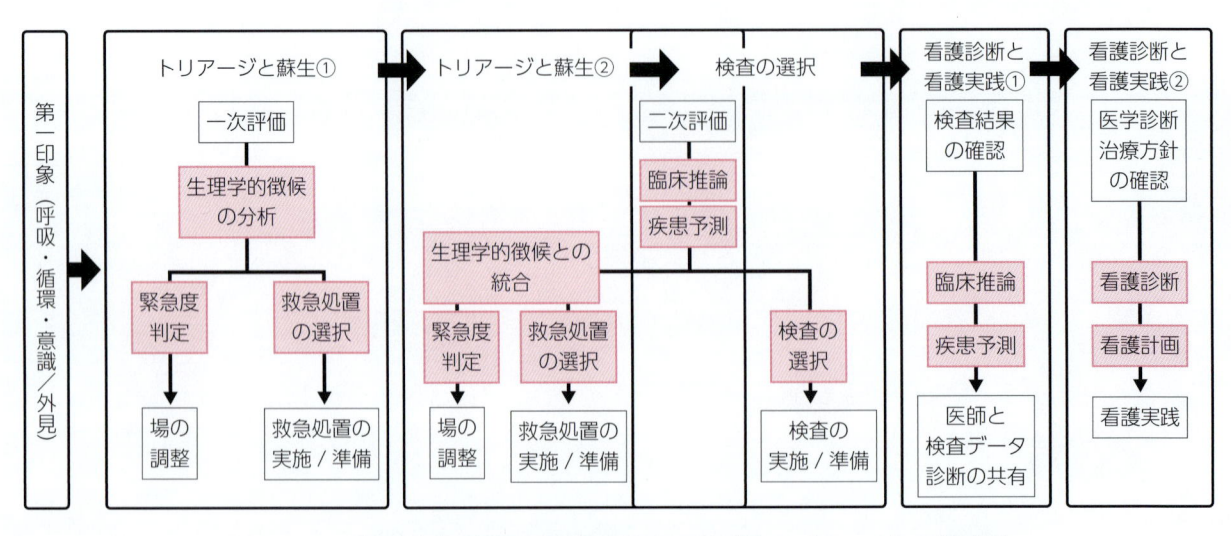

図5-Ⅰ-1 「救急初療看護の問題解決となる体系的アプローチ」の簡略図

〔文献1）より引用・一部改変〕

I. 急性症状のアセスメントと看護実践

表5-I-1　症状別・見逃してはならない疾患とよくある疾患

症状	見逃してはならない疾患	よくある疾患
胸痛	急性冠症候群、緊張性気胸、急性大動脈解離、肺血栓塞栓症、食道破裂	急性心不全、不整脈、胸膜炎、肺炎、気胸、胃・十二指腸潰瘍、逆流性食道炎、特発性食道破裂、胆石症、胆嚢炎、膵炎、肋間神経痛、帯状疱疹、筋肉痛、過換気症候群、不安神経症、喘息、胃食道逆流症、外傷、筋肉痛、肋軟骨炎、帯状疱疹、パニック発作など
頭痛	くも膜下出血、脳出血、髄膜炎、脳梗塞、急性・慢性硬膜下血腫、緑内障	片頭痛、緊張性頭痛、群発性頭痛、頸椎症、側頭動脈炎
腹痛	腹部大動脈瘤破裂、大動脈解離、消化管穿孔、肝・腎・脾破裂、異所性妊娠破裂、急性腸間膜動脈閉塞症、卵巣捻転、精巣捻転、S状結腸軸捻転、紋扼性腸閉塞、重症急性膵炎、急性胆嚢炎	虫垂炎、憩室炎、腸閉塞、胆嚢炎、胆石症、胃炎、腸炎、便秘、尿管結石、骨盤内炎症性疾患など
呼吸困難	アナフィラキシー、急性喉頭蓋炎、緊張性気胸、肺血栓塞栓症、非心原性肺水腫、うっ血性心不全、気管支喘息重積発作、間質性肺炎急性増悪	肺炎、慢性閉塞性肺疾患、心不全、胸水、過換気症候群
めまい	小脳出血、脳幹出血、小脳・脳幹梗塞、椎骨脳底動脈解離、ワレンベルグ症候群	良性発作性頭位めまい症、前庭神経炎、メニエール病、片頭痛
失神	不整脈、弁膜症、急性心筋梗塞、肥大型心筋症、大動脈解離、肺血栓塞栓症、循環血液量減少、くも膜下出血	血管迷走神経反射、状況失神、不整脈、弁膜症、自律神経失調症、薬剤性
意識障害	低血糖、脳血管障害、脳炎、髄膜炎、ショック、一酸化炭素中毒、薬物中毒	高齢者の感染症、アルコール、頭部外傷（脳振盪）、てんかん
吐血	食道静脈瘤破裂、胃・十二指腸潰瘍、食道癌、胃癌	マロリーワイス症候群、急性胃粘膜病変
発熱	敗血症・敗血症性ショック、尿路感染症（腎盂腎炎、前立腺炎）、細菌性髄膜炎、脳炎・脳膿瘍、硬膜外膿瘍、急性喉頭蓋炎、感染性心内膜炎、心筋炎、壊死性筋膜炎、扁桃周囲膿瘍、内分泌代謝性疾患（甲状腺クリーゼ）、脳出血、悪性腫瘍、薬物中毒など	感冒、急性咽頭炎、胃腸炎、肺炎、胆嚢炎、胆管炎、結核、感染性心内膜炎、薬剤熱、膠原病など

［文献2）より引用］

かし、急性疾患や外傷の種類によって症状の現れ方や障害の程度に特徴があるため、それらを念頭に置きフィジカルアセスメントを進める。

救急患者は予測せぬ状況で突発的、急激に発症するため、患者の背景や既往歴・服薬歴・発症状況などは不明であることが多い。そのような状況で急性症状をみる場合は、まず生理学的アセスメントを行って主症状やそれに関連する随伴症状をみるなど、症状や徴候からみていく重点的アセスメントを進める。生命徴候を評価する。次に問診に加え状況から考え得る生命の危機の原因を検索し、治療・検査結果から患者評価を行い、これを繰り返す。

どのような症状であっても、まずは、緊急を要する症状や徴候の有無を確認することからはじめ、第一印象、一次評価、二次評価と進めていく（p30参照）。

1. 第一印象

生命の危機につながる徴候がないか、数秒で迅速に評価をする。第一印象は、視覚、聴覚、触覚を駆使して「呼吸」「循環」「意識」「外見」を評価する（表5-I-2）。評価の結果、意識状態、呼吸状態、循環状態に「異常がある」と判断した場合には、自身はその場を離れず、ほかの看護師に応援に応じ必要な資器材を要請し、一次評価、二次評価と進めていく。このとき「反応がない」「意識がない」

「呼吸がない」「循環がない」といった所見がみられる場合は、早急に蘇生処置を行う。看護師には、患者の第一印象から瞬間的に重症感を判断する能力が求められる。見た目でわかる重症感のサインは表5-I-3²）のとおりである。

表5-I-2　第一印象

呼吸	気道は開通しているか？ 呼吸の異常はないか？
循環	ショック徴候はないか？
意識・外見	意識レベルの低下はないか？ 外見におかしいところはないか？（皮膚紅潮、視点が合わない、苦痛表情など）

表5-I-3　見た目でわかる重症感のサイン

- 表情に乏しい
- 視線を合わせない
- 返答がない
- 会話が噛み合わない
- 顔面蒼白
- ぐったりしている
- 坐位が困難である

表5-Ⅰ-4　OQT
O (onset)：発症時間／様式
突然発症（発症から1～2分以内に症状の程度がピークに達すること）
Q (quality/quantity of pain)：痛みの性質・程度
これまで経験したことのない性質や程度の痛み（痛みの0～10段階のうち7以上くらいの痛み）
T (timing)：時間経過
持続性（痛みが0にならない），増悪傾向

表5-Ⅰ-5　突然発症をきたす重篤な疾患	
詰まる	脳梗塞，心筋梗塞，肺血栓塞栓症，上腸間膜動脈血栓症
裂ける	大動脈解離，椎骨脳底動脈解離
破れる	脳動脈瘤破裂，消化管穿孔，気胸，食道破裂
捻れる	卵巣腫瘍茎捻転，S状結腸捻転

〔文献2）より引用〕

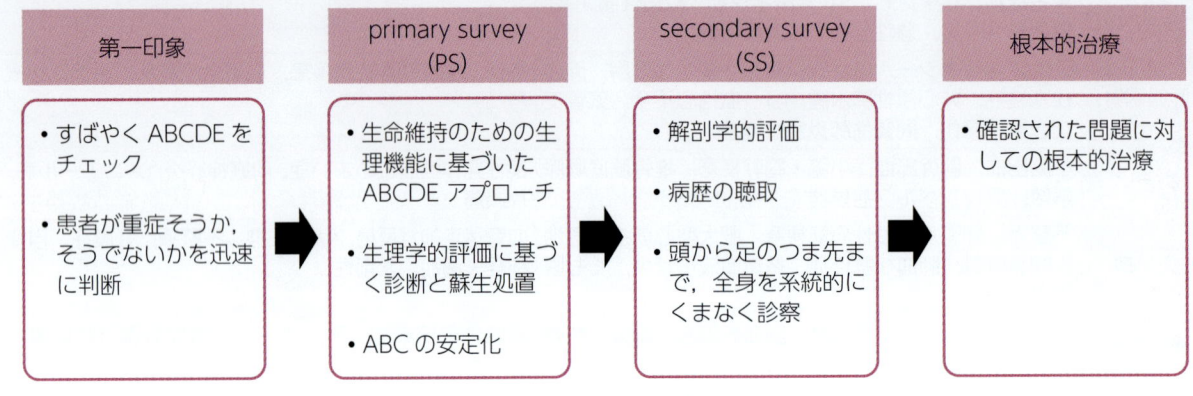

図5-Ⅰ-2　外傷初期診療の手順

2.　一次評価

　一次評価は，ABCDE アプローチを基本とする生理学的徴候の観察である。ABCDE 評価とバイタルサインで，患者の状態がどの程度悪化しているのかを裏づける。一次評価に異常をきたしている場合は，緊急度が高いと判断する。一次評価が正常であっても二次評価でABCDに異常をきたすリスクのある疾患が予測される場合，二次評価の途中でABCDに異常が生じた場合も緊急度が高くなる。一次評価に異常が認められないもしくはABCの安定が得られた場合は，二次評価へ進む。

　緊急度の判断は看護師の重要な役割である。情報を収集し看護問題を抽出するためのアセスメントだけでなく緊急度判定のためのアセスメントは，救急外来・初期治療室に特有の対応であり，情報の解釈（分析）が重要となる。

3.　二次評価

　一次評価に異常が認められないもしくはABCの安定が得られた場合は，二次評価へ進む。二次評価では原因検索のアセスメントを行うが，生理学的評価の再評価を行うとともに重点的アセスメントを行う。重点的アセスメントは，症候，身体所見の結果から解剖学的評価を行う。

　患者の呈している症状・所見がどのような理由により生じているのか臨床推論し，緊急度の判断とともに看護問題を抽出する。患者の呈している症状や所見，

主訴から，仮説となる疾患を想起し，想起した疾患に関連する情報を系統的に収集したうえで，情報の解釈，仮説の検証を行い，看護問題の抽出を行う。臨床推論するためには，フィジカルアセスメント，見逃してはならない疾患の病態に関する知識が重要となる。

● 二次評価のポイント

　急性症状の場合，問題に焦点を当てたフィジカルアセスメント（重点的アセスメント）を行う。問診も系統的に行っていく必要があり，SAMPLER，OPQRSTなどを用いると，限られた時間のなかで患者の状態を系統的，正確にとらえることができる。これらをとらえることで症状の分析ができ，見逃してはならない疾患の警告症状を拾い上げることができる。警告症状をみつけるためには，OPQRSTのうちとくにOQTに注目するとよい（表5-Ⅰ-4）。発症様式が突然発症である場合，何かが「詰まる」「裂ける」「破れる」「捻れる」という現象の疾患には重篤なものが多く，見逃してはならないものばかりである（表5-Ⅰ-5）[2]。

4.　外傷初期診療の手順

　外傷初期診療の手順（図5-Ⅰ-2）において，最初の15秒の間に第一印象を確認し，生命維持のための生理機能に基づいたABCDE アプローチを最優先することが基本となる。この手順を外傷初期診療におけるprimary survey（PS）と呼ぶ。患者の救命という観点から導かれた生理学的評価に基づく診断と蘇生処置である。

　PSでABCの安定を確認した後に解剖学的評価を行

う。これを secondary survey（SS）という。SS は病歴の聴取，頭から足のつま先まで，全身を系統的にくまなく診察する。PS において「切迫する D」（GCS ≦ 8 点，GCS 2 点以上の低下，ヘルニア徴候あり）が確認された場合は，頭蓋外因子による二次性脳損傷を防ぐために，A（気道），B（呼吸），C（循環）の安定を再確認したうえで頭部 CT 検査に進む。移動中，撮影中も頻繁に状態を確認し，異変を認めた際には，ABC の再確認と初療室に引き返し ABC 安定のための処置を行う。SS では，AMPLE に沿って情報収集し，頭からつま先までの身体診察を行う。SS 中もバイタルサインの測定は繰り返し行い，ABC が不安定となった場合には，ABCD アプローチに戻る。PS と SS を実施後，確認された問題に対しての根本的治療が行われる。

外傷は，見た目に明らかな「けが」に注目しがちである。しかし，外傷初期診療においても，初期評価では生理学的所見を重視し，ABC の安定後に解剖学的評価を行うことを忘れてはならない。

病態アセスメント

症状を引き起こしている原因を考えるには，病態生理を理解しておく必要がある。病態生理を理解することは，患者の健康問題を的確にとらえること，適切な観察とアセスメント，看護ケアの提供につながる。病態生理の知識は，患者の状態をアセスメントして看護計画を立案する際の，看護師の思考の土台となる。

1．呼　吸

気道閉塞は身体所見から判断しなければならない。気道閉塞の患者は声がほとんど出ない。さらに，陥没呼吸（鎖骨上窩・胸骨上窩の陥没），シーソー呼吸，呼吸補助筋を用いた努力呼吸，呼吸音の聴取不可などの所見により，気道閉塞と判断できる。

身体所見は胸部だけに注目してはならず，頸部からも重要な情報が得られる。例えば，視診における頸静脈の怒張（緊張性気胸，心タンポナーデで生じる），呼吸補助筋の使用（低酸素血症で生じる），触診における気管の偏位，皮下気腫の広がり（緊張性気胸で生じる）などは，頸部からの情報として見逃してはならない。

2．循　環

皮膚に冷感・冷汗がないか，橈骨動脈がしっかりと触知できるか否かを身体診察する。皮膚の冷感・冷汗がある，橈骨動脈の触知が弱い場合はショック状態であり，緊急事態と考える。また，循環血液量減少性ショックの場合は，血圧低下とともに頻脈になることが多いため，脈拍数を測定して頻脈か否かを把握す

る。患者の意識レベルの低下はショックが重篤化している徴候と考える。

3．脳神経

脳ヘルニアが起こると，逸脱した組織の循環障害や脳幹の圧迫などによって生命維持が困難になるため，早期の診断・治療が重要となる。したがって，意識障害（GCS 8 以下，JCS 30 以上），呼吸障害，クッシング現象，瞳孔不同，対光反射消失，異常肢位などがあれば迅速に対応する。

検　査

全身観察，バイタルサインによって患者の状態を把握するとともに検査を行い，検査結果から患者の状態をアセスメントする。救急初療で行われる検査は，確定診断，重症度判定を目的として行われ，尤度比，感度，特異度を考慮しながら検査内容が決定される（p19 参照）。検査結果により，今後の治療方針が決定する。

初療で主に行われる検査を表 5-Ⅰ-6 に示す。症候から病態を疑い，検査を選定して実施する。感度が高い検査は，検査結果が陰性ならば疑った病態を除外（疾患の可能性を低く）することができ，特異度が高い検査は，検査が陽性であれば支持（疾患の可能性を高く）することができる。

看護実践

患者の状態をアセスメントし必要なケアを考え実践するが，看護実践は医学診断がつく以前から行われる。

1．緊急度・重症度の判定

医師への報告が必要なのか，経過観察でよいか，何らかの救急処置が必要かなどを判断するためには，緊急度・重症度の判定が求められる。緊急度・重症度を判定するには，患者の情報を収集し，情報を解釈（分析）する能力が必要である。

2．救急処置の実践

一次評価で ABCD の異常があれば，ABC の安定化を図るため速やかに救急処置を実施する。ABCDE の異常に対する看護師が実施可能な救急処置を表 5-Ⅰ-7 に示す。看護師が行う処置は，救命，重症化予防，症状緩和につながるため，迅速に実施することが求められる。救急処置は ABCDE の順番で行うが，人員に余裕があれば可能なかぎり迅速に同時に行う。とくに

表5-I-6　初療で主に行われる検査

症候	疑う病態	検査
胸痛	急性冠症候群，緊張性気胸，肺血栓塞栓症，大動脈解離，食道破裂など	胸部X線検査，12誘導心電図検査，末梢血検査，心筋梗塞マーカー検査，心臓超音波検査
頭痛	くも膜下出血，脳出血など	頭部CT検査，MRI検査，末梢血検査
腹痛	腹膜炎，虫垂炎，胆石症，胃・十二指腸潰瘍/出血，胃・腸炎，消化管穿孔，膵炎，腸閉塞など	腹部超音波検査，腹部CT検査，末梢血検査
呼吸困難	肺炎，喘息，アナフィラキシー，気胸，慢性閉塞性肺疾患（COPD），肺腫瘍など	胸部X線検査，動脈血ガス分析，末梢血検査，胸部CT検査，気管支鏡
意識障害	アルコール中毒，高・低血糖，内分泌疾患，尿毒症，電解質異常，低酸素，高・低体温，精神疾患，脳卒中など	胸部X線検査，頭部CT検査，末梢血検査，動脈血ガス分析，12誘導心電図検査，MRI検査，イムノアッセイ法

表5-I-7　看護師が実践可能な救急処置

A	・気道確保（頭部後屈顎先挙上，修正下顎挙上） ・吸引 ・エアウエイ ・腹部突き上げ法
B	・人工呼吸：BVM（バック・バルブ・マスク） ・酸素投与
C	・輸液 ・胸骨圧迫 ・AED
D	・ABCの安定化
E	・出血：直接圧迫止血 ・発熱：クーリング ・悪寒・低体温：保温

表5-I-8　救急処置の準備

A	・気管挿管 ・外科的気道確保
B	・気管挿管
C	・輸液 ・薬剤（昇圧薬，降圧薬，強心薬など） ・輸血 ・気管挿管 ・経皮的心肺補助循環装置（PCPS） ・大動脈内バルーンパンピング（IABP）
D	・ABCの安定化
E	・縫合（創傷処置） ・加温・冷却輸液

ショックと判断したら，輸液，輸血や薬剤投与をはじめられるよう，まずは静脈路を確保する。出血や体液喪失を原因とする循環血液量減少性ショックの場合には，迅速に大量の輸液・輸血が必要となるため複数の静脈路を確保する。「D：中枢神経」に異常がある場合の救急処置はABCの安定化である。ABCを安定させ酸素化を図ることが，二次的脳損傷の回避につながる。

3. モニタリングと観察

経時的に呼吸・循環・意識に関連する身体所見の観察，バイタルサイン測定，各種モニタリング（心電図，パルスオキシメーターなど）を行いながら，異常の早期発見に努める。

心電図は心拍数だけでなく，波形とリズムも観察する。多源性心室期外収縮，R on T，連続する心室期外収縮がみられたときは致死性不整脈となる可能性が高いため，すぐに医師へ報告する。

パルスオキシメーターは，動脈の中を流れている赤血球に含まれるヘモグロビンの何％に酸素が結合しているか経皮的に調べている。貧血患者でヘモグロビンが少ない状態では，SpO_2が正常であっても血液中の酸素の量は少ない場合があるため注意が必要である。そして，SpO_2にはタイムラグがあることを念頭に置かなければならない。例えば，目の前の患者が窒息した

とする。この瞬間にSpO_2を測定しても，窒息した瞬間の測定部位における動脈血は，まだ酸素が十分に含まれている。したがって，数値上は正常値を示す。窒息により動脈血への酸素供給がストップし，酸素が受け渡されなかった動脈血が測定部位に到達することによって，はじめてSpO_2が低下する。また，ショックは血圧低下よりも皮膚冷感や湿潤，頻脈，頻呼吸が先行する。モニタリングにおける数値は客観的指標として大切であるが，数値にこだわりすぎず，身体所見から何が起こっているのか判断することも重要である。

4. 予測される検査・救急処置の準備

今後行われる検査・救急処置を予測し準備を整えておくことは，救命，早期の症状緩和，苦痛軽減につながる。例えば，呼吸状態が安定しない場合は気管挿管を行うことになるため，気管挿管に必要な物品を整備し準備しておく。主な救急処置の準備について表5-I-8に示す。初療において末梢血検査，動脈血ガス分析，胸部X線検査，12誘導心電図検査はよく実施される検査である。検査結果により診断がなされ，治療方針が決定する。したがって，速やかに治療が開始されるよう，看護師は検査の準備だけでなく，検査データを読み解く力も必要とされる。

急性心筋梗塞のカテーテル治療〔経皮的冠動脈インターベンション（percutaneous coronary intervention；

表5-Ⅰ-9　救急初療で行う看護処置

環境調整	・照明，温度，におい，騒音などの環境によって，症状や病態を悪化させることがある
鎮　痛	・痛みが原因特定の手がかりとなることが多いため，むやみに鎮痛薬を使用することはできない ・医師と連携するとともに，原因を特定しだい治療や症状緩和の処置ができることを患者に伝えて不安を軽減する ・鎮痛薬を用いる場合は，投与から効果が現れるまでの時間とどの程度軽減したかを把握し，鎮痛薬の効果をアセスメントする ・痛みのスケールを用いると経時的変化を把握することができる
体位管理	・体位変換を行う際は患者の病態評価をし，体位変換の目的や根拠，タイミングを考えたうえで患者に合った時間・向き・ポジショニングを選択する ・体位によってさらに病態が悪化する場合もあることを念頭に置き，患者の症状緩和，病態悪化・合併症予防など，患者に有益となる場合に行う
安　静	・身体を動かすことによって，血液中の酸素消費量増加，血管の拡張などにより症状が悪化することがある
安全管理	・患者が重篤な場合はさまざまな医療機器を使用するため，安全管理が重要となる ・人工呼吸器，大動脈内バルーンパンピング（IABP），経皮的心肺補助循環装置（PCPS）などを使用する場合は，設定値，アラーム設定，アラーム音量，チューブ・ルート固定などを適切に行い，事故の発生がないように努める ・意識障害，せん妄，不穏，認知・身体機能の低下がある患者の場合，ルート・チューブ類の自己抜去，転倒転落などに留意する
止　血	・外傷などにより外表上の動脈性出血がみられる場合は，直接圧迫止血を行う

PCI）〕，脳梗塞の組織型プラスミノゲン活性化因子（rt-PA）治療などは，時間との勝負となる。今後行われる治療を予測し，必要な書類の準備，家族への連絡，手術室・放射線科など関係部署への連絡などを行う。

5. 看護処置

　身体的・精神的状態と患者のニーズを把握したうえでケアを行う。救急初療で行う看護処置を表5-Ⅰ-9に示す。

6. 役割調整

　情報が少ないなかで患者の年齢，性別，主訴，発症状況，症状の程度から必要な人員，治療の場，資器材を準備し，チームワークを駆使することで初期対応がスムーズとなる。チームは看護師と医師のみならず，臨床工学技士，放射線技師，検査技師，ソーシャルワーカーなど多職種で形成される。それぞれの専門職者が専門性を発揮するためには，看護師がチームメンバーの役割調整を担うとよい。

7. 患者・家族への精神的ケア

　救急患者は，自覚症状による身体的苦痛や，急な発症に動揺し予後や後遺症などに不安や緊張感を抱いている場合が多い。そのため，できるかぎり患者のそばに寄り添い，安楽ケアや適切な情報提供に努める。
　救急患者の家族は，情報不足による不安や緊張，何もできないことへの無力感，死への恐怖など，患者と同様に精神的に不安定となる。そのため，家族の状態とニーズを把握し精神的ケアを行う必要がある。家族

によっては，身体的症状が出現することもある。医師からの病状説明など，ショッキングな内容説明が行われるときには，座って行う。また，看護師は家族に身体症状が現れた際にすぐに手を伸ばせる場所に位置することを心がける。

8. 感染管理

　救急初療では，発熱，下痢，嘔吐，咳嗽，発疹などの症状を呈しており感染症が疑われる患者が多い。また，出血，嘔吐物，排泄物により汚染されている場合もある。したがって，手袋，ガウン，マスク，ゴーグルを着用し，患者を対象とした感染予防策および自身を含めた医療従事者とほかの患者を対象とした感染防護を行う必要がある。

9. 看護目標と看護計画の立案・実施

　医学診断，治療方針決定後は，看護問題や共同問題を明確にし，看護目標，看護計画を立案したうえで看護実践を行い，ICUや手術室への継続看護に努める必要がある。そして，アセスメントから看護実践までの成果を分析し，評価することを忘れてはならない。

● 文献

1）増山純二，都竹茂樹，戸田真志，他：救急初療看護の症例基盤型学習の「足場かけ」と「足場はずし」の設計と学習効果の検証．医療職の能力開発（in press）.
2）徳田安春：臨床推論の進め方．迅速・的確なトリアージができる！ナースのための臨床推論．メヂカルフレンド社，東京，2016, pp2-8.

第5章 「Ⅱ　救急初療における急性症状の救急看護実践」について

　「Ⅱ　救急初療における急性症状の救急看護実践」は，救急初療看護の実際として，救急搬送されてきた患者への看護実践について，事例をもとに解説する。救急初療看護では，来院前に救急隊から情報収集を行い，場の調整を行う。救急搬送されてきた患者への第一印象，一次評価，緊急度判断後の場の調整，救急処置の準備，実施を行う。二次評価では臨床推論のもと，疾患予測後の緊急度判断，再度，場の調整を行い，救急処置を追加していく。その後，検査の準備を行い，医師と検査結果や医学診断を共有したのちは，看護診断，看護計画を立案し，看護実践を行っていく。

　以下に，仮想病院を示す。二次救急医療施設の病院であり，救急外来で救急搬送された患者を受け入れ，救急初療看護を実践する。時間外の診療体制は，医師2名(内科担当医師1名，外科担当医師1名)，看護師2名，救急外来には，ベッドは4ベッド（①ベッドが重症，④ベッドが軽症）あり，点滴加療や外来での観察室（図）がある。この体制のもとに，事例の情報から救急初療看護の実際として看護過程について解説する。

病院名：JAENメディカル医療センター
救急医療体制：二次救急医療施設
- 病床数：352床
- 救急外来受診者数：9,800人／年
- 救急車総数：4,300台／年
- 医療スタッフ（時間外）
  - 医師2名（内科担当，外科担当各1名）
  - 看護師2名
  - 放射線技師1名
  - 検査技師1名

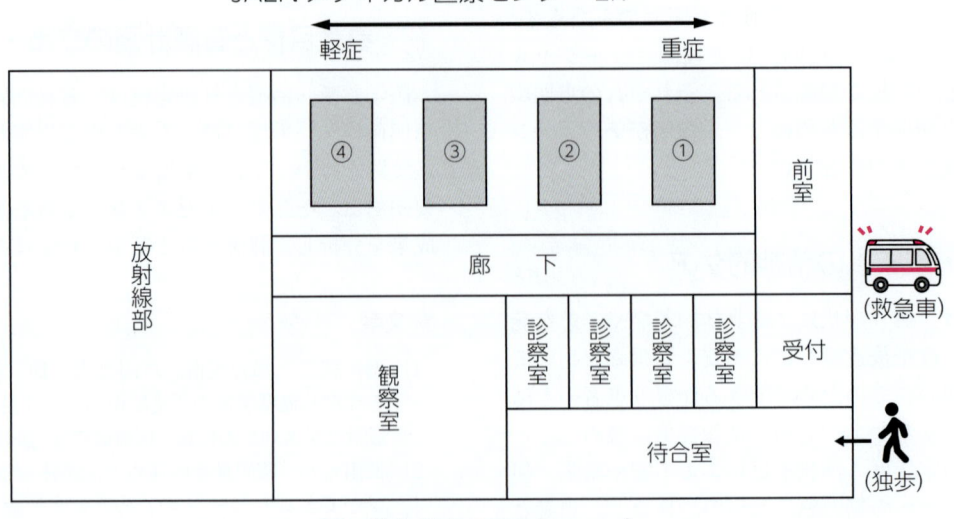

JAENメディカル医療センター ER

図　救急外来のフロアマップ

救急初療における急性症状の救急看護実践

A 胸痛（事例：急性心筋梗塞）

*胸痛のフィジカルアセスメントに必要な観察技術について，eラーニング「手技」でも詳細に解説しているため，本書と併せてeラーニングでの学習（巻末参照）もお勧めする。

救急外来の状況：急性腹症の患者が救急搬送されており，内科担当医師と看護師1名でCT検査，X線検査へ搬送している。

ホットライン情報

患　者：67歳，男性。

現病歴：2日ほど前より胸苦しさを自覚していた。安静にすることで症状が改善していたため自宅で様子をみていたが，本日は就寝中に胸部不快の症状が出現し，改善しないため救急車を要請した。

医師へ報告：ホットライン情報を共有し，12誘導心電図検査を行っておくよう指示があった。

ベッドの調整：1ベッドで受け入れの準備を行う。

看護師の情報共有：応援看護師に胸痛の患者が来院予定であるため，腹痛の患者の対応を依頼した。

トリアージと蘇生フェーズ

1. 第一印象

発声可能であるが息切れがあり文節単位，呼吸促迫（＋），努力様呼吸（＋），橈骨動脈触知（＋），顔面蒼白（＋），皮膚末梢の冷感（＋），冷汗（＋）

重症感：emergency

理　由：救急隊からの情報として，胸痛と呼吸困難感が強く，呼吸器疾患，心血管疾患による重症病態を強く疑うことができる。また身体所見からも，発声は可能であるが文節単位で，呼吸困難感が強い。顔面蒼白や皮膚末梢の冷感・冷汗著明であることから循環動態が不安定であることが考えられ，緊急度が高いことが予測できるため，重症感ありとする。

看護実践：医師へ連絡し，第一印象の共有を図る。

2. 一次評価とバイタルサイン

気　道：発声は可能であるが文節単位

呼　吸：頻呼吸（＋），頸静脈怒張（＋），呼吸補助筋の使用（＋）

循　環：顔面蒼白（＋），橈骨動脈触知（＋），頻脈（＋），冷感（＋），冷汗（＋）

意　識：GCS E3V5M6 = 14，JCS Ⅰ-1

体表と体温：外傷なし，体幹は冷汗著明により冷たい

血　圧：112/72 mmHg（右），118/86 mmHg（左）

心拍数：126回/分（心室性期外収縮の散発）

呼　吸：36回/分

SpO_2：96%（リザーバー酸素 10 l/分）

体　温：35.5℃

1）緊急度の判定

一次評価からは，頻呼吸や呼吸補助筋の使用が認められており，バイタルサイン上でSpO_2 96%（リザーバー酸素 10 l/分）であり，低酸素血症をきたしていることがわかる。また，橈骨動脈触知可能であるものの脈は速く触知し，顔面蒼白や皮膚の冷感と冷汗を認めていることから，循環不全状態も合併していることが考えられる。意識状態はGCS E3V5M6 = 14点であり，循環不全に伴う虚脱状態である可能性が考えられる。

頻呼吸は，循環不全に伴う末梢循環の低下により嫌気性代謝が亢進し代謝性アシドーシスが存在していることを疑わせる重要な所見となる。それらの症状に加え，呼吸補助筋の使用を認めており，低酸素血症もあることから，呼吸不全を合併していることがわかる。

現時点では呼吸・循環いずれの原因による症状出現か不明ではあるが，生命の危機状態である可能性が高いと判断できる。収縮期血圧の低下は認めていないものの，状態の進行に伴い血圧低下の症状が出現してくる可能性も考えられ，緊急度は高い状態であると考える。そのため，モニタリングの継続および蘇生処置の準備と同時に二次評価を行っていく必要がある。

2）実践（場の調整と救急処置の準備，実施）

モニタリング，酸素投与の継続，末梢静脈路確保，気管挿管の準備，採血の準備，12誘導心電図検査の準備を進める。

3. 二次評価

問 診

主 訴：胸痛

現病歴：2日ほど前より胸苦しさを自覚していたが，安静にすることで症状が改善していたため自宅で様子をみていた。しかし本日は就寝中に突然の胸痛が出現し，呼吸困難感も自覚するようになったため救急車を要請した

【OPQRST】

O：突然の発症

P：誘発因子は明らかではない

Q：鈍痛で局所的な疼痛ではない，裂けるような激烈な痛みではない。NRS 6/10程度

R：前胸部痛を認め，呼吸困難感が強い

S：嘔気は認めない。肩や背中などの痛みはない

T：30分以上持続している

【SAMPLER】

S：胸痛

A：なし

M：アムロジピン5 mg/錠×1，メバロチン10 mg/錠×1

P：高血圧，脂質異常症で治療中であり，最近血糖値も高いと指摘されている

L：19時

E：就寝中に突然の胸痛が出現

R：喫煙20本/日（20歳〜），飲酒は機会飲酒，高血圧・脂質異常症の治療中，血糖異常の指摘

身体所見

頸部・胸部：頸静脈怒張（＋），呼吸補助筋の使用（＋），胸郭挙上左右差（－），呼吸音左右差（－），皮下気腫（－），皮膚の異常（－），肺野全体に断続性副雑音（＋），心雑音（－），過剰心音（－）

四 肢：橈骨動脈の左右差（－），軽度下肢浮腫（＋），疼痛（－），腫脹（－），発赤（－），ホーマンズ徴候（－），四肢麻痺（－）

1）緊急度の判断

緊急度・重症度ともに高い。

2）根拠（臨床推論；疾患予測＋一次評価との統合）

胸痛をきたす疾患において緊急度の高い病態として，「急性大動脈解離」「緊張性気胸」「食道破裂」「急性心筋梗塞」「肺血栓塞栓症」を考えた。一次評価では急性呼吸不全および急性循環不全も合併している状態であると考えられる。

「急性大動脈解離」については，問診から裂けるような痛みはなく，肩や背部痛も認めていない。身体所見としては血圧の左右差や脈拍欠損，また麻痺（とくに対麻痺）は確認されず，心雑音もないことから弁膜症の可能性も低いと考えられるが，頸静脈怒張があることから，心タンポナーデの可能性も考慮する必要があるため，完全に否定することはできない。

「緊張性気胸」では，頸静脈怒張は認めるものの胸郭挙上の左右差はなく，皮下気腫も認めていない。また呼吸音の左右差も認めていないことから可能性は低いと判断できる。

「食道破裂」に関しては，症状出現時には就寝中であり，また飲酒や嘔吐後などの病歴もなく，嘔気も伴っていないことから，症状として合致せず考えにくい病態であると考えられる。

「急性心筋梗塞」に関しては，30分以上持続する胸部痛に続く呼吸困難感があり，動脈硬化や血栓生成に危険因子となる喫煙，高血圧，脂質異常症，血糖異常などのリスクに当てはまっているため可能性が高い。また呼吸音では断続性副雑音が聴取されており，急性心筋梗塞に伴う肺水腫をきたしている可能性もある。

「肺血栓塞栓症」については，今回，胸部痛以外にも呼吸困難感は強く，頻呼吸や低酸素血症を認めている。軽度の下肢浮腫は認めるものの，疼痛や腫脹，またホーマンズ徴候は認めていないことからDVT（deep vein thrombosis，深部静脈血栓症）の存在は可能性として高くはないものの，頸静脈怒張と下肢の浮腫を認めていることは右心負荷が存在することを意味しているため，完全にルールアウトできない。

急性大動脈解離に伴う心タンポナーデの可能性，また急性心筋梗塞とそれに伴う肺水腫による循環不全と呼吸不全，そして肺血栓塞栓症による循環不全，呼吸不全の可能性があり緊急度は高いと判断できる。

呼吸不全への対応として気管挿管準備の確認とともに，人工呼吸器やNPPV（noninvasive positive pressure ventilation，非侵襲的陽圧換気）の準備を行う。そして循環不全に対しては循環作動薬の準備や体外式膜型人工肺（V-A ECMO）のスタンバイ，PCI（percutaneous coronary intervention，経皮的冠動脈形成術）施行やIABP（intra-aortic balloon pumping，大動脈バルーンパンピング）留置の可能性に関しても関係部署と共有しておく必要がある。

3）実践（場の調整と救急処置の準備，実施）

気管挿管の準備確認，人工呼吸器の準備，NPPVの準備，除細動の準備，採血の準備，12誘導心電図検査の実施，医師へのコールを行う。

検査の選択フェーズ

1. 検査の選択の根拠

　検査としては12誘導心電図検査を実施し，ST変化の有無を評価する。また心臓超音波検査では，壁運動異常，上行大動脈の拡張，フラップ（内壁と中壁の一部からなる隔壁）の有無，右室の拡大やIVC（inferior vena cava，下大静脈）の拡張について評価を確認する。採血検査においては，心筋マーカーのCKやCK-MB，高感度トロポニンT，H-FABP（ラピチェック®），NT-proBNPを確認する。またFDPやDダイマーの上昇の有無を確認する。胸部X線検査では透過性亢進や気胸，上縦隔拡大，また血液ガス分析では酸塩基平衡，酸素化を確認する。肺血栓塞栓症の疑いが持続する場合には造影CT検査による肺動脈造影を実施し，血栓や塞栓の有無を評価する必要がある。

2. 検査の準備・実施

　12誘導心電図検査を実施し，血液検査（検血，生化学，凝固，心筋マーカー），動脈血液採取の準備，心臓超音波検査の準備，胸部X線検査や造影CT検査の可能性に関して放射線部へ連絡する。

看護診断と看護実践フェーズ

> 12誘導心電図検査：完全右脚ブロック，心電図上では優位なST変化（－）
> 心臓超音波検査：広範囲の低収縮状態，右室負荷（＋），大動脈拡張（－），フラップ（－），心囊液貯留（－），大動脈弁閉鎖不全症（－）
> 胸部X線検査：両肺野うっ血（＋），気胸（－），縦隔拡大（－）
> 動脈血ガス分析：pH 7.273，$PaCO_2$ 26.8 mmHg，PaO_2 136.8 mmHg，SaO_2 96.6%，HCO_3^- 12.3 mEq/l，BE －4.3 mEq/l，Lac 1.03 mmol
> 血液検査：WBC 13,800／μl，CK 2,768 U/l，CK-MB 62 U/l，高感度トロポニンT 85 ng/l，NT-proBNP 7,057 pg/ml，FDP 10.2 μg/ml，Dダイマー 3.7 μg/ml，H-FABP（ラピチェック®）positive
> 造影CT検査：大動脈解離（－），肺血栓（－），心拡大（＋），肺うっ血（＋），心室中隔〜心尖部，左室後壁にかけて造影不良（＋）

1. 検査データの検証（医師との共有）

　胸部X線検査において気胸は認めず，緊張性気胸の

可能性はないと考えられる。12誘導心電図検査では明らかなST変化を認めず，心臓超音波検査では広範囲の低収縮状態であった。右室負荷所見を認め，動脈血ガス分析からは低酸素血症および低酸素症を認めている。また軽度であるが両下肢の浮腫を認めること，そして血液検査の凝固系（FDP，Dダイマー）の上昇も認めることから，肺血栓塞栓症を完全に否定することはできない状態である。大動脈解離に関しては，胸部X線検査において縦隔拡大はみられず，心臓超音波検査でも大動脈の拡大，心囊液の貯留，そして大動脈弁閉鎖不全症の所見やフラップなどの特徴的なエコー結果は確認されていない。しかし，凝固系の上昇を認めることから，身体所見を含めて可能性は高いとはいえないものの，完全に否定はできない。急性心筋梗塞に関しては，12誘導心電図検査では明らかなST変化を認めておらず，心臓超音波検査では広範囲の低収縮状態である。胸部X線検査においても両肺野のうっ血所見がみられており，血液検査ではうっ血によるものと思われる低酸素血症と心筋の低収縮に伴う低酸素症をきたしている。そして心筋マーカーが上昇していることから，心筋壊死をきたしたことによる低心拍出量状態から肺静脈圧の上昇を招き，心不全を呈している可能性が考えられる。

　これらより，大動脈解離の可能性は低いものの，肺血栓塞栓症や心筋梗塞に伴う心不全をきたしている可能性が残っており，造影CT検査の方針となった。

> 医学診断：急性心筋梗塞。造影CT検査の結果，大動脈解離や肺血栓は認めず，心室中隔〜心尖部，左室後壁にかけて造影不良である所見が得られた
> 治療方針：緊急PCI，IABP留置術

2. 看護診断

＃心拍出量低下

3. アセスメント

　現病歴から，2日ほど前より胸苦しさを自覚しており，安静にすることで症状は改善していたとの問診から，狭心症症状をきたしていた可能性が考えられる。

　狭心症は高血圧や脂質異常症，また糖尿病による動脈硬化から冠動脈にプラーク形成をきたし血管内腔が狭窄する病態であり，運動や活動などによる心筋酸素消費量の増大から，一過性に心筋虚血をきたすことで胸部症状として胸痛が出現する。安静にすることで症状は改善していたことから，これまでは典型的狭心症であった可能性がある。しかし今回は，就寝中に症状が出現し改善しないため救急要請となっている。つまり，冠動脈に存在したプラークの破綻による血栓形成から冠動脈の閉塞をきたしたと考えられ，実際に症状

の改善は認めず30分以上持続していることからも，急性心筋梗塞が発症したと判断できる。急性心筋梗塞により心収縮力の著明な低下を引き起こし，心拍出量が低下することで大動脈弓や頸動脈洞に存在する圧受容器が反応し，交感神経がカテコラミン分泌を促進する。これにより心収縮力の増大と末梢血管抵抗（後負荷）を上昇させることで，頻脈や冷感，冷汗といった身体所見を示している。

また，心拍出量の低下は末梢組織の低酸素症（末梢循環不全）を招くことで乳酸（Lac）の上昇から代謝性アシドーシスを引き起こす。アシドーシスは大動脈小体や頸動脈小体に存在する化学受容器反射を惹起し，交感神経を賦活化させることでも前述の症状が出現していると考えることができる。それらの代償反応として頻呼吸を呈している可能性がある。

一方で本症例の場合，P/F ratio（PO_2/FiO_2）≒ 137と呼吸不全も認めている。これは，急性心筋梗塞による急性左心不全から左心房圧の上昇をきたし，肺静脈圧の上昇，それに続く肺うっ血となり肺水腫をきたすことで，呼吸不全（低酸素血症）となっていると考えられる。そのため頻呼吸や呼吸音では断続性副雑音の聴取，また動脈血酸素飽和度の低下を呈している。

心臓超音波検査において全周性に壁運動の低下を認めていること，また両肺野にうっ血所見を認めることから，心筋壊死の進行を最小限に予防し，早期に治療を進めないかぎり症状の改善は認めず，心拍出量のさらなる低下から心原性ショックが顕在化する危険があ

る。そのため看護診断として#心拍出量低下を立案し，早期介入を行っていく必要がある。

看護実践としては，バイタルサインの継続的なモニタリングとともに，心室性期外収縮が散発していることから致死的不整脈の出現を予測し，救急カートや除細動の準備を継続させる。また肺うっ血に対するNPPVの装着準備を行い，さらなる低酸素血症の進行を予防する介入が必要である。そして，処置に対する患者の反応として，一次評価としての身体所見の変化や増悪の有無を評価していく。また急性心筋梗塞の治療への円滑な移行を目指し，抗血小板薬の2剤併用療法（dual anti-platelet therapy；DAPT）の投与の是非に関して医師に相談する必要がある。これらの準備を並行しながら円滑にPCIを行える準備を進める。

4. 看護実践

急性心筋梗塞の関連図を図5-Ⅱ-A-1に示す。

1）看護診断
#心拍出量低下

2）看護目標
・致死的不整脈や心原性ショックへ移行させない
・心筋酸素消費量を抑え呼吸不全の改善を図る
・胸痛や呼吸困難感の症状に対する緩和を図る

3）看護計画
看護計画を表5-Ⅱ-A-1に示す。

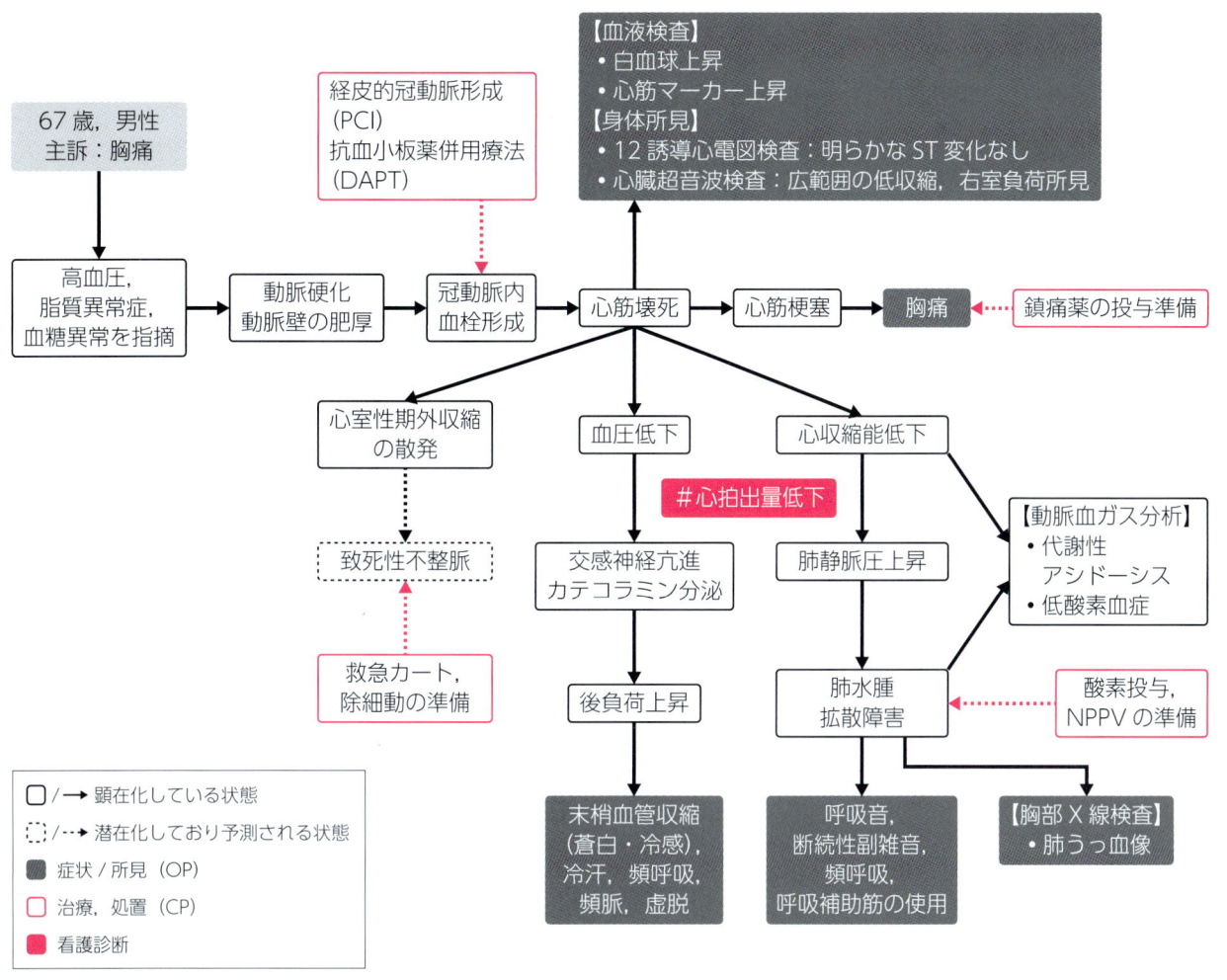

図5-Ⅱ-A-1　急性心筋梗塞の関連図

表5-Ⅱ-A-1　看護計画

OP（観察）	CP（ケア）	EP（教育）
• バイタルサイン 　血圧，呼吸数，体温，SpO₂，脈拍 • 一次評価/二次評価の観察 　頸静脈怒張，呼吸様式，呼吸音， 　自覚症状，疼痛の程度 • NPPV設定 • 水分出納バランス • 検査データ 　血液検査（心筋マーカーの推移）， 　動脈血ガス分析，12誘導心電図検 　査，胸部X線検査	• 酸素投与とNPPVの装着（気管挿 　管の準備） • 除細動の準備 • PCIの準備（DAPT投与） • ショック時の対応準備 　（IABP，ECMO） • 鎮痛薬の準備 • 安楽な体位の保持 • ベッド上安静 • 寒冷への配慮 • 水分出納バランス観察のための膀 　胱留置カテーテルの挿入	• 安静の必要性について説明する • NPPV装着において，呼吸補助を 　目的としていることや，意識して 　深呼吸をするように促す • 処置やケア前には，目的などにつ 　いて説明を行う • 疼痛に対しては適切に対応するこ 　とを伝える

B　頭痛（事例：くも膜下出血）

救急外来の状況：内科担当医師が1名，腹痛患者の対応でCT室にいる。救急外来にはリーダー看護師1名とスタッフ看護師1名が待機している。

血　圧：190/100 mmHg
心拍数：80回／分
呼　吸：20回／分
SpO_2：98％（room air）
体　温：36.5℃

ホットライン情報

患　者：45歳，女性。夕食の準備中，突然，頭痛が出現し救急車を要請した。救急車内で1回嘔吐あり。

医師へ報告：内科担当医師へ救急隊情報を伝達したところ，まずは3ベッドで看護師のみで患者を受け入れ，患者の状態を医師へ報告するように指示を受けた。

ベッドの調整：3ベッドで受け入れの準備を行う。

看護師の情報共有：頭痛の患者が来院予定であるため，腹痛患者の対応を応援看護師に依頼した。

トリアージと蘇生フェーズ

1. 第一印象

発声可能，呼吸促迫（−），橈骨動脈触知（＋），顔面蒼白（−），皮膚末梢の冷感（−），冷汗（−），苦悶様表情（＋）。「頭が割れるように痛い」と訴えている。

重症感：sick

理　由：生理学的徴候の異常はないが，第一印象での苦悶様表情と「頭が割れるように痛い」との訴えや，突然発症の頭痛という救急隊情報から，重症感ありと判断できる。

看護実践：バイタルサインをモニタリングしながら一次評価の観察を行う。

2. 一次評価とバイタルサイン

気　道：気道開通
呼　吸：頻呼吸（−），頸静脈怒張（−），呼吸補助筋の使用（−）
循　環：顔面蒼白（−），橈骨動脈触知（＋），冷汗（−），冷感（−）
意　識：GCS E4V5M6 = 15，明らかな四肢麻痺（−）
体表と体温：外傷（−），低体温（−），高体温（−）

1）緊急度の判断

根　拠：第一印象や一次評価では，明らかな異常は認めないものの高血圧を認めている。高血圧は脳卒中を含めた心血管疾患の危険因子である。また，「頭が割れるように痛い」という表現はくも膜下出血を想起させる表現であり，何らかの脳血管疾患が疑わしい。しかし，血圧の上昇が疼痛に伴う交感神経作用の影響によるものか，それとも頭蓋内圧亢進症状に伴うものかは現段階では明らかではないため，現時点での判断は難しい。

2）実践（場の調整と救急処置の準備，実施）

3ベッドのままで対応を継続する。血圧を経時的にモニタリングするとともに，今後，降圧薬を投与する可能性が考えられるため，末梢静脈路を1本確保する。さらに二次評価の観察を行い，医師に報告する。

3. 二次評価

問　診
主　訴：頭痛
現病歴：45歳，女性。夕食の準備中に突然，頭痛が出現した。頭が割れるような，今までに経験したことがない痛みであった。その後も症状が持続するため救急車を要請した。救急車内で1回，嘔吐を認めた
【OPQRST】
O：突然（＋），徐々に（−），急性（−），慢性痛（−）
P：外傷（−），飲酒後（−），眼痛（−）
Q：頭痛8/10（NRS），激痛（＋），頭が割れるような頭痛（＋），絞扼感（−），圧迫感（−），拍動性（−）
R：後頭部（＋），後頸部痛（＋），前頭部（−），側頭部（−）
S：嘔気（＋），嘔吐（＋），意識障害（−），歩行障害（−），痙攣（−）
T：突然の頭痛（＋），その後に持続する疼痛（＋），鎮痛薬（−）
【SAMPLER】
S：頭が割れるような頭痛
A：なし

M：なし（降圧薬は1年前から自己中断）

P：高血圧

L：昼食（12時）

E：夕食の準備中に，突然頭が割れるような頭痛が出現した

R：喫煙20本／日（25年間），飲酒は機会飲酒，ADLは自立

身体所見

顔　面：浮腫（－）

　眼　：眼球結膜〔充血（－）・黄染（－）〕，眼瞼結膜〔貧血（－）〕，眼痛（－），

頸　部：頸静脈怒張（－），呼吸補助筋の使用（－）

胸　部：（呼吸）胸郭運動左右差（－），皮下気腫（－），鼓音（－），濁音（－），呼吸音左右差（－），（心音）心雑音（－），Ⅲ音（－），Ⅳ音（－）

腹　部：腹部膨満（－），圧痛（－）

四　肢：四肢麻痺（－），浮腫（－），圧痛（－）

【神経学的所見】

意識レベル：GCS E4V5M6＝15

瞳孔／対光反射：R（3.0/＋），L（3.0/＋）

12脳神経：言語（正常），視野（正常），眼球運動（正常），眼振（正常），複視（正常），顔面知覚（正常），顔面運動麻痺（正常），聴力（正常），カーテン徴候（－），胸鎖乳突筋負荷試験（正常），肩挙上試験（正常）

運動麻痺：バレー徴候（－），ミンガッチーニ試験（－）

小脳失調：指鼻試験（正常），膝踵試験（正常），手回内・回外（正常）

髄膜刺激症状：項部硬直（＋），ケルニッヒ徴候（－），ネックフレクションテスト（－），ジョルトアクセンチュエイション（－）

1）緊急度の判断

緊急度は高い。

2）根拠（臨床推論；疾患予測＋一次評価との統合）

　一次評価では明らかな異常は認めなかったが，高血圧を伴う頭痛は二次性頭痛（表5-Ⅱ-B-1[1]，2）を疑い対応する必要がある。今回，突然発症であること，嘔吐を認めていること，外傷による頭部への直接外力が加わったエピソードがないことから，「脳出血」「くも膜下出血」「髄膜炎」「緑内障発作」を仮説形成し検証する（表5-Ⅱ-B-3）。

　脳出血の約8割は高血圧が原因とされており，高血圧の影響で動脈硬化を起こしてもろくなった脳の血管が血圧上昇時に破れると考えられている。脳出血の症状は，脳のどの部位の血管が破れてどの程度の出血を生じたかによって異なるが，出血によって運動をつかさどる錐体路が直接障害されることにより，筋力や感覚の低下，構音障害，歩行困難などの症状が出現する。また，出血に伴い頭蓋内圧が亢進することで，頭痛，

表5-Ⅱ-B-1　頭痛の分類（国際頭痛分類第3版）

Ⅰ．一次性頭痛

1. 片頭痛
2. 緊張型頭痛
3. 三叉神経・自律神経性頭痛（TACs）
4. その他の一次性頭痛疾患

Ⅱ．二次性頭痛

5. 頭頸部外傷・傷害による頭痛
6. 頭頸部血管障害による頭痛
7. 非血管性頭蓋内疾患による頭痛
8. 物質またはその離脱による頭痛
9. 感染症による頭痛
10. ホメオスターシス障害による頭痛
11. 頭蓋骨，頸，眼，耳，鼻，副鼻腔，歯，口あるいはその他の顔面・頸部の構成組織の傷害による頭痛または顔面痛
12. 精神疾患による頭痛

Ⅲ．有痛性脳神経ニューロパチー，他の顔面痛およびその他の頭痛

13. 脳神経の有痛性病変およびその他の顔面痛
14. その他の頭痛性疾患

〔文献1）を基に作成〕

表5-Ⅱ-B-2　二次性頭痛が疑われる症状

1. 突然の頭痛
2. いままでに経験したことがない頭痛
3. いつもと様子の異なる頭痛
4. 頻度と程度が増していく頭痛
5. 50歳以降に初発の頭痛
6. 神経脱落症状を有する頭痛
7. 癌や免疫不全の病態を有する患者の頭痛
8. 精神症状を有する患者の頭痛
9. 発熱・項部硬直・髄膜刺激症状を有する頭痛

表5-Ⅱ-B-3　頭痛の原因となる疾患

一次性頭痛 （よくある疾患）	二次性頭痛 （見逃してはならない疾患）
・片頭痛	・くも膜下出血
・緊張型頭痛	・髄膜炎
・群発頭痛	・脳出血
・頸椎症	・脳梗塞
・副鼻腔炎	・急性・慢性硬膜下血腫
・側頭動脈炎	・緑内障　　　　　　　　など

めまい，悪心，嘔吐などの症状も出現する。患者は既往に高血圧があり，突然発症の頭痛と嘔吐を認めていることから，頭蓋内圧が亢進している可能性が高い。また，いまのところ構音障害や明らかな四肢麻痺は認めていないが，脳幹出血や小脳出血など麻痺が出現しない脳出血も考えられるため，脳出血の可能性は否定できない。

　くも膜下出血は，くも膜下腔にある動脈から出血して脳脊髄液中に血液が混入した状態をいう。一般的にくも膜下腔に出血が起こるため，麻痺が生じにくい。くも膜下出血をきたす原因のほとんどが脳動脈瘤の破裂である。脳動脈瘤が破裂した場合，急激に頭蓋内圧

が上昇して，激しい頭痛や悪心，嘔吐，項部硬直など
の髄膜刺激症状が出現する。患者は明らかな麻痺はな
いが，頭が割れるような激しい頭痛を訴えており，嘔
吐を認めていることから，頭蓋内圧が亢進しているこ
とが考えられる。また項部硬直があり，髄膜刺激症状
が陽性であることから，くも膜下出血の可能性は高い。

　髄膜炎とは，細菌やウイルスなどにより中枢神経系
を覆う髄膜（くも膜・軟膜）に炎症が生じるもので，
発熱，頭痛，倦怠感，嘔吐，項部硬直などの症状が出
現する。多くは発熱や倦怠感などのかぜ症状が現れて
から3～5日ほどで徐々に進行していき，炎症がくも
膜や軟膜へ波及することにより頭部全体の頭痛が出現
する。患者は項部硬直があり髄膜刺激症状が陽性であ
るが，発熱や何らかの感染症を発症していたという情
報はない。また，頭痛を認めているが，徐々に増強す
る頭痛ではなく突然発症の激しい頭痛が出現している
ため，髄膜炎などの炎症ではなく血管系疾患の可能性
が高い。

　緑内障発作による頭痛の特徴は，眼圧の異常な上昇
による視力や視野の障害が特徴であるが，患者の視野
は正常で視野狭窄もない。加えて，眼圧上昇による眼
痛などもないことから緑内障発作は否定的である。

3）実践（場の調整と救急処置の準備，実施）

　突然発症で，いままでに経験したことのない激しい
頭痛であること，後頭部から後頸部にかけての痛みと
項部硬直を認めていることから，くも膜下出血が疑わ
れるが，脳出血の可能性も否定できない。現時点では
高血圧のみでその他のバイタルサインは安定している
が，血圧上昇は頭蓋内圧亢進が影響している可能性が
考えられるため，3ベッドから2ベッドに場を調整し，
モニタリングの継続，降圧薬の準備と急変に備えて気
管挿管の準備を進める。

検査の選択フェーズ

1. 検査の選択の根拠

　仮説形成であげた疾患のなかからルールアウトまた
は急変リスク回避のために必要な検査として，画像検
査による病変部位の特定は重要となる。

　くも膜下出血や脳出血の診断でもっとも有効な検査
は，頭部CT検査である。また，発症直後の合併症と
してたこつぼ型心筋症や神経原性肺水腫が出現する可
能性があるため，12誘導心電図検査や胸部X線検査，
心臓超音波検査，血液検査も併せて行う必要がある。

2. 検査の準備・実施

　頭部CT検査，12誘導心電図検査，胸部X線検査，
心臓超音波検査，血液検査の準備を進め，実施する。

看護診断と看護実践フェーズ

> 頭部CT検査：くも膜下腔に出血あり
> 12誘導心電図検査：洞調律，QT延長なし，ST変
> 化なし
> 胸部X線検査：縦隔拡大なし，肺うっ血なし
> 心臓超音波検査：壁運動異常なし
> 血液検査：異常所見なし
> 血液ガス分析：異常所見なし

1. 検査データの検証（医師との共有）

　頭部CT検査においてくも膜下腔に出血を認めたた
め，くも膜下出血であることに加え，その他の脳出血，
髄膜炎，緑内障は除外されたことを医師と確認する。
また，胸部X線検査や12誘導心電図検査，心臓超音
波検査において異常所見がなかったことから，たこつ
ぼ型心筋症や神経原性肺水腫を合併していないことを
確認する。

> 医学診断：くも膜下出血（Hunt and Kosnik分類
> Grade Ⅱ）
> 治療方針：動脈瘤コイル塞栓術

2. 看護診断

　#1非効果的脳組織循環リスク状態

3. アセスメント

　既往に高血圧があり，現在，内服治療を行っていな
いうえに喫煙していることから，動脈硬化や脳動脈瘤
形成のリスクが高い状態であったことが推察される。
今回「頭が割れるような突然の頭痛」を主訴に救急搬
送されており，脳動脈瘤破裂によるくも膜下出血が起
きたものと考えられる。一度出血した脳動脈瘤は再出
血しやすく，血圧が上昇することで再出血を助長する
可能性がある。出血により頭蓋内圧亢進が起こると，
意識障害や呼吸抑制などが出現する可能性がある。ま
た，脳脊髄液内に血液が混入すると，脳脊髄液の循環・
吸収障害が起こり，脳脊髄液が増加し脳室が拡大さ
れ，急性水頭症をきたす可能性がある。したがって，
#1非効果的脳組織循環リスク状態を看護診断として
あげる。

4. 看護実践

　くも膜下出血の関連図を図5-Ⅱ-B-1に示す。看護
実践としてもっとも重要なのは，再出血予防である。

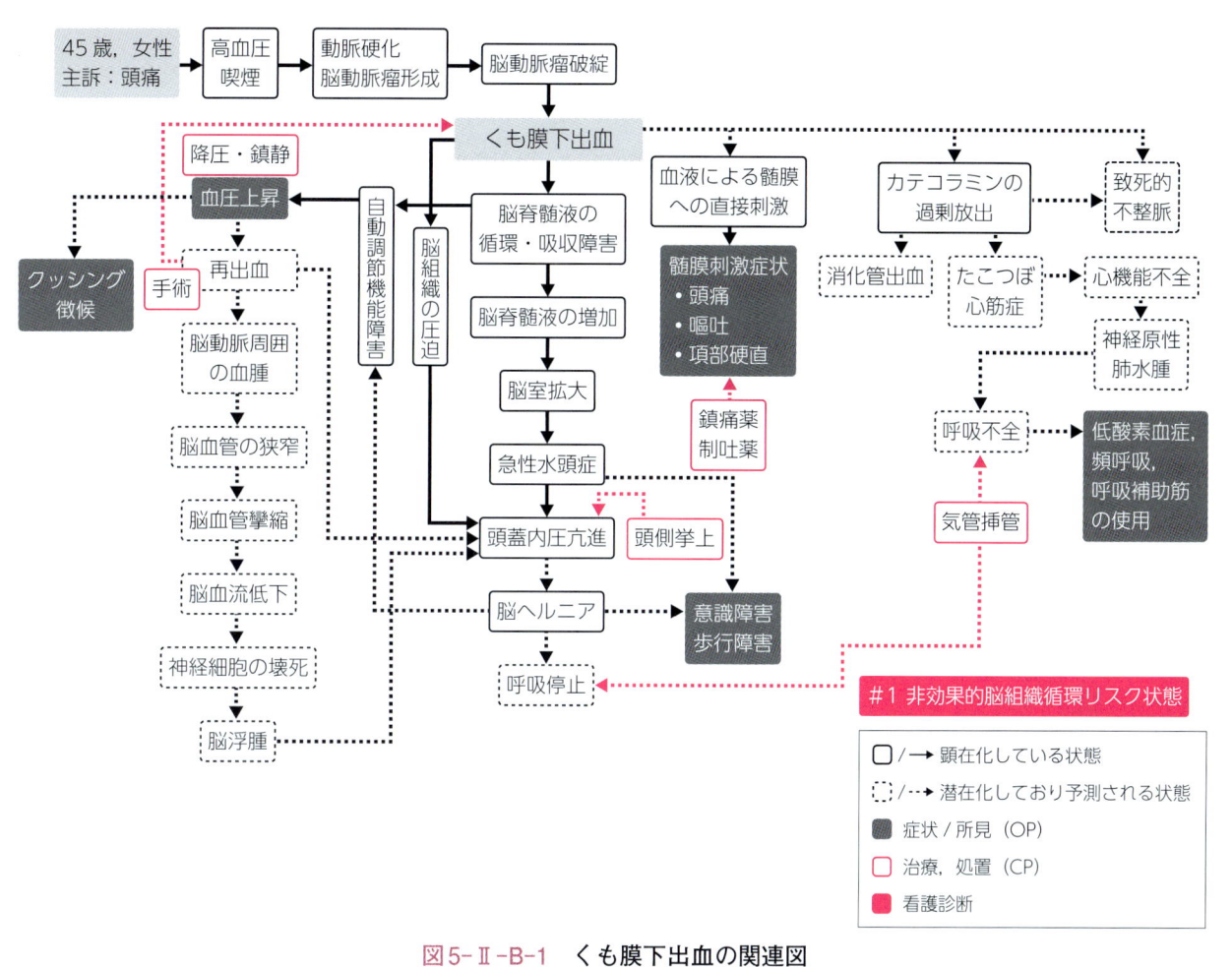

図5-Ⅱ-B-1　くも膜下出血の関連図

表5-Ⅱ-B-4　看護計画

OP（観察）	CP（ケア）	EP（教育）
・一次評価：バイタルサイン，モニタリング，クッシング徴候の有無，意識レベルの観察（GCS/JCS） ・二次評価：神経学的所見（麻痺，瞳孔，対光反射），頭蓋内圧亢進症状の有無 ・検査データ：血液検査，頭部CT検査，12誘導心電図検査，胸部X線検査	・ヘッドアップ30° ・酸素投与（気管挿管・呼吸器の準備） ・降圧薬，制吐薬の準備 ・鎮痛薬，鎮静薬の準備 ・安楽な体位 ・ベッド上安静 ・静かな環境の調整 　（アイマスク，暗室管理など） ・手術準備（同意書，ネームバンドなど）	・安静の必要性について説明する ・処置，ケアの前には目的などについて説明する ・疼痛はがまんしないように説明する ・手術について説明する

再出血は発症24時間以内に多く発生する。そのため発症直後はできるだけ安静を保てるように静かな環境を整え，積極的な降圧療法を行う。また，不必要な刺激を避け，必要に応じて十分な鎮痛・鎮静を行う。再出血が起こった場合は，頭蓋内圧が亢進し意識障害や呼吸停止をきたす可能性もあるため，気管挿管や人工呼吸器を準備する。さらに，血腫除去や脳室ドレナージといった外科的手技が必要となる場合もあるため，速やかに減圧処置が行えるように準備する。

1）看護診断

#1 非効果的脳組織循環リスク状態

2）看護目標

・再出血を起こさない
・頭痛を緩和する

3）看護計画

看護計画を表5-Ⅱ-B-4に示す。

◉ 文献

1）日本頭痛学会・国際頭痛分類委員会訳：国際頭痛分類．第3版，医学書院，東京，2018.

C　腹痛（事例：汎発性腹膜炎）

*腹痛のフィジカルアセスメントに必要な観察技術について，eラーニング「手技」でも詳細に解説しているため，本書と併せてeラーニングでの学習（巻末参照）もお勧めする。

救急外来の状況：外科担当医師は病棟の患者対応中であり，内科担当医師と看護師1名は義歯を飲み込んだ患者を対応（内視鏡）している。

ホットライン情報

入　電：5時10分

患　者：70歳，男性。2時ごろから腹痛が出現し，かかりつけの病院が開くのを待って受診しようと思っていたが，痛みががまんできなくなり救急車を要請した。

バイタルサイン：意識清明，GCS E4V5M6 = 15，体温38.0℃，脈拍111回/分，血圧100/52 mmHg，呼吸24回/分，SpO₂ 98%

医師へ報告：内科担当医師へホットラインの情報と，バイタルサインの逆転からプレショック状態の可能性があること，病院への到着までに状態悪化の可能性があることを報告し共有した。医師より，内視鏡がおわりしだいすぐに向かうが，もう少し時間がかかるため急変時対応も含めた受け入れ準備と対応の指示を受けた。

ベッドの調整：2ベッドで受け入れの準備を行う。

看護師の情報共有：医師と共有した内容を伝え，内視鏡患者の対応がおわりしだい2ベッドに来てもらえるよう依頼した。

トリアージと蘇生フェーズ

1.　第一印象

「腹が痛い」と訴えている。苦痛表情（＋），発声可能，呼吸はやや速い，努力呼吸（－），顔色不良（－），冷汗（－），末梢冷感（－），四肢末梢温感（＋），橈骨動脈触知（＋），頻脈（＋）

重症感：emergency

理　由：自ら症状を訴えていることから，意識・気道に問題はないと判断する。呼吸がやや速く，頻脈がある。末梢冷感や皮膚湿潤など明らかなショック徴候はないが，四肢末梢温感がある。末梢温感は敗血症性ショックの初期段階であるウォームショック時に出現する症状の可能性があることから，循環の問題が考えられる。現時点で原因はわからないが，救急隊の情報を含めるとショックの可能性があるためemergencyと判断した。

看護実践：医師へ第一印象の情報とショックの可能性があることを報告し，他患者対応中の看護師にも情報を共有した。

2.　一次評価とバイタルサイン

気　道：気道開通

呼　吸：やや速い，頸静脈怒張（－），呼吸補助筋の使用（－）

循　環：顔面蒼白（－），橈骨動脈触知（＋），頻脈（＋），冷汗（－），冷感（－），四肢末梢温感（＋）

意　識：GCS E4V5M6 = 15，苦痛表情あり，「腹が痛い」と訴えている

体表と外観：外出血（－），外傷（－）

血　圧：100/52 mmHg

心拍数：111回/分

呼　吸：24回/分

SpO₂：98%（room air）

体　温：38.0℃

1）緊急度の判断

呼吸はやや速く，発熱，頻脈がある。普段の血圧は不明であるが，バイタルサインの逆転があることからショックが示唆される。冷汗や末梢冷感などのショック徴候はないが，四肢末梢温感が出現している。末梢温感は，敗血症性ショックの初期に陥るウォームショック時の症状である。ウォームショック時は，感染によって一酸化窒素などの血管拡張物質が分泌され，末梢血管の拡張から後負荷が低下する。そのため，その代償として心拍出量が増加し，高心拍出量の状態となり末梢温感が出現する。患者はその状態にあると考える。

また，発熱によって酸素需要が増大していることも考えられ，頻脈に影響している可能性もある。呼吸困難感や呼吸補助筋の使用はないが，呼吸数がやや増加している。発熱や疼痛の影響も考えられるが，ショックが示唆されていることから細胞や組織の低酸素により血液が酸性（アシデミア）に傾き，その代償として呼吸数が増加しはじめている可能性もある。

現時点で原因は特定できないが，患者は敗血症性ショックの初期段階であるウォームショックの状態である可能性が高いと考える。ウォームショックであっ

た場合は，病態の進行に伴い代償機構が破綻しコールドショックへ移行する可能性があるため，緊急度は高いと判断する。

状態悪化，急変の可能性があることから患者を1ベッドに移動し，二次評価を開始する。

2）実践（場の調整と救急処置の準備，実施）

場の調整：状態悪化，急変の可能性が高いため患者を1ベッドに移動する。一次評価の情報を医師，看護師に伝え情報を共有し，医師より末梢静脈路確保，輸液投与，採血の指示を受けた。

準　備：モニタリング，末梢静脈路確保，輸液，採血。

実　施：モニタリング，末梢静脈路確保，輸液投与。

3. 二次評価

問　診

主　訴：腹痛

患　者：70歳，男性。1人暮らしで，ADL（日常生活動作）は自立している

現病歴：前日の19時ごろから嘔気・嘔吐があった（嘔吐は1回）。2時ごろに腹痛を自覚し目覚めた。かかりつけの病院が開くのを待って受診しようと思ったが，痛みががまんできなくなり救急車を要請した

【OPQRST】

O：突然の発症

P：身体を動かすと痛い（体動で疼痛が増強），「動かさないでくれ」と訴えている

Q：持続的な強い疼痛。引き裂かれるような痛みや締めつけられるような痛みではない。NRS 9/10

R：痛みで目覚めたときは右上腹部辺りの痛みであったが，その後，腹部全体の痛みに変化した。胸痛・背部痛・腰痛なし。放散痛（頸部，顎，肩，背部）なし

S：軽度嘔気あり。昨日嘔吐1回（胃液様，血液混入なし）。下痢なし。血便・下血なし

T：持続的な強い痛み。痛みに波があったが現在は持続痛となっている

【SAMPLER】

S：腹痛（腹部全体の痛み）

A：なし

M：アムロジピンOD 2.5 mg/錠×1

P：高血圧症，大腸癌（4年前）で手術

L：前日19時，生ものの摂取なし

E：現病歴と同様

R：喫煙20～50歳，10～15本/日。飲酒なし。高血圧

身体所見

顔　面：顔色不良（−），眼球・眼瞼結膜色正常

頸　部：頸動脈怒張（−），呼吸補助筋使用（−）

胸　部：皮膚色正常，呼吸運動正常，呼吸音正常・左右差なし，心音正常

腹　部：皮膚色正常，手術痕あり，腹部膨満（−），腸蠕動減弱，拍動性腫瘤なし，マーフィー徴候は痛みが強く確認できない，腹膜刺激症状（＋：右上腹部を中心とした腹部全体の打診痛あり，反跳痛あり，筋性防御あり）

四　肢：皮膚色正常，麻痺なし，下肢浮腫なし，鼠径部問題なし

その他：一次評価で血圧の左右差を確認していなかったため二次評価で測定，左右差なし

1）緊急度の判断

緊急度は高い。

2）根拠（臨床推論；疾患予測＋一次評価との統合）

腹痛の原因は多岐にわたるが，突然発症の腹痛であることから，診断仮説（表5-Ⅱ-C-1）として，「大動脈解離」「腹部大動脈瘤破裂」「急性心筋梗塞」「急性腸間膜動脈閉塞症」「消化管穿孔」をあげる。

大動脈解離は，痛みの発症部位が右上腹部であること，背部痛や痛みの移動がないこと，血圧の左右差がないことから可能性は低い。腹部大動脈瘤破裂は，大量出血から急激な循環不全に陥るが，発症からの時間経過やバイタルサイン値から可能性は低い。切迫破裂の可能性もあるが，瘤の既往や腹部の拍動性腫瘤がないことから可能性は低い。急性心筋梗塞は，必ずしも胸を痛がるわけではなく，みぞおちや胃が痛いと訴える患者も多い。また，下壁の心筋梗塞では迷走神経の緊張が亢進して悪心・嘔吐などの消化器症状を呈することがある。しかし，痛みの発症部位が右上腹部であること，その他の典型的症状がないことから可能性は低いと考えるが，完全に否定はできない。急性腸間膜

表5-Ⅱ-C-1　腹痛の原因となる疾患

見逃してはならない疾患	
破　裂 （破れる）	• 腹部大動脈瘤破裂，大動脈解離 • 消化管穿孔，肝・腎・脾破裂 • 異所性妊娠破裂
塞　栓 （詰まる）	• 急性腸間膜動脈閉塞症
捻　転 （捻れる）	• 卵巣茎捻転，精巣捻転，S状結腸茎捻転
虚　血	• 絞扼性腸閉塞
炎　症	• 重症急性膵炎 • 急性胆管炎，急性胆嚢炎
よくある疾患	
虫垂炎，憩室炎，腸閉塞，胆嚢炎，胆石，胃炎，腸炎，便秘，尿管結石，アニサキス，骨盤内炎症性疾患　など	
腹腔内・後腹膜臓器以外で腹痛を起こす疾患	
急性心筋梗塞，鼠径・大腿ヘルニア，糖尿病ケトアシドーシス，帯状疱疹　など	

動脈閉塞症は強い痛みのわりに圧痛や筋性防御などの理学所見に乏しいという特徴がある。しかし、腸管の虚血や壊死が起きた場合は腹膜刺激症状が出現する。危険因子である心房細動の既往はないが、可能性は否定できない。消化管穿孔は、潰瘍や炎症性疾患の既往、外傷などのエピソードはないが可能性は否定できない。また、腹膜刺激症状が著明であることから消化管内容物の漏出により細菌が腹膜全体に波及して腹膜炎を併発している可能性もある。

　問診のなかで痛みに波があったとの発言が聞かれたことから、急性発症疾患として、「急性胆嚢炎」「急性胆管炎」「重症急性膵炎」「絞扼性腸閉塞」も仮説診断（表5-Ⅱ-C-1）として考える。

　急性胆嚢炎・胆管炎は、発熱があること、痛みの発症部位が右上腹部痛であることから完全に否定することはできない。重症急性膵炎は胆石の既往、飲酒歴、背部痛などの症状がないことから可能性は低い。絞扼性腸閉塞は、嘔気・嘔吐、腸蠕動音減弱、大腸癌の手術歴があることから可能性は高い。また、痛みが内臓痛から体性痛へ変化しており腹膜刺激症状が著明であることから、腸管の虚血や壊死により細菌が腹膜全体に波及して腹膜炎を併発している可能性がある。

　問診や身体所見の結果を踏まえると、消化管穿孔や絞扼性腸閉塞の可能性がもっとも考えられる。さらに、腹部全体に腹膜刺激症状が出現していることから、細菌が腹膜全体に波及し感染や汎発性腹膜炎を併発している可能性がある。また、一次評価で敗血症性ショックの初期段階であるウォームショックに陥っていることが示唆されていることから緊急度は高い状態である。循環動態の安定化を図るため医師に輸液量の指示を受け、必要時は循環作動薬などの準備・投与を行う。

3）実践（場の調整と救急処置の準備、実施）

　場の調整：1ベッドで対応を継続。

　準　備：循環作動薬の準備、酸素投与の準備、救急カート（気管挿管）の準備。

　実　施：モニタリング継続、輸液管理、輸液の反応をみながら必要時は循環作動薬の投与を開始する。一・二次評価の結果を医師・看護師に伝え情報を共有した。

検査の選択フェーズ

1.　検査の選択の根拠

　一・二次評価より、患者は消化管穿孔や絞扼性腸閉塞を発症し、腹膜炎の併発から敗血症性ショック（ウォームショック）に陥っている可能性が高いと考える。しかし、急性胆嚢炎、急性胆管炎、重症急性膵炎も否定はできない。また、心血管系疾患も可能性としては低いが除外できていないため、検査を実施する必要がある。

検査は血液検査、動脈血ガス分析、血液培養、超音波RUSH exam、腹部超音波検査、胸腹部CT（造影あり）検査、X線検査、12誘導心電図検査の準備を行う。血液検査は炎症所見、Dダイマー、心筋バイオマーカー、肝・胆道系酵素、消化酵素、筋原性酵素など、各疾患に関連した項目のオーダーを確認する。敗血症になっている可能性が高いため血液培養の準備とオーダー確認、手術になる可能性も考え血液型の採血や交差用採血を準備する。ショックにより代謝性アシドーシスに陥っている可能性があるため動脈血ガス分析のオーダーも確認する。ショック特有の検査としてRUSH examの準備、胆嚢や胆管、膵臓、腸管など腹部所見の確認をするために腹部超音波検査の準備を行う。予測した疾患特有の所見を確認するために胸腹部X線検査、確定診断のためには腹部CT（造影あり）検査が必要であるため、各オーダーを確認する。心筋梗塞の評価のために12誘導心電図検査の準備も行う。

2.　検査の準備・実施

　採血（血算、生化学、凝固、心筋バイオマーカー、Dダイマー）、血液培養、血液型の採血、交差用採血、動脈血ガス分析、RUSH exam、腹部超音波検査、胸腹部X線検査・胸腹部CT（造影あり）検査、12誘導心電図検査の準備を進める。放射線技師へ連絡する。

看護診断と看護実践フェーズ

> **12誘導心電図検査**：洞性頻脈、ST変化なし
> **RUSH exam**：心機能問題なし、心囊液貯留なし、フラップなし、下大静脈（IVC）虚脱
> **腹部超音波検査**：Kerckringひだ描出不良、腹水あり
> **胸部X線検査**：縦隔拡大なし、肺野問題なし
> **腹部X線検査**：小腸ガスあり
> **胸腹部CT（造影あり）検査**：大動脈解離なし、上腸間膜動脈血栓なし、free airなし、腹水あり、小腸の造影効果の低下あり、closed loopあり
> **血液検査**：Hb 14.4 g/dl、Hct 40.2%、WBC 13,200/μl、Dダイマー 0.9 μg/ml、T-Bil 0.61 mg/dl、D-Bil 0.88 mg/dl、I-Bil 0.55 mg/dl、AST 21 U/l、ALT 16 U/l、LDH 270 U/l、ALP 197 U/l、γ-GTP 14 U/l、AMY 58 U/l、P-AMY 57 U/l、CK 136 U/l、BUN 40.2 mg/dl、Cr 1.44 mg/dl、Na 145 mEq/l、K 3.9 mEq/l、CL 100 mEq/l、CRP 3.0 mg/dl、CK-MB 12 U/l、トロポニンT 0.33 ng/ml
> **血液ガス分析**：pH 7.33、$PaCO_2$ 34.7 mmHg、PaO_2 94.8 mmHg、HCO_3^- 20.9 mEq/l、BE −1.9 mEq/l、Lac 3.3 mmol/l

1. 検査データの検証（医師との共有）

　診断仮説としてあげた大動脈解離，急性心筋梗塞は，12誘導心電図検査でST変化がなく，超音波検査で心機能の低下，心嚢液貯留，フラップは確認されなかった。さらに，画像検査でも縦隔の拡大や解離はなく，血液検査でも心筋バイオマーカーの逸脱がなかったことから除外できる。可能性としては否定できないと考えていた急性腸間膜動脈閉塞症は，Dダイマーの上昇や造影CT検査で腸間膜動脈に血栓がないことが確認できたため除外できる。同様に，急性胆管炎，急性胆嚢炎，重症急性膵炎も血液検査で肝・胆道系酵素，消化酵素の上昇はなく，画像検査で胆嚢，胆管，膵臓に異常所見がないことから除外できる。腹部超音波検査や画像検査の結果，Kerckringひだの描出不良や腹水・closed loop・造影効果の乏しい小腸が確認でき，血液検査で炎症所見・筋原性酵素の上昇，血液ガスでLacの上昇があることから，絞扼性腸閉塞により腸管が虚血している状態にあると考える。また，腹膜刺激症状が腹部全体にあることから，汎発性腹膜炎を併発していることが推測でき，虚血の進行から腸管壊死が起きはじめている可能性もある。IVCの虚脱は，絞扼性腸閉塞により腸管内圧が上昇し吸収障害による体液の喪失と，炎症による血管透過性の亢進から血漿成分などがサードスペースに移行したことにより，血管内容量の絶対的不足が起きていると考える。血液ガス分析では，AG開大性の代謝性アシドーシス（AG 22.1）があることから，ショックの進行や腸管虚血の可能性が高い。これらを医師と共有した。

> 医学診断：絞扼性腸閉塞（小腸），腸管虚血，汎発性腹膜炎疑い
> 治療方針：開腹手術（絞扼解除，壊死がある場合は小腸切除），抗菌薬投与

2. 看護診断

　#1ショックリスク状態

3. アセスメント

　診察・各種検査の結果，小腸絞扼性腸閉塞の診断がつき，画像検査では腸管虚血が示唆された。原因は特定できないが，腸管の絞扼によって血流が障害され腸管虚血に至っていると考える。また，腸管の虚血によ

り細菌の繁殖やエンドトキシンが産生され，炎症が壁側腹膜全体に波及し，汎発性腹膜炎を併発していることが推測される。著明な血圧低下や皮膚湿潤，末梢冷感などの明らかなショック症状はないが，頻脈とバイタルサインの逆転，四肢末梢温感がある。画像所見で腸管虚血が示唆されていることから，虚血によりサイトカインが過剰に分泌され敗血症を引き起こしたと考える。敗血症の進行により一酸化窒素などの血管拡張物質が多量に分泌され，末梢血管拡張と後負荷の低下により高心拍出量状態となる敗血症性ショックのウォームショックに陥っていると推測する。敗血症性ショック時は，血管拡張と後負荷の低下による血管内容量の相対的不足が起こる。さらに，炎症の波及や感染によって高サイトカイン血症となり，血管透過性の亢進から血管内容量の絶対的不足が起こり，双方が相まってショック状態に陥っていると考える。また，汎発性腹膜炎の所見や血液ガスでAG開大性の代謝性アシドーシス，Lacの上昇があることから，腸管虚血の進行や腸管壊死が示唆される。病状の進行により代償機構が破綻し，心拍出量の低下から血圧の維持ができなくなるコールドショックへと変化する可能性があるため，迅速な対応が必要である。

　以上より，看護診断は#1ショックリスク状態をあげる。継続的なモニタリングを行い，細胞外液の急速輸液を行うとともに，自覚症状，他覚所見を適宜，確認・評価する。血圧が維持できない場合は，循環作動薬の投与について医師に報告する。血液ガス分析も適宜行い酸素化や酸塩基平衡，Lacの変化を確認する。急変する可能性も高いため，急変対応が迅速に行えるよう気管挿管物品やバック・バルブ・マスク，人工呼吸器，吸引などの確認を行う。痛みは恐怖心や不安の増強を招くため，痛みが強い場合は医師と相談し鎮痛薬の投与を検討する。適宜，声かけを行い不安の軽減を図る。これらを行いながら手術に向かう準備を進めていく。

4. 看護実践

　絞扼性腸閉塞（汎発性腹膜炎）の関連図を**図5-Ⅱ-C-1**に示す。

1）看護診断
#1ショックリスク状態

2）看護目標
ショックが進行せず，手術を受けることができる

3）看護計画
看護計画を**表5-Ⅱ-C-2**に示す。

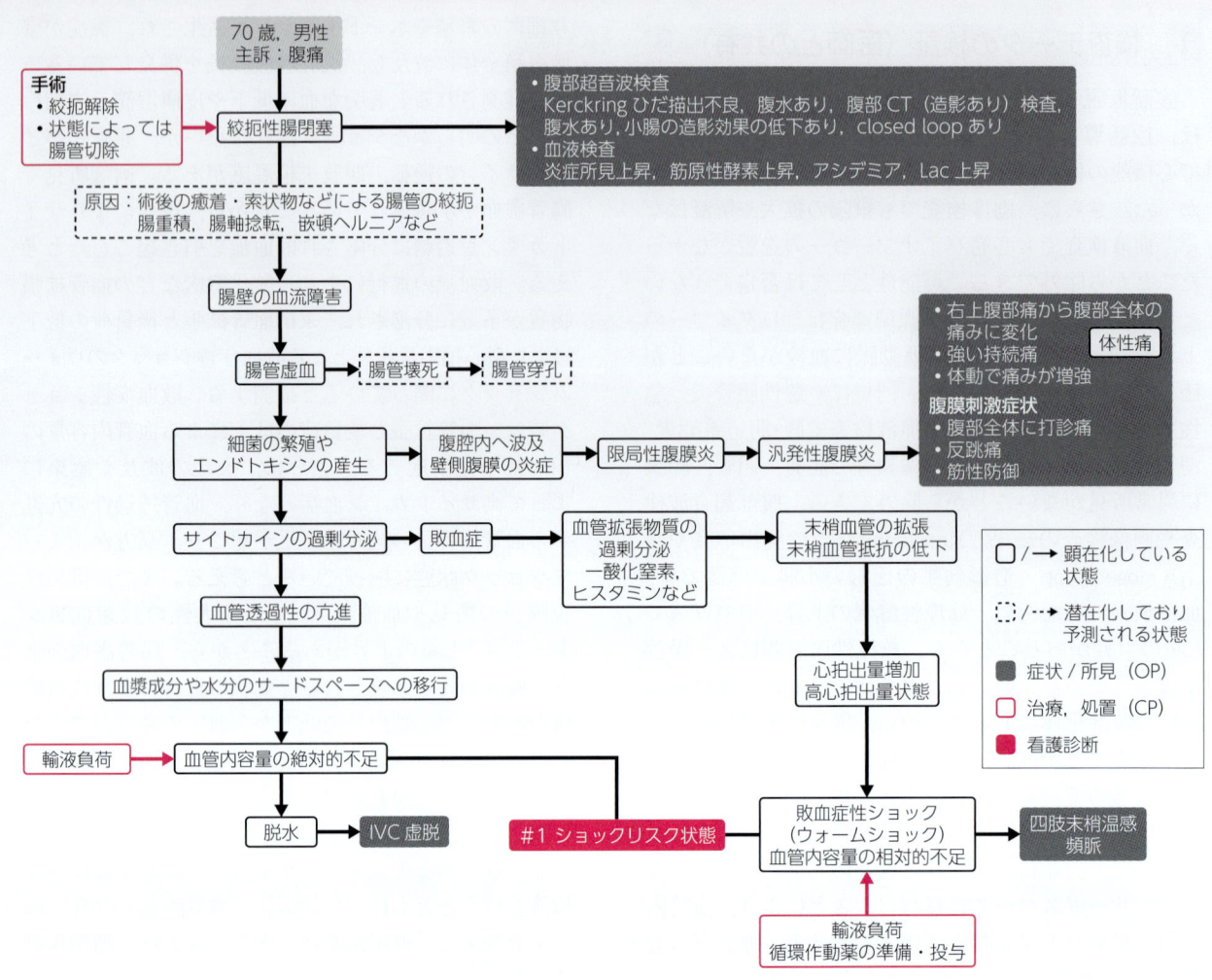

図5-Ⅱ-C-1　汎発性腹膜炎の関連図

表5-Ⅱ-C-2　看護計画

OP（観察）	CP（ケア）	EP（教育）
・一次評価の観察 　－気道，呼吸，循環，意識，体温と外観の確認（ショック徴候） ・二次評価の確認（自覚・他覚所見） 　－痛みの評価 　－腹痛部位の確認 　－腹部膨満 　－腹膜刺激症状の確認 　－嘔気，嘔吐，下痢の有無 　－嘔気，嘔吐，下痢がある場合は量，性状の確認 　－尿量 　－採血データ 　－血液ガスデータ 　－画像検査 　－水分出納バランス	・生態監視モニターを装着し継続的にモニタリング ・モニターアラームを設定する ・輸液管理 ・必要時に酸素投与を開始する ・循環作動薬の準備 ・輸血の準備 ・CVC挿入の準備 ・Aライン挿入の準備 ・救急カートの準備，物品（気管挿管物品，バッグ・バルブ・マスク，薬剤など）の確認 ・安楽な体位の調整 ・転落予防 ・疼痛が強い場合は，医師に相談し鎮痛薬の投与を検討する ・手術準備	・痛みが強い場合は，がまんせずに伝えるよう説明する ・処置やケアを実施する際は，必ず説明をしてから行う ・不安や質問がある際は，看護師や医師に声をかけるよう説明する

D　呼吸困難（事例：気管支喘息）

＊呼吸困難のフィジカルアセスメントに必要な観察技術について，eラーニング「手技」でも詳細に解説しているため，本書と併せてeラーニングでの学習（巻末参照）もお勧めする。

> **救急外来の状況**：腹痛の患者が救急搬送されており，内科担当医師と看護師1名がCT室で対応している。

ホットライン情報

患　者：35歳，男性。既往に喘息のある患者が呼吸困難となり，救急車を要請した。

医師へ報告：ホットラインの情報を共有し，酸素投与，吸入薬などを投与できる準備の指示があった。

ベッドの調整：2ベッドで受け入れの準備を行う。

看護師の情報共有：応援看護師に呼吸困難の患者が来院予定であるため，腹痛患者の対応を依頼した。

トリアージと蘇生フェーズ

1.　第一印象

> 発声可能，聴診器なしで喘鳴聴取（＋），起坐呼吸（＋），頻呼吸（＋），努力呼吸（＋），橈骨動脈触知（＋），冷汗（－）

重症感：emergency

理　由：救急隊の情報から，喘息の既往がある患者の呼吸困難で，聴診器なしで喘鳴聴取（＋），起坐呼吸（＋），頻呼吸（＋），努力呼吸（＋）があり，気道，呼吸に異常がある可能性が高く，重症感ありとする。

看護実践：医師にコールし第一印象の共有を図る。

2.　一次評価とバイタルサイン

> **気　道**：喘鳴聴取，単語のみの発声
> **呼　吸**：吸気時，呼気時ともに喘鳴聴取（＋），頻呼吸（＋），胸鎖乳突筋，斜角筋群などの呼吸補助筋の使用（＋），胸骨上窩陥没呼吸（＋），腹筋群などの呼吸補助筋の使用（＋），呼気延長（＋），呼気時頸静脈怒張（＋）
> **循　環**：冷汗（－），チアノーゼ（＋），頻脈（＋），橈骨動脈触知可能
> **意　識**：GCS E4V4M6 = 14，やや不穏状態

> **体表と体温**：外表の外傷（－），低体温（－）

> **血　圧**：138/90 mmHg
> **心拍数**：125回／分
> **呼　吸**：38回／分
> **SpO₂**：90%（room air）
> **体　温**：36.0℃

1）緊急度の判断

以下に示す異常所見の機序のもと，換気不全が予測され，進行により組織への酸素供給が停止し，急速に心停止となる可能性もあり，緊急度が高い。

第一印象，一次評価では，気道は開通しているが，聴診器なしで吸気時・呼気時の両方で聴取できる喘鳴と陥没呼吸があり，狭窄が高度であることが予測される。SpO₂の低下および還元Hbの上昇がありチアノーゼを認める。低酸素血症の影響で不穏症状を認め，化学受容野が刺激され頻呼吸を認める。そのため単語のみの発声となり，横隔膜だけの呼吸では十分な換気量を設けることができない。呼吸補助筋の使用もみられている。また，呼気時における腹筋群の呼吸補助筋の使用や呼気延長から呼気努力を呈しており，さらに呼気時の胸腔内圧の上昇に伴い頸静脈怒張がみられている。換気不全が予測される。呼吸不全がさらに進行することにより組織への酸素供給が停止し，急速に心停止となる可能性もあり緊急度が高い。モニタリングを行い，酸素投与，吸入薬，末梢静脈確保，薬剤投与，採血の準備を行いながら二次評価に進む。

2）実践（場の調整と救急処置の準備，実施）

モニタリング，酸素投与，末梢静脈確保，採血・薬剤投与・X線撮影の準備を行う。

3.　二次評価

> **問　診**
> **主　訴**：呼吸困難
> **現病歴**：喘息を指摘されていたが，定期通院はしていなかった。数日前から感冒症状があり，時々，喘鳴と呼吸困難を自覚していたが，仕事が忙しく，以前に処方された吸入薬で軽快していたため受診しなかった。本日の朝方から呼吸困難を感じ，吸入薬を使用したが改善せず，救急要請した。
> 【OPQRST】
> **O**：数日前の経過から本日の朝方に急性増悪

P：横になると呼吸困難が増す，苦しくて動けない，薬を吸入しても改善しない

Q：長文の会話ができないほどの呼吸困難

R：息が苦しい

S：数日前から先行する感冒症状があった。咳嗽（＋），喀痰（－），胸痛（－），発熱（－），下肢の浮腫（－），最近の体重増加（－）

T：朝方から続く呼吸困難

【SAMPLER】

S：呼吸困難

A：花粉症

M：なし

P：喘息の指摘はされていたが，定期通院はしていなかった。心疾患の指摘（－）

L：昨日19時ごろ

E：数日前からの感冒症状，本日朝方からの呼吸困難

R：喫煙歴（－），高血圧（－），高脂血症（－），糖尿病（－）

身体所見

気　道：発声はあるが，聴診器なしで吸気・呼気ともに喘鳴（＋）

頸　部：呼気時頸静脈怒張（＋），気管偏位（－），皮下気腫（－），胸骨上窩・鎖骨上窩に陥没呼吸（＋），胸鎖乳突筋などを使用する吸気努力（＋）

胸　部：胸郭樽状（－），胸郭の動きの左右差（－）

呼吸音：呼吸音左右差（－），吸気，呼気ともに肺野全体でwheeze（＋）

心　音：Ⅲ音（－），Ⅳ音（－），心雑音（－）

腹　部：腹筋群を使用した呼気で，延長しており呼気努力（＋）

下　肢：浮腫（－），下肢径の左右差（－），色調変化（－），ホーマンズ徴候（－）

1）緊急度の判断

緊急度は高い。

2）根拠（臨床推論；疾患予測＋一次評価との統合）

呼吸困難の仮説形成として，「喘息の急性増悪」「うっ血性心不全」「慢性閉塞性肺疾患（COPD）の増悪」「肺血栓塞栓症」「緊張性気胸」「肺炎」をあげた。喘鳴を伴う呼吸困難では，心不全，COPDの鑑別診断（表5-Ⅱ-D-1）がとくに重要となる。

心不全では，起坐呼吸は臥位を取ることで右心系への静脈還流・肺血流が増加し，肺うっ血による呼吸仕事量が増大することを軽減させようとする姿勢である。また，血液量増加，コンプライアンスの低下した心室壁に血液がぶつかる音としてⅢ音，左室の伸展性が悪い状況としてⅣ音が過剰心音として聴取され，急性心不全では機能的僧帽弁閉鎖不全による収縮期雑音が聴取されることが多い。肺うっ血によって気道の毛細血管が破綻すると肺胞の水分と混ざり，ピンク色の泡沫

表5-Ⅱ-D-1　呼吸困難の原因となる疾患

見逃してはならない疾患	よくある疾患
• アナフィラキシー • 急性喉頭蓋炎 • 緊張性気胸 • 肺血栓塞栓症 • 非心原性肺水腫 • うっ血性心不全 • 気管支喘息重篤発作 • 間質性肺炎急性増悪	• 肺炎 • 慢性閉塞性肺疾患（COPD） • 心不全 • 胸水 • 過換気症候群

状痰の出現や肺野にcoarse cracklesが聴取される。

患者はⅢ音，Ⅳ音，心雑音もなく，呼吸音は吸気・呼気ともに肺野全体でwheezeが主体であり心不全の可能性は低い。

COPDの定義として，「たばこ煙を主とする有害物質を長期に吸入曝露することなどにより生ずる肺疾患であり，呼吸機能検査で気流閉塞を示す。気流閉塞は末梢気道病変と気腫性病変がさまざまな割合で複合的に関与し起こる。臨床的には徐々に進行する労作時の呼吸困難や慢性の咳嗽・喀痰を示すが，これらの症状に乏しいこともある」とある[1]。COPDの患者では，気管短縮（甲状軟骨下と胸骨上縁の間のくぼみが2横指未満）や呼吸補助筋（胸鎖乳突筋，斜角筋）の肥厚がみられるが，本事例ではその特徴はみられない。また患者は喫煙歴もなく，徐々に進行する労作時の呼吸困難や慢性の咳嗽・喀痰は示しておらず，胸郭樽状ではなく，可能性は低いと考える。

肺血栓塞栓症では，過凝固状態を背景とする整形外科，産婦人科手術患者などで，突然の胸痛，意識障害などを主訴として発症し，高度な低酸素血症を認めることが多い。患者は，Ⅱ音の亢進や片側性の下肢の浮腫がなく，肺塞栓のリスクとなる過凝固状態を背景とする手術歴もないため可能性は低い。

緊張性気胸は，突然の胸痛がみられ呼吸困難が発生することが多く，ショック，140回/分以上の頻脈，中心性チアノーゼのうち2つ以上を満たすと，90％以上の感度で緊張性気胸が疑われる。患者は項目を満たしておらず可能性は低い。肺炎は，咳嗽，発熱，喀痰などを伴うことがあるが，患者に発熱や痰の症状はない。

患者は以前に喘息の診断をされている。呼吸困難には日内変動があり，特異度の高い喘鳴を認め，先行する上気道炎の症状が誘発・悪化因子となり，喘息が急性増悪したと考えられる。吸気時，呼気時の両方で聴取できる喘鳴と陥没呼吸，吸気努力，呼気努力がみられており，中枢気道から末梢気道まで広範囲の狭窄が高度であることが予測される。組織に十分な酸素の供給がされておらず，低酸素血症による不穏症状の可能性もある。苦しくて横になれず動くこともできない状態で，SpO_2 90％であり「喘息増悪の強度と目安となる増悪治療ステップ」（表5-Ⅱ-D-2）[2]より増悪強度

表5-Ⅱ-D-2　喘息増悪の強度と目安となる増悪治療ステップ

PEF値は，予測値または自己最良値との割合を示す

増悪強度*	呼吸困難	動作	検査値の目安				増悪治療ステップ
			PEF	SpO₂	PaO₂	PaCO₂	
喘鳴／胸苦しい	急ぐと苦しい動くと苦しい	ほぼ普通	80％以上	96％以上	正常	45Torr未満	増悪治療ステップ1
軽度（小発作）	苦しいが横になれる	やや困難					
中程度（中発作）	苦しくて横になれない	かなり困難かろうじて歩ける	60〜80％	91〜95％	60Torr超	45Torr未満	増悪治療ステップ2
高度（大発作）	苦しくて動けない	歩行不能会話困難	60％未満	90％以下	60Torr以下	45Torr以上	増悪治療ステップ3
重篤	呼吸減弱チアノーゼ呼吸停止	会話不能体動不能錯乱意識障害失禁	測定不能	90％以下	60Torr以下	45Torr以上	増悪治療ステップ4

＊ 増悪強度は主に呼吸困難の程度で判定する（ほかの項目は参考事項とする）．異なる増悪強度の症状が混在する場合は強いほうをとる

〔文献2）より引用〕

は高度である．緊急度が高いため早急に医師へ情報共有を行い，増悪治療ステップ3に相当することを念頭に置き，酸素投与とすぐに吸入薬，薬剤投与ができるように準備を始める．

3）実践（場の調整と救急処置の準備，実施）

救急カート，医師へのコール（検査の指示），ネブライザー吸入・抗コリン薬吸入・アミノフィリン点滴・ステロイド投与・アドレナリン皮下注の準備を行う．

検査の選択フェーズ

1．検査の選択の根拠

疾患の予測として，「うっ血性心不全」「COPDの増悪」「肺血栓塞栓症」「緊張性気胸」「肺炎」の可能性は低く，喘息の急性増悪の可能性が高いと判断した．検査として，心不全，緊張性気胸，肺炎を除外するために胸部X線を撮影する．合わせて，過剰心音の聴取，心臓超音波検査・心電図所見の確認ができるように準備を行う．肺血栓塞栓症を除外するためにDダイマー，肺炎の確認のために炎症反応のオーダーの確認をする．呼吸補助筋の使用などの努力呼吸により呼吸仕事量を増大させているが，十分な換気ができず，換気血流比の不均等と肺胞低換気も生じ，PaO₂の低下のみならずPaCO₂が上昇している可能性があるため，動脈血ガス分析の採血の準備を行う．

2．検査の準備・実施

血液検査（血算，凝固検査，Dダイマー，BNP，心筋逸脱酵素，腎機能，肝機能，炎症反応など），動脈血ガス分析，胸部単純X線検査，12誘導心電図検査，心臓超音波検査の準備を進め，実施する．

看護診断と看護実践フェーズ

胸部X線検査：肺炎像（−），気胸（−），心拡大（−），胸水（−），肺静脈拡張像（−）
血液検査：WBC 12,300／μl，CRP 4.3 mg/dl，CK 115 U/l，AST 35 U/l，ALT 54 U/l，Dダイマー 0.48 μg/ml
12誘導心電図検査：洞性頻脈，ST変化（−），右軸変位（−），右脚ブロック（−）
心臓超音波検査：心機能異常（−），右室負荷（−）
動脈血ガス分析：pH 7.33，PaO₂ 60 mmHg，PaCO₂ 46 mmHg，HCO₃⁻ 24 mEq/l，BE −2.0 mEq/l，Lac 2.8 mmol/l

1．検査データの検証（医師との共有）

問診と身体所見では「喘息」「うっ血性心不全」「COPDの増悪」「肺血栓塞栓症」「緊張性気胸」「肺炎」を仮説としてあげ，検証した結果，喘息の急性増悪の可能性が高いと推測した．

胸部X線検査において気胸はなく，可能性は低い．また，肺静脈拡張像・心拡大，心臓超音波検査での心機能異常はなく，心電図異常もないことから，うっ血性心不全の可能性は低い．エコー上，右室負荷の所見はなく，採血結果でもDダイマー＜0.5μg/mlで肺血栓塞栓症も可能性が低い．血液ガス結果では，クロス

表5-Ⅱ-D-3　喘息の増悪治療ステップ

	治　療	対応の目安
増悪治療 ステップ1	短時間作用性β₂刺激薬吸入*2 ブデソニド/ホルモテロール吸入薬追加(SMART療法施行続行時)	医師による指導のもとで自宅治療可
増悪治療 ステップ2	短時間作用性β₂刺激薬ネブライザー吸入反復*3 ステロイド薬全身投与*5 酸素吸入(SpO₂95%前後) 短時間作用性抗コリン薬吸入併用可 〔アミノフィリン点滴静注併用可*4（持続静注*7）〕 〔0.1%アドレナリン（ボスミン）皮下注*6使用可〕*8	救急外来 ・2〜4時間で反応不十分，コース治療 ・1〜2時間で反応なし 入院治療：高度喘息症状として増悪治療 ステップ3を施行
増悪治療 ステップ3	短時間作用性β₂刺激薬ネブライザー吸入反復*3 酸素吸入(SpO₂95%前後を目標) ステロイド薬全身投与*5 短時間作用性抗コリン薬吸入併用可 〔アミノフィリン点滴静注併用可*4（持続静注*7）〕 〔0.1%アドレナリン（ボスミン）皮下注*6使用可〕*8	救急外来 1時間以内に反応なければ入院治療 悪化すれば重篤症状の治療へ
増悪治療 ステップ4	上記治療離範 症状，呼吸機能悪化で挿管*1 酸素吸入にもかかわらずPaO₂ 50Torr以下および/または意障害を伴う急激なPaCO₂の上昇 人工呼吸*1，気管支洗浄を考慮 全身麻酔（イソフルラン，セボフルランなどによる）を考慮	直ちに入院。ICU管理*1

*1：ICUまたは，気管挿管，補助呼吸などの処置ができ，血圧，心電図，パルスオキシメータによる継続的モニターが可能な病室，気管内挿管，人工呼吸装置の装着は，緊急処置としてやむを得ない場合以外は複数の経験のある専門医により行われることが望ましい。

*2：短時間作用性β₂刺激薬pMDIの場合：1〜2パフ，20分おき2回反復可。

*3：短時間作用性β₂刺激薬ネブライザー吸入：20〜30分おきに反復する。脈拍を130/分以下に保つようにモニターする。なお，COVID-19流行時には推奨されず，代わりに短時間作用性薬pMDI（スペーサー併用可）に変更する。

*4：本文参照：アミノフィリン125〜250 mgを補液薬200〜250mLに入れ，1時間程度で投与する。副作用（頭痛，吐き気，動悸，期外収縮など）の出現で中止。増悪前にテオフィリン薬が投与されている場合は，半量もしくはそれ以下に減量する。可能なかぎり血中濃度を測定しながら投与する。

*5：ステロイド薬点滴静注：ベタメタゾン4〜8 mgあるいはデキサメタゾン66〜9.9 mgを必要に応じて6時間ごとに点滴静注。AERD（NSAIDs過敏喘息，N-ERD，アスピリン喘息）の可能性がないことが判明している場合，ヒドロコルチゾン200〜500 mgメチルプレドニゾロン40〜125 mgを点滴静注してもよい。以後ヒドロコルチゾン100〜200 mgまたはメチルプレドニゾロン40〜80 mgを必要に応じて4〜6時間ごとに，またはプレドニゾロン0.5 mg/kg/日，経口。

*6：0.1%アドレナリン（ボスミン）：0.1〜0.3 ml皮下注射20〜30分間隔で反復可。原則として脈拍は130/分以下に保つようにモニターすることが望ましい。虚血性心疾患，緑内障〔開放隅角（単性）緑内障は可〕，甲状腺機能亢進症では禁忌，高血圧の存在下では血圧，心電図モニターが必要。

*7：アミノフィリン接続点滴時は，最初の点滴（*6参照）後の持続点滴はアミノフィリン125〜250 mgを5〜7時間で点滴し，血中テオフィリン濃度が8〜20 μg/mlになるように血中濃度をモニターして中毒症状の発現で中止する。

*8：アミノフィリン，アドレナリンの使用法，副作用，個々の患者での副作用歴を熟知している場合には使用可。

〔文献2）より引用〕

オーバーポイント（PaO₂，PaCO₂の数値が同値になること）に近くなっており，低酸素血症や高二酸化炭素血症，呼吸性アシドーシスを呈している。

医学診断：喘息の急性増悪，呼吸不全
治療方針：酸素投与，静脈路確保，β₂刺激薬吸入，抗コリン薬吸入，全身ステロイド投与

2.　看護診断

#1ガス交換障害（換気血流比の不均等・肺胞低換気）

3.　アセスメント

　患者は，慢性的な気道炎症で気道過敏性が亢進して

いるところに，先行する上気道炎の症状が誘発・悪化因子となり，気管支平滑筋の収縮，気道粘膜の浮腫，気道分泌物の亢進によって気道が狭窄する増悪が起こったと考えられる。気道収縮，低酸素血症や高二酸化炭素血症によって化学受容器が刺激され，脳幹部の感覚野に伝達，認識され呼吸困難を感じている。また，末梢化学受容野に作用し呼吸中枢が刺激され，頻呼吸になっている。同時に，循環中枢にも刺激を送り，交感神経活動の増加によって心拍数を増加させている。呼吸補助筋の使用などの努力呼吸により呼吸仕事量を増大させているが，十分な換気ができず，換気血流比の不均等と肺胞低換気も生じ，PaO₂の低下だけでなく，PaCO₂が上昇している。動脈血ガス分析では，クロスオーバーポイントに近くなっており，呼吸性アシドーシスを呈している。『喘息予防・管理ガイドライン2021』の喘息増悪の強度と目安となる増悪治療ス

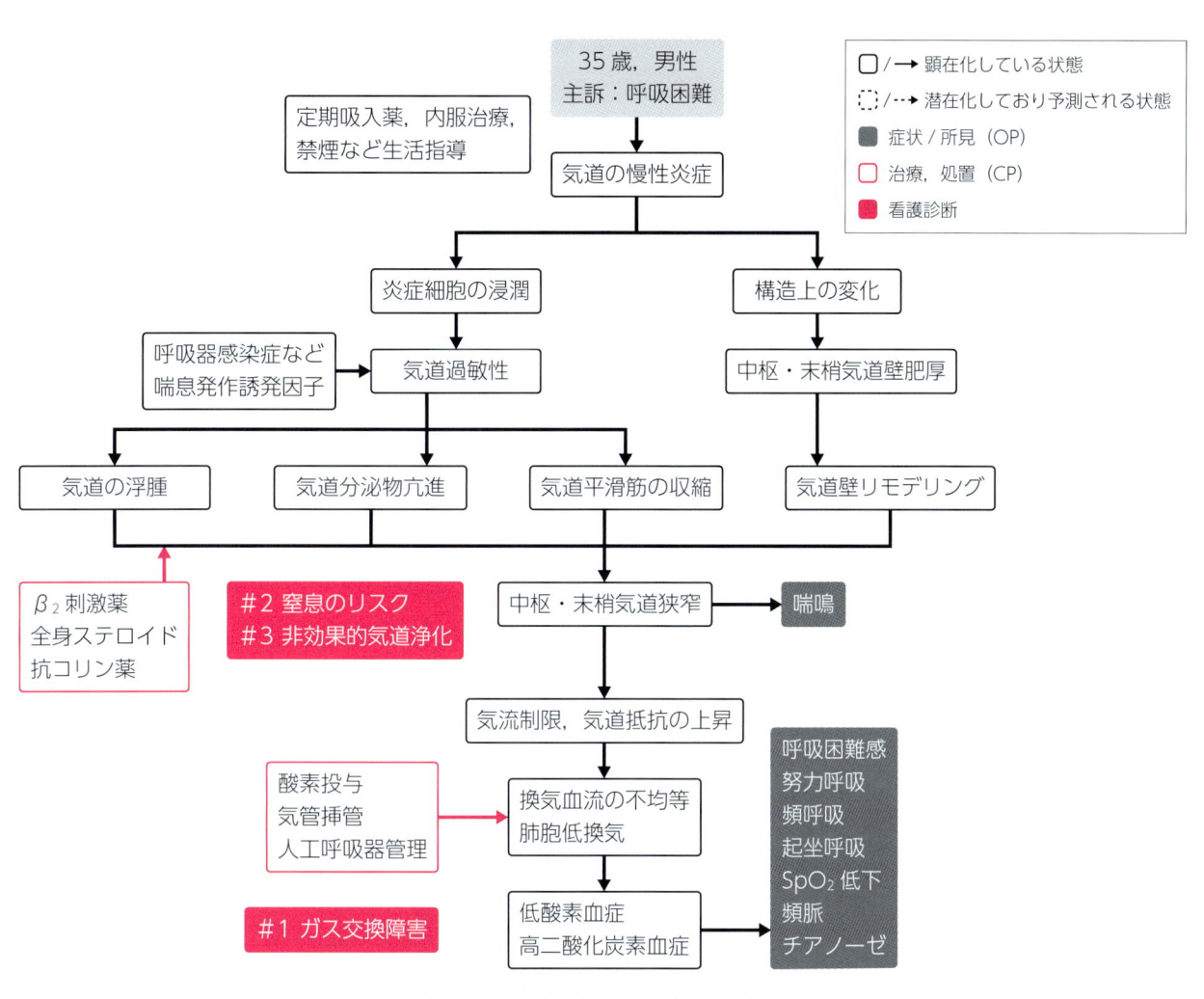

図5-Ⅱ-D-1　気管支喘息の関連図

テップ（表5-Ⅱ-D-2）[2]に対応した管理法から，この患者の増悪強度は高度であり，治療ステップ3（表5-Ⅱ-D-3）[2]に相当する。

　看護診断は「＃1ガス交換障害」をあげる。会話が困難なため問診はクローズドクエスチョンを活用しながら的確に行い，補助呼吸筋を使用できる安楽を妨げない姿勢を維持できるように介助する。SpO_2が95％前後となるように酸素投与を行い，短時間作用性β_2刺激薬のネブライザー吸入を20～30分ごとに反復吸入する。短時間作用性抗コリン薬吸入も併用することがある。脈拍130回/分以下に保つようにする。点滴ルートを確保し，ステロイド薬の全身投与や，増悪前の内服状況を確認し，アミノフィリン投与を併用することもある。β_2刺激薬の吸入で効果がなければ，β作用による気管支平滑筋の弛緩，α作用による気道粘膜浮腫を除去し気管支拡張させるために，0.1％アドレナリンの0.1～0.3 mlの皮下注射を行う。気道緊急が切迫した状態にないかを対応チーム内で常に共有し，治療反応性を1時間以内に再評価する。治療反応がなく，酸素吸入にもかかわらずPaO_2 50Torr以下および/または意識障害を伴う急激な$PaCO_2$の上昇がみられる場合は，気管挿管を考慮する。

4．看護実践

　喘息の関連図を図5-Ⅱ-D-1に示す。
1）看護診断
＃1 ガス交換障害
＃2 窒息のリスク
＃3 非効果的気道浄化
2）看護目標
• 喘息の急性増悪が軽快し気道の浄化が図られ，低酸素血症，高二酸化炭素血症，呼吸性アシドーシスから離脱できる
• 窒息が回避できる
• 呼吸困難の緩和ができる
3）看護計画
看護計画を表5-Ⅱ-D-4に示す。

◉ 文献

1）日本呼吸器学会 COPDガイドライン第6版作成委員会：COPD（慢性閉塞性肺疾患）診断と治療のためのガイドライン2022．第6版，メジカルレビュー社，東京，2022.

2）日本アレルギー学会 喘息ガイドライン専門部会：喘息予防・管理ガイドライン2021．協和企画，東京，2021.

表5-Ⅱ-D-4　**看護計画**

OP（観察）	CP（ケア）	EP（教育）
・一次評価／二次評価 ・バイタルサイン／モニタリング ・検査データ 　（血液検査，血液ガス分析，心電図検査，心臓超音波検査，胸部X線検査） ・喘息増悪の強度 ・増悪治療ステップ	・酸素投与 　（気管内挿管の準備も含む） ・静脈路確保の準備 ・ネブライザー吸入の準備 ・β$_2$刺激薬吸入，抗コリン薬吸入の準備 ・全身ステロイド薬投与の準備 ・安楽な体位 　（努力呼吸を妨げない坐位）	・安静の必要性の説明 ・呼吸苦が強く単語のみの発言しかできない場合は，クローズドクエスチョンで質問する ・問診ができないときは家族から情報を得る ・受診前の内服と吸入薬の使用の有無を確認する ・処置，ケアの前には目的などを説明する

E　めまい（事例：中枢性めまい）

救急外来の状況：腹痛の患者が救急搬送されており，内科担当医師と看護師1名はCTの対応をしている。

ホットライン情報

患　者：68歳，女性。前日より，突然の回転性めまいと嘔気，嘔吐が出現した。症状が改善しないため救急車を要請した。

医師へ報告：ホットライン情報を共有し，点滴，CT・MRI検査の準備をしておくよう指示があった。

ベッドの調整：2ベッドで受け入れの準備を行う。

看護師の情報共有：スタッフ看護師にめまいの患者が来院予定であるため，腹痛の患者の対応を依頼した。

トリアージと蘇生フェーズ

1. 第一印象

発声可能，呼吸促迫（－），橈骨動脈触知（＋），顔面蒼白（－），末梢冷感（－），冷汗（－），苦悶様表情（＋）

表5-Ⅱ-E-2　めまいの主要な鑑別疾患

見逃してはならない疾患
・小脳・脳幹出血
・小脳・脳幹梗塞
・椎骨脳底動脈解離
・ワレンベルク症候群

よくある疾患
・良性発作性頭位めまい症
・前庭神経炎
・メニエール病
・片頭痛

重症感：sick

理　由：救急隊の情報では突然の回転性のめまいと嘔気，嘔吐とあるが，めまいの自覚症状はさまざまであり，その分類と症状，疾患について考える必要がある（表5-Ⅱ-E-1）。回転性めまいの9割は末梢性であり致死的な病態ではなく，第一印象ではとくに異常がなく重症感が低いと感じるが，苦悶様表情があり，急性期のめまい患者においては，6％は中枢性めまいの可能性がある[1] ため見逃してはならない。このことを念頭に対応する必要がある（表5-Ⅱ-E-2）。

看護実践：医師へコールし第一印象の共有を図りながら，一次評価を行う。

表5-Ⅱ-E-1　めまいの分類

分　類	主　訴	原　因	疾　患
前失神	目の前が暗くなる 立っていられない	心原性	不整脈（徐脈／頻脈） 弁膜症（大動脈弁狭窄）
		循環血液量減少	出血（消化管出血，肝癌破裂，異所性妊娠） 脱水（嘔吐，下痢，利尿薬，糖尿病，尿崩症）
		閉塞性	肺血栓塞栓症
		血液分布異常	迷走神経反射 降圧薬
		代謝性	貧血
回転性 めまい	目の前が回ってみえる 吐き気が強い	中枢性	小脳出血・梗塞 延髄梗塞（ワレンベルク症候群）
			片頭痛性めまい
		末梢性	良性発作性頭位めまい症 前庭神経炎，メニエール病
平衡障害 浮動性めまい	倒れそうになる なんとなくフワフワする感じ	中枢性	小脳出血・梗塞 延髄梗塞（ワレンベルク症候群）
		末梢性	パーキンソン病，頸椎症 ビタミンB$_1$欠乏，薬物 （アルコール，ベンゾジアゼピン，降圧薬）
		心因性	うつ病，全般性不安障害 パニック発作，身体化障害

2. 一次評価とバイタルサイン

気　　道：気道開通
呼　　吸：回数正常，呼吸補助筋の使用（−）
循　　環：橈骨動脈触知（＋），頸静脈怒張（−），
冷汗（−），冷感（−）
意　　識：GCS E3V5M6 = 14
体表と体温：外傷（−），低体温・高体温（−）

血　　圧：170/80 mmHg（右），165/70 mmHg（左）
心拍数：90回/分（整）
呼　　吸：16回/分
SpO$_2$：98％
体　　温：36.3℃

1）緊急度の判断

呼吸数，酸素化は正常に保たれており異常はない。血圧が高いが，従来の血圧の高さなのかめまいに伴う苦痛によるものか，もしくは頭蓋内圧が上昇し，脳灌流圧を維持するために血圧を上昇させる生理的反応の可能性も考えられる。これらから，中枢性めまいの可能性，頭蓋内圧亢進症状の可能性が否定できない。循環動態は安定しているが前失神の症状でめまいと表現することも多いため，心原性などの鑑別も念頭に置く必要がある。中枢性めまい，頭蓋内圧亢進症状による血圧上昇であれば緊急度は高い。

現時点で判断は難しいが，中枢性めまいが潜在化した状態であるため急変することを考え，末梢静脈確保，モニタリングを行いながら，二次評価〔とくにめまいの鑑別診断のなかで，感度，特異度の高い身体所見としてHINTS（head impulsenystagmus-test of skew）を確認する。すべて否定できれば100％中枢性めまいを否定できる〕を行っていく。

2）実践（場の調整と救急処置の準備，実施）

モニタリング，末梢静脈確保，採血（血算，生化学，凝固系）実施，12誘導心電図検査の準備を進める。

3. 二次評価

問　　診

主　　訴：回転性めまい
現病歴：前日，自宅で歩行中に突然，とくに誘因なく目の前が回って見えるめまいと嘔気が出現した。歩行するのも困難で，何とか這いずるようにベッドに行き，安静にして様子をみていた。めまいは頭位変換と関係なく持続しており，トイレに行くにもふらついて立てず，体動困難もあり症状が改善しないため，自ら救急車を要請した。救急車内で嘔吐が2回みられた

【OPQRST】
O：突然の発症
P：誘発因子は明確ではない
Q：頭位変換と関係ないめまいが持続
R：頭痛・後頭部痛なし
S：嘔気，嘔吐あり，耳鳴りなし，耳閉感なし，難聴なし，構音障害なし
T：最終健常確認は来院6時間ほど前
【SAMPLER】
S：回転性めまい
A：なし
M：アムロジン5 mg/錠×1，メバロチン10 mg/錠×1
P：高血圧，脂質異常症
L：聴取未
E：前日からの突然の回転性めまいと悪心，嘔吐
R：喫煙歴なし，飲酒歴なし

身体所見

瞳孔/対光反射：R3.0/ ＋，L3.0/ ＋
HINTS：HIT正常（HIT中枢性パターン），方向交代性眼振（＋），skew deviation（−）
脳神経：視野異常（−），眼球運動異常（−），顔面感覚異常（−），顔面運動麻痺（−），構音障害（−），舌運動（−）
運動神経：上肢バレー（−），ミンガッチーニ（−）
小脳性運動失調：指鼻試験（−），膝踵試験（＋）
NIHSS：2点

1）緊急度の判断

緊急度は高い。

2）根拠（臨床推論；疾患予測＋一次評価との統合）

主訴は回転性めまいであり，二次評価で末梢性めまいと中枢性めまいを鑑別にあげた。

めまいの鑑別診断のなかで，感度，特異度の高い身体所見としてHINTSがある（表5-Ⅱ-E-3）[2]。以下の3つがすべて否定できれば，100％中枢性めまいを否定できるといわれている[2]。

（1）HIT（head impulse test）
前庭眼反射の有無の観察（表5-Ⅱ-E-4）。
（2）nystagmus（眼振）
垂直方向性眼振，方向交代性眼振（表5-Ⅱ-E-5）。
（3）test of skew deviation（斜偏位）
眼偏倚（図5-Ⅱ-E-1）。

HINTSの所見が陽性〔HIT正常（HIT中枢性パターン），方向交代性眼振（＋）〕，特異度96％であり（表5-Ⅱ-E-3），頭位変換と関係なく，かつめまいが持続していることから，中枢性めまいが疑われる。膝踵試験（＋）であり運動失調を認めており，小脳半球もしくは小脳虫部の障害による筋トーヌスの調節障害をきたしている可能性が高い。また，既往歴に高血圧症，脂質異常症があることから，アテローム硬化に血栓が

表5-Ⅱ-E-3　中枢性めまいの evidence based medicine

	感度（％）	特異度（％）	LR＋	LR －
HIT正常	85	95	18.39	0.16
方向交代性眼振	38	92	4.51	0.68
skew deviation	30	98	19.66	0.71
HINTS	100	96	25	0.00
MRI（発症3時間以内）	73	92	9.13	0.29

〔文献2）より引用・改変〕

表5-Ⅱ-E-4　head impulse test

正常もしくは中枢性 〔急性前庭症候群（AVS）にかぎる〕	末梢性
・正常：患者の目線は検者の鼻から動かない ・前庭機能良好，VOR（陽性） ・脳卒中を示唆（HIT中枢パターン）	・異常：患者の目線がいったん検者の鼻から外れる ・前庭機能良好，VOR（陰性） ・HIT末梢パターン

前庭眼反射（vestibulo-ocular reflex：VOR）
①患者姿勢は坐位が好ましい
②向かい合い，検者の鼻を見るよう指示する
③両手で患者の頭部を保持し，20°程度すばやく頭部を回旋する

表5-Ⅱ-E-5　眼振からみためまい鑑別

末梢性めまい	中枢性めまい
左右注視時も眼振の方向の変わらない発眼振	両側注視した方向に眼振の方向が変わる方向性眼振（方向交代性眼振）
左右どちらかに一方向注視時のみの注視方向眼振	垂直方向性眼振（上方垂直性）
	垂直方向性眼振（下方垂直性）
―	

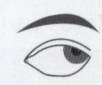

図5-Ⅱ-E-1　test of skew deviation
一側の眼球が下内方へ，他側の眼球は上外方へ偏倚する眼位であるが，左右眼位の上下のずれがあれば，skew debiationとみなす
　診察方法：①坐位にして診察，②視診でわからない場合は，cover testを実施（片眼を何かの道具で遮蔽し，遮蔽してない側の眼の動きを観察）

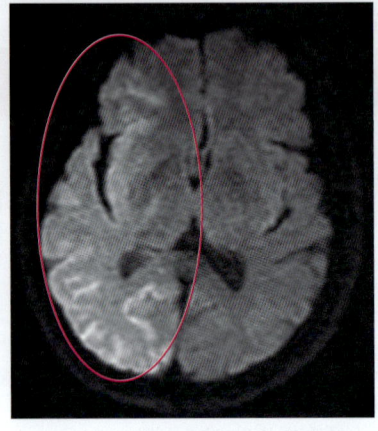

DWI画像　　　　　　　　FLAIR画像
図5-Ⅱ-E-2　DWI・FLAIRミスマッチの画像
発症時間不明で搬送された左上下肢麻痺の症例。MRI画像の所見ではDWI画像で右中大脳動脈から後大脳動脈に広範な急性期梗塞が認められる（丸）のに対し，FLAIR画像では信号の抽出がないことから，DWI・FLAIRミスマッチありと判断し，rt-PAの投与を考慮できる事例である

〔文献3〕より引用〕

形成し閉塞され，その結果，脳梗塞となるリスクが高い。高血圧に伴い微小動脈瘤が形成され破裂することにより，脳出血のリスクも高く，脳幹，小脳の障害による中枢性めまいを疑う。意識レベルは正常，瞳孔不同はなく頭痛もないため，小脳梗塞の可能性が高い。脳梗塞に伴い閉塞した血管の支配領域，とくに中心部は壊死に陥り，不可逆的な変化を招く。脳組織を障害するフリーラジカルが発生し，梗塞巣の拡大を招き，壊死した細胞は低酸素症に陥り，細胞障害性浮腫をきたす。浮腫が強くなると頭蓋内圧が亢進し脳ヘルニアを起こす可能性がある。とくに，小脳の病変では呼吸，心拍数，血圧を制御している脳幹が近くにあるため，圧迫されて機能不全を起こすため緊急度は高い。

　急変のリスクがあるため救急カートの準備を行う。また，発症から4.5時間以上経っているためrt-PA療法の適応ではないが，MRI検査でDWI・FLAIRミスマッチありと判断し，rt-PAの投与を考慮できる事例もあるため（**図5-Ⅱ-E-2**）[3]，薬剤の準備，画像診断を急ぐ必要がある。医師へ情報共有を行い，急変に備えながら，すぐにMRI検査への準備を始める。

3）実践（場の調整と救急処置の準備，実施）
　救急カート，医師へのコール（検査の指示），MRI検査の準備を行う。

検査の選択フェーズ

1. 検査の選択の根拠

　疾患の予測として，方向交代性眼振があるため末梢性めまいの疾患（前庭神経炎，良性発作性頭位めまい症，メニエール病），頭痛・後頭部痛がないため椎骨脳底動脈解離の可能性は低いと予測した。HINTSの所見で陽性および失調があるため，小脳梗塞および小脳出血の可能性が高いと予測した。検査は心原性前失神の鑑別に12誘導心電図検査を行い，採血検査においてはrt-PAの投与基準や今後の治療方針に必要な血算・生化学・凝固系の項目の確認を行う。一刻も早く治療を開始するには画像診断が必須であり，MRI検査の指示について医師と共有した。また，嘔気・嘔吐が持続しており，血圧が高いため頭蓋内圧亢進を助長する可能性を考慮し，制吐薬の投与指示と，出血の可能性も否定できないため降圧薬の準備について医師と共有した。

2. 検査の準備・実施

　準　備：制吐薬・降圧薬，rt-PAを準備し，MRI検査の実施を放射線技師へ連絡する。

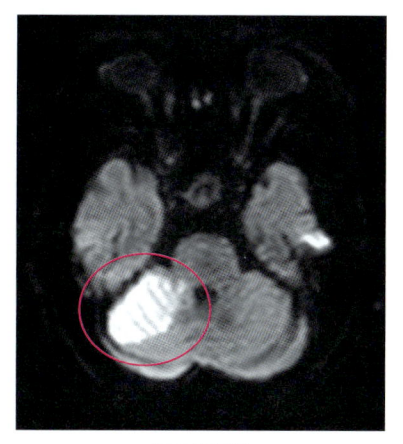 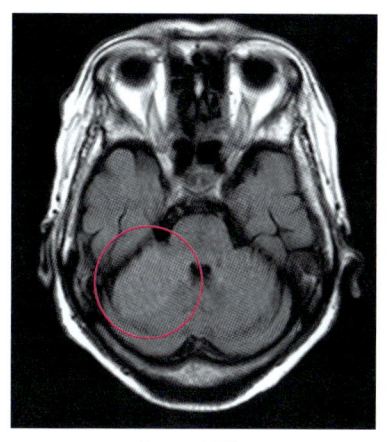

DWI画像　　　　　　　　　　　　FLAIR画像

図5-Ⅱ-3　MRI画像所見

DWI・FLAIRミスマッチなし：右小脳梗塞。MRI画像所見ではDWI画像とFLAIR
画像で右小脳に急性期梗塞が認められる（丸）。DWI・FLAIRミスマッチなしと判断
しrt-PAの投与は適応外である

〔文献3）より引用〕

実　施：12誘導心電図検査，採血，血液検査（血算，生化，凝固），MRI検査を実施する。

看護診断と看護実践フェーズ

> 12誘導心電図検査：洞調律，ST変化なし
> 血液検査：PT 12秒，APTT 30秒，PT-INR 0.9
> MRI検査：DWI・FLAIRで小脳に高信号あり，ミスマッチなし

1. 検査データの検証（医師との共有）

　問診，身体所見では，前失神，末梢性めまい，中枢性めまいを仮説としてあげ，検証した結果，中枢性のめまいである小脳梗塞の可能性が高いと推論した。

　検査結果では，12誘導心電図検査では異常がないことを確認し，心原性による前失神の可能性は低いことを確認した。採血検査では凝固異常がないことを確認し，MRI検査でDWI・FLAIRミスマッチありの際にrt-PAを投与できる状態であることを医師と共有した。

　MRI検査では，虚血が起こってから30分以内に虚血性変化を描出できるDWIと，4〜6時間の虚血性変化が描出できるFLAIRの画像を見比べ，DWIとFLAIR両方の画像に小脳に高信号があり，発症から6時間以上経過している小脳梗塞であることを医師と確認した（図5-Ⅱ-E-3）[3]。また，MRA（磁気共鳴血管造影）検査で椎骨動脈解離などの血管異常がないことも確認した。

> **医学診断**：小脳梗塞
> **治療方針**：脳保護療法，抗血小板療法

2. 看護診断

　#1非効果的脳組織循環リスク状態

3. アセスメント

　患者は，6時間前にめまいを発症し，安静でも症状が持続している。MRIの結果，小脳梗塞（アテローム血栓性）と診断された。原因としては，高血圧症，脂質異常症があり，上小脳動脈，前下小脳動脈，後下小脳動脈のいずれかがアテローム硬化により狭小化し，血栓が形成され閉塞したと推測される。結果として中枢性のめまい，嘔気，嘔吐，体幹・運動失調が発症したと考えられる。

　発症から6時間以上が経過し，MRIのDWI・FLAIRミスマッチがないため，rt-PA療法の適応には当てはまらない。血栓は血小板の凝集によって形成されるため，血小板の凝集を抑えるために抗血小板薬の投与が必要になる。脳梗塞により閉塞した血管の支配領域，とくに中心部は壊死に陥り，不可逆的な変化を招く。脳組織を障害するフリーラジカルが発生し，梗塞巣の拡大を招き，壊死した細胞は低酸素症に陥り，細胞障害性浮腫を引き起こす。浮腫が強くなると頭蓋内圧が亢進し，脳ヘルニアを起こす可能性がある。現在，意識レベルは正常で瞳孔不同はないが，高血圧状態で嘔吐もあり，頭蓋内圧が亢進している可能性がある。そのため，看護診断は「#1非効果的脳組織循環リスク状態」とし，継続的に頭蓋内圧亢進症状の観察を行う。頭蓋内圧亢進により脳ヘルニアを引き起こした状態では，医師との共同問題として脳ヘルニアをあげる。

　バイタルサインのモニタリングとともに，一次評価の身体所見および切迫した脳ヘルニア徴候は継続的な観察を行う。バイタルサイン異常や切迫する脳ヘルニア徴候が起きることを予測し，救急カートの準備を行

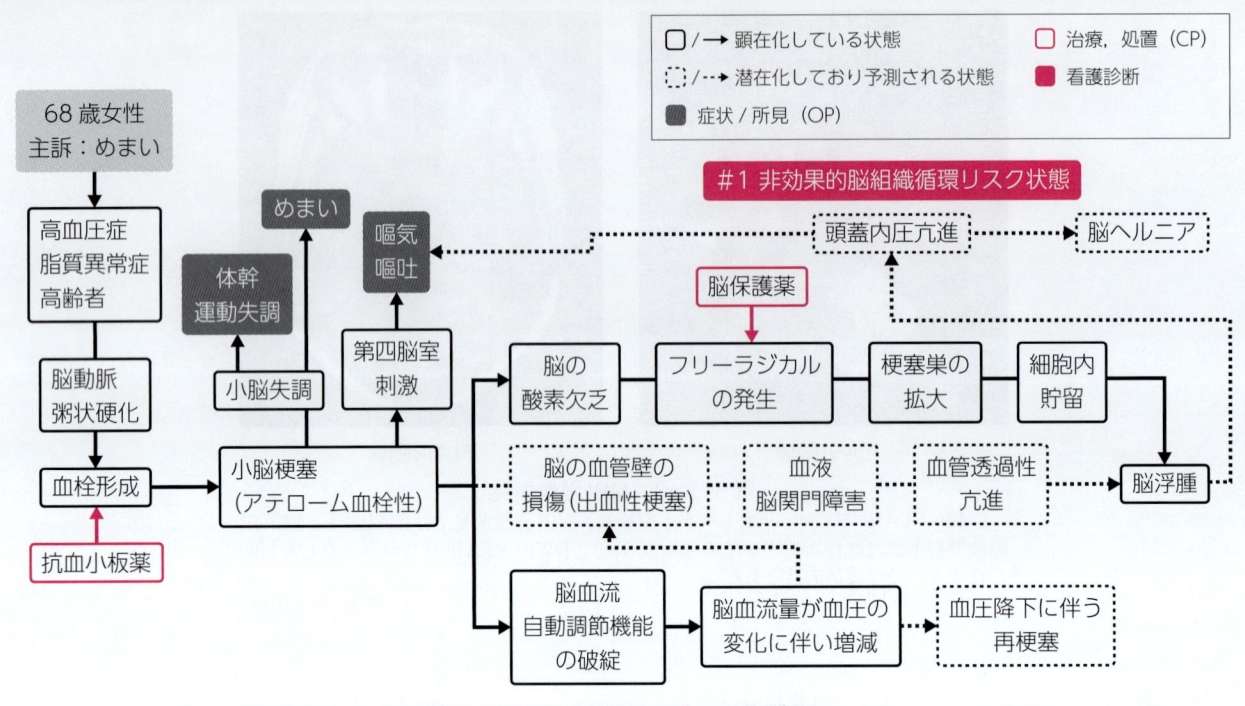

図5-Ⅱ-E-4　中枢性めまいの関連図

表5-Ⅱ-E-6　看護計画

OP（観察）	CP（ケア）	EP（教育）
・バイタルサイン，モニタリング ・一次評価・二次評価の観察 　－切迫する脳ヘルニア徴候の観察 　－GCS 8点以下またはJCS 30以上，もしくは経過観察中にGCS 3点以上の低下 　－瞳孔不同出現 　－クッシング徴候：高血圧を伴う徐脈 　－随伴症状：めまい，嘔気，嘔吐，頭痛 ・検査データ：血液検査，12誘導心電図検査，MRI検査	・頭位15〜30°挙上，安楽な体位 ・症状安静 ・制吐薬投与 ・抗血小板薬，脳保護薬の準備・投与（脳浮腫が強い場合は抗脳浮腫薬） ・救急カートの準備	・処置・ケア前には目的について説明する ・めまい，嘔気などの苦痛はがまんしないこと，必要に応じて薬剤が使用できることを説明する

う。血圧は高めであるが，脳卒中ガイドライン[4]では，脳梗塞急性期の高血圧は降圧しないように推奨されており（降圧に伴う脳虚血が進行するため），収縮期血圧＞220 mmHgまたは拡張期血圧＞120 mmHgの高血圧が持続する場合は降圧を検討する。

　治療としては，梗塞の拡大の予防として，フリーラジカルを抑える目的で脳保護療法としてエダラボンの投与を行い，脳浮腫が強い場合は，脳ヘルニア予防として抗脳浮腫薬を使用する。脳ヘルニアが進行するようであれば開頭外減圧術も考慮する必要がある。嘔気・嘔吐による脳圧亢進を防ぐために制吐薬の投与および抗血小板薬の投与の指示を仰ぐ。

　これらを予測・準備しながらSCU（stroke care unit）へ連絡を取り，入院準備を進めていく。

4.　看護実践

中枢性めまいの関連図を図5-Ⅱ-E-4に示す。

1）看護診断
#1非効果的脳組織循環リスク状態

2）看護目標
・頭蓋内亢進症状が消失する
・頭蓋内出血や再梗塞が出現しないようにする

3）看護計画
看護計画を表5-Ⅱ-E-6に示す。

◉ 文献

1) Kroenke K, Hoffman RM, Einstadter D：How common are various causes of dizziness? A critical review. South Med J 93：160-167, 2000.
2) Kattah JC, Talkad AV, Wang DZ, et al：HINTS to diagnose stroke in the acute vestibular syndrome：Three-step bedside oculomotor examination more sensitive than early MRI diffusion-weighted imaging. Stroke 40：3504-3510, 2009.
3) 藤崎隆志，千原英夫，小倉健紀：脳卒中の画像診断. 福岡ISLS資料，2024.
4) 日本脳卒中学会脳卒中ガイドライン委員会編：脳卒中ガイドライン2021〔改訂2023〕．協和企画，東京，2023.

F　失神（事例：不整脈）

救急外来の状況：脳卒中の疑いがある患者が搬送されており，内科担当医師と看護師1名は1ベッドで対応している。

ホットライン情報

患　者：78歳，男性。22時ごろに排便をすませ，自室に戻ろうとした際に意識が遠のいた。物音を聞きつけた妻が意識消失している患者を発見し，救急車を要請した。救急隊到着時，意識は回復して自宅のベッドに座っていた。

医師へ報告：ホットライン情報を共有し，12誘導心電図検査を行っておくように指示があった。

ベッドの調整：2ベッドで受け入れの準備を行う。

看護師の情報共有：スタッフ看護師に失神の患者が来院予定であるため，脳卒中の患者の対応を依頼した。

トリアージと蘇生フェーズ

1. 第一印象

発声可能，呼吸促迫（−），橈骨動脈触知（＋），顔面蒼白（−），皮膚末梢に冷感（−），冷汗（−）
意識レベル正常

重症感：sick

理　由：救急隊情報から，失神がみられたが現在は回復している。第一印象では異常はみられず，失神の原因が判明していない。失神は，緊急度が高く致死的な疾患が含まれていること，再発の可能性があることを考慮して対応する必要がある。現時点で，重症感ありと判断し，患者に問診をしながら経過観察する必要がある。

看護実践：現時点での医師へのコールは不要である。一次評価，二次評価の観察を実践する。

2. 一次評価とバイタルサイン

気　道：気道開通
呼　吸：頻呼吸（−），呼吸補助筋の使用（−），頸静脈怒張（−）
循　環：顔色良好，冷汗（−），橈骨動脈触知良好
意　識：GCS E4V5M6 = 15，瞳孔3mm同大・対光反射（＋），麻痺（−）

体表と体温：外傷なし，低体温・高体温なし

血　圧：155/72mmHg（左右差なし）
心拍数：50回／分（不整）
呼　吸：18回／分
SpO$_2$：97%（room air）
体　温：36.2℃

1）緊急度の判断

気道は開通し，呼吸回数は正常であり，酸素化に問題はない。顔色に問題はなく，皮膚に湿潤はなく，循環不全を示唆する様子はない。しかし，バイタルサインでは徐脈性の不整脈を認める。

失神の原因として，心原性失神，起立性低血圧，反射性失神がある。心原性失神を見逃さないことは重要であり，モニタリングを継続して徐脈の進行がないかを観察しながら，すぐに12誘導心電図検査を行う。

血圧は高血圧を認めているが，救急搬送されたことによる外的刺激や不安などの内部刺激による交感神経の緊張が要因と考える。また，徐脈による脳の低灌流に対する代償機能が働いていると考える。徐脈性の不整脈に関しては，現時点で随伴症状は認めていない。しかし，今後，心臓ポンプ効率の減少により循環が破綻し，ショックに陥るおそれがある。

意識は現時点で問題はないが，循環が破綻すれば，脳血流量の低下による再度の失神のリスクがある。また，現時点で意識に問題がないこと，瞳孔不同や麻痺がないことなどから，脳血管性失神は否定的と考える。てんかんによる意識消失を失神と間違えることもあるため，問診や血液検査などで除外していく必要がある。

緊急度は現時点では判断できないため，二次評価で改めて判断する。

2）実践（場の調整と救急処置の準備，実施）

モニタリング，末梢静脈確保，採血の準備，12誘導心電図検査の準備を進める。

3. 二次評価

問　診

主　訴：意識を失った
現病歴：22時ごろに排便をすませ，自室に戻ろうとした際に意識が遠のいた。物音を聞きつけた妻が意識消失した患者を発見した。呼びかけてもさすっても反応を認めず，救急要請した。救急隊到着時，意識は回復し自室のベッドに座っていた
【OPQRST】
O：突然の発症

P：誘発因子は明確ではない

Q：頭痛，胸痛，背部痛なし

R：胸痛を伴う鈍痛や絞扼感なし，引き裂かれるような背部痛なし

S：意識消失前に眼前暗黒感あり。胸部症状なし，背部痛なし，脳卒中症状なし，呼吸困難なし，血痰なし，嘔気・嘔吐なし。トイレで立ち上がったときも異常はなし。トイレでの排便は，黒色便や血便ではなかった

T：救急隊到着時には改善されており，数分から長くても10分未満と考える

【SAMPLER】

A：なし

M：アムロジピン10 mg/錠×1，ベラパミル塩酸塩錠40 mg/錠を2錠×3

P：高血圧症，心房細動

L：18時。サバの塩焼き，トマト，レタス，米飯

E：現病歴参照

R：高血圧，心房細動，飲酒（機会飲酒），喫煙なし

身体所見

顔面・眼：顔面蒼白（−），眼瞼結膜蒼白（−），口腔内出血（−），舌咬傷（−）

頸　部：頸静脈怒張（−）

胸　部：胸郭運動左右差（−），呼吸音左右差（−），副雑音（−），心雑音（−），Ⅲ音（−），Ⅳ音（−）

腹　部：腹部膨満（−），圧痛（−），腸蠕動（正常）

下　肢：浮腫（−），圧痛（−），ホーマンズ徴候（−）

1）緊急度の判断

緊急度は高い。

2）根拠（臨床推論；疾患予測＋一次評価との統合）

患者は失神で来院した。仮説形成として，心原性失神では，急性心筋梗塞，急性大動脈解離，肺血栓塞栓症，不整脈，大動脈弁狭窄症をあげる。起立性低血圧では，循環血液量減少と薬剤性をあげる。ほかに，てんかん，くも膜下出血をあげる（**表5-Ⅱ-F-1**）[1]。

胸痛や背部痛の訴えがないこと，聴診で心雑音がないこと，冷汗がないことから急性心筋梗塞は考えにくい。胸痛や引き裂かれるような背部痛がないこと，血圧に左右差がないこと，血痰がないことから急性大動脈解離は考えにくい。

胸痛がないこと，呼吸困難がないこと，頸静脈怒張がないこと，聴診で肺雑音がないこと，血痰がみられていないこと，ホーマンズ徴候がないことから，肺血栓塞栓症は考えにくい。

胸痛や呼吸困難がないこと，聴診で心雑音がないことから大動脈弁狭窄症についても考えにくい。

表5-Ⅱ-F-1　失神の原因分類

起立性低血圧

1. **原発性自立神経障害**
   - 自立神経失調症，自立神経障害を伴うパーキンソン病
   - レビー小体型認知症　など
2. **持続性自律神経障害**
   - 糖尿病，アミロイドーシス，尿崩症，脊髄損傷
3. **薬剤性**
   - アルコール，血管拡張薬，利尿薬，抗精神病薬
4. **循環血液量減少**
   - 出血，下痢，嘔吐　など

反射性失神

1. **血管迷走神経性失神**
   - ①感情ストレス：恐怖・疼痛など，②起立負荷
2. **状況失神**
   - ①咳嗽，くしゃみ，②消化器系（嚥下，排便，内臓痛），③排尿，④運動後，⑤食後　など
3. **頸動脈洞症候群**
4. **非定型：明瞭な誘因がない/発症が非定型**

心原性失神

1. **不整脈**
   - ①徐脈性：洞機能不全，房室伝導障害，ペースメーカー機能不全
   - ②頻脈性：上室性，心室性（突発性，器質的心疾患やチャネル病に続発）
   - ③薬剤誘発性の徐脈，頻脈
2. **器質的疾患**
   - ①心疾患：弁膜症，急性心筋梗塞/虚血，肥大型心筋症，心臓腫瘤，心膜疾患（心タンポナーデ），先天的冠動脈異常，人工弁機能不全
   - ②その他：肺血栓塞栓症，急性大動脈解離，肺高血圧症

〔文献1）より引用・改変〕

起立性低血圧のなかで循環血液量低下による出血が考えられるが，顔面蒼白や眼瞼結膜蒼白がないことや，心房細動に対して抗凝固薬の内服がないこと，排便の様子からは消化管出血の可能性は低いと考える。

くも膜下出血は，頭痛や嘔気，嘔吐がないことから考えにくい。

てんかんは，患者は失神前の行動に記憶があること，救急隊到着時には意識が回復しており意識回復までの時間が短いこと，てんかんの既往がないことから除外してよいと考える。

患者は「トイレで排便後に立ち上がったときには異常はなかった」と述べているが，起立性低血圧での失神は高齢者ではよく認められる。患者はベラパミル塩酸塩錠を内服しており，心拍数コントロールに効果はあるが，その副作用により徐脈が悪化し失神につながったことも考えられる。立位直後の失神ではないが，薬剤性による起立性低血圧は可能性がある。

既往で心房細動を有していることや，現時点で徐脈性不整脈がみられていることより心原性失神を疑う。徐脈性不整脈では，洞不全症候群，房室ブロックの可能性が考えられ，失神の原因となることが多い。徐脈

性不整脈では再び洞停止や心停止となる可能性がある。救急カートと除細動器による経皮ペーシングが必要となる可能性もあるため準備をしておく。

一次評価でも述べたが，徐脈性不整脈では心臓のポンプ機能の低下により循環が破綻しショックに移行する可能性があり，緊急度は高い。医師へ情報共有し，12誘導心電図検査を行う。

3）実践（場の調整と救急処置の準備，実施）

救急カート，除細動器の準備（経皮ペーシングも含む），12誘導心電図検査の実施，医師へのコール（検査の指示）を行う。

検査の選択フェーズ

1. 検査の選択の根拠

疾患予測として，急性心筋梗塞，急性大動脈解離，肺血栓塞栓症，大動脈弁狭窄症，循環血液量減少，くも膜下出血，てんかんの可能性は低く，不整脈または，薬剤性の可能性があると予測した。

12誘導心電図検査を行い，心臓超音波検査の準備，血液検査のための採血を行う。血液検査では，心筋梗塞，大動脈解離，肺血栓塞栓症を除外するため，心筋マーカーや凝固（Dダイマー）の項目のオーダーを電子カルテで確認した。また，急性心筋梗塞，急性大動脈解離，大動脈弁狭窄症，肺血栓塞栓症，不整脈に伴う心不全の所見を確認するため，胸部X線検査の指示について医師と確認した。酸素化や貧血を確認するために，血液ガス分析の準備もした。心臓超音波検査の結果からは，壁運動異常，右心負荷，大動脈拡張やフラップの有無，弁膜症について確認する。

2. 検査の準備・実施

12誘導心電図検査は実施済み。血液検査（血算，生化，凝固），血液ガス分析，心臓超音波検査の準備を行う。胸部X線検査については放射線技師へ連絡する。

看護診断と看護実践フェーズ

12誘導心電図検査：心拍数45回/分，心房細動（＋），ST変化（－）
胸部X線検査：心拡大（－），異常陰影（－）
心臓超音波検査：壁運動異常（－），左室収縮良好，心囊液（－），右心負荷（－），下大静脈虚血（－），上行大動脈拡張（－），フラップ（－），大動脈弁の開放制限（－）
血液検査：WBC 8,500/μl，RBC 450万/μl，Hb 13.5 g/dl，Hct 40%，Plt 20万/μl，PT-INR 0.95，

TP 7.2 g/dl，Alb 4.2 g/dl，BUN 12 mg/dl，Cre 0.82 mg/dl，CRP 0.35 mg/dl，Dダイマー 1.1 μg/ml，心筋トロポニンT 0.01 ng/dl，BNP 15 pg/ml，Na 140 mEq/l，K 4.5 mEq/l，Cl 100 mEq/l
動脈血ガス分析：pH 7.396，PaCO$_2$ 38.5 mmHg，PaO$_2$ 92.4 mmHg，HCO$_3^-$ 25.2 mEq/l，BE －1.2 mEq/l

1. 検査データの検証（医師との共有）

問診では仮説として，急性心筋梗塞，急性大動脈解離，肺血栓塞栓症，不整脈，大動脈弁狭窄症，循環血液量減少，薬剤性，てんかん，くも膜下出血をあげた。検証の結果では，洞不全症候群のRubenstein分類のⅢ群（除脈頻拍症候群）の可能性が高いと推測した。

12誘導心電図検査で虚血性変化がなく，採血の結果で白血球数（white blood sell；WBC）と心筋トロポニンの上昇がないこと，心臓超音波検査で壁運動の異常がないことから，急性心筋梗塞の可能性は低いと考える。

血液検査でDダイマーの上昇がないこと，心臓超音波検査で上行大動脈拡張やフラップ，心囊液がみられないこと，胸部X線検査で異常陰影がないことから急性大動脈解離の可能性は低いと考える。

血液ガス分析の結果より低酸素を示唆する所見がなく，Dダイマーの上昇がないこと，心臓超音波検査で右心負荷がないことから，肺血栓塞栓症の可能性は低いと考える。

胸部X線検査では左室肥大がみられないこと，心臓超音波検査で左室収縮が良好であり大動脈弁の開口制限がないことから，大動脈弁狭窄症の可能性は低いと考える。血液検査の結果ではヘモグロビン値の低下がなく，出血があるとは考えにくい。

12誘導心電図検査で心拍数45回/分の心房細動であり，洞不全症候群のRubenstein分類Ⅲ群（徐脈頻拍症候群）であることを医師と確認した。

現時点では，心臓超音波検査の結果や胸部X線検査でうっ血がないこと，脳性ナトリウム利尿ペプチド（brain natriuretic peptide；BNP）の上昇もないことから，心不全の状態ではないことも確認した。

医学診断：洞不全症候群
治療方針：経皮ペーシング，ペースメーカー植え込み

2. 看護診断

＃1 非効果的脳組織灌流リスク状態

3.　アセスメント

　患者は，22時ごろ，排便後，自室に戻ろうとしたところふわっと意識が遠のいた。既往に心房細動があり，ベラパミル塩酸塩錠を内服していた。救急隊接触時には意識は回復していた。失神の原因は不整脈であり，洞不全症候群のRubenstein分類におけるⅢ群（徐脈頻脈症候群）によるものであると考える。現在，徐脈性の心房細動であり，心房細動は無秩序で高頻度の電気的興奮が生じ，電気的興奮が心室に不規則に伝達するため，心室の収縮も不規則な状態にある。心拍出量は，「CO（心拍出量）ml/分＝SV（1回拍出量）×HR（心拍数）/分」であり，心室から駆出される血液量と心拍数に依存している。すでに心房細動を認めており，心拍数は不安定な状態にある。心房細動によって心臓のポンプ機能が20％程度減少するため，高度な除脈になれば心拍出量の低下によって循環不全となり，脳血流量も低下することで失神が起きたと考えられ，再度，失神が起きる可能性がある。また，心不全や心原性ショックに陥るおそれがある。以上より，#1「非効果的脳組織灌流リスク状態」をあげる。

　現段階で徐脈性心房細動による随伴症状は認めないが，心拍出量低下に備えて心電図のモニタリングを行い，意識レベルや循環不全に伴う症状の出現に注意しながら継続的な観察を行っていく。また，症状出現時には経皮ペーシングやアトロピンなどの薬剤の投与が必要となるため，それらの準備を行うとともに，必要時に速やかな対処が行えるように末梢静脈路ルート確保を行う必要がある。

4.　看護実践

洞不全症候群の関連図を図5-Ⅱ-F-1に示す。
1）看護診断
#1非効果的脳組織灌流リスク状態
2）看護目標
・循環が安定し，意識レベルの低下をきたさないようにする
3）看護計画
看護計画を表5-Ⅱ-F-2に示す。

◉ 文献

1)　Task Force for the Diagnosis and Management of Syncope, European Society of Cardiology（ESC）, European Heart Rhythm Association（EHRA）, et al：Guidelines for the diagnosis and management of syncope（version 2009）. Eur Heart J 30：2631-2671, 2009.

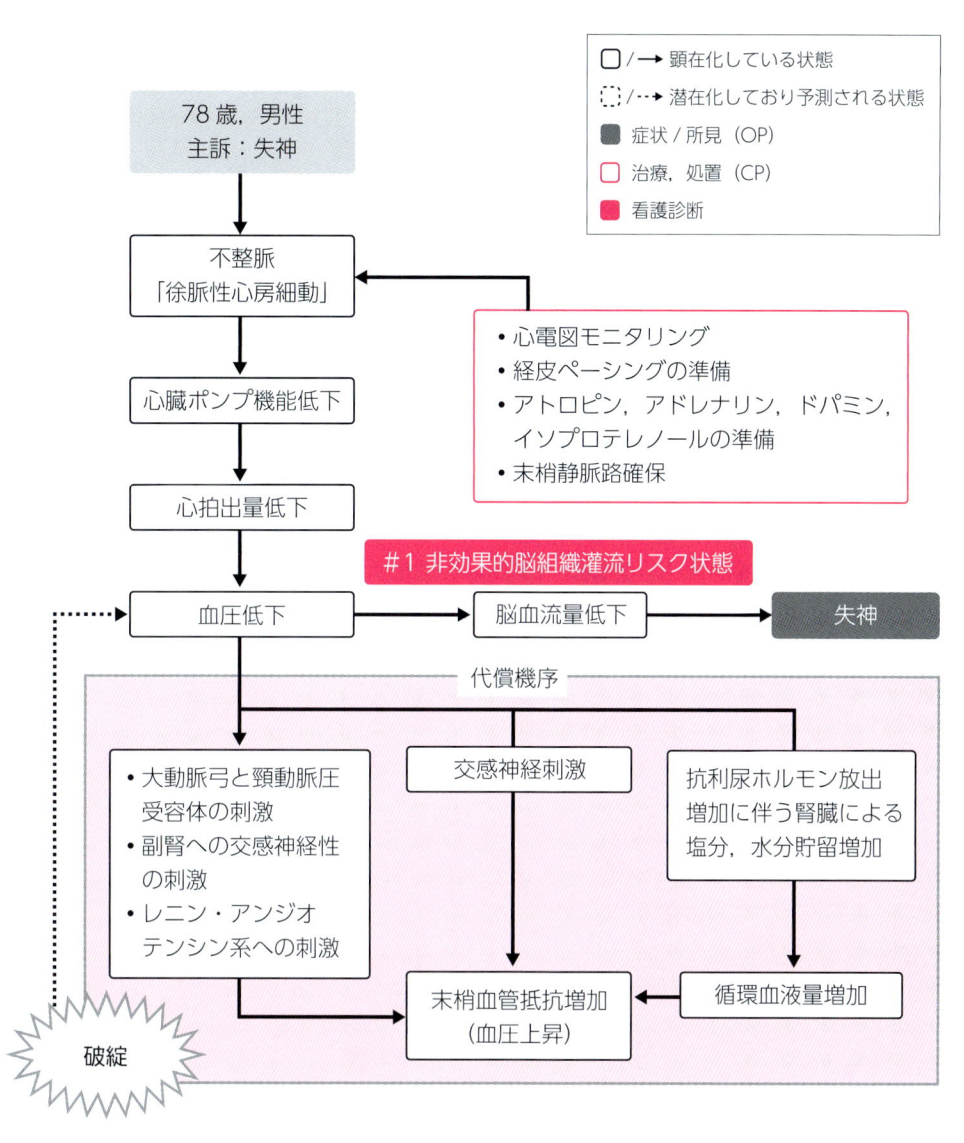

図5-Ⅱ-F-1　洞不全症候群の関連図

表5-Ⅱ-F-2　看護計画

OP（観察）	CP（ケア）	EP（教育）
• バイタルサイン，モニタリング • 一次評価・二次評価の観察 　– 意識レベル 　– 不整脈 　– 随伴症状の観察：失神，眼前暗黒感，めまい，痙攣 • 水分出納バランス • 検査データ：血液検査，血液ガス分析，12誘導心電図検査，超音波検査，胸部X線検査	• 治療の準備（ペースメーカー植え込み） • 除細動（経皮ペーシングを含む）の準備 • 薬剤の準備 • 酸素投与の準備 • 治療や検査などの同意書の確認 • 治療計画などが患者・家族に正しく理解されているか確認する • 確実なラインの確保 • ベッド上安静ができるよう環境を整える	• 治療方針について疑問などがあれば，知らせるように伝える • 胸部不快感や目の前が暗くなるなどの症状があるときには，ナースコールで知らせるように指導する • 今後の流れを説明する（救急外来からどこへ入院するのかなど）

第5章　救急初療における急性症状の看護実践

G 意識障害（事例：脳出血）

救急外来の状況：外科担当医師と看護師1名は，大腿骨頸部骨折患者の対応中である。

SpO$_2$：98%（room air）
体　温：36.6℃

■ ホットライン情報

患　者：68歳，男性。6時30分ごろ，台所で家事をしていた妻が居間での物音に気づき様子をみに行くと，患者が倒れていた。頭痛の訴えがあり，妻が救急車を要請した。救急隊接触時，嘔吐あり。意識レベルはJCS II 桁。

医師へ報告：ホットライン情報を共有した。

ベッドの調整：1ベッドで受け入れの準備を行う。

看護師の情報共有：他患者対応は応援看護師へ依頼し，看護師1名で対応することとした。

■ トリアージと蘇生フェーズ

1. 第一印象

発声可能，気道の狭窄音（−），ろれつは回っていない，呼吸促迫（−），顔面蒼白（−），橈骨動脈触知（＋），末梢の冷感・冷汗（−），傾眠（＋）

重症感：sick

理　由：救急隊からの情報で，突然の頭痛，嘔吐あり，傾眠であることから，頭蓋内に異常がある可能性が高く，重症感ありと判断した。

看護実践：医師へコールし，第一印象の共有を図る。

2. 一次評価とバイタルサイン

気　道：気道開通（＋），気道の狭窄音（−）
呼　吸：頻呼吸（−），呼吸補助筋の使用（−），中枢性チアノーゼ（−）
循　環：顔面蒼白（−），橈骨動脈触知（＋），冷感（−），冷汗（−）
意　識：GCS E2V4M6 = 12，瞳孔 3.0 mm（R = L），対光反射（＋/＋），右半身の動きが悪い
体表と体温：外傷（−），低体温（−），高体温（−）

血　圧：180/110 mmHg
心拍数：74回/分（整）
呼　吸：20回/分

1）緊急度の判断

GCS 12点と意識レベルが悪い。頭痛や嘔吐，右半身の不全麻痺を認めていることから，頭蓋内病変による症状であると考えられる。現時点では気道は開通しており，呼吸状態に異常を認めておらず，ショック徴候もない。しかし，嘔吐による吐物や意識レベル低下による舌根沈下により気道閉塞をきたし，呼吸状態が悪化する可能性がある。また現時点でも血圧は高く，出血の増加や頭痛の増強によりさらに血圧が上昇することも考えられる。そうなった場合，脳ヘルニアを生じ脳の不可逆的な障害を引き起こす可能性があるため，緊急度が高い状態である。

2）実践（場の調整と救急処置の準備，実施）

モニタリング，末梢静脈路確保，薬剤（降圧薬・頭蓋内圧下降薬など）の準備，採血，CTなどの画像検査の調整を行う。

3. 二次評価

問　診
主　訴：頭痛
現病歴：6時30分ごろ，居間でテレビを見ていたところ尿意を自覚しトイレに行こうと立ち上がった際に，突然の頭痛を自覚した。同時に右半身の麻痺を生じたため，立っていられなくなりその場に倒れ込んだ

【OPQRST】
O：突然の発症
P：誘発因子なし
Q：強い痛み（NRS 8/10）が継続，ハンマーで殴られたような痛み（−）
R：頭痛（左側頭部）
S：嘔気（＋），嘔吐（＋），かぜ症状（−），めまい（−），視力障害（−）
T：30分以上継続している

【SAMPLER】
S：頭痛
A：なし
M：なし
P：高血圧，脂質異常（いずれも検診で指摘されていたが受診歴はなし）
L：食事：前日19時30分，飲水：本日6時
E：6時30分ごろ，突然の頭痛と右半身麻痺
R：喫煙20本/日，飲酒 ビール500 ml/日，肥満

II. 救急初療における急性症状の看護実践

表5-Ⅱ-G-1　SNNOOP10リスト（二次性頭痛のレッドフラッグ）

	徴候/症状	関連する二次性頭痛
S	systemic symptoms including fever	発熱を含む全身症状
N	neoplasm in history	新生物の既往
N	neurologic deficit or dysfunction	神経脱落症状または機能不全
O	onset of headache is sudden or abrupt	急または突然に発症する頭痛
O	older age (after 50 years)	高齢（50歳以降）
P₁	pattern change or recent onset of headache	頭痛パターンの変化または最近発症した新しい頭痛
P₂	positional headache	姿勢によって変化する頭痛
P₃	precipitated by sneezing, coughing, or exercise	くしゃみ、咳嗽、また運動により誘発される頭痛
P₄	papilledema	乳頭浮腫
P₅	progressive headache and atypical presentations	進行性の頭痛、非典型的な頭痛
P₆	pregnancy or puerperium	妊娠中または産褥期
P₇	painful eye with autonomic features	自律神経症状を伴う眼痛
P₈	posttraumatic onset of headache	外傷後に発症した頭痛
P₉	pathology of the immune system such as HIV	HIVなどの免疫系病態を有する患者　免疫異常（HIVなど）
P₁₀	painkiller overuse or new drug at onset of headache	鎮静薬使用過多もしくは薬剤新規使用に伴う頭痛　鎮痛薬の乱用あるいは頭痛発症時に新たな薬剤

[文献1）より引用・一部改変]

BMI 27（身長168 cm、体重76 kg）、高血圧

身体所見

頭　部：外傷（－）
顔　面：左顔面下垂（＋）、ろれつ不良（＋）
瞳　孔：左右共同偏視（＋）、瞳孔径3.0 mm（R＝L）、対光反射正常
頸部～胸部：頸静脈怒張（－）、呼吸補助筋の使用（－）、皮下気腫（－）、呼吸音の左右差（－）
上肢・下肢：浮腫（＋）、右足外旋（＋）
運動神経：右半身麻痺（＋）。バレー徴候（右上下肢：陽性）、ミンガッツィーニ試験（右下肢：陽性）
脳神経：視野異常（－）、眼球運動（－）、顔面麻痺（左＋）
髄膜刺激症状：項部硬直（－）、ケルニッヒ徴候（－）、ブルジンスキー徴候（－）
病的反射：バビンスキー反射（－）、チャドック反射（－）
全　身：痙攣（－）

1) 緊急度の判断

緊急度は高い。

2) 根拠（臨床推論；疾患予測＋一次評価との統合）

頭痛には、脳に異常のない一次性頭痛と、脳に異常があって生じる二次性頭痛がある。

一次性頭痛は生命に直結しない頭痛であるが、二次性頭痛には生命にかかわる病態もあり、早急な対応が必要になる。急速に進行して高度な頭痛になる場合は二次性頭痛が示唆され、とくに15項目からなるSNNOOP10リスト（表5-Ⅱ-G-1）に1つでも該当する場合、二次性頭痛を疑う必要がある。頭蓋外疾患による意識障害の可能性（表5-Ⅱ-G-2）を念頭に置く必要があるが、本事例では突然の頭痛を伴っていること、片麻痺や嘔吐を伴う状態であると考える。頭痛を伴う頭蓋内疾患を強く疑う状態であると考える。頭痛を伴う頭蓋内疾患の仮説形成として、「くも膜下出血」「脳出血」「髄膜炎」をあげる。

くも膜下出血では、めまいや視力障害などを伴うことはあるが、片麻痺を生じることはまれである。また、「ハンマーで殴られたような」といった典型的な自覚症状ではないが、NRS 8と強い頭痛が継続していること、高血圧の既往歴や飲酒・喫煙歴などの危険因子があることを考慮すると、現時点では完全に除外できる状態ではないと考える。頭痛患者への対応では常にくも膜下出血の可能性を念頭に置くことが重要であり、引き続き再出血の予防など状態を悪化させない介入が必要である。

髄膜炎では、一般的には発熱、頭痛、嘔気・嘔吐、頭部硬直などの症状が現れる。多くは発熱や悪急感などのかぜ様症状が出現し、数日～5日ほどで除々に進行し、炎症症状にまで及ぶと意識消失や痙攣、麻痺などの神経症状が出現することもある。かぜ症状を認めていないことや項部硬直、ケルニッヒ徴候、ブルジンスキー徴候などの髄膜刺激症状を認めないこと、また体温上昇がないことから炎症性の疾患の可能性は低く、髄膜炎の可能性は低いと考える。

脳出血では、出血を起こす場所によって様々な症状が出現する。主な出血部位として被殻出血、視床出血、小脳出血、脳幹出血などがある。片麻痺があることから、出血により錐体路が障害され脳局所症状を生じており、嘔

表5-Ⅱ-G-2　意識障害の鑑別（AIUEOTIPS）

A	alcohol	急性アルコール中毒
I	insulin	低血糖，糖尿病ケトアシドーシス，高浸透圧性昏睡
U	uremia	尿毒症
E	encephalopathy	脳症
	electrolyte	電解質異常（高・低Na血症，高Ca血症，高Mg血症）
	endocrinopathy	内分泌疾患（甲状腺，副腎，下垂体，副甲状腺）
O	oxgen	低酸素血症，高二酸化炭素血症
	overdose	薬物中毒
T	trauma	頭部外傷
	temperature	低体温，高体温
I	infection	感染症
P	psychiatry	精神疾患
	stroke	脳卒中
S	shock	ショック
	seizure	痙攣

吐中枢が刺激され，嘔吐がみられている。さらには脳灌流圧を維持するために血圧の上昇がみられていることから，脳出血の可能性が高い。血圧上昇により脳出血を助長する。そのため，脳出血が悪化し脳ヘルニアをきたし，バイタルサインの変調につながることも考えられ，緊急度は高い状態である。

嘔吐による誤嚥や窒息で呼吸に影響をきたした場合，出血が呼吸中枢に及んで呼吸抑制をきたした場合，意識障害が高度で舌根沈下をきたした場合，痙攣を合併した場合などでは，吸引，用手的気道確保，補助換気，気管挿管を行う可能性がある。

これ以上出血しないよう，降圧薬や頭蓋内圧下降薬の投与と，バイタルサインの異常に早急に気づけるよう対応を急ぐ必要がある。

3）実践（場の調整と救急処置の準備，実施）

モニタリング，吸引・補助換気・気管挿管，救急カートの準備，医師へのコールを行う。

検査の選択フェーズ

1. 検査の選択の根拠

脳出血の可能性が高いと予測した。手術〔開頭やIVR（interventional radiology）〕を念頭に置いた準備が必要である。

急いで頭部CT検査に移動できるよう放射線科と調整する必要がある。出血部位の同定に造影剤を用いたCT検査が必要となる場合もあるため，点滴ルートを同時に確認しておく。出血傾向がある場合，出血を助長させる可能性があるため血液・凝固系の検査が必要である。ほかにも意識障害の原因となる疾患のルールアウトや，嘔吐による呼吸状態の把握，動脈血ガス分析を含めた採血などについても確認する。

基礎疾患として虚血性心疾患や心房細動などの不整脈を有することもあるため，12誘導心電図検査も必要であると考える。それらの検査について医師と共有した。

2. 検査の準備・実施

血液検査（CBC，生化，凝固），血液ガス分析，12誘導心電図検査，CT検査（放射線科に連絡済み）の準備・実施を行い，点滴漏れがないか，造影剤ルートであるかの確認を行う。

看護診断と看護実践フェーズ

> 頭部CT検査：左被殻に高吸収域（＋）
> 血液検査：WBC 8,600／μl，CRP 0.3 mg/dl，Mg 2.2 mg/dl，Ca 9.4 mg/dl，PT 12sec，PT-INR 1.1，APTT 40sec，Fib 245 mg/dl
> 動脈血ガス分析：pH 7.36，$PaCO_2$ 38 mmHg，PaO_2 92 mmHg，HCO_3^- 24.5 mEq/l，BE −1.2 mEq/l，Gul 145 mg/dl，Lac 1.02 mmol/l，Na 142 mEq/l，K 4.2 mEq/l，Cl 104 mEq/l

1. 検査データの検証（医師との共有）

身体所見から，仮説検証として脳出血をあげていた。

検査結果では，WBCの増多やCRPの上昇がないことから炎症反応はないと考え，髄膜炎を含む炎症性疾患は否定的である。凝固異常もないことから，凝固障害による出血助長はないと考える。ほかにも，前述した意識障害となり得る電解質異常などは認めない。

血液ガス分析では，$PaCO_2$・PaO_2は正常であり，嘔吐しているものの酸素化・換気ともに呼吸状態に異常

はなく，血糖値はやや高いが侵襲後の反応として考えると許容できる値であり，意識障害の原因となり得る状態ではないと判断できる。

CT検査で左被殻に高吸収域を認める所見があり，被殻出血であることを医師に確認した。

> 医学診断：左被殻出血
> 治療方針：保存的治療（待機手術）

2. 看護診断

被殻出血に関連した＃1非効果的脳組織循環リスク状態

3. アセスメント

6時30分ごろ，突然の頭痛を発症した。未治療の高血圧があり，さらには脂質異常や喫煙・飲酒・BMIなどからも動脈硬化のリスクが非常に高い状態であるため，脳出血（被殻出血）を発症したと考える。脳出血に伴い，内包後脚に血腫があり麻痺がみられている。また，頭蓋内圧が亢進していることより，意識レベルの低下，嘔吐，血圧上昇がみられているため，看護診断として「＃1非効果的脳組織循環リスク状態」をあげる。

今後，血腫の増大から意識レベルのさらなる低下による舌根沈下や嘔吐による窒息，また嘔吐により誤嚥を生じることによる呼吸状態の悪化をきたす可能性がある。血圧が高い状態が続くと血腫増大に伴い脳へ

ルニアをきたし，異常呼吸など呼吸抑制の出現も考えられる。さらには血腫の増大からクッシング徴候の出現，意識レベルの低下，瞳孔不同などが出現する。

気道，呼吸の管理も必要になるため，バッグ・バルブ・マスクなど補助換気ができる準備や気管挿管などの準備の確認を改めて行う。再出血予防に血圧コントロールが必要であるため，モニタリングや降圧薬の持続投与の準備を行い医師へ指示を仰ぐ。

これ以上，頭蓋内の状態を悪化させないよう，またバイタルサインの異常に早急に気づき対応できるよう準備しておく必要がある。

4. 看護実践

脳出血の関連図を図5-Ⅱ-G-1に示す。

1）看護診断
＃1非効果的脳組織循環リスク状態

2）看護目標
- 脳ヘルニア徴候が悪化せず，手術を受けることができる
- 症状の悪化や新たな症状が出現した際は，医療者に報告することができる

3）看護計画
看護計画を表5-Ⅱ-G-3に示す。

● 文献

1）Do TP, Remmers A, Schytz HW, et al：Red and orange flags for secondary headaches in clinical practice：SNNOOP10 list. Neurology 92：134-144, 2019.

第5章 救急初療における急性症状の看護実践

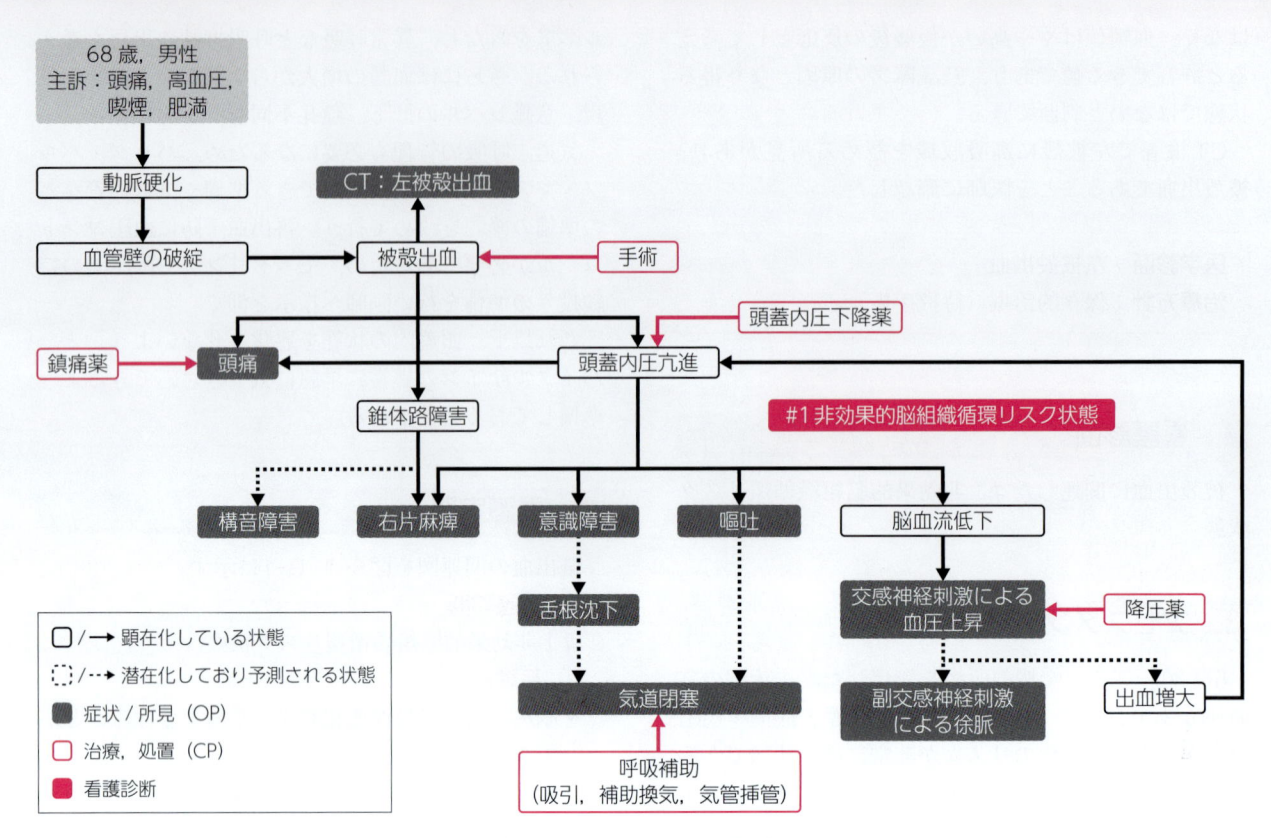

図5-Ⅱ-G-1　脳出血の関連図

関連図内のテキスト：

68歳，男性
主訴：頭痛，高血圧，喫煙，肥満

動脈硬化 → 血管壁の破綻 → 被殻出血 ← 手術

CT：左被殻出血

頭蓋内圧下降薬

鎮痛薬 → 頭痛 ← 頭蓋内圧亢進

錐体路障害

#1非効果的脳組織循環リスク状態

構音障害　右片麻痺　意識障害　嘔吐　脳血流低下

舌根沈下

交感神経刺激による血圧上昇 ← 降圧薬

気道閉塞

呼吸補助（吸引，補助換気，気管挿管）

副交感神経刺激による徐脈　出血増大

凡例：
□ / → 顕在化している状態
▢（点線）/ ⇢ 潜在化しており予測される状態
■ 症状／所見（OP）
□ 治療，処置（CP）
■ 看護診断

表5-Ⅱ-G-3　看護計画

OP（観察）	CP（ケア）	EP（教育）
• 自覚症状（嘔気，嘔吐，頭痛） • 一次評価：気道開通，呼吸状態，SpO₂，GCS，瞳孔／対光反射 • 二次評価：麻痺の状態 • バイタルサイン／モニタリング • 検査データ	• 呼吸補助（吸引・補助呼吸・気管挿管の準備） • 治療の準備：保存的治療，手術療法（緊急・待機） • 薬剤投与（降圧薬・頭蓋内圧下降薬） • 体位の調整（30〜45°のヘッドアップ，嘔吐時の側臥位） • ベッド上安静	• 自覚症状が悪化した際にはすぐに知らせるよう説明する • 安静の必要性について説明する • 疼痛はがまんしないよう説明する

H　吐血（事例：食道静脈瘤破裂）

救急外来の状況：内科担当医師1名と看護師1名は救急搬送されたばかりの発熱患者に対応中であり，外科担当医師1名は下肢外傷患者の縫合処置中である。

ホットライン情報

患　者：67歳，男性。20時ごろに鮮血の吐血が連続して3回あり，冷汗と脱力があり動けなくなったため救急車を要請した。

医師へ報告：ホットラインの情報からショックの徴候を認めており，出血性ショックに陥っている可能性が高いことを共有した。医師より，緊急輸血の準備を検査室へ依頼しておくように指示があった。

ベッドの調整：1ベッド（重症）で受け入れの準備を行う。

看護師の情報共有：出血性ショックの患者搬送があることを伝え，応援を依頼した。

トリアージと蘇生フェーズ

1. 第一印象

氏名・生年月日を言える，呼吸は少し速いが努力呼吸なし，顔面蒼白で冷汗・冷感あり，橈骨動脈は微弱である。

重症感：emergency
理　由：蒼白・冷汗といったショックの徴候を認めていることから，循環動態に異常があり，重症感ありと判断した。

看護実践：内科担当医師をコールし，第一印象の評価で循環動態に異常があり，すぐに対応してほしいことを伝える。

2. 一次評価とバイタルサイン

気　道：気道開通
呼　吸：頻呼吸（＋），呼吸補助筋の使用（－），頸静脈怒張（－）
循　環：顔面蒼白（＋），冷汗（＋），冷感（＋），橈骨動脈微弱，頻脈（＋），CRT＜2秒
意　識：GCS E3V5M6 = 14

体表と体温：外表の外傷（－），低体温（－），高体温（－），口唇に赤色の出血付着あり

血　圧：82/46 mmHg
心拍数：128回／分
呼　吸：24回／分
SpO_2：96％（room air）
体　温：36.2℃

1）緊急度の判断

低血圧，頻脈，頻呼吸がみられている。酸素化が保たれており呼吸補助筋の使用はないことから，頻呼吸は呼吸不全に伴うものではないと考える。吐血による循環不全状態から組織の酸素供給低下に伴うアシドーシスへの代謝反応が機能している影響と考える。

また，循環血液量減少に伴い心拍出量が減少し，血圧低下をきたしている。血圧低下により交感神経の活性化が生じ，カテコラミンが分泌され，末梢血管の収縮や心拍数の増加，汗腺の刺激がみられ，顔面蒼白や末梢冷感，冷汗が出現している。ショック指数（shock index；SI）が1.5であり，1,500 mlの出血が推定される。このことから，呼吸・循環の異常を認めている原因として循環不全状態の影響が推察され，緊急度が高い状態である。吐血に伴う前負荷の減少により循環の異常をきたしており，モニタリングを継続しながら，末梢静脈路の確保を急ぐ必要がある。大量輸液・輸血実施の可能性があり，組織の低酸素と低灌流に伴い代謝が低下していることから，さらに低体温に陥りやすく，低体温防止のために，専用の加温器を使用できるようにしておく。呼吸状態悪化に備えて酸素投与が行えるように準備をしておく。

処置と並行しながら二次評価を行い，同時に実施できる検査を行っていく。貧血の進行が予測されるため緊急輸血の準備も行う。

2）看護実践（場の調整と救急処置の準備，実施）

酸素投与，モニタリング，末梢静脈路の確保2ルート，輸液・輸血用加温器，採血・血液ガス分析の準備，緊急輸血の準備を行う。

3. 二次評価

問　診

主　訴：吐血
現病歴：夕方から心窩部に不快感があり，夕食は少量食べたのみであった。20時ごろに鮮血の吐血が連続して3回あり，冷汗と脱力があり動けなくなったため，妻が救急車を要請した。数日前か

ら黒色便もあった

【OPQRST】

O：20時ごろ。突然の発症

P：誘発因子なし

Q：鮮血の吐血を3回

R：疼痛なし

S：心窩部不快感，冷汗と脱力

T：吐血は発症時の3回のみ

【SAMPLER】

S：吐血

A：なし

M：アムロジピン（降圧薬）5 mg/錠×1，ウルソ（肝・胆・消化機能改善薬）50 mg/錠×3

P：アルコール性肝硬変，高血圧症

L：19時の夕食時にご飯を茶碗1/4程度と味噌汁を少量摂取した

R：本日は飲酒していないが，ほぼ毎日飲酒（缶ビール1本/日以上）している。肝疾患の既往

身体所見

顔　面：顔面蒼白（＋），眼瞼結膜蒼白（＋），眼球結膜黄染（＋），鼻腔内に出血付着（−）

頸　部：頸静脈怒張（−），呼吸補助筋の使用（−）

胸　部：胸郭挙上の左右差（−），呼吸音副雑音（−），呼吸音の左右差（−），心音Ⅲ・Ⅳ音（−），心雑音（−），くも状血管腫（−），女性化乳房（−）

腹　部：腹痛（−），腹部膨隆（＋），腸蠕動（正常），腹部圧痛（−），筋性防御（−），反跳痛（−），腹部静脈怒張（−）

上　肢：羽ばたき振戦（−）

下　肢：両下肢浮腫（＋），皮膚発赤（−）

1）緊急度の判断

緊急度は高い。

2）根拠（臨床推論＋一次評価との統合）

　吐血とは，消化管より出血した血液の吐出，もしくは吐物に血液が混入することをいう。トライツ靱帯より肛門側の出血では通過障害がないかぎり，通常，吐血はみられないため，吐血がみられた場合，トライツ靱帯より口側の食道・胃・十二指腸からの消化管出血であると考える。消化管出血の頻度が高い疾患は胃・十二指腸潰瘍であり，次いで，胃粘膜病変，マロリーワイス症候群，食道潰瘍，食道癌，胃癌，食道静脈瘤などがある。また，出血傾向をきたす全身性の疾患で起こることもある。消化管出血以外では，鼻出血，口腔・咽頭からの出血などがあり，これらも念頭に置いて鑑別を行う。

　血液が胃液と混じると血液中のヘモグロビンが塩酸の作用でヘマチン化され，暗赤色〜黒褐色を呈する。血液が胃酸と接する時間が長いほど黒色となり，コーヒー残渣様へと変化する。しかし，出血量が多くなると鮮紅色を呈する。また，食道静脈瘤やマロリーワイ

表5-Ⅱ-H-1　吐血の原因となる疾患

見逃してはならない疾患
- 胃・食道静脈瘤破裂
- 胃・十二指腸潰瘍
- 食道癌，胃癌
- 突発性食道破裂

よくある疾患
- マロリーワイス症候群
- 急性胃粘膜病変
- 胃・十二指腸潰瘍

吐血と間違いやすい疾患
- 喀血（気管支拡張症，気管大動脈瘤，肺結核）
- 鼻出血
- 咽頭・喉頭部からの出血（咳嗽刺激，粘膜損傷など）
- 口腔内出血・歯肉出血

表5-Ⅱ-H-2　貧血を示唆する所見の尤度比

症　状	陽性尤度比（LR＋）
部位を特定しない蒼白	4.0
顔面の蒼白	3.8
手掌の蒼白	5.6
手掌皮溝の蒼白	7.9
結膜の蒼白	4.7
結膜辺縁の蒼白	16.7

診断の確率変化の目安

LR＋		LR−	
2	＋15%	0.5	−15%
5	＋30%	0.2	−30%
10	＋45%	0.1	−45%

ス症候群など胃液と接触しにくい病態においては，鮮紅色の吐血を呈する場合が多い。

　見逃してはならない疾患としては，吐血によりショックをきたす可能性がある胃・食道静脈瘤破裂や胃・十二指腸潰瘍，食道癌，胃癌がある。また，胃・十二指腸潰瘍はよくある疾患にもあがる（表5-Ⅱ-H-1）。

　一次評価でショック状態，循環不全状態である。眼瞼結膜蒼白を認めており，貧血を示唆する所見もある（表5-Ⅱ-H-2）。仮説形成として，見逃してはならない疾患に「胃・食道静脈瘤破裂」「胃・十二指腸潰瘍」「食道癌」「胃癌」「突発性食道破裂」を，よくある疾患に「マロリーワイス症候群」「急性胃粘膜病変」を，消化管出血以外では「喀血」「鼻出血」も鑑別にあげた。

　既往歴にアルコール性肝硬変があり，禁酒できていないことなどから肝硬変が悪化している可能性がある。門脈圧上昇に伴う食道静脈瘤が存在し，食道静脈瘤破裂による吐血を呈している可能性が高いと考える。

　出血性胃・十二指腸潰瘍では，胃・十二指腸の粘膜に障害・損傷を生じ，腹痛や嘔気・嘔吐を伴う。患者はこれらの症状がないことから可能性は低い。胃・食道癌では，癌の進行に伴い疼痛や嘔気・嘔吐，食欲不振などの症状が出現するが，早期は無症状であること

が多いため可能性は否定できない。突発性食道破裂では，嘔吐などによる内圧の上昇により食道壁全層が裂けて出血するが，患者は初回の嘔吐から吐血であったことから可能性は低い。マロリーワイス症候群では，激しい嘔吐の反復により食道胃接合部付近の粘膜に裂創が生じ，そこを出血源として吐血を呈する。患者は突発的な嘔吐であり，可能性は低い。急性胃粘膜病変では，胸やけ呑酸などの症状を伴うため，これも可能性は低い。喀血は，咳嗽とともに喀出され，泡沫状の鮮紅色を呈する。患者は咳嗽がなく，可能性は低い。鼻出血の可能性は否定できないが，ショック状態を呈する鼻出血であれば出血は持続している可能性が高く，また鼻腔内に出血付着がないため可能性は低い。

アルコール性肝硬変の既往歴があり，眼球黄染や腹水貯留と考えられる腹部膨隆や下肢浮腫などの肝硬変に特有の症状がある。これらのことから，食道静脈瘤破裂による吐血をもっとも疑う。来院してから吐血はみられていないが心窩部の不快感は継続しており，出血の持続により胃部に血液貯溜している可能性がある。食道静脈瘤破裂は，自然止血は難しく止血処置が必要であり，出血が持続すれば循環動態の破綻を招くため，緊急度は高い。止血処置の準備を進めながら，循環動態の安定化を図る必要がある。S-Bチューブによるバルーンタンポナーデや内視鏡的止血術が優先されるが，それでも止血が得られない場合は外科的止血術の可能性があり，手術の準備も視野に入れておく。また，再吐血による誤嚥や気道閉塞にも注意する必要がある。血液のにおいは不快感を招きやすく，嗅神経を刺激して嘔吐中枢を刺激し，嘔吐を誘発するため，吐物の処理などにも配慮が必要である。

3）実践（場の調整と救急処置の準備，実施）

吸引，気管挿管の準備，S-Bチューブなどバルーンタンポナーデの準備，内視鏡の準備，ガーグルベースンや吸水シートの準備を行う。

検査の選択フェーズ

1. 検査の準備と根拠

疾患予測として食道静脈瘤破裂の可能性が高く，止血処置・止血術の施行が予測される。外科的手術も視野に入れて準備する。

採血検査においては貧血や凝固機能，肝障害の程度を確認する目的の項目がオーダーにあることを確認する。輸血や外科的手術に備えて，血液型の登録の有無をカルテで確認し，交差用採血のオーダーがあることも確認する。

酸素化や酸塩基評価の目的で実施する血液ガス分析の準備を行う。出血源の検査目的で造影CT検査の実施も予測されるため，腎機能の項目がオーダーにあることも確認し，末梢静脈路確保の際には造影剤対応の

ルートを使用する。放射線科へ連絡をしておく。

腹水や腹腔内出血の有無，胃内腔の貯留物の有無，側副血行路の有無を確認する目的で実施する腹部超音波検査は侵襲が少ない検査であり，優先的に選択されるため準備を行う。現段階では優先順位は高くないが，外科的手術に備えて，胸部X線検査や12誘導心電図検査も実施できるように準備をしておく。

2. 検査の準備・実施

血液検査（血算，生化学，凝固機能，血液型，交差用採血），血液ガス分析を実施する。

腹部超音波検査，造影CT検査，胸部X線検査，12誘導心電図検査を準備する。

看護診断と看護実践フェーズ

動脈血ガス分析：pH 7.28，$PaCO_2$ 39.2 mmHg，PaO_2 28.7 mmHg，HCO_3^- 14.2 mEq/l，BE −5.6 mEq/l，Lac 12.0 mmo/l
胸腹部〜骨盤CT（造影）検査：食道下部に静脈瘤があり，造影剤の血管外露出を認める。
血液検査：WBC 5,600 / μl，RBC 260万 / μl，Plt 11万 / μl，Ht 16％，Hb 7.6 g/dl，PT-INR 0.98，CRP 1.2 mg/dl，TP 5.6 g/dl，Alb 2.7 g/dl，T-Bil 5.2 mg/dl，AST 68 U/l，ALT 46 U/l，LD 260 U/l，γ-GTP 36 U/l，BUN 32.1 mg/dl，Cr 0.68 mg/dl

1. 検査データの検証（医師との共有）

仮説形成として，「胃・食道静脈瘤破裂」「胃・十二指腸潰瘍」「食道癌」「胃癌」「突発性食道破裂」をあげ，消化管出血以外では「喀血」「鼻出血」も鑑別にあげて検証した結果，食道静脈瘤破裂による吐血の可能性が高いと推論した。検査結果では，CT検査で食道静脈瘤からの出血を認めているため，食道静脈瘤破裂による吐血をもっとも疑う。

血液検査では，ヘモグロビン減少があり，貧血の進行を認めている。血小板も軽度減少しているが，PT-INRは延長しておらず，凝固系に著明な異常はないといえる。肝機能やビリルビンの上昇を認めており，肝硬変の進行が示唆される。血液ガス分析では，pHは低下し，重炭酸イオンは減少しているため，代謝性アシドーシスの状態である。ラクテートは上昇しており，組織の低酸素状態や肝機能悪化などの影響が考えられる。出血により消化管に流入した血液の蛋白成分が消化吸収されると高窒素血症が生じる。上部消化管出血では高値となるが，下部消化管出血では血液が蛋白の消化吸収の場である小腸へ戻らず，大腸から肛門へと

表5-Ⅱ-H-3　出血性ショックの重症度分類

重症度	ショック指数 (SI)	推定出血量 (ml)	推定出血量 (％)	心拍数 (回/分)	収縮期血圧	症状・所見
Class Ⅰ	0.5	750未満	15未満	100未満	正常（不変）	なし，軽度の不安
Class Ⅱ	1	750～1,500	15～30	100～120	正常（不変）	頻脈，蒼白，冷汗
Class Ⅲ	1.5	1,500～2,000	30～40	120～140	低下	呼吸促迫，乏尿
Class Ⅳ	2	2,000以上	40以上	140以上	低下	意識障害，無尿

排泄されるため高窒素血症はきたしにくい。ヘモグロビンは出血初期から減少を認めないことや数日前から黒色便がみられていたことから，数日前から出血があったことが予測される。

医学診断：食道静脈瘤破裂
治療方針：内視鏡的止血術

2.　看護診断

　＃1ショックリスク状態

3.　アセスメント

　患者は20時ごろに吐血しショック状態で搬送された。既往歴にアルコール性肝硬変がある。

　肝内血行障害による門脈圧亢進をきたし，側副血行路となる食道静脈瘤を形成し破裂している。また，門脈圧亢進症による脾腫や腹水，黄疸などの症状が出現している。血小板も軽度減少しており，脾腫による脾機能亢進の影響と考える。血液凝固因子生成の低下による出血傾向の促進が考えられるが，現時点ではPT-INR値は異常をきたしていない。アルブミン合成低下から低アルブミン血症をきたしており，血漿膠質浸透圧低下に伴い高蛋白質の体液を腹腔内に流出させるため腹水が貯留している。その結果，二次性高アルドステロン血症が発症し細胞外液が増加するため，両下肢浮腫をきたしている。いずれも肝硬変の影響によるものである。

　食道静脈瘤破裂による出血に伴う血漿量の減少による前負荷の著明な減少があり，バイタルサインではショック状態を示唆していることから，看護診断は，＃1ショックリスク状態をあげる。

　バイタルサインのモニタリングとともに，一次評価の身体所見の継続的な観察を行う。出血性ショックの重症度（表5-H-Ⅱ-3）として，意識混濁・昏睡は認めていないためClass Ⅲに該当し，予測出血量は循環血液量の30～40％，1,500～2,000 mlの出血が推定される。4.5～6 lの細胞管外液が必要になるが，血液が希釈され，さらなる出血を助長させるとともに，血管外への水分の滲出があるため，早期に輸血が必要である。食道静脈瘤については，内視鏡的止血術が選択されるため準備を行う。内視鏡的止血術で止血が得られない場合は，外科的手術も選択されるため，医師と情報共有を図りながら早期治療に向けて準備を行う。

4.　看護実践

　食道静脈瘤破裂の関連図を**図5-Ⅱ-H-1**に示す。
1）看護診断
＃1ショックリスク状態
2）看護目標
ショックから離脱する。
3）看護計画
看護計画を**表5-Ⅱ-H-4**に示す。

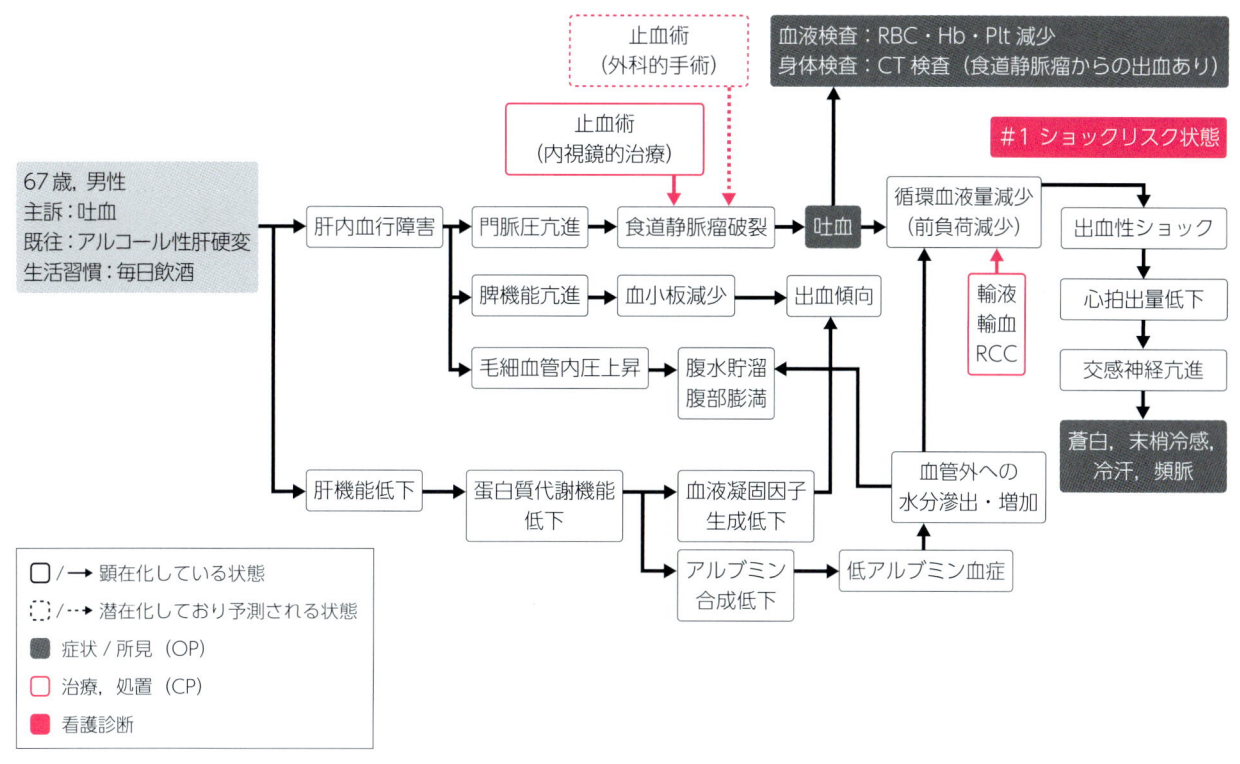

図5-Ⅱ-H-1　食道静脈瘤破裂の関連図

表5-Ⅱ-H-4　看護計画

OP（観察）	CP（ケア）	EP（教育）
・一次評価 　−ショック症状：呼吸状態，皮膚所見，意識レベル ・二次評価 　−バイタルサイン/モニタリング 　−吐血の状態：吐血量，回数，吐血の速度，出血の持続時間，色 　−腹部症状：心窩部不快感，嘔気 ・検査データ 　−血算，凝固，生化学（肝機能），血液ガス分析	・気管挿管の準備 ・酸素療法の準備 ・輸液・輸血の準備（加温器の準備） ・緊急止血処置の準備と介助 ・ベッド上安静の調整（尿道バルーンカテーテル挿入） ・吐血時の誤嚥防止 ・吐物の処理への配慮（速やかに片づけ，患者の不安軽減に努める） ・適度な保温 ・処置や検査への不安軽減を図る	・安静の必要性について説明する ・病状と実施する処置や治療の目的について，医師へ説明を依頼する ・処置や検査の目的などについて説明する ・随伴症状，前駆症状，吐血など症状があればすぐにナースコールを押すように説明する

| 発熱（事例：腎盂腎炎・敗血症）

救急外来の状況：頭痛・嘔吐で救急搬送された患者を，内科担当医師と看護師1名で対応している。

心拍数：146回／分
呼　吸：30回／分
SpO_2：91％（room air）
体　温：41.3℃

ホットライン情報

患　者：72歳，女性。本日12時ごろ，起床してこないのを心配した家族が患者の様子をみに行ったところ，呼吸が荒く意識がなかったため救急車を要請した。

医師へ報告：ホットライン情報を共有し，バイタルサインの確認とモニタリングを行ったうえで，再度報告するように指示があった。

ベッドの調整：2ベッドで準備を進める。

看護師の情報共有：スタッフ看護師に意識障害の患者が来院予定であるため，頭痛・嘔吐の患者の対応を依頼した。

トリアージと蘇生フェーズ

1. 第一印象

気道開通（＋），呼吸促迫（＋），橈骨動脈触知（微弱），顔面蒼白（－），皮膚末梢まで温かい，冷汗（－）

重症感：emergency

理　由：救急隊からの情報で発熱と意識障害があり，敗血症・髄膜炎などが想起できる。橈骨動脈触知微弱・呼吸促迫があることから循環動態に異常がある可能性が高いため，重症感ありとした。

看護実践：バイタルサインの確認とモニタリング，一次評価を実施する。

2. 一次評価とバイタルサイン

気　道：気道開通（＋）
呼　吸：頻呼吸（－），呼吸補助筋の使用（－）
循　環：顔面紅潮（＋），頸静脈怒張（－），橈骨動脈触知（微弱），冷汗（－），冷感（－）
意　識：GCS E4V1M1＝6，麻痺（不明），瞳孔／対光反射L＝R 3.5 mm／（＋，＋）
体表と体温：外傷（－），体熱感（＋）

血　圧：70/40 mmHg

1）緊急度の判断

血圧低下，頻脈，頻呼吸，酸素化の低下がみられている。何らかの原因で心拍出量が減少し，交感神経の興奮，カテコラミンの分泌増加に伴う心拍数の増加が起きており，循環不全に伴い循環調節機構が働いている。呼吸補助筋は使用していないため，SpO_2の低下がみられているが呼吸不全による頻呼吸の可能性は低い。ただし，発熱があるため，酸素消費が増大し頻呼吸を呈している可能性がある。また，循環不全に伴い組織の低酸素症が進み代謝性アシドーシスとなり，その代償として呼吸回数が増加している可能性もある。平均血圧が50 mmHgであり60 mmHgを下回ることから，脳血流の低下による意識障害の可能性がもっとも考えられる。これらから，緊急度は高いと判断できる。循環不全をきたしており酸素化の低下がみられるため，酸素投与，静脈路確保，モニタリングを行い，二次評価を実施する。

2）実践（場の調整と救急処置の準備，実施）

モニタリング，10 l／分酸素投与，静脈路確保，採血を行う。

3. 二次評価

問　診
主　訴：発熱，意識障害
現病歴：数日前よりかぜ症状があり，自宅にあった市販のかぜ薬を飲み症状は落ち着いていた。本日12時ごろ，起床してこないのを心配した家族が様子をみに行ったところ，呼吸が荒く意識がなかったため，救急要請し来院した

【OPQRST】
O：発熱は数日前から，意識障害は本日から
P：意識障害の誘発因子は発熱
Q：意識レベルが悪く，疼痛部位などは不明
R：同上
S：頻呼吸，数日前からの食欲不振，嘔気あり，皮膚の乾燥
T：数日前より高熱になり，意識障害が出現している

【SAMPLER】
S：発熱，意識障害
A：なし

M：ボグリボース 0.2 mg／錠×3，ジャヌビア 50 mg／
　　錠×1，市販のかぜ薬
P：糖尿病，尿路感染症
L：本日なし
E：現病歴参照
R：糖尿病，食欲不振（飲水量の減少），喫煙歴
　　（−），ペット飼育歴（−），温泉歴（−），周り
　　に同様の症状の者（−），人工デバイス（−）

身体所見

顔　面：顔面蒼白（−），眼球黄染（−），結膜充
血（−），口腔内異常（−），咽頭発赤（−）
頸　部：項部硬直（−），頸静脈怒張（−），皮下
気腫（−）
胸　部：胸郭運動異常（−），呼吸副雑音（−），
心音異常（−）
腹　部：腹部膨満（−），腹部腫瘤（−），腹部濁
音（−），波動（−），腸蠕動音異常（−）
下　肢：浮腫（−），関節の発赤・熱感（−）
皮　膚：皮膚乾燥（＋），皮下出血（−）
背　部：肋骨脊椎角（costovertebral angle；CVA）
圧痛（＋）
脳神経：四肢麻痺（不明），ケルニッヒ徴候（−），
ブルジンスキー徴候（−）
血糖測定（簡易検討測定器）：118 mg/dl

1）緊急度の判断
緊急度は高い。
2）根拠（臨床推論；疾患予測＋一次評価との統合）
　発熱，意識障害で多くの鑑別診断があがるため，現病歴とSAMPLERの聴取をしながら手がかりとなる情報を収集した。既往歴に糖尿病があり，たびたび尿路感染症でクリニックにかかったことがあった。今回，先行感染となるかぜ症状があったことから，仮説形成として，「敗血症」「腎盂腎炎」「糖尿病ケトアシドーシス」「細菌性髄膜炎」「肺炎」をあげた。尿路感染症を繰り返していることや食欲不振，嘔気があり，CVAの圧痛があることから，腎盂腎炎の可能性も考えられる。簡易血糖測定により血糖値118 mg/dlと血糖値250 mg/dl未満であることから，糖尿病ケトアシドーシスは否定的である。髄膜刺激症状である項部硬直，ケルニッヒ徴候，ブルジンスキー徴候などの所見は特異度が高い所見のため，所見がないからといって髄膜炎ではないとはいい難い。また，高熱・意識障害は髄膜炎の症状であり先行感染症があることから，ルールアウトは困難である。
　現時点ですでに頻脈・血圧低下がみられており，循環不全をきたしている。SpO₂の低下はみられるが呼吸副雑音はなく，呼吸補助筋の使用もないことから，明らかな呼吸不全の状態ではない。頸静脈の怒張，呼吸音の異常，心音異常などの所見がないことから，心原性ショック・閉塞性ショックは考えにくい。高熱と

意識障害・四肢末梢の温感を認めていること，収縮期血圧100 mmHg以下，呼吸数22回／分以上，意識レベルGCS 15点未満とqSOFAスコアの3項目を満たしていることから敗血症の可能性が高く，血液分布異常性ショックがもっとも考えられる。いずれにしても感染症の可能性は高く，敗血症性ショックに陥っており緊急度は高い。急速輸液・昇圧薬の投与・気管挿管も準備していく必要がある。医師へ情報共有を行い，血液培養・尿培養・髄液検査の準備を始めた。
3）実践（場の調整と救急処置の準備，実施）
　救急カート，昇圧薬と輸液ポンプの準備，血液・尿培養，髄液検査の準備を実施し，医師へコールした。

検査の選択フェーズ

1．検査の準備と根拠

　疾患予測としては，尿路感染からの腎盂腎炎に伴う敗血症性ショックの可能性が高い。そのため，腎盂腎炎の確定診断とともに髄膜炎，肺炎の除外診断のための検査が必要である。血液検査では血液ガスのpH，HCO₃⁻，ラクテートなどの酸塩基平衡，PaO₂の酸素化の確認，感染の鑑別目的で，細菌性感染症を示唆する好中球増加，ウイルス性感染症を示唆するリンパ球増加の確認とともに，血液培養のオーダーを確認する。
　腎盂腎炎の可能性を高める検査として尿中の白血球・菌量，超音波検査による腎実質の輝度変化・腎盂の拡張・腎盂壁の肥厚などが確認できるよう，導尿と超音波検査の準備をした。胸部X線検査では肺の透過性を確認した。髄膜炎のルールアウトを目的として，髄液検査の準備を進めた。

2．検査の準備・実施

　血液検査（血算，生化，凝固），血液ガス分析，血液・尿培養，髄液検査，超音波検査（心内膜炎，腎盂腎炎）の準備を進めた。

看護診断と看護実践フェーズ

12誘導心電図検査：異常所見なし
超音波検査：下大静脈虚脱，心囊液貯留（−），疣贅（−），腎盂拡張（＋），腎盂周囲脂肪の高エコー化，腎盂壁肥厚
胸部X線検査：異常所見（−）
血液検査：WBC 20,360／μl，好中球19,110／μl，Plt 8.6万／μl，CRP 28.3 mg/dl，pH 7.26，PaCO₂ 30 mmHg，PaO₂ 35 mmHg，HCO₃⁻ 13.1 mEq/l，BE −14.3 mEq/l，Lac 10.32 mmol/l，Glu 116 mg/

dl，Cr 3.39 mg/dl
尿検査・尿培養：尿中白血球数の増加，尿グラム陰性桿菌が多数
髄液検査：異常所見なし

1. 検査データの検証（医師との共有）

問診では，「敗血症」「腎盂腎炎」「糖尿病ケトアシドーシス」「細菌性髄膜炎」「肺炎」を仮説としてあげた。検証した結果，腎盂腎炎に伴う敗血症の可能性が高く，髄膜炎・肺炎の可能性は否定できないと推論した。検査結果では，高血糖（250 mg/dl以上）ではないことから糖尿病ケトアシドーシスの可能性は低いと考える。髄液検査で異常所見がないことから，髄膜炎も否定的と考える。尿中白血球数の増加，腎盂拡張，腎盂周囲脂肪の高エコー化，腎盂壁肥厚を認めることから，腎盂腎炎をきたしていると評価できる。

これらより，腎盂腎炎による敗血症性ショックの初期状態（ウォームショック）と考える。血液ガス分析の結果では，pHはアシデミアの状態で，HCO_3^-の低下，Lacの上昇，CO_2の低下から，代謝性アシドーシスを呼吸で代償している状態と評価できる。

医学診断：腎盂腎炎による敗血症性ショック
治療方針：急速輸液，抗菌薬投与，昇圧薬準備

2. 看護診断

＃1尿路感染症による敗血症に関連したショック状態（ショックリスク状態）

3. アセスメント

患者は，数日前よりかぜ症状があり市販薬で経過をみていたが，本日は意識障害を呈していた。既往に糖尿病があり，高血糖による好中球機能低下・液性免疫低下などの免疫力の低下，尿中への糖分排泄による細菌などの病原体の増殖の促進，糖尿病の自立神経障害による膀胱知覚の低下・排尿筋収縮能の低下などの排尿障害などから，もともと尿路感染症に罹患しやすい傾向にあった。そこにかぜによる抵抗力の低下，食欲不振・飲水量減少による尿量減少などが加わり，逆行性尿路感染から腎盂腎炎をきたし，腎の集合管から腎実質に組織破壊が波及し，血流感染を合併して敗血症に至ったと考える。炎症メディエーターによって，末梢血管拡張による相対的循環血液量不足と，血管透過性亢進による循環血液量減少が起きている状態と推察される。これらによる心拍出量の低下を圧受容器が感知し交感神経が興奮したために，アドレナリン分泌増加とレニン・アンジオテンシン・アルドステロン（RAA）系の反応による循環調節機構が働き，頻脈がみられている。皮膚の乾燥がみられていたことから，数日前からの食欲不振によりすでに脱水があり，ショックを呈しているため，急激に循環が破綻する可能性が高い状態である。看護診断は＃1尿路感染症による敗血症に関連したショック状態（ショックリスク状態）をあげる。

バイタルサインのモニタリングとともに，一次評価・身体所見の継続的観察を行う。すでにショックを呈しているため，初期輸液の開始とともに，輸液に対する反応がない場合に循環作動薬が開始できるよう準備を進める。また，感染コントロールのため，腎排泄型の抗菌薬の早期投与の準備，感染源である尿の量と性状を観察し，腎機能保護に努める。ショックが進行するリスクを考え，救急カートを準備しておく。

4. 看護実践

腎盂腎炎・敗血症の関連図を図5-Ⅱ-I-1に示す。
1）看護診断
＃1尿路感染症による敗血症に関連したショック状態（ショックリスク状態）
2）看護目標
- ショックの進行を早期に発見し，循環の破綻を防ぐ
- 呼吸・循環の安定化と体温調節を行い，苦痛を軽減する
3）看護計画
看護計画を表5-Ⅱ-I-1に示す。

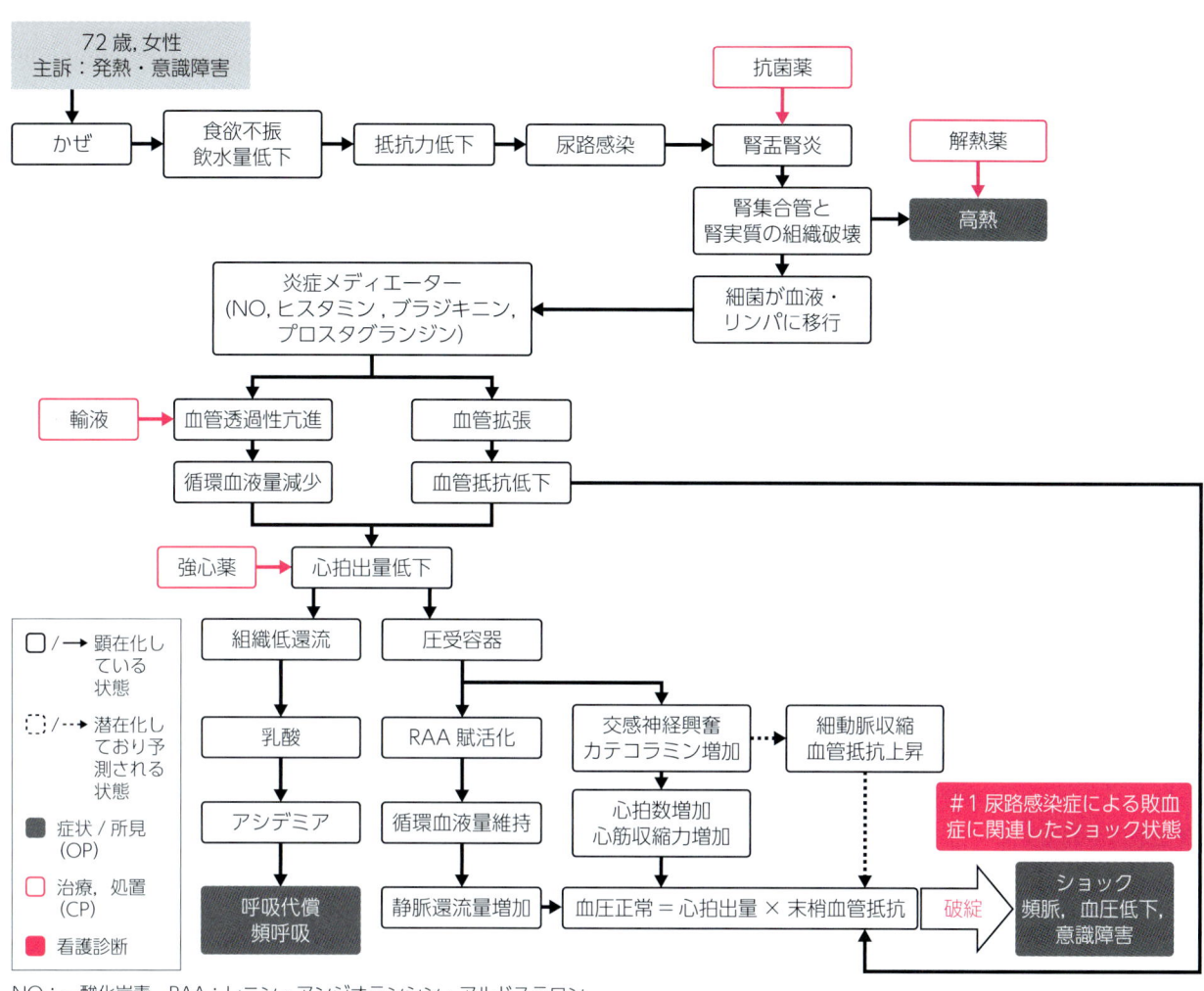

NO：一酸化炭素，RAA：レニン・アンジオテンシン・アルドステロン

図5-Ⅱ-Ⅰ-1　腎盂腎炎・敗血症の関連図

表5-Ⅱ-Ⅰ-1　看護計画

OP（観察）	CP（ケア）	EP（教育）
・一次評価：循環，ショック症状 ・二次評価 　－バイタルサイン／モニタリング 　－水分出納，バランス 　－尿の性状（混濁，色，におい） 　－検査データ（血液ガス，炎症値， 　　肝機能，腎機能）	・酸素，人工呼吸器準備 ・輸液投与，強心薬・昇圧薬の準備 ・抗菌薬の準備 ・解熱薬の準備，安楽な体位の支援 ・尿道カテーテル挿入	・状態や治療の流れ，実施する処置 　について説明する ・安静の必要性について説明する

J　胸部外傷

救急外来の状況：自動車で単独事故を起こした患者が救急搬送されており，外科担当医師と看護師1名はCT室で対応している。

表5-Ⅱ-J-1　高リスク受傷機転

- 同乗者の死亡した車両事故
- 車外に放出された車両事故
- 車の高度な損傷を認める車両事故
- 車にひかれた歩行者・自転車事故
- 5m以上もしくは30 km/時間以上の車に跳ね飛ばされた歩行者・自転車事故
- 運転手が離れていたもしくは30 km/時間以上のバイク事故
- 高所からの墜落（6m以上または3階以上を目安）
- 体幹部が挟まれた
- 機械器具に巻き込まれた

※小児：高所からの墜落（身長の2〜3倍程度の高さ）
〔文献1〕より引用・改変〕

┃ ホットライン情報 ┃

　患　者：54歳，男性。4時ごろ，バイクで走行中，道路を横切った獣を避けようとしてガードレールに衝突し転倒した。胸部を強打し（フルフェイスヘルメット装着），顕著な胸部の痛みと呼吸困難感があったため，救急車を要請した。

　救急隊情報：救急車で搬送される場合，救急隊から聴取する病院前情報では，MIST（p126）に沿って受傷機転および受傷部位，バイタルサインや症状，ロード＆ゴーを判断した理由，処置内容を把握する。

　M：バイクの単独事故，ガードレールに衝突し5mほど飛ばされている

　I：右胸部に打撲痕と胸郭の動揺あり，右下顎部分，両下肢に擦過傷と打撲痕あり

　S：意識レベルJCS I桁，胸部の痛みと呼吸困難を認める

　T：リザーバー付き酸素マスク10 l/分投与，全身固定を実施

　医師へ報告：ホットラインの情報を共有し，酸素投与の継続，末梢静脈路を2本キープするよう指示があった。

　ベッドの調整：2ベッドで受け入れの準備を進める。

　看護師の情報共有：応援看護師にCT室への対応を依頼した。スタッフ看護師に，胸部外傷の疑いがある患者が救急搬送されるため，MISTに沿って情報を共有し，受傷機転から予測される病態を踏まえた必要物品の準備を依頼した。胸部の打撲と胸郭の動揺があるとの情報を得たため，致死的胸部外傷の可能性を予測し，蘇生処置が迅速かつ的確に実施されるようABCDEアプローチに沿って物品を準備した。合わせて他部署への事前連絡も依頼した。

　重症感：emergency

　理　由：受傷機転は「運転手が離れていたもしくは30 km/時間以上のバイク事故」に該当する高リスク受傷機転（表5-Ⅱ-J-1）[1]であり，緊急度・重症度が高いととらえて対応する必要がある。救急隊からの情報では，右胸部の強打による打撲痕と胸郭の動揺があり，致死的胸部外傷が想起できる。致死的胸部外傷であればその緊急性は高く，浅く速い呼吸を認めていることから呼吸不全に陥っている可能性が高いため，重症感ありとした。

　看護実践：医師へコールし第一印象の共有を図る。

2.　一次評価とバイタルサイン

　気　道：発語（＋），気道狭窄音（−），口腔内出血や吐血など（−）

　呼　吸：頸部：呼吸補助筋の使用（＋），頸静脈怒張（−），気管偏位（−），皮下気腫（−）
胸部：【視診】打撲痕（＋；右胸部），奇異呼吸（＋；右胸部），頻呼吸（＋；浅く速い）【聴診】呼吸音減弱（＋；左肺）【触診】胸部圧痛（＋；右胸部）・動揺（＋；右胸部）・轢音（＋；右胸部），皮下気腫（−）【打診】鼓音（−）・濁音（−）

　循　環：橈骨動脈触知（＋；充実），冷感（−）・冷汗（−），活動性出血（−）

　意　識：GCS E4V5M6 = 15，瞳孔2.5 mm/＋（L = R），四肢麻痺（−）

　体表と体温：体温異常（−）

┃ トリアージと蘇生フェーズ ┃

1.　第一印象

発語可能，気道開通（＋），呼吸促迫（＋），橈骨動脈触知（＋），末梢皮膚冷感（−）・冷汗（−），活動性の出血（−），意識レベルI桁，苦悶表情（＋）

血　圧：152/78 mmHg
心拍数：146回/分
呼　吸：33回/分
SpO_2：87%（リザーバー付き酸素マスク10 l/分）
体　温：36.1℃

1）緊急度の判断

外傷初期診療・看護の一次評価（primary survey）では，緊急度の高いTAFXXX（表5-Ⅱ-J-2）を見逃さないように観察することが重要である[2]。

気道（A）は開通，呼吸（B）では右胸郭の打撲痕，右胸郭の圧痛・動揺があることから，多発性肋骨骨折により吸気時に陥没，呼気時に膨張する奇異呼吸が生じており，正常な胸部運動が障害されていると考えられる。頻呼吸に加え呼吸補助筋を使用した努力呼吸を呈しており，SpO_2の数値も低いことから，血中ないし組織酸素供給が十分ではなく呼吸仕事量が増大している状況と考える。SpO_2 87％は酸素解離曲線からPaO_2 50 mmHgほどと推測でき，低酸素血症をきたしている状態と判断できる。したがって，頻呼吸は低酸素血症に伴い末梢化学受容体が反応し呼吸を促進させたことが要因と考えられる。さらに，多発性肋骨骨折の疼痛に伴う胸壁運動制限による1回換気量の低下と奇異呼吸による肺胞低換気から頻呼吸が助長され，横隔膜を使った呼吸だけでは十分な呼吸ができないため，胸郭を広げるための努力が働き，呼吸補助筋が使用されている状態である。この時点でフレイルチェストによる呼吸障害と考えられるが，ほかの胸部外傷を併発している可能性もあるため，その他の致死的胸部外傷についても評価を継続する。胸部に解放創はないため，開放性気胸は否定できる。

循環（C）の所見では，ショック徴候は認めず，呼吸（B）の所見と統合すると，呼吸音の減弱や打診による濁音もなく，皮膚の冷感や冷汗などのショック徴候はないため大量血胸は現時点では考えにくい。また，頸静脈怒張や気管偏位，頸部・胸部の皮下気腫や打診による鼓音は認めないため緊張性気胸は除外できる。加えて，ショック徴候を認めないため心タンポナーデを含む閉塞性ショックを疑う所見はない。また，意識（D）と体表と体温（E）も明らかな異常はない。

したがって，フレイルチェストに伴う呼吸障害が一次評価の評価である。肺胞低換気と低酸素血症による呼吸不全により緊急性は高く，リザーバー付き酸素マスク10 l/分投与を持続し，酸素化が不十分であればバッグ・バルブ・マスク換気や気管挿管，人工呼吸による陽圧換気の準備を行う。また，胸部に強い外力を受けたことで肺挫傷を併発しているおそれがあり，今後さらに呼吸状態が悪化する可能性が高い。低酸素血症は生体内の各組織や細胞レベルにおける組織低酸素症を招くことになるため生命維持にとって危険な状態であり，早期に低酸素状態を改善する必要がある。

2）場の調整

医師へ情報を共有する。

3）救急処置の実施，準備

モニタリングとリザーバー付き酸素マスク10 l/分投与・全身固定の継続，末梢静脈路2ルート確保と初期輸液（加温した輸液）の開始，鎮痛薬・鎮静薬の準備，気管挿管と陽圧換気（人工呼吸器）準備，陽圧換気に

表5-Ⅱ-J-2　緊急度の高いTAFXXX

T	cardiac tamponade	心タンポナーデ
A	airway obstruction	気道閉塞
F	flail chest	フレイルチェスト
X	tension pneumothorax	緊張性気胸
X	open pneumothorax	開放性気胸
X	massive hemothorax	大量血胸

伴う合併症（緊張性気胸）に対する胸腔穿刺・胸腔ドレナージチューブ（28Fr以上）の準備を進める。

4）検査の準備

FAST・X線検査の準備（連絡）を進める。

5）医師へ報告，検査の実施

FAST：陰性
胸部・骨盤X線検査：右多発肋骨骨折（＋），両肺挫傷（＋），骨盤骨折（－）
血液ガス分析：（来院時）pH 7.216，PaO_2 79.9 mmHg，$PaCO_2$ 86.5 mmHg，HCO_3^- 30.3 mEq/l，BE 7.6 mEq/l，Lac 1.9 mmol/l

6）検査の結果のアセスメント

来院時の血液ガス分析から，アシデミアと高二酸化炭素血症が認められる。$PaCO_2$ 86.5 mmHg，HCO_3^- 33.3 mmol/lから，二酸化炭素の増加と重炭酸イオンの増加から今回のアシデミアは呼吸性アシドーシスでⅡ型呼吸不全の状態である。二酸化炭素が蓄積するⅡ型呼吸不全の病態として，肺胞低換気による換気障害が主な原因であり，肺胞低下をもたらす病態として，中枢神経麻痺や薬物中毒などがある。しかし，患者の既往などからはそのような病態は認められない。一方で，フレイルチェストは，肺挫傷によるガス交換不全とともに，気管支や細気管支への出血，分泌物貯留などによる気道抵抗の増加や，自発呼吸下での強い胸腔内圧が必要となるため，換気障害をもたらす。呼吸性アシドーシスの原因としては，胸部外傷によるフレイルチェストがあげられる。

医師と情報共有を行い，気管挿管，人工呼吸管理が必要であることを共有し，気管挿管の介助を行い，人工呼吸器の管理を始めた。

また，低酸素血症に伴い，組織の低酸素症がしばらく続いたことで嫌気性代謝が亢進し，乳酸が蓄積している状態である。人工呼吸管理により組織への酸素供給が安定し，低酸素症が改善することで乳酸の蓄積が軽減していくか，経過を追って評価する。

【緊急処置：気管挿管の施行】
人工呼吸器設定：PCV-SIMV，FiO_2 0.40，PEEP 8，PIP 20，f15

【胸部再評価】
頸　部：頸静脈怒張（－），気管偏位（－），呼吸

補助筋の使用（−）
胸　部：右胸郭の挙上は弱いが奇異呼吸の改善を確認，呼吸音改善，皮下気腫（−），皷音（−），濁音（−）
バイタルサイン：呼吸数22回／分，SpO_2 94％

【血液ガス分析】
（人工呼吸器装着時）pH 7.365，$PaCO_2$ 57.4 mmHg，PaO_2 88.9 mmHg，$HCO_3{}^-$ 29.3 mEq/l，BE 5.9 mEq/l，Lac 1.1 mmol/l

　フレイルチェストへの初期治療として，十分な鎮静および呼吸障害に対して気管挿管下に人工呼吸管理を行う。陽圧換気により気道や胸腔圧が安定化し，奇異性の胸郭運動が解消され，呼吸数 22回／分，呼吸音の減弱・左右差が改善し，SpO_2 94％となった。また，人工呼吸器装着後の血液ガス分析では，二酸化炭素の値が平時よりは高値であるが来院時より低下しており，アシデミアも改善傾向である。酸素化不良による呼吸障害の状態は続いているが，フレイルチェストに対する初期治療後であること，新たに皮下気腫や皷音・濁音などの身体所見の出現がなく，陽圧呼吸に伴う緊張性気胸の合併も現時点で認めていないため，蘇生処置により呼吸（B）の緊急性は回避したと判断する。しかし，気管挿管による陽圧換気に伴い気胸などが出現する可能性があるため，引き続き重点的に胸部の観察を継続する必要がある。

3.　二次評価

問　診
主　訴：胸痛
現病歴：4時ごろ，バイクで走行中，獣を避けようとしてガードレールに衝突して転倒した。胸部を強打し顕著な胸部の痛みと呼吸困難感が生じたため，救急車を要請した
【SAMPLER】
S：胸痛
A：なし
M：内服薬の服用なし
P：既往歴なし
L：昨日19時ごろ
E：バイクの転倒事故
R：なし

身体所見
頭部・顔面：右下顎部に擦過傷（+），打撲痕（+），圧痛（−），礫音（−），ブラックアイ（−），バトル徴候（−）
頸　部：呼吸補助筋の使用（−），頸静脈怒張（−），気管偏位（−），皮下気腫（−）

胸　部：**【視診】**呼吸数22回／分，SpO_2 94〜96％（FiO_2 0.4），陽圧呼吸により胸郭挙上は若干右が弱い**【聴診】**呼吸音左右差（−），副雑音（−）**【触診】**胸部圧痛（+；右胸部），動揺（+；右胸部第2〜6肋骨），礫音（+；右胸部），皮下気腫（−）**【打診】**皷音（−），濁音（±；右側胸部）
腹　部：打撲痕（−），外出血（−），圧痛（−）
四　肢：両下肢擦過傷（+），打撲痕（+），外出血（−），圧痛（−），礫音（−）

神経所見
GCS：E3VTM6 = 10（鎮静中）
瞳孔／対光反射：R3.0/+，L3.0/+

画像所見
FAST検査：陰性
EFAST検査：陰性
胸部X線検査：左多発肋骨骨折（+），両肺挫傷（+），挿管チューブの位置正常
骨盤X線検査：骨盤骨折（−）

1）緊急度の判断
緊急度は高い。
2）根拠（臨床推論；疾患予測＋一次評価との統合）
　二次評価において全身の損傷を探し出すには，①受傷機転，②徴候や身体所見，③診療上の危険因子の情報が鍵となる。一次評価の段階では明らかな所見を示さないが，適切な治療が行われない場合には致死的となる。もしくは臨床的に問題が生じる胸部外傷（**表5-Ⅱ-J-3**）を診断し，専門医と連携して根本治療を行う段階である[3]。つまり，二次評価では，緊急度の高いPATBEDXXを見落とさないように診断，観察することが重要となる。
　一次評価ではフレイルチェストを認め，低酸素血症と換気障害に伴う呼吸不全を呈していたため，蘇生処置として気管挿管と陽圧換気を実施し，致死的な状態は一時的に回避した。二次評価の詳細な身体所見の結果，陽圧呼吸によって胸郭運動と呼吸音の減弱は改善した。人工呼吸器装着後の血液ガス分析の結果からも換気障害は軽減したと評価でき，現時点では安定した呼吸状態を維持できているようにみえる。しかし，フレイルチェストでは肺挫傷の存在がガス交換に影響を与え，時間経過とともに血胸が顕在化する可能性がある。一次評価では明らかな血胸は認めなかったが，受傷機転や身体所見を考慮すると肺挫傷の存在は明らかである。したがって，血胸が進行し大量の血液貯留により肺が圧迫され，呼吸不全を引き起こし，循環血液量減少による循環不全に陥る状況も潜在していることを想定しておく。また，肺挫傷に対する陽圧呼吸により，緊張性気胸合併のリスクも継続している。現時点で左側胸部の濁音が新たに出現していることから，広範囲な肺挫傷の存在と血胸の進行および緊張性気胸の

表5-Ⅱ-J-3　二次評価で診断するPATBEDXX

P	pulmonary contusion	肺挫傷
A	aortic rupture	外傷性大動脈破裂
T	tracheobronchial rupture	気管・気管支破裂
B	blunt cardiac contusion	鈍的心損傷
E	esophageal rupture	食道破裂
D	diaphragmatic rupture	横隔膜破裂
X	pneumothorax	気胸
X	hemothorax	血胸

リスクが潜在していることを踏まえると，緊急性は高い状態である。

　その他，外傷性大動脈破裂については多発肋骨を認めているが，上縦隔の拡大はなく，血圧の左右差もない。また，出血性ショックもみられない。気管支破裂については，皮下気腫がなく血痰などの所見は認めない。食道破裂についても悪心・嘔吐を認めておらず皮下気腫もない。鈍的心損傷についても頸静脈怒張はなく，血圧低下もないため心タンポナーデは認めない。また，不整脈などもないため肺挫傷以外のPATBEDXXを疑う明らかな身体所見は認められない。さらに，胸部以外に，骨盤骨折や頭蓋底骨折，頸椎や重度の四肢外傷，意識障害を伴う頭蓋内病変の疑いは低い。しかし，交通事故における胸部外傷の場合，腹部臓器の損傷を合併していることが多い。患者は右胸部を強打しており，横隔膜の損傷や肝損傷の可能性を念頭に置いて対応する必要がある。

3）実践（場の調整と救急処置の準備，実施）

　モニタリングの継続，人工呼吸管理，吸引の実施，胸腔ドレナージチューブ（28Fr以上）の準備，医師と情報共有を行う。

検査の選択フェーズ

1. 検査の準備と根拠

　ここまでの経過から，明らかな多発肋骨骨折，肺挫傷があるため，血胸（大量血胸）や気胸（緊張性気胸）への進展および外傷性大動脈破裂などの胸部外傷が潜在している可能性がある。胸部外傷は気道，呼吸，循環の破綻をきたし，緊急度・重症度ともに高い病態を呈する。また，骨性胸郭のなかには横隔膜，肝臓，脾臓，胃などの腹腔内臓器も含まれており，合併損傷に留意が必要である。受傷機転を考慮すると，胸部以外の頭部，頸部，胸部，腹部を含めた全身にも同様の外力が加わっていると想定されるため全身の精査が必要となる。そのため，全身CT検査による評価を行う。

　人工呼吸管理後の換気不全と低酸素血症の評価のため，適宜，血液ガス分析を実施する。今後，大量血胸に伴う循環不全の潜在を念頭に置き，乳酸値の変化や

代謝性アシドーシスに注意する。血液検査では，組織の損傷や挫滅に伴う反応，出血に伴う貧血の進展を評価する。肝機能では，肝損傷に伴う反応の出現や出血の助長となり得る機能低下の有無を確認し，凝固能も評価する。また，迅速な全身の精査が必要な多発外傷の診療では，腎臓に負担がかかる造影剤を用いた造影CT検査が外傷評価のゴールデンスタンダードとなっている。一刻を争う状況では高齢者に対しても腎機能を確認する前に施行するのが現状であるが，可能であれば造影CT検査やIVR（interventional radiology）検査に備えて腎機能の評価などを行う。

2. 検査の準備・実施

　全身CT検査，血液ガス分析の準備を進め，実施する。血液検査はPSで実施済み。

看護診断と看護実践フェーズ

全身CT検査：右第2～7肋骨骨折，右肺挫傷，右血胸
FAST検査：右胸腔に貯留液あり，その他は陰性
血液検査：WBC 13,100/μl，Hb 11.6 g/dl，Hct 33.7%，Plt 11.2万/μl，PT-INR 1.16，フィブリノゲン 143 mg/dl，CRP 1.89 mg/dl，TP 6.9 g/dl，Alb 4.1 g/dl，T-Bil 1.3 mg/dl，D-Bil 1.1 mg/dl，CPK 1,276 U/l，AST 129 U/l，ALT 70 U/l，LDH 313 U/l，ALP 234 U/l，BUN 5.5 mg/dl，Cr 0.58 mg/dl，Na 132 mEq/l，K 3.7 mEq/l，Cl 96 mEq/l
血液ガス分析：pH 7.43，PaO_2 138 mmHg，$PaCO_2$ 32.8 mmHg，Hb 13.1 g/dl，HCO_3^- 26.4 mEq/l，BE 2 mEq/l，Lac 0.9 mmol/l（FiO_2 0.5）

1. 検査データの検証（医師との共有）

　全身CT検査とFAST検査の結果では，右第2～7肋骨骨折によるフレイルチェスト，および右肺挫傷と右血胸を認めた。鈍的損傷による心タンポナーデや気管気管支・大血管損傷，食道・横隔膜損傷，頭部・頸部の外傷，腹部臓器の損傷，肋骨以外の骨折，また陽圧換気の開始に伴う気胸は合併していないことを確認した。肺挫傷は受傷後24～48時間で酸素化能が悪化することがあり，陽圧呼吸を継続することで血気胸の悪化，さらに緊張性気胸へ移行する可能性を含め，身体所見やショック徴候の出現，画像所見，血液ガス分析など，呼吸状態を継続して評価していくことを医師と共有した。

　血液検査の結果では，Hb 11.6 g/dl，Ht 33.7%のため血胸による顕著な貧血は認めないが，出血初期段階で

は細胞外液が希釈されていないことから，出血の程度が反映されていない可能性もある。抗凝固薬の服用や凝固異常は認めないが，組織損傷・挫滅に伴うWBCとCPKの上昇があり，血小板とフィブリノゲンの低下が止血に伴う消費であるとすれば出血が続いている可能性が推測されるため，この後の推移に注目する必要がある。また，肝機能やビリルビン値の数値がやや悪いため，画像所見では肝損傷は認めていないものの経過を観察する必要がある。その他，腎機能や電解質に異常は認めない。

血液ガス分析の結果では，搬送直後は換気不全に伴う呼吸性アシドーシスを認めたが，陽圧換気後はPaCO$_2$ 32.8 mmHgと二酸化炭素の蓄積が是正され，pHも基準範囲を維持している。ただし，PaO$_2$は138 mmHgと基準範囲のようにみえるがP/F比が276と低く，かつA-aDO$_2$も177.5であり，肺挫傷による拡散障害（酸素化障害）が強く疑われる。

> 医学診断：フレイルチェスト，肺挫傷，血胸
> 治療方針：気管挿管による人工呼吸管理，鎮痛・鎮静薬投与，保存的治療

2.　看護診断

#1 フレイルチェスト，肺挫傷に伴うガス交換障害

3.　アセスメント

多発肋骨骨折に伴いフレイルチェストを認めた。胸壁の不安定性や疼痛に伴い，浅表性の呼吸がありPaCO$_2$の上昇がみられた。また，肺挫傷に伴い肺胞面積の減少による拡散障害，換気血流比不均衡，肺コンプライアンス低下とシャント率の増加による低酸素血症を認めている。看護問題として「ガス交換障害」をあげ，出血や気道分泌物貯留により気道抵抗が増加し，それを補うため吸気時には強い陰圧が起こり，さらに，痛みにより呼吸運動は抑制され，換気量低下と気道分泌物の排泄抑制が起こるため，「非効果的呼吸パターン」もあげる。非効果的呼吸パターンに伴いガス交換障害をきたすため，看護問題を統合し「ガス交換障害」を抽出する。

今回，救急処置として気管挿管，人工呼吸管理を行っている。OP・CPでは，適宜，血液ガス分析で酸素化と換気および代謝をチェックし，人工呼吸管理を徹底する。とくに受傷後48時間までは血胸の進行に伴う低酸素血症に注意する必要がある。また，気胸が出現した際には，陽圧呼吸に伴い急速に緊張性気胸へ進展するおそれがあるため，身体所見とショック徴候の出現を見逃さないよう観察し，胸腔穿刺と胸腔ドレナージをすぐに実施できるよう物品をそろえておく。肋骨骨折の痛みによる胸郭運動の低下や咳嗽の抑制は，気道分泌物の排出を妨げ無気肺や肺炎を起こしやすくなるため，換気を妨げないように適度なバストバンド固定で痛みの緩和と胸郭運動の安定化を図る。多発肋骨骨折に対し，観血的骨折整復術が行われる可能性も考慮し，精神状態を含めた全身状態の安定化を図るとともに，家族の面会調整や家族へのケアを充実させる。

4.　看護実践

胸部外傷の関連図を図5-Ⅱ-J-1に示す。
1）看護診断
#1 フレイルチェスト，肺挫傷に伴うガス交換障害
2）看護目標
- 肺挫傷と血胸の悪化や合併症が併発せず，効果的なガス交換へ改善する
- 疼痛コントロールと胸部固定により安定した呼吸パターンで経過できる
3）看護計画
看護計画を表5-Ⅱ-J-4に示す。

◉ 文献

1）総務省消防庁：緊急度判定プロトコルVer.3；救急現場．2020．
https://www.fdma.go.jp/mission/enrichment/appropriate/items/kyukyu.pdf（accessed 2024-8-20）
2）日本救急看護学会監：外傷初期診療の実際．外傷初期看護ガイドラインJNTEC，改訂第4版，へるす出版，東京，2018，pp72-82．
3）日本外傷学会，救急医学会監，日本外傷学会外傷初期診療ガイドライン改訂第6版編集委員会編：胸部外傷．外傷初期診療ガイドラインJATEC，改訂第6版，へるす出版，東京，2021，pp75-97．

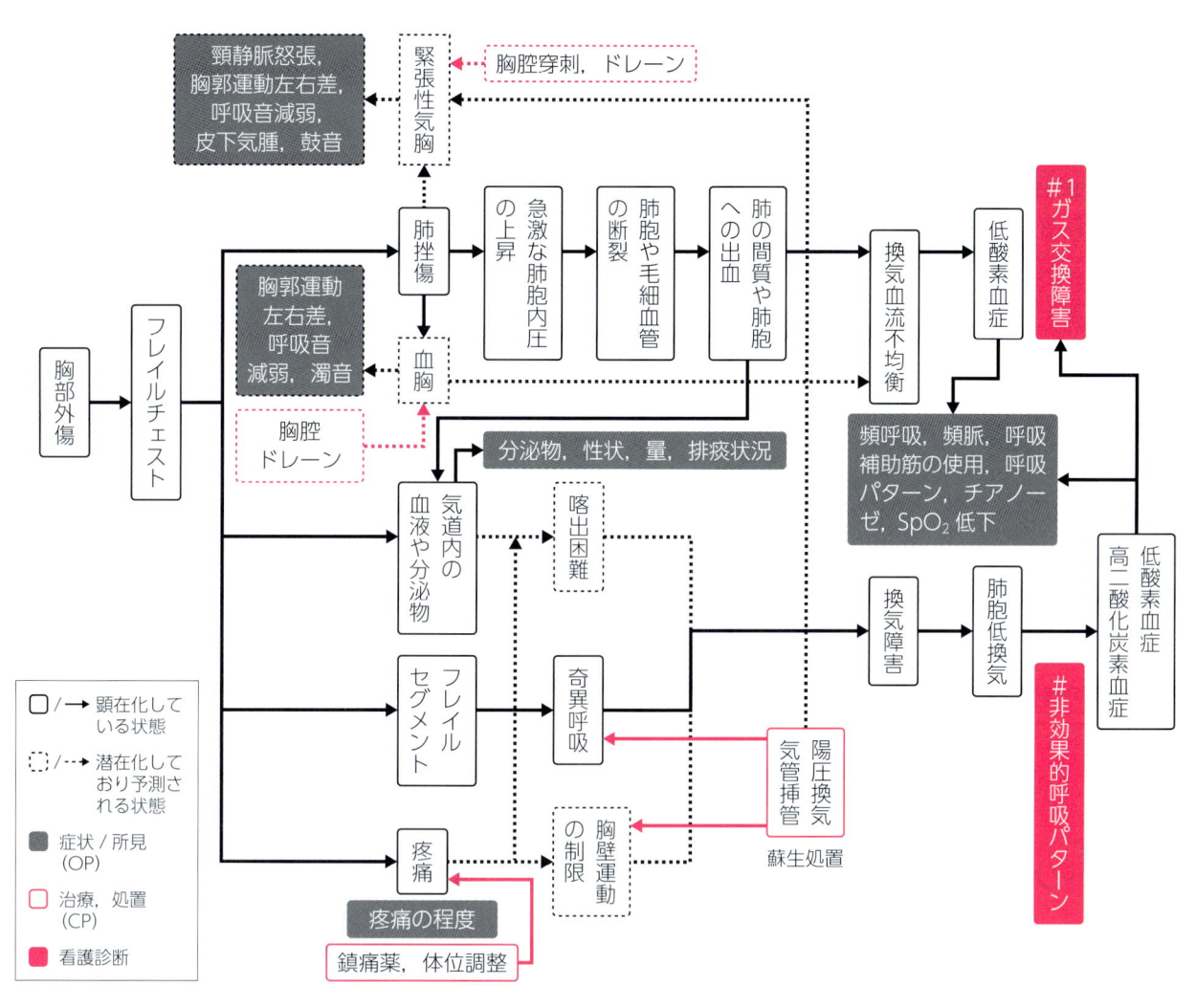

図5-Ⅱ-J-1　胸部外傷の関連図

表5-Ⅱ-J-4　**看護計画**

OP（観察）	CP（ケア）	EP（教育）
・一次評価/二次評価の観察 　－ショック徴候の有無 　－呼吸音減弱（左右差）・頸静脈怒張，皮下気腫，鼓音・濁音の有無 ・バイタルサイン/モニタリング ・人工呼吸器設定/パラメータ（呼吸数，換気量，気道内圧など） ・胸部肋骨骨折の状態（骨折，痛み） ・検体検査（血液・血液ガス） ・画像検査（胸部CT，胸部X線） ・精神状態	・治療の準備（胸腔穿刺・胸腔ドレナージ：28Fr以上の胸腔ドレナージチューブ） ・人工呼吸管理 ・鎮痛/鎮静薬の投与（覚醒状況の把握・疼痛コントロール） ・輸液管理 ・適度な胸部バストバンド固定 ・手術療法 ・適宜吸引，体位ドレナージ ・安楽な体位保持 ・精神面へのケア ・家族の面会調整	・安静の必要性について説明する ・処置やケアの前には目的や方法について説明する ・痛みが強い，呼吸が苦しいなどの際はがまんしないように説明する

K 熱 傷

救急外来の状況：喘息の小児患者の救急搬送があり，内科担当医師と看護師1名が診察中である。外科担当医師は，病棟で急変した術後患者に対応している。

血　圧：165/98 mmHg
心拍数：112回／分（洞調律）
呼　吸：26回／分
SpO_2：98%（酸素リザーバーマスク10l）
体　温：35.1℃

ホットライン情報

患　者：62歳，女性。19時ごろ，自宅で天ぷらの調理中に油に引火して受傷し救急車を要請した。

医師へ報告：ホットライン情報を共有し，熱傷処置の準備をしておくように指示があった。

ベッドの調整：3ベッドで受け入れの準備を行う。

看護師の情報共有：スタッフ看護師に熱傷患者が来院予定であるため，そのまま小児患者の対応を依頼した。

1）緊急度の判断

気道は開通し嗄声もないが，鼻腔にすすの付着を認めていることから気道損傷の可能性が否定できないため，緊急度は高い。気道損傷では炎症により気管・気管支粘膜の血管透過性が亢進し，滲出液にフィブリンや凝血塊，壊死物質が混ざった偽膜が形成される。この偽膜により末梢の気道が閉塞し，換気血流比の悪化や肺の損傷が進行する。これを防ぐためのヘパリンやN-アセチルシステインのネブライザー吸入の実施を想定する。また，気道狭窄などさらなる悪化の際には，気管挿管の可能性があることも考慮する。現時点では，酸素投与下で呼吸状態が安定しており，酸素化不良は認めていない。

現時点で意識障害はないことから，重度の一酸化炭素中毒を合併している可能性は低いと考える。

血圧が高く頻脈を認めていることから，熱傷部位の疼痛により交感神経が優位となっている影響が予測される。ただし，熱傷の侵襲に伴う炎症性サイトカイン（IL-1β，IL-6，TNFαなど）の影響による血管透過性の亢進や，熱傷創からの滲出液の漏出からくる体液の喪失により循環血液量の減少に移行しはじめている状況であれば，緊急度は高い。今後，循環動態が不安定になる可能性もあるため，末梢静脈路確保による輸液の実施とモニタリングを行いながら，二次評価を行う。

トリアージと蘇生フェーズ

1. 第一印象

疼痛の訴えあり，嗄声（−），呼吸促迫（−），橈骨動脈触知（＋），顔面にすすの付着あり，衣類には部分的に焦げやすすの付着あり

重症感：sick

理　由：嗄声はないが顔面にすすの付着を認めており，気道に異常を認める気道損傷（気道熱傷）の可能性が否定できないこと，衣類の焦げやすすから熱創傷が広範囲にわたる可能性があるため，重症感ありとした。

看護実践：医師へコールし，第一印象の共有を図る。

2）実践（場の調整と救急処置の準備，実施）

- 循環血液量確保のための末梢静脈路確保と輸液の準備
- モニタリング，採血の準備
- 酸素化の把握と一酸化炭素中毒を否定するための血液ガス分析の準備
- 気道損傷の診断のための気管支ファイバースコープの準備，肺損傷を確認するための胸部X線検査，CT撮影準備
- 気道損傷があった場合のヘパリン，N-アセチルシステイン吸入，気管挿管準備
- 保温

2. 一次評価とバイタルサイン

気　道：気道開通，嗄声（−），喘鳴（−），鼻腔にすすの付着あり

呼　吸：頻呼吸（−），呼吸補助筋の使用（−），異常呼吸音（−）

循　環：橈骨動脈触知（＋），頻脈（＋），冷感（＋），冷汗（−）

意　識：GCS E4V5M6 = 15

体表と体温：両上肢，腹部〜両下肢にかけて発赤あり。衣類が濡れており冷感あり

3. 二次評価

問　診

主　訴：熱傷創部（両上肢，腹部〜両下肢）の疼痛

現病歴：19時ごろ，患者が天ぷらの調理中に油

に引火し，衣類に燃え移った。慌てて火を消そうとした際に隣のコンロの鍋が落下し，熱湯がかかった。物音に気づいた息子により救急要請となった。

【SAMPLER】

S：熱傷創部（両上肢，腹部～両下肢）の疼痛

A：なし

M：アジルバ20 mg/錠×1，クレストール5 mg/錠×1

P：高血圧，高コレステロール血症

L：聴取未

E：現病歴参照

R：聴取未

身体所見

顔　面：表面と鼻腔にすすの付着あり，口腔・咽頭内にすすの付着なし，鼻毛の焼失なし

頸部/胸部：明らかな熱傷（－），呼吸補助筋の使用（－），異常呼吸音（－），呼吸音の左右差（－）

腹　部：腹部に深達性Ⅱ度熱傷8%

上　肢：右前腕浅達性Ⅱ度熱傷4%，左上腕Ⅲ度熱傷5%

下　肢：右大腿前面深達性Ⅱ度熱傷5%・浅達性Ⅱ度熱傷1%，左大腿全周に深達性Ⅱ度熱傷10%，右下腿浅達性Ⅱ度熱傷2%，左下腿浅達性Ⅱ度熱傷2%

1）緊急度の判断

緊急度は高い。

2）根拠（臨床推論；疾患予測＋一次評価との統合）

気道損傷は受傷機転と臨床所見による診断が基本となる。受傷機転では，①火災による顔面熱傷，②口腔・鼻粘膜の熱傷，③室内など閉所での受傷が，臨床所見では，喉の違和感，嗄声，咳嗽，呼吸困難などの自覚症状や，鼻毛焼失，口腔・咽頭内のすす付着，すす混じりの喀痰，呼吸促迫，喘鳴，呼吸副雑音聴取などがある。本事例は，顔面に熱傷はなく鼻毛の焼失もないが，鼻腔にすすが付着しているといった気道損傷を示唆する所見があるため，遅発性に気道閉塞が起こる可能性は完全には否定できない。

熱傷面積（total body surface area；TBSA）の算定法には「9の法則」「5の法則」「Lund & Browderの法則」「手掌法」があり（図5-Ⅱ-K-1），熱傷の深達度は，皮膚所見と症状によりⅠ度，Ⅱ度（浅達性，深達性），Ⅲ度に分類される（表5-Ⅱ-K-1，図5-Ⅱ-K-2）。熱傷の重症度を示す熱傷指数〔BI＝Ⅱ度熱傷面積（%）×1/2＋Ⅲ度熱傷面積（%）〕は死亡率と相関し，10～15以上で重症，40以上で死亡率が50%を超え，70%では救命が困難とされる。また，熱傷予後指数（PBI＝BI＋年齢）は年齢を加味した指標で，80以上では重症熱傷とされ，100以上では救命が困難となる。病院選定や入院治療の要否を判断するためには，Artzの基準（表5-Ⅱ-K-2）[1]やABA（米国熱傷学会）分類（表5-Ⅱ-K-3）[2]などを用いる。

本事例は，Ⅱ度熱傷32%，Ⅲ度熱傷5%，BI 21，PBI 83であることから重症熱傷の状態であり，循環動態の変動をきたす可能性がある。

現状では意識状態に問題はなく，頭痛などの症状もないことから，一酸化炭素中毒の可能性は低い。しかし，火災現場からの搬送であるため，一酸化炭素中毒の可能性が否定できるまで，酸素投与を継続したうえでCOHbの値を確認する必要がある。

3）実践（場の調整と救急処置の準備，実施）

- 末梢静脈路確保と輸液の実施：初期輸液療法としては，Parkland（Baxter）の公式やmodified Brooke formula，米国熱傷学会の提唱するAdvanced Burn Life Support（ABLS）に基づいた方法が一般的に使用されている（表5-Ⅱ-K-4）[1]。
- 酸素投与継続
- 医師へコール（検査の指示依頼）
- 検査，熱傷創部確認のためのプライバシー確保

検査の選択フェーズ

1．検査の準備と根拠

気道損傷の診断のため，医師が気管支ファイバースコープで咽頭・喉頭・声門の観察を行い，すすの付着や粘膜の発赤・浮腫，気道分泌の状態を確認できるよう準備した。また，胸部単純X線や胸部CT撮影の移送準備を行った。これらは気道損傷や肺損傷の診断に役立つが，受傷早期には異常を認めないことが多いことから経時的に確認する必要があるため，今後の撮影オーダーも含めて確認した。

循環血液量減少を判断するため，血液検査とIVC（下大静脈）径測定のための心臓超音波検査の準備を行った。火炎現場からの搬送であるため一酸化炭素中毒の有無の把握に加え，COHb値の上昇があれば気道損傷を疑う有力な根拠ともなるため，血液ガス分析でCOHb値を確認できるよう準備を行った。

2．検査の準備・実施

気管支ファイバースコープ，心臓超音波検査，採血，血液ガス分析の準備を進める。胸部X線・CT撮影のため放射線技師へ連絡する。

看護診断と看護実践フェーズ

気管支ファイバースコープ：咽頭・喉頭・声門の発赤（－），浮腫（－）

胸部単純X線検査：心拡大（－），異常陰影（－）

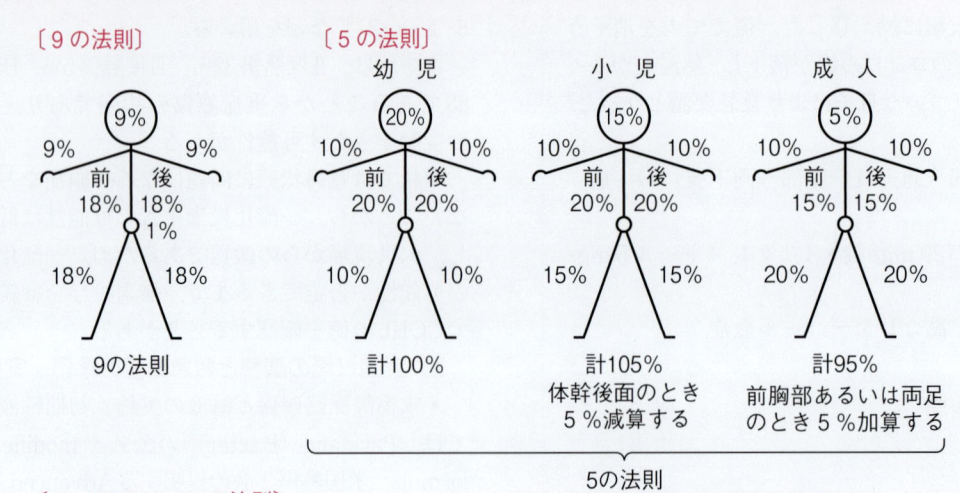

〔9の法則〕　〔5の法則〕

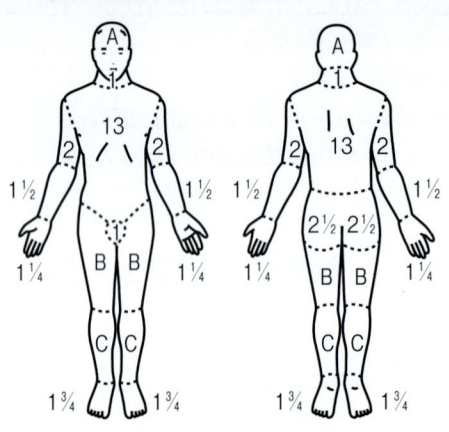
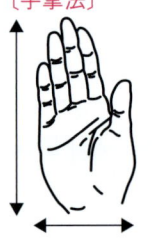

〔Lund & Browderの法則〕

年齢による広さの換算

	年　齢					
	0歳	1歳	5歳	10歳	15歳	成人
A－頭部の½	9½	8½	6½	5½	4½	3½
B－大腿部の½	2¾	3¼	4	4¼	4½	4¾
C－下腿部の½	2½	2½	2¾	3	3¼	3½

〔手掌法〕

体表面積の1％

図5-Ⅱ-K-1　熱傷面積の算定法

表5-Ⅱ-K-1　熱傷深度別の特徴

分　類	熱傷深度	略　号	外　見	自覚症状	傷害組織	上皮化期間
Ⅰ度	epidermal burn	EB	紅斑	熱感，疼痛	表皮	数日
浅達性Ⅱ度	superficial dermal burn	SDB	水疱	熱感，疼痛 強い疼痛	表皮～真皮	1～2週間
深達性Ⅱ度	deep dermal burn	DDB	水疱，びらん	―	真皮	約1カ月
Ⅲ度	deep burn	DB	蒼白 羊皮紙様	無痛	真皮全層 皮下組織	1カ月以上

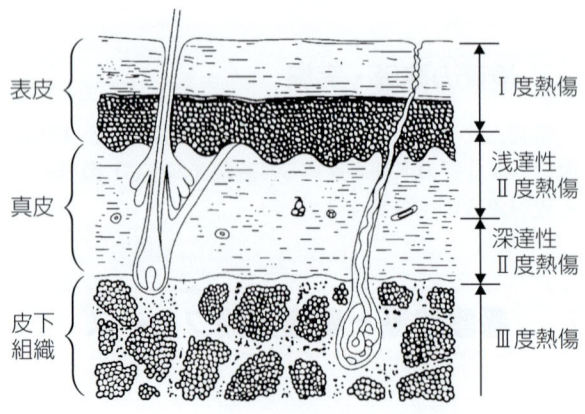

図5-Ⅱ-K-2　熱傷深度の分類

表5-Ⅱ-K-2　Artz の基準

重症熱傷（総合病院，熱傷専門病院で入院加療）
- Ⅱ度 30%TBSA以上
- Ⅲ度 10%TBSA以上
- 顔面，手，足のⅢ度熱傷
- 気道損傷の合併
- 軟部組織の損傷や骨折の合併
- 電撃傷

中等度熱傷（一般病院での入院加療）
- Ⅱ度 15～30%TBSAのもの
- Ⅲ度 10%TBSA以下のもの（顔，手，足を除く）

軽症熱傷（外来で治療可能）
- Ⅱ度 15%TBSA以下のもの
- Ⅲ度 2%TBSA以下のもの

TBSA：total body surface area　　　〔文献1）より引用〕

表5-Ⅱ-K-3　ABA（米国熱傷学会）分類

熱傷分類	熱傷の特徴	マネジメント
重度	・年齢10〜50歳でⅡ度体表面積＞25％ ・年齢10歳未満，あるいは，50歳より上でⅡ度表面積＞20％ ・すべての患者でⅢ度熱傷面積＞10％ ・手/顔面/足あるいは会陰を含む熱傷 ・大関節をまたぐ熱傷 ・四肢の全周性熱傷 ・吸入損傷を伴う熱傷 ・電気熱傷 ・骨折あるいはその他の外傷を伴う熱傷 ・ハイリスク患者の熱傷	熱傷センターでの治療
中等度	・年齢10〜50歳でⅡ度体表面積＞15〜25％ ・年齢10歳未満，あるいは，50歳より上でⅡ度表面積＞10〜20％ ・すべての患者でⅢ度熱傷面積＞10％ ・重度（上記）の熱傷の特徴がない	入院治療
軽度	・年齢10〜50歳でⅡ度体表面積15％未満 ・年齢10歳未満，あるいは，50歳より上でⅡ度表面積10％未満 ・すべての患者でⅢ度熱傷面積2％未満 ・重度（上記）の熱傷の特徴がない	外来治療

〔田中和豊：問題解決型救急初期診療．第3版，医学書院，東京，2022，p435.／Tintinalli's Emergency Medicine：A Comprehensive Study Guide, 9th ed, American Colledge of Emergency Physicians®, Editor in Chief Tintinalli JE, McGrawHill, New York, pp1384-1391, 2020. より〕

表5-Ⅱ-K-4　成人熱傷患者に対する一般的な初期輸液の方法（初期24時間の輸液）

名　称	方　法
Parkland（Baxter）	乳酸リンゲル4 ml/kg/％burn 半分を最初の8時間，残り半分を次の16時間で投与
modified Brooke formula	乳酸リンゲル2 ml/kg/％burn 半分を最初の8時間，残り半分を次の16時間で投与
Evans	生理食塩液1 ml/kg/％burn＋血漿1 ml/kg/％burn＋5％ブドウ糖液2,000 ml
Brooke	生理食塩液1.5 ml/kg/％burn＋血漿0.5 ml/kg/％burn＋5％ブドウ糖液2,000 ml
ABLS	速度熱傷面積計算前の開始速度：500 ml/時間 熱傷面積計算後：乳酸リンゲル2 ml/kg/％burn（高電圧電撃傷の場合は4 ml/kg/％burn）の半分を最初の8時間で，残りの半分を16時間で投与する。ただし，時間尿量が2時間連続で指標尿量（0.5 ml/kg/時間，高圧電撃傷の場合は1 ml/kg/時間）より多い/少ない場合は，輸液速度を1/3ずつ減らす/増やす

〔文献1）より引用〕

胸部CT検査：気管支壁の肥厚（−）

心臓超音波検査：EF 70％，IVC 12 mm

血液検査：WBC 9,600/µl，RBW 464万/µl，Hb 13.8 g/dl，Ht 40.4％，Plt 13.5万/µl，PT-INR 1.06，TP 6.8 g/dl，Alb 4.3 g/dl，BUN 42.0 mg/dl，Cr 1.67 mg/dl，CK 420 U/l，CK-MB 16 U/l，Na 140 mEq/l，K 4.4 mEq/l，Cl 102 mEq/l，CRP 0.14 mg/dl

動脈血ガス分析：pH 7.417，$PaCO_2$ 44.3 mmHg，PaO_2 152 mmHg，COHb 2.2 g/dl，HCO_3^- 25.5 mEq/l，BE 2.3 mEq/l，Lac 1.1 mmol/l

併発している可能性は低いと考える。COHb血中濃度は，非喫煙者では通常5％以下，喫煙者でも10〜15％以下であり，この値を超える場合は一酸化炭素中毒と診断ができるが，COHbの値は高くないことから，一酸化炭素中毒は否定できる。

　Ⅱ度32％，Ⅲ度5％の広範囲熱傷（重症熱傷）を負っており，血管透過性の亢進や熱傷創面からの滲出液の漏出による循環血液量の減少が考えられたが，受傷から間もないこともあり，現状ではIVCは正常であり，循環血液量の減少には至っていない。ただし今後，血管透過性の亢進による血漿成分漏出のピークを迎えるため，循環動態を把握する必要性を医師と共有した。

医学診断：広範囲熱傷〔Ⅱ度32％（Ⅱs9％，Ⅱd23％），Ⅲ度5％〕 治療方針：輸液管理，創傷管理

1. 検査データの検証（医師との共有）

　鼻腔にすすの付着を認めていたが，気管支ファイバースコープおよび胸部CT検査の結果から，気道損傷を

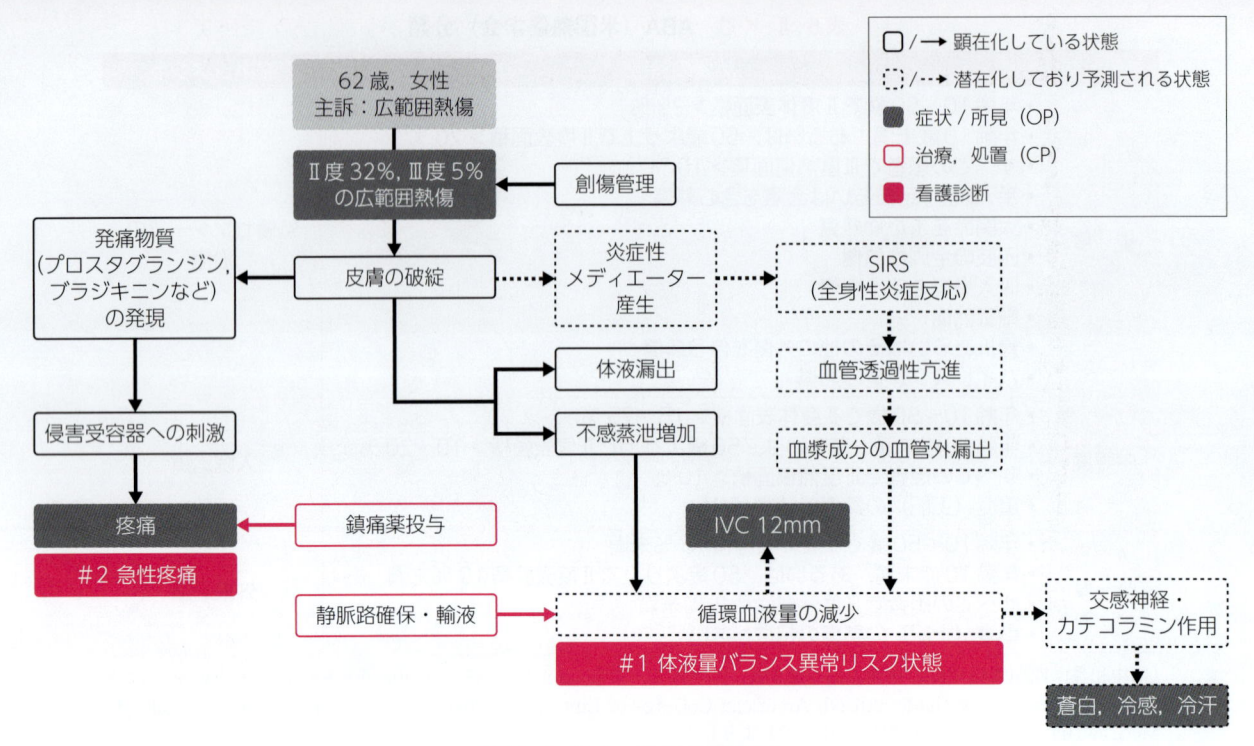

図5-Ⅱ-K-3　熱傷の関連図

2. 看護診断

#1 体液量バランス異常リスク状態
#2 急性疼痛

3. アセスメント

　患者は19時ごろ，調理中の火災および熱湯により熱傷を受傷した。熱傷により表皮が破綻し，熱傷創から体液の漏出や不感蒸泄量の増加が起きるほか，広範囲熱傷の場合，炎症性メディエーターが大量に産生され全身に及ぶ全身性炎症反応（systemic inflammatory response syndrome；SIRS）の病態へ進行する。これにより，非熱傷部でも全身性に血管透過性が亢進し，血漿成分の血管外漏出が起こることで循環血液量が減少する。非熱傷部での血漿成分の漏出は，熱傷面積が20〜30%に達すると起こるとされる。血漿成分の血管外漏出は，熱傷部では受傷直後から起こり，非熱傷部では受傷後12〜24時間にかけて起こる。

　現状ではバイタルサインは安定しており，循環血液量の減少には至っていないが，今後，血管透過性の亢進が進行するにあたり体液のシフトが起きると考えられるため，看護診断として，#1体液量バランス異常リスク状態をあげる。

　Ⅱ度熱傷は，激しい疼痛や灼熱感を伴うのが特徴である。熱傷による皮膚の破綻により，その部位に発痛物質（プロスタグランジンやブラジキニン）が発現し，この発痛物質が末梢神経にある侵害受容器を刺激することによって痛みを感じる（侵害受容性疼痛）。熱傷部位の洗浄などの処置によっても疼痛による苦痛を伴うため，#2急性疼痛をあげる。

4. 看護実践

　熱傷の関連図を**図5-Ⅱ-K-3**に示す。
1）看護診断
#1 体液量バランス異常リスク状態
#2 急性疼痛
2）看護目標
・適切な輸液投与により循環血液量が維持され，循環動態の変動をきたさない
・疼痛が生じる要因を理解し，疼痛が許容範囲内にコントロールされる
3）看護計画
看護計画を**表5-Ⅱ-K-5**に示す。

● 文献

1）熱傷診療ガイドライン〔改訂第3版〕作成委員会：熱傷診療ガイドライン〔改訂第3版〕．熱傷 47：S1-S108, 2021.
2）田中和豊：問題解決型救急初期診療．第3版，医学書院，東京，2022, p435.

表5-Ⅱ-K-5　**看護計画**

OP（観察）	CP（ケア）	EP（教育）
#1 体液量バランス異常リスク状態		
• 一次評価，二次評価の観察 • バイタルサイン • モニタリング • 熱傷創部と滲出液の状態（量，程度） • 尿量，尿の正常，濃度，尿比重 • 水分出納バランス，体重 • 皮膚粘膜の状態 • 検査データ（血液検査，血液ガス分析） • IVC（下大静脈径）	• 末梢静脈路確保 • 輸液の実施，管理	• 脱水になりやすいため，点滴を実施することを説明する
#2 急性疼痛		
• 疼痛の出現状況，程度（NRSなど），部位，性質 • 疼痛に対する患者自身の対処，姿勢 • 鎮痛薬使用後の効果（程度，時間）	• 安楽な体位の調整 • 医師に指示に基づいた鎮痛薬の準備，投与 • 創処置前の予防的鎮痛 • 愛護的な処置の実施	• 熱傷処置の前に目的や手順の説明をする • 疼痛時はがまんせずに表現するよう説明する

第6章

特徴のある患者の
フィジカルアセスメント

小児患者

1. 小児患者の特徴

1) 予備力が乏しく変化が早いため重篤化しやすい

成長・発達の途上にあるため，解剖学的構造が成人とは異なり，生理学的にも予備力が乏しい[1]。

2) 各年齢群において特徴的な疾患がある

年齢によって好発しやすい疾患があり，その原因や症状の出方が異なる。また，成長・発達の著しい乳幼児期に事故による外傷での受診が多い[1]。

3) 表現能力が未熟で訴えが明確でない

言語能力の獲得過程にあることから症状や苦痛を訴えることができない，あるいは表現能力が未熟で訴えが明確でないため，重篤な症状をみつけにくい。受診時は，保護者が代弁者となることが多く，保護者の主観で症状経過が話される[1]。

4) 不適切な療育による受診がある

少子化，核家族化を背景に，育児知識の継承不足や家庭における育児能力の低下による保護者の育児不安での受診や，虐待を含めた不適切な養育による事故や疾病での受診もある[1]。

2. 身体的特徴，バイタルサイン

1) 気道

- 小児は，頭部が大きい，首が短い，鼻腔が狭い，口腔内における舌の割合が大きいといった気道閉塞をきたしやすい特徴がある[2]。
- 乳幼児は鼻呼吸をしているため，鼻汁や分泌物による鼻閉で呼吸不全になりやすい。
- 2歳以下の乳幼児を仰臥位で寝かせると，後頭部が大きいため，気道が屈曲して閉塞傾向になる。体位としては側臥位や肩枕の使用が有効である[2]。
- 泣いたり話したりしていれば気道は最低限維持できていると判断できるが，気道狭窄を示唆する陥没呼吸（吸気時に陥没する。頸部，鎖骨上，肋間，肋骨下を観察し，重症ほど頭側まで陥没する）を伴う努力呼吸や吸気性喘鳴には注意が必要である[2]。
- 啼泣は小児の細い気道に乱流を生み出し呼吸障害をより悪化させるばかりではなく，酸素消費量を増加させる[3]。

2) 呼吸

- 小児の心停止の最大の原因は呼吸障害である。とくに小児は代謝率が高く，呼吸障害が生じると急速に低酸素血症を生じ心停止に至る可能性がある。したがって，患児の呼吸障害をできるだけ早期に認識することが重要となる[3]。
- 小児（主に乳幼児）は，胸郭が左右径＝前後径で肋骨が水平であることから，空気の取り込みが浅い。また，機能的残気量が少なく肺の予備力が小さいため，容易に低酸素血症となる。
- 低年齢の小児ほど1回換気量や心拍出量が少なく心肺機能の予備力も少ないため，容易に低酸素状態に陥り，脳へのダメージが早期に起こりやすい。
- 乳児期は腹式呼吸，幼児期は胸腹式呼吸であり，学童以降は成人同様，胸式呼吸となる。そのため，1歳までで大きく胸部が動く呼吸，8歳以上で腹部が大きく動く呼吸であると感じた場合は，シーソー呼吸（吸気時に腹部が膨らみ胸骨部分が陥没，呼気時に腹部が凹み胸骨部分が膨らむ）の可能性があるため，胸部と腹部の動きを注意深く観察する。シーソー呼吸は呼吸不全や気道閉塞を意味し，緊急で介入が必要となる[4]。
- 呼吸障害の重症度は，「呼吸窮迫」と「呼吸不全」に分類される。「呼吸窮迫」は，呼吸仕事量の増加を認めるが，酸素化と換気が維持されている状態である。「呼吸不全」は，酸素化または換気が維持されなくなった状態である。「呼吸不全」に至る直前の「呼吸窮迫」の状態は，酸素化は維持されているためSpO_2値では判断できないことになる。呼吸数，努力呼吸，呼吸音といった身体所見で判断しなければならない[3]。
- 呼吸数の測定は，呼吸中枢が未熟な乳幼児では15秒間測定して4倍にするのではなく，60秒間測定することが望ましい。

3) 循環

- 循環の評価は，心拍数とリズム，脈拍の触知，毛細血管再充満時間（capillary refilling time；CRT），皮膚色，皮膚温，血圧測定を行い，ショック徴候の有無を確認する。
- CRTは，爪床や踵部を5秒間圧迫し，蒼白となった局所に血流が戻るまでの時間を計測する。正常は2秒以内であるが，CRTや皮膚の冷感，チアノーゼは環境因子に修飾されやすい。全身状態がよいにもかかわらず，これらの異常を認める場合は，チアノーゼの範囲が拡大していないかなど経時的に再評価する必要がある。
- ショックとは，組織における酸素や栄養物質の需要と供給のバランスが破綻した状態である。ショックに陥ると，生体は重要臓器（脳や心臓など）への供

給を維持するため代償機序を活発化させ，心拍出量を維持しようとする。小児は心腔内容積が小さいため，心拍出量を増加させる大部分は心拍数増加に寄与している。続いて末梢血管抵抗を増加させ，重要臓器以外の組織（皮膚，腎臓，腸管，骨格筋など）の血流を低下させることで，重要臓器の血流を優先的に維持する。これが臨床所見として末梢冷感やチアノーゼ，CRTの延長，尿量減少をきたす機序である[5]。

- 循環障害の重症度は，「代償性ショック」と「低血圧性ショック」に分類される。代償機序を駆使して心拍出量や血圧を維持している状態を「代償性ショック」といい，代償機序が追いつかなくなり血圧が低下した状態を「低血圧性ショック」という。心拍数が低下しはじめたら血圧低下は急激に進行し，低血圧性ショックは心停止が切迫している状態であることに留意する[5]。

4）中枢神経系

- 眠っているのか，それとも意識障害をきたしているのかを見分けるためには，必ず覚醒させてその反応を確認しなければわからない。

- 小児の見当識は，保護者への反応，医療従事者など保護者以外への反応，おもちゃなどの物への反応を確認する。保護者があやしても泣きやまない，保護者以外に反応が乏しい，知っているものを正しく認識して反応を示せない状況は，覚醒していても意識障害を想起しなければならない[4]。

- 医療従事者への反応はこちらが手を振ってバイバイした場合の反応を確認するのが有効である。バイバイすることは9〜12カ月で可能といわれており，診察がいやな場合でもその場から離れるためにバイバイを返してくれることが多い[4]。

- 成人と同様に，気道，呼吸，循環に対する早期介入，早期安定を行い，二次的脳損傷を最小限にする。気道管理では，意識レベルがGCS 8点以下において気管挿管を考慮する。鎮静薬の使用後は上気道閉塞の危険があるため注意する。呼吸管理は，低酸素を避けるため初期対応の際は100%酸素投与を行う。小児では高いPaO_2での管理による有害は示されていない。循環管理は，ショックの治療を優先する。小児では肝臓のグリコーゲンの貯蓄が少ないため，低血糖になりやすく血糖値を評価する[6]。

- 髄膜刺激徴候としてみられる項部硬直は，乳児や小児では自発的に抵抗してしまい信頼できない。むしろ，重度の髄膜刺激徴候のある乳児は頭と体幹が後ろに過伸展する[6]。

5）体　温

- 小児は体温調節機能が未熟であり，低体温・高体温になりやすい。

- 低年齢の小児ほど，皮膚が薄く体温は高めで，36.7〜37.5℃である。体表面積に対して汗腺の発達が未熟で筋肉や皮下脂肪が薄く，環境の影響を受けやすい。とくに乳児では，着せすぎによるうつ熱やクーラーの効いた室内での低体温などを起こしやすいため注意が必要である。

- 3カ月未満の乳児では直腸温の測定を行い，38.0℃以上を発熱として対応する。

- 乳児期は免疫システムが未熟なため重症細菌感染症のリスクが高い。既往のない，発熱のわりに全身状態がよくみえる患児であっても，積極的に検査が行われる。

緊急度の判断

　小児患者の緊急度を判断するため，院内トリアージの判断基準として一般的に用いられている，JTAS（Japan Triage and Acuity Scale）に基づいて考える。

1.　第一印象における重症感の評価

　まず，患児が視界に入ってから触れるまでの数秒間で視覚と聴覚のみを用いて，"小児初期評価の3要素"〔pediatric assessment triangle（PAT）とも呼ばれる〕である，A（appearance）外観・意識，B（work of breathing）呼吸状態，C（circulation to skin）皮膚への循環状態を迅速に評価する。このときに観察すべき具体的な観察項目を図6-Ⅰ-1[7]に示す。これらの観察に基づいてemergency（緊急性を思わせる状態）か，sick（具合が悪そう，病的な状態）か，not sick（病的ではない状態）か，3つのカテゴリーで重症感を評価する。emergencyと判断した場合は直ちに緊急度を判定し，速やかに医療介入が可能な場所へ患児を移送し，必要な緊急処置および治療を開始する。sickと判断した場合はいったん情報収集を中断して，適切な場所で必要な処置を行いながら，緊急度判定に必要な情報収集を続ける。not sickと判断した場合はそのまま緊急度判定に必要な情報収集を続ける[1]。

【評価する際の注意点】

（1）啼　泣

　小児は医療者が近づくだけで怖がり泣いてしまうことをよく経験する。よくいえば，他者を認識できる意識レベルと判断できるが，泣くことで呼吸・循環の観察・評価を困難にし，呼吸状態・循環動態の悪化を招くおそれもある。そのため，泣かせない努力と泣かれる前にできるだけ多くの情報を得る必要がある[1]。

（2）患児との距離

　観察は患児の顔色が見えて，耳で聞こえる距離で行う。患児から距離を置き，保護者の腕の中にいる場合はその位置を変えずに，呼吸数や服に隠れていない鎖骨から首，肩，顔の努力呼吸の有無，聴診器を使わなくても聞こえる異常呼吸音を確認する。離れた状態で気づける呼吸障害は重症度が高いことが多い[3]。おくるみなど覆っている物は除去する必要があり，保護者

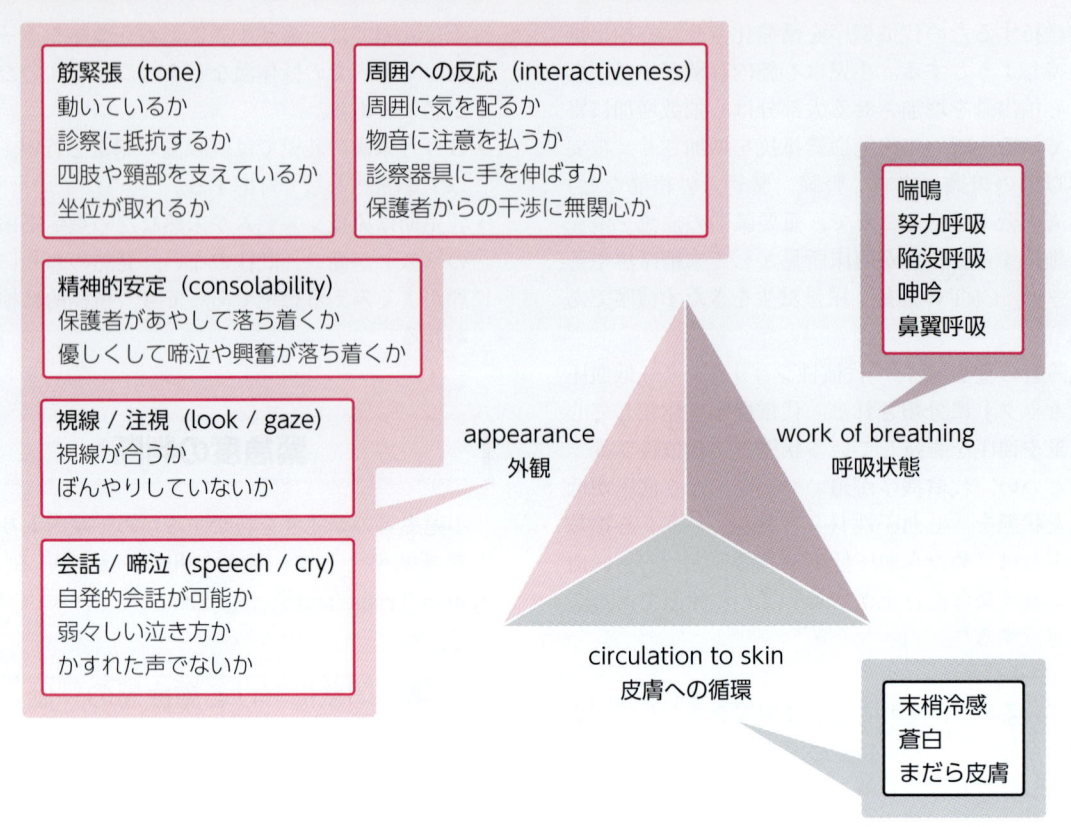

図6-Ⅰ-1 PAT（pediatric assessment triangle）

〔西山和孝：PATを用いたトリアージの有用性. 週刊医学界新聞 第2865号, 2010年2月1日. より〕

表6-Ⅰ-1 小児初期評価の3要素による病態予測

	A：外観・意識	B：呼吸状態	C：皮膚への循環状態
全身性疾患, 脳障害	異常	正常	正常
呼吸窮迫	正常	異常	正常
呼吸不全	異常	異常	正常
代償性ショック	正常	正常	異常
低血圧性ショック	異常	正常	異常
心肺停止	異常	異常	異常

〔文献8) を基に作成〕

の協力を得る。

（3）小児初期評価の3要素

小児初期評価の3要素の観察で1つでも異常があれば緊急性が高いことを意識する。表6-Ⅰ-1[8]に小児初期評価の3要素の異常と予測される病態を示す。

2. 感染性疾患のスクリーニング

小児は免疫獲得過程にあるため感染症に罹患しやすく, 上気道症状や消化器症状, 発疹など感染症症状を主訴に受診する患児は多い。緊急度を判断する過程で感染症が疑われる場合, 感染経路を考慮して必要に応じて隔離や逆隔離（易感染状態にある人を隔離すること）するなど, 感染拡大を予防することが重要である。

3. 来院時症候の確認

患児もしくは保護者が考える主な症状を確認する。重症感の評価で確認した所見と統合させ, 予測される病態をいくつか想定しておく。これにより予測する病態に基づいた問診や身体所見の観察につなげることができる[1]。

4. 自覚症状の評価；問診

はじめに, 来院理由について話してもらい, 「訴え, 発症様式, 症状経過, 持続期間, これまでの治療」など主観的情報を知る。同時に, 主観的情報のなかから予測した病態に関連する所見や新たな特徴的な所見を抽出する。次に, 抽出した所見を基に不足している情報を追加で聴取し, さらに可能性がある病態を絞り込んでいく[1]。

【問診における注意点】

(1) 保護者から話を聴く

症状を的確に伝えることが困難な小児では，病歴聴取を保護者から行う。患児の話を聴くのと同じかそれ以上に保護者の話を傾聴することが重要となる。そのためには，「何を話してもよさそう」と保護者に感じてもらい信頼関係を築くことが大切である。かかりつけ医でもない，ほとんど初見の患者・家族と信頼関係を築くことは簡単なことではないが，われわれがそのための努力をしなければ，重要な情報は得られず，保護者の不安も解決しない。多忙な救急医療の現場で，短時間で緊急度を判断しなければならないが，保護者の話を聴き，適切な言葉遣いで共感を示し，非言語的コミュニケーション（見た目，視線，態度など）にも気を配り対応する。

保護者に確認しても病歴があいまいな場合は，そのまま記録に残す。患児の呈している症状と保護者の話に乖離がある場合は虐待の可能性を考慮する[1]。

(2) 患児から話を聴く

十分に話ができない乳幼児でも病歴聴取を目的としたものではなく，患児の反応を確認する意味でも患児との対話は重要である。年齢によっては対話することを拒んだり，保護者の陰に隠れてしまうこともあるが，重要なのはこちらの呼びかけに反応が鈍かったり，受け答えの様子が明らかにつらそうな様子を確認することである[9]。

学童期・思春期では，口下手であったり，恥ずかしさから言語による意思表示が難しい場合もある。また，痛みの部位が複数あっても，本人がもっとも痛いと感じる部位しか表現しないこともあるため，医療者から詳細に確認していく必要がある。とくに，疼痛部位が生殖器やその周辺の場合には羞恥心から訴えないこともあり，守秘義務に配慮して保護者と離して問診や身体所見の確認を行う必要がある[9]。

(3) 疼痛に関する問診

痛みの訴えは年齢によって変化する。「痛い」という言葉を発するのは1歳半ごろからであるが，幼児期の子どもの「痛い」は必ずしも疼痛を表現しているとはかぎらず，「いや」「寂しい」「かゆい」など疼痛以外の意味で表現されることがある[9]。逆に，処置に対する恐怖から痛みを訴えずにいることもある。また，患児自身が知っている身体部位が限られるため，訴える疼痛部位と実際の疼痛部位が異なることがある[1]。

(4) 症状解析ツールのOPQRSTやSAMPLERを用いて整理する

薬に関する情報はお薬手帳から，成育歴や既往歴は母子健康手帳から情報が得られる。感染を疑った場合は，保育所や学校，家庭内で同様の症状の流行はないかsick contactの病歴を確認する。とくに症状を適切に表現できない乳幼児では，「食べる」「寝る」「遊ぶ」が普段どおりできているかどうかを確認する[1]。

5. 他覚所見の評価

1) バイタルサイン

一言で小児といっても，新生児から思春期までを対象としており，バイタルサイン測定には患児の体格に合った測定器具の準備が必要となる。また，バイタルサインの基準値は月齢・年齢によって変わるため，表を掲示したり，ポケットサイズで持ち歩くなどの工夫をする。

バイタルサイン測定で異常値を示した場合，「啼泣（興奮）しているから速いのだろう」「熱があるからだろう」と安易に軽症と判断するのは危険である。頻呼吸，頻脈では代償性ショックなどの可能性が否定できないため，測定具のプローブは装着したまま，いったん待機してもらい，時間をおいて再検査したり，保護者に抱っこしてもらい不安を取り除いた状態で再検査するなどの対応が必要である。

2) 身体所見

予測した病態を踏まえて，手短に関連する部位を中心に重点的な観察を行う。

(1) 脱水の評価

小児は成人と比較し，体重における水分が占める割合が大きく，体重に比べて体表面積が大きいため不感蒸泄量が多い。また，腎機能が未成熟なため尿濃縮力が低く尿量も多い。そのため，哺乳力低下や経口摂取不良は年少であればあるほど短時間で脱水に陥る可能性が高い（表6-Ⅰ-2）[10]。

(2) 疼痛の評価

前述したように，問診で疼痛を評価することが困難な場合が多いため，患児が示す身体反応から苦痛の程度を評価する。表6-Ⅰ-3[11]に急性疼痛を行動から評価するFLACCスケールを示す。表情，足の動き，活動性，泣き声，あやしやすさといった5つのカテゴリーをそれぞれ0～2のスコアで採点し，合計スコアを10点満点中何点であるか算出して評価する[1]。

(3) 血糖測定

小児はエネルギー貯蓄量が少ないため，経口摂取量の不足により容易に低血糖をきたす可能性がある。意識レベルの低下，痙攣，行動変容，経口摂取の不足，糖尿病や副腎不全のある小児の嘔吐・下痢時には血糖測定をして評価する[1]。

看護実践のポイント

虐　待

虐待は，医療者が意識的にその可能性を考慮してかかわらなければ，それは簡単に見逃されてしまい，被虐待者の身の安全は確保されないままとなってしまう。医療者の目を意識しにくい場所のほうが，より自然に普段の関係性を観察することができるため，待合

表6-I-2 重症度別の脱水所見

症　状	脱水なしまたは最小限の脱水（体重の3％未満の脱水）	軽度～中等度の脱水（体重の3～9％の脱水）	重度の脱水（体重の9％を超える脱水）
精神状態	良好，覚醒	正常，疲労または落ち着きがない，易刺激性	感情鈍麻，嗜眠，意識不明
口　渇	正常，水を欲しがらないこともある	口渇，水を欲しがる	ほとんど飲まない，飲むことができない
心拍数	正常	正常～増加	頻脈，重症例では徐脈となることが多い
脈の性状	正常	正常～減弱	弱い，糸様脈，触知不能
呼　吸	正常	正常～速い	深い
目	正常	わずかに落ちくぼむ	深く落ちくぼむ
涙	あり	減少	なし
口・舌	湿潤	乾燥	渇ききっている
皮膚のしわ	すぐに戻る	2秒未満で戻る	戻るのに2秒以上かかる
毛細血管再充満時間	正常	延長	延長，元に戻らない
四　肢	温かい	冷たい	冷たい，斑状，チアノーゼ
尿　量	正常～減少	減少	わずか

〔文献10）より引用・改変〕

表6-I-3 FLACCスケール

カテゴリー	スコア		
	0	1	2
表情（face）	表情の異常なし，または笑顔である	時々顔をゆがめたり，しかめ面をしている，視線が合わない，周囲に関心を示さない	頻回または持続的に下顎を震わせている，歯を食いしばっている
足の動き（legs）	正常な姿勢で，落ち着いている	落ち着かない，じっとしていない，ぴんと張っている	蹴る動作をしたり足を縮込ませたりしている
活動性（activity）	おとなしく横になっている，正常な姿勢，容易に動くことができる	身もだえしている，前後（左右）に身体を動かしている，緊張状態	弓状に反り返っている，硬直または痙攣している
泣き声（cry）	泣いていない（起きているか眠っている）	うめき声を出すまたはしくしく泣いている，時々苦痛を訴える	泣き続けている，悲鳴を上げている，またはむせび泣いている，頻回に苦痛を訴える
あやしやすさ（consolability）	満足そうに落ち着いている	時々触れてあげたり，抱きしめてあげたり，話しかけてあげたり，気を紛らわすことで安心する	あやせない，苦痛を取り除けない
合計スコア：			

〔文献11）より引用・改変〕

室での患児と保護者のかかわり合いも注意して観察する。

そして，「医療者が虐待を診断するのではない」ということを認識し，虐待の疑いが生じた際には，それを否定する情報（「優しそうな親」「きょうだいがやったと言っている」など）を集めて，「虐待ではない」とするのではなく[12]，子どもや保護者から語られた言葉のまま逐語的にカルテに記載する。身体所見については，皮膚損傷など治癒過程にあるものや，すでに瘢痕や色素沈着となっているものもすべて，損傷の種類，部位，大きさ，形状，色調などをできるかぎり詳細に記載する。また，子どもと保護者に「けがの治り具合を比較するため」などと説明し，同意を得て，子どもの顔を含めた全身，皮膚損傷の全体像と接写をサイズのわかるもの（L字型定規，コインなど）と一緒に撮影し，記録に残す。

得られた事実は救急スタッフだけでなく，小児科医や医療ソーシャルワーカーなど子ども虐待対応組織で情報共有し，虐待を疑った時点で児童相談所や行政へ通告する院内のシステムを構築しておくことも重要である。

● 文献

1) 林幸子：小児．日本救急看護学会監，日本救急看護学会トリアージ委員会編，トリアージナースガイドブック2020，へるす出版，東京，2019，pp69-82.

2) 大杉浩一：A（気道）の評価と管理．レジデントノート19：2990-2998，2018.

3) 野澤正寛：B（呼吸）の評価と管理．レジデントノート19：2999-3005，2018.

4) 伊原崇晃：小児のアセスメント．Emer-Log 34：770-779，2021.

5) 後藤保：C（循環）の評価と管理．レジデントノート19：3006-3013，2018.

6) 小山泰明：D（神経）の評価と管理．レジデントノート19：3014-3020，2018.

7) 西山和孝：PATを用いたトリアージの有用性．週刊医学界新聞　第2865号，2010年2月1日.

8) American Academy of Pediatrics：Pediatric assessment. Pediatric Education for Prehospital Professionals, 2nd ed., Jones & Bartlett Learning, Massachusetts, 2006, pp2-31.

9) 茂木恒俊：病歴のとり方．レジデントノート19：2901-2905，2018.

10) King CK, Glass R, Bresee JS, et al：Managing acute gastroenteritis among children：Oral rehydration, maintenance, and nutritional therapy. MMWR Recomm Rep 52：1-16，2003.

11) Merkel SL, Voepel-Lewis T, Shayeviz JR, et al：The FLACC：A behavioral scale for scoring postoperative pain in young children. Pediatr Nurs 23：293-297，1997.

12) 小橋孝介：虐待．レジデントノート19：2957-2962，2018.

第6章　特徴のある患者のフィジカルアセスメント

はじめに

　高齢者とは65歳以上の人とされ，65〜74歳までを前期高齢者，75歳以上は後期高齢者とされている。わが国では高齢化が急速に進み，高齢化率が29.1％〔2023（令和5）年10月〕となり[1]，生産年齢人口の減少や高齢化率の上昇は今後も進んでいくことが推計されている。生活スタイルの多様化や医療サービスの変遷などに伴い，さまざまな疾患を抱えながら自宅で過ごす高齢者は多くなっており，後期高齢者はさらにその傾向にある。消防庁の報告では，高齢者の救急車搬送件数は増加傾向であることから（**図6-Ⅱ-1**）[2]，入院病棟や一般外来だけではなく，救急医療の場においても高齢者と接する機会がさらに増えるため，高齢者の特徴を十分に理解し対応に臨む必要がある。

フィジカルアセスメントのポイント

　厚生労働省の「高齢者の特性を踏まえた保健事業ガイドライン第2版」では，高齢者，とくに後期高齢者において加齢に伴う脆弱な状態であるフレイルが顕著に進行する，フレイルなどを要因とする老年症候群の症状が混在するため，包括的な疾患管理が重要になるなどの課題をあげている。また，複数の慢性疾患に対し複数の医療機関を受診している場合には，治療の全体像を把握，管理することが困難であるとしている[3]。このように，高齢者は加齢に伴い身体機能や代謝機能，予備能力が低下し，高齢者特有の健康障害や慢性疾患を抱えることも多く，常用している薬剤の影響も相まって出現する症状が典型的ではないこともある。そのため，高齢者へフィジカルアセスメントを行う際には，高齢者の身体的特徴や生活背景を加味することが重要となる。高齢者に起こる生理学的変化や身体所見を**表6-Ⅱ-1**[4]に，高齢者特有の健康障害を**図6-Ⅱ-2**[3]に示す。

1. 問 診

　高齢者はさまざまな基礎疾患を有していることから，受診理由に基礎疾患や常用している薬剤が影響していることもあるため，問診の際は症状だけではなく，既往歴や服薬歴も考慮しながら進める必要がある。加えて，聴力や理解力の低下から，医療者の質問に対し正確に返答できず，情報が得られにくい場合もある。また，自覚症状に乏しい，がまんしてしまう，正確に身体的変化や症状を伝達できないなど，患者か

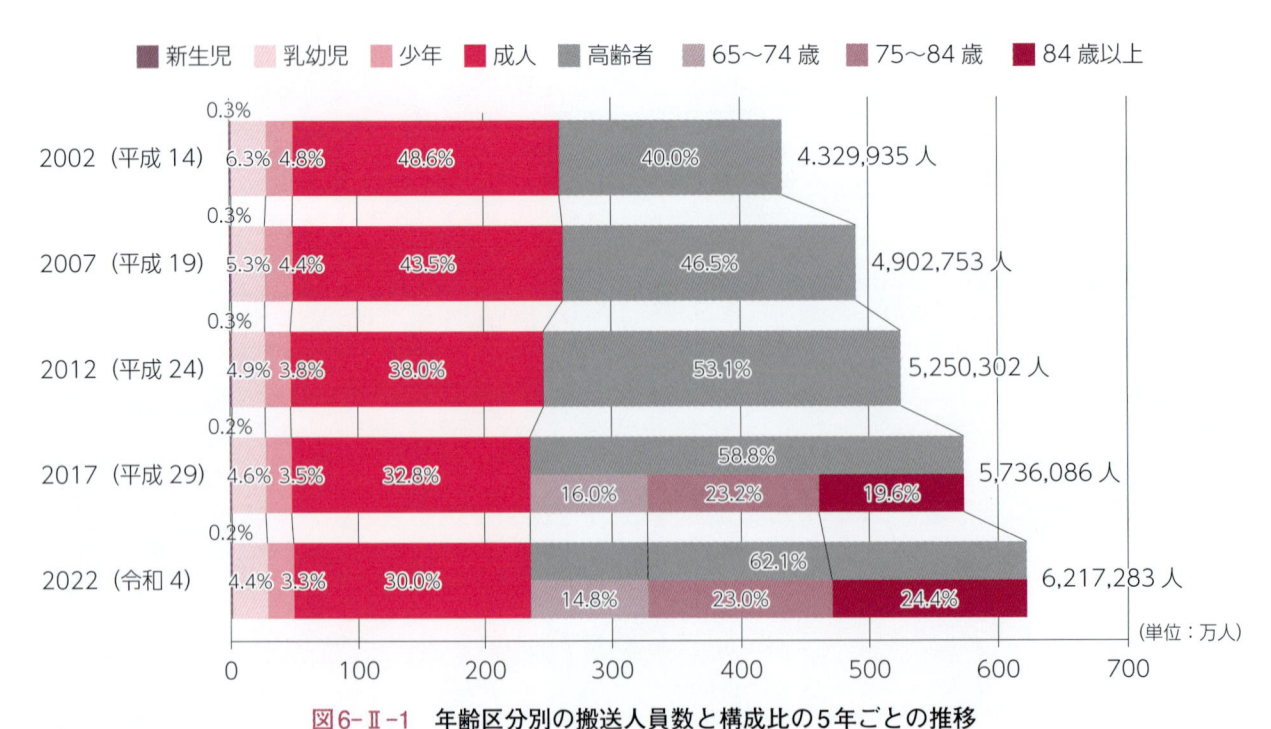

図6-Ⅱ-1　年齢区分別の搬送人員数と構成比の5年ごとの推移
注：割合の算出にあたっては，端数処理（四捨五入）のため，割合・構成比の合計は100％にならない場合がある
〔文献2）より引用・一部改変〕

表6-Ⅱ-1　高齢者の生理学的変化および身体所見

領　域	生理学的変化	身体所見
一般状態	・脊椎の後弯や骨密度の低下 ・体温維持能（自律神経反射）の低下 ・動脈の弾力性が低下し，全身血管抵抗が増加 ・心拍出量の低下と予備機能の低下 ・肺機能の低下	・身長が縮む ・寒い場所では35℃まで体温が低下したり，感染徴候として体温が上昇しないことがある ・収縮期血圧が上昇していることがある ・末梢動脈の拍動の微弱がみられる ・呼吸音の減弱がみられる
眼	・眼瞼筋の弾力性の低下 ・挙筋の変性および眼窩脂肪の減少 ・虹彩の硬直化による眼孔の縮小 ・水晶体の黄色調，平坦化，巨大化，弾性の低下 ・角膜辺縁部への脂肪沈着 ・虹彩自体の色素の減少 ・涙液生産減少により涙管分泌の減少 ・網膜への血管変化と酸素供給減少による網膜変性	・眼球運動が減少，偏位し，小刻みな眼球運動がある ・眼瞼の内反，外反，下垂がみられ，眼球に沿って陥没してくる ・視野が狭くなる ・暗順応が悪く，近くが見えにくくなる ・水晶体の黄色調によって色覚が変化する ・老人性の白内障が出現する ・眼の乾燥がみられる ・眼底検査では，動脈が狭窄し，白っぽく見える
耳	・外耳腺の数および活性の低下 ・コルチ器官の萎縮 ・皮下組織の減少と組織弾性力の喪失 ・神経感覚受容体への血液供給の制限 ・鼓膜の肥厚 ・第Ⅷ脳神経（内耳神経）の障害	・鼓膜が白濁，石灰化し陥没する ・耳翼が垂れたり毛が生える ・聞き取り能力が低く，反応が遅くなる ・共鳴音，高音が聞きづらくなる。徐々に低音も聞きづらくなる
神経系	・脳血流の減少，脳および脊髄内のニューロンの減少 ・ニューロンへのリポフスチンの蓄積 ・神経伝達物質の減少 ・ミエリン鞘の減少 ・感覚受容体の能力の低下 ・手掌と毛のない領域の皮膚感度の低下	・短期記憶力の低下 ・考察力の悪化がみられる ・視力，聴力，味覚，臭覚などの知覚が低下する ・痛みの感覚が減弱する ・反応時間が遅延する ・深部腱反射の減弱がみられる
胸部・呼吸器系	・胸部前後径の増加 ・呼吸筋の弱化・萎縮，胸骨・胸郭の石灰化と胸壁硬直化 ・気管支の線毛上皮の萎縮 ・肺胞減少と残存肺胞の弾性線維の厚み増加	・過共鳴音が聴取される場合がある ・咳嗽反射が低下する ・息切れがみられる
心臓・血管系	・末梢血管抵抗の増加 ・心筋の収縮力と心拍出量の低下 ・心臓弁，とくに僧帽弁と大動脈弁が肥厚・硬化し，弾力性が低下 ・圧受容体の感度の低下 ・動脈壁平滑筋のβアドレナリン刺激やその他の血管刺激因子への反応性の鈍化 ・洞房結節のペースメーカー細胞数，ヒス束の線維の減少	・心音，最大拍動点の位置がずれる場合がある ・収縮期雑音が聴取される場合がある ・心房細動がみられる ・運動持続力が低下する

〔文献4）を基に作成〕

らの訴えのみでは現病歴の把握や緊急度・重症度の判断が困難な場合もある。そのため，可能であれば普段の患者の状態を把握している家族や施設職員などに同席を依頼する，かかりつけ医に情報提供を依頼することなどが必要となる。

2. 視診，聴診，触診，打診

　フィジカルアセスメントを行う際の視診，聴診，触診，打診の手技については，成人を対象に行う場合と違いはない。しかし，高齢者の場合は加齢に伴う身体的・生理的変化があり，自覚症状に乏しく典型的な症状がみられないこともあるため，身体所見やバイタル

サインを測定するときにはそれらを念頭に身体診察を進め，患者にとって通常の所見なのか異常所見なのかを見分けることが重要となる。以下に例を示す。

（1）視診において頸静脈の怒張を発見した

　成人であれば，呼吸状態の異常や閉塞性ショックを示唆する所見ではある。高齢者においては，食事摂取量の減少や筋肉量の低下などにより加齢に伴う身体的変化としてるい痩がみられるため，頸静脈の怒張があったとしても通常である場合もある。

（2）皮膚の乾燥が顕著にみられる

　高齢者は，成人に比べ体内の水分量が減少しているため，皮膚の乾燥が顕著にみられていても，必ずしも脱水を意味しているとはかぎらない。また，さまざま

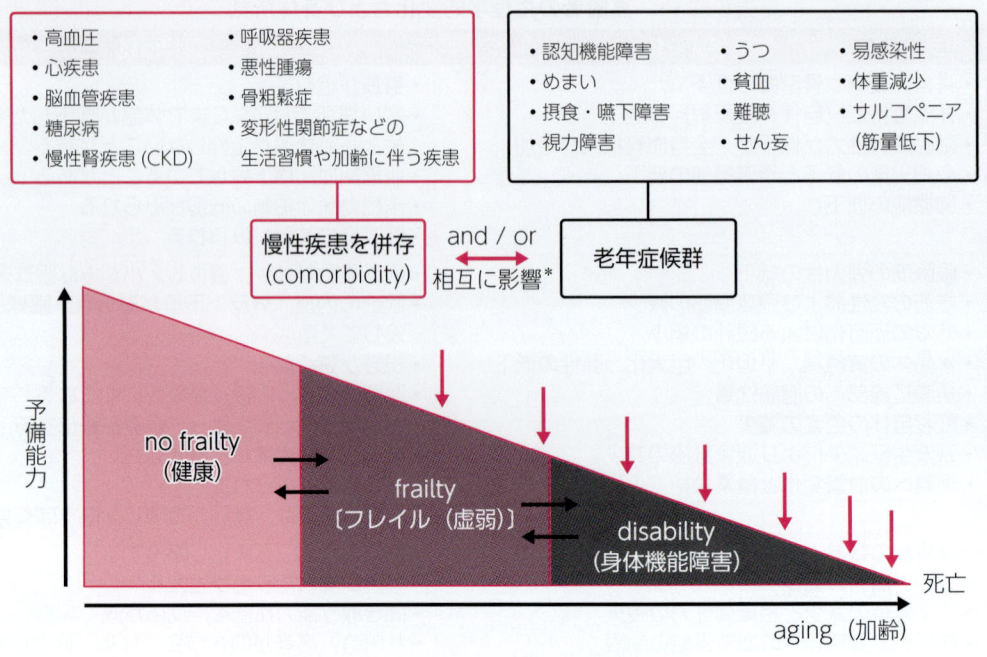

図6-Ⅱ-2　高齢者に特有の健康障害

「フレイル」とは，『フレイル診療ガイド2018年版』（日本老年医学会／国立長寿医療研究センター，2018）によると，「加齢に伴う予備能力低下のため，ストレスに対する回復力が低下した状態」を表す"frailty"の日本語訳として日本老年医学会が提唱した用語である。フレイルは「要介護状態に至る前段階として位置づけられるが，身体的脆弱性のみならず精神心理的脆弱性や社会的脆弱性などの多面的な問題を抱えやすく，自立障害や死亡を含む健康障害を招きやすいハイリスク状態を意味する」と定義されている。また，「フレイル」の前段階にあたる「プレフレイル」のような早期の段階からの介入・支援を実施することも重要である
*現時点では，慢性疾患とフレイルのかかわりについて継続的に検証されている段階にあることに留意が必要である
〔文献3）より引用・一部改変〕

な自覚症状が乏しくなることから，脱水があったとしても口渇を自覚していない場合もある。

（3）心疾患の既往がありβ受容体遮断薬を服用している

脱水や発熱，ショックなど，通常であれば脈拍数が上昇する場合であっても，心疾患の既往がありβ受容体遮断薬を服用している場合は，脈拍数が上昇しない場合もある。

（4）体温が成人に比べ低値である

高齢者の体温は成人に比べ低値であることが多く，また体温調節機能が低下している。そのため，何かしらの感染症があったとしても体温が発熱と認識されるほど上昇しない場合があり，倦怠感や食欲不振などを主訴に来院し，発見が遅れる場合がある。

（5）加齢に伴う所見

酸素飽和度が低値を示す場合，また二酸化炭素分圧が通常よりも高値を示すような場合でも，加齢に伴う呼吸機能の低下や慢性閉塞性肺疾患の既往がある場合は，それ以外に異常所見がなければ通常の所見といえる。

（6）体動前後の観察

体動後，患者から呼吸困難感の訴えはなかったが呼吸数や呼吸様式に変化がみられ，喘鳴が出現し酸素飽和度も低下することがある。また，血圧は上昇し心不全が急激に悪化することがある。高齢者は，身体的変化を認識していないまたはがまんして医療者へ訴えな

いこともあるため，体動前後の観察は重要である。

これらはほんの一例であり，臨床や救急の場面においてはさらに多くのケースが存在する。加齢による身体的変化，生理的変化やそれらに伴う身体所見，既往歴や服薬歴，典型的ではない症状，乏しい自覚症状などに留意し，バイタルサインの値や採血が行われた際には血液データなども含め，包括的にフィジカルアセスメントを行うことが重要となる。

緊急度の判断

高齢者は，自覚症状の乏しさや典型的な症状が出現しないこともあることから緊急度の判断は難しい。また，身体的変化，生理的変化から代償機能が働きにくく，予備能力の低下もあり，一度状態の悪化をきたせば，機能障害が一気に進み緊急度が高くなることもある。そのため，緊急度の判断には，高齢者の特徴を踏まえアセスメントする必要がある。

1. 気　道

気道の閉塞は，生命維持に必要な酸素を体内に供給できなくなることから，緊急度が高い。

高齢者は，歯牙の喪失や口腔・顎の筋力低下，萎縮，

舌をはじめとする嚥下に関連した筋群の協調運動の低下，唾液分泌の低下などから，咀嚼や嚥下機能が低下し誤嚥を起こしやすくなる。線毛運動の低下や咳嗽力の低下は誤嚥した物や喀痰の喀出不足となり，気道を閉塞させる原因にもなる。歯牙の喪失を補うための入れ歯も気道閉塞の原因となり得る。さらに，口腔や鼻腔からのわずかな出血も，抗血小板薬や抗凝固薬の服用があれば，止血されず気道を閉塞させ得る状態となる。

通常の発声や呼吸ができているかどうかを確認し，低調性もしくは高調性の連続性副雑音が聴取される，または呼吸音が聴取されない場合は気道の閉塞が疑われるため，緊急度は高くなる。

2. 呼 吸

呼吸筋の萎縮や脆弱化，胸壁の硬直化，肋軟骨の石灰化などから呼吸機能は低下し，酸素化の悪化や肺炎の合併をきたしやすくなる。また，疼痛により呼吸が浅くなることで低酸素血症をきたしやすい。さまざまな予備能力が低下している高齢者においては，呼吸状態の悪化から低酸素の状態をきたすことは致死的な状態といえる。低酸素の状態は中枢神経系にも影響し，意識状態の低下を招き，治療への協力が得られにくくなる場合もある。酸素化を評価する方法として酸素飽和度を測定することもあるが，末梢血管への血流低下や皮膚の冷感，皮膚の肥厚，手指関節の変形，意識状態の低下などにより，正しく酸素飽和度が測定できない場合もある。モニターなどの数値だけではなく，気道閉塞につながる疾患の有無や身体状況，意識状態，呼吸数，呼吸様式などを観察し，総合的に緊急度を判断する。

3. 循 環

高齢者は心筋の収縮力や弁の変性などから心拍出量の低下をきたす。心負荷に対する予備力の低下から心不全になりやすい。また，単に心臓の動きだけではなく，血管や循環血液量の変化，それに伴う組織循環や呼吸状態への影響など，循環の異常は多岐にわたるアセスメントを必要とする。動脈硬化による末梢血管抵抗の増加により収縮期血圧の上昇をきたしやすく，血管壁の変化は，血管の伸展性を低下させ，動脈瘤や動脈解離などの原因にもなる。急性心筋梗塞を発症したとしても，胸痛など特異的な症状の訴えはなく，胃部の不快感として訴えることがある。その場合，緊急度は高いが周囲も本人もそれに気づけないことがある。抗血小板薬や抗凝固薬の服用によってわずかな出血も止血されずに，循環血液量減少性ショックをきたすこともある。さまざまな理由からショックを呈したとしても，代償機能が十分に働かなかったりβ受容体遮断薬の服用などにより，頻脈を呈さないことも認識して

おく必要がある。高血圧を基礎疾患にもつ患者の場合，血圧が100 mmHg程度を維持できていたとしても，ショックを呈している可能性もある。

バイタルサインだけではなく，加齢に伴う身体的変化や生理的変化，基礎疾患，常用している薬剤が循環動態に与える影響などを考慮し緊急度を判断する。

4. 中枢神経系

認知症や脳血管疾患の既往に加え，加齢に伴う脳の脆弱化はさまざまな侵襲による影響を受けやすい。そのため，せん妄など意識状態の変化を呈しやすく，意識状態の変化がなぜ起こっているのか，緊急性があるのかどうかの判断が困難となることもある。また，脳血管の変化により出血性の疾患に至ったとしても，主訴が乏しい・医療者の質問に正確に回答できないなどの場合は，その発見が遅れてしまい重症化を見落とす可能性にもつながる。

スケールなどを用いて現在の意識レベルと今までの意識レベルを比較し，医療者の問いかけに対する返答や動きが合目的なものかなどの変化を確認する。また，瞳孔所見に左右差はないか，意識レベルの変化や動きに進行性はないか，通常の意識レベルや日常生活動作がどの程度なのか，意識状態や脳に影響を与える薬剤の常用はないか，身体的変化はないか，不整脈の出現や既往はないか，転倒歴はないかなども含め，緊急度の判断を行う。

看護実践のポイント

高齢者の看護実践では，前述したように高齢者の特徴を踏まえ，観察や対応にあたることが重要である。

患者へ話しかける際には，生理学的変化や身体所見を踏まえ，聞き取りやすいようゆっくり，はっきりとした口調で話しかける。年齢による変化により，高音が聞き取りにくくなるため，声のトーンを下げ話しかけることを念頭に置く必要がある。高齢者の場合，耳が遠くなり大きな声で話しかけることもあるが，大きな声は雑音と感じ聞こえにくくなることもある。また患者によっては，聞き取りやすさに左右差がある場合もあることから，医療者の声の大きさや聞こえ方などに配慮し，医療者の質問が正確に伝わっていることを確認してから問診を始める。通常よりも大きな声で会話する際は，患者のプライバシー保護の観点から問診時の環境にも配慮する必要がある。話す内容は，平易な言葉を用いて説明し，患者が答えやすい形式で質問するなどの工夫をする。既往歴や服薬歴の聴取は，患者にみられる状態が，患者にとって通常なのか異常なのかの判断や，今後患者に起こり得る変化を予測するのに重要である。認知症の既往がなくても，詳細について忘れている，正確に医療者へ伝えることができな

いという場合もあるため，可能なかぎり同伴者やかかりつけ医から情報提供を得るなどして，患者にとってどのような状態が正常なのかを把握する。既往歴や服薬歴，症状などが正確に答えられているかの判断ももちろんであるが，会話中の声の様子や話す内容，呼吸の変化，表情などから，気道や呼吸，意識状態などに異常がないかの判断も同時に行う。

　バイタルサインの測定やフィジカルアセスメントを行う際は，高齢者の身体的特徴や基礎疾患の有無，常用している薬剤の影響なども考慮し，得られた値が基準範囲より逸脱していても，それが患者に慢性的にみられる変化なのか，急に出現した変化なのかの判断が重要になるため，その他の情報も考慮し，総合的に判断する。

　血圧測定や採血，末梢ルートの確保などを行う際には，人工透析や腋窩リンパ節郭清などの既往があると，実施できる場所が限定されるため，そのような既往があるかの確認を必要とする。同時に，皮膚の観察を行い皮下出血や表皮剥離の有無を確認する。高齢者は皮膚の脆弱化や抗血小板薬，抗凝固薬の服用，痛覚の減弱化などにより，日常のなかで本人も気づかないうちに皮下出血や表皮剥離が形成されることもある。このようなところからも，日常生活動作の程度を確認でき，入院後の転倒予防につなげることができる。

　身体診察は，前述した「フィジカルアセスメントのポイント」をもとに評価していくが，呼吸や循環の能力が低下していることに加え，筋肉量も減少していることから易疲労状態である。訴えや症状があいまいであるなか，より正確にさまざまな情報を収集しようとするあまり，時間をかけすぎてしまうと患者の苦痛は増し，さらに病状の悪化や訴えの不確かさにつながる可能性がある。そのため，フィジカルアセスメントを行う際は，患者が安楽と思える姿勢を確保し，成人へ行う場合よりも，より効率的に行うことを意識する，もしくは緊急度や重症度に猶予があると判断した場合は，疲労を考慮し，問診と身体診察を分けて行うなどの工夫や配慮が必要となる。

● 文献

1）内閣府：令和6年版高齢者白書．
　https://www8.cao.go.jp/kourei/whitepaper/w-2024/zenbun/pdf/1s1s_01.pdf（accessed 2024-9-20）
2）総務省消防庁：令和5年版救急・救助の現状．
　https://www.fdma.go.jp/publication/rescue/items/kkkg_r05_01_kyukyu.pdf（accessed 2024-9-20）
3）厚生労働省：高齢者の特性を踏まえた保健事業ガイドライン第2版．
　https://www.mhlw.go.jp/content/12401000/000557575.pdf（accessed 2024-4-3）
4）水谷信子，水野敏子，高山成子，他編：身体・精神機能のアセスメント技術．最新老年看護学，改訂版．日本看護協会出版会，東京，2011，pp94-95．

III 妊産婦

はじめに

妊婦の最大の特徴は，増大した子宮内に胎児が存在する点である。妊娠により母体は変化し，その特徴を理解することは母体急変時の対応でも重要である[1]。

診察についての注意点と妊娠という現象で引き起こされる生体の変化を理解することは，妊産婦のフィジカルイグザミネーションで正常と異常を判断することにつながる。

本項では，緊急度や重症度を判断するための指標を概説する。

妊娠経過に伴う身体的特徴

1. 妊娠初期（4カ月末まで）

妊娠12週目までは，子宮は小さく壁も厚く小骨盤腔内の安全な位置にある。子宮に直接の損傷が起こらなくても，重篤な多発外傷や出血性ショック，低酸素血症などの子宮を取り巻く環境の異常で胎盤への血流が障害され，胎児死亡につながる可能性を考慮する必要がある[2]。

2. 妊娠中期（5〜7カ月）

このころに子宮は小骨盤腔を越え，20週目までに子宮底は臍の高さに達する。胎児はまだ小さく，動きやすい。相対的に多量の羊水に守られ，クッションがあるのと同様に安全である。一方，子宮が大きくなるにつれ子宮の壁は薄く，損傷に対して弱くなっていく[2]。

3. 妊娠末期（8カ月以降）

子宮は36週でもっとも高く肋骨弓に達し，子宮の壁はますます薄く，外傷に対して損傷を受けやすくなる。腸管は上腹部に集まる。横隔膜は最大で4cm上昇する。最後の2〜8週間は児頭が小骨盤腔内に嵌入して固定され，胎児は下降する。

胎盤は36〜38週の間にもっとも大きくなり，厚さは約2.5cmの円盤状で重量は約500gである。羊水は妊娠末期には550〜1,300mlに達する。子宮への血流は，妊娠末期には心拍出量の20%に達する。子宮と胎盤の血管は抵抗の少ない常時拡張した血管で，カテコラミン刺激には感受性が高く収縮しやすい。そのた

め，母体の出血が起こると胎盤の血管は高度に収縮し，胎児は低酸素症に陥る。胎盤や子宮に直接の外傷が及ぶと，子宮筋層からプラスミノゲンアクチベーターあるいは胎盤のトロンボプラスチンが大量に遊離されるため，凝固異常が起こりやすい[2]。

フィジカルアセスメントのポイント

フィジカルイグザミネーションは，妊産婦であっても「第一印象」「ABCDEアプローチ」は同様に展開する。

1. airway；気道

妊娠により気道は狭くなる。浮腫により狭くなった気道は容易に閉塞を引き起こす。慣れない気管挿管で失敗するより，確実な下顎挙上により気道を確保したほうが安全で効果的なことが多い。

2. breathing；呼吸

妊娠により胸郭は変化していき，妊娠末期には胸郭は横に拡大する。横隔膜が挙上し，心臓は左上方に転移する。心尖部は側方に移動しX線写真では心陰影の拡大を認めることも多い。呼吸数は変化しないが，酸素消費量の増加に対応するため，妊娠初期より胸郭は拡大し代償機構が働く。胸郭の拡大により1回換気量が増加するため呼吸数は変化せず，産生された二酸化炭素が十分に換気される。妊娠末期になると，増大した子宮により肺実質の体積が減少するが，機能的残気量が減少するため肺活量や予備呼気量に大きな変化はない。妊娠中は酸素需要増大を1回換気量増大により代償している。妊娠末期には1回換気量が約40%増加するため分時換気量は増加する[3]。

呼吸数の増加や呼吸困難感は，妊娠に伴い生じる切迫早産などに関与して出現する可能性がある。

3. circulation；循環

1）循環血液量，心拍出量

妊娠の進行に伴い循環血液量は増加し，妊娠末期には非妊娠時の約35〜40%増加する。また，心拍数は徐々に増え，妊娠末期には心拍出量も増加する。妊娠中期から末期にかけて循環血液量は40〜50%，心拍出量は20〜30%増加する。末梢血管は拡張するため相対

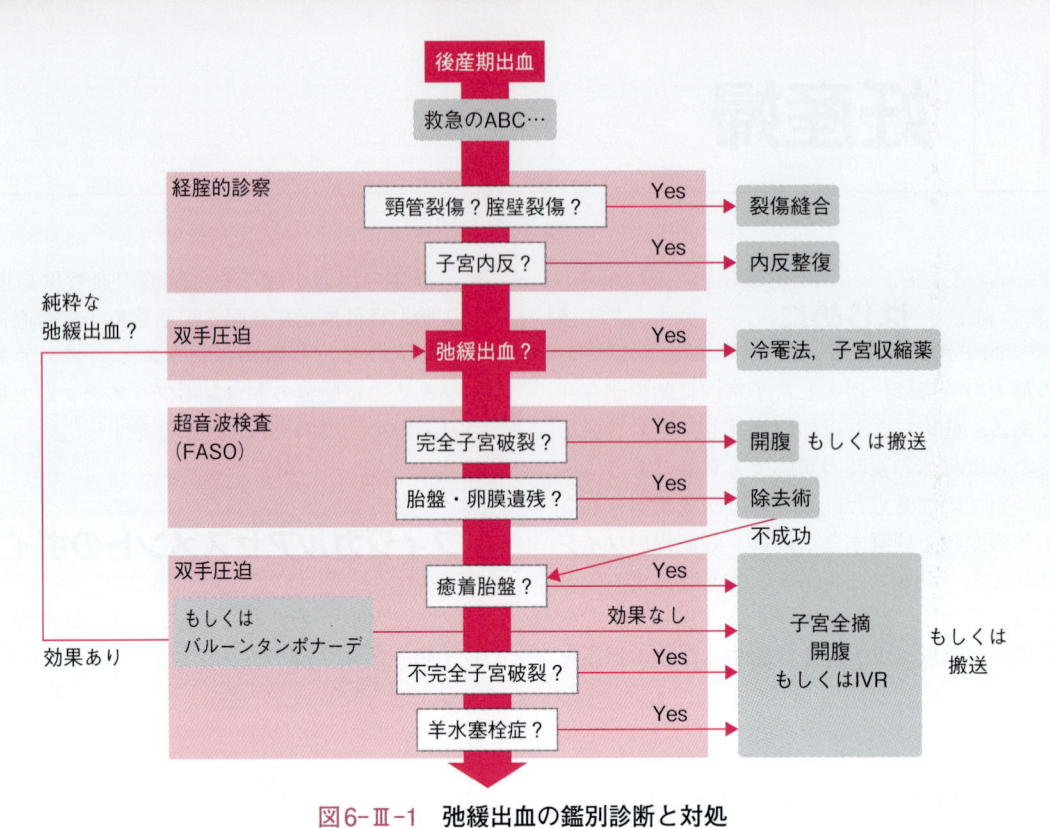

図6-Ⅲ-1　弛緩出血の鑑別診断と対処

FASO：focused assessment with sonography for obstetrics

的に血圧は低くなる。一方で静脈還流は，増大した妊娠子宮による骨盤内静脈の圧迫により低下する。そのため，妊娠末期には下肢浮腫・静脈瘤を生じることが多い。満期の妊婦は，通常の状態での仰臥位で下大静脈の90％が閉塞され，心拍出量が非妊婦の30％程度に低下するといわれている[4]。妊産婦の循環は前述のように非妊娠時より増大傾向にある。妊娠満期では胎児，胎盤，羊水で体内の水分貯留が増す。そのため，満期近くになると水分貯留の増加と妊娠子宮による下大静脈の圧迫が相まって，妊婦は下肢の圧痕浮腫が生じやすい。視診で浮腫の有無（とくに眼瞼に現れる浮腫）を確認する。また，顔面の観察で浮腫を発見した場合，ほかの部位の浮腫の有無を確認し，妊娠高血圧症候群（pregnancy-induced hypertension；PIH）を鑑別する。

2）弛緩出血

胎盤剝離後の子宮の止血機転は，通常の出血の止血機転と異なる。胎盤血流を維持していた子宮筋側の動脈は子宮動脈から分岐したラセン動脈で，胎盤剝離面の子宮壁に血管端が存在する。子宮には生体結紮や生理学的結紮と呼ばれる生理的な止血メカニズムがある。子宮筋の収縮が障害され，血流を遮断されるべきラセン動脈や子宮静脈洞から出血が持続する状態が弛緩出血の本態である。産後の過多出血（postpartum hemorrhage；PPH）は，産後24時間以内に経腟分娩で500 ml，帝王切開で1,000 mlを超えるものと定義されている[5][6]。弛緩出血は子宮の収縮力不足が本態であることから，子宮筋の過伸展を引き起こすような多

胎妊娠，巨大児，羊水過多などによって発症するのが典型である。

弛緩出血の鑑別診断と対処として，胎盤娩出後に異常出血をきたした場合は図6-Ⅲ-1に示す疾患を念頭に置いて診察する。妊産婦死亡の原因疾患では産科危機的出血が1/4を占めるため，産科救急において出血の管理は重要である。また妊産婦の循環血液量は増加している傾向があるため，分娩時に多少出血したとしてもショック状態が現れにくく，発見が遅れる要因になる。これらから，初期診療の体制を輸血部門も含めて整えておく必要がある。

3）末梢循環

下肢のフィジカルイグザミネーションは，PIHや静脈血栓塞栓症（venous thromboembolism；VTE）との関係において重要である[7]。妊娠中は凝固系が亢進しており，フィブリノゲンは非妊娠時の約50％増加し，第ⅩⅠ・ⅩⅡ因子以外の凝固因子も増加する。一方で線溶系は抑制されるため，肺血栓塞栓症（pulmonary thromboembolism；PTE）などの塞栓症のリスクが上昇する。血栓症は，子宮の増大に伴う静脈の圧迫に起因して妊娠末期〜産褥期の発症が多いが，妊娠初期の重症妊娠悪阻での脱水が誘因となるケースもあり，注意が必要である[8]。血栓形成のリスクは妊娠時にかぎらず，分娩時の組織損傷や帝王切開手術操作による血管内皮障害，分娩時の脱水，安静によっても上昇する。各妊産褥婦のVTEリスクを評価，把握しそれに応じた対策を講じることが重要であり，日本産科婦人科学会『産婦人科診療ガイドライン産科編』[9]に沿っ

て血栓予防措置を行う。とくに深部静脈血栓症（deep venous thrombosis；DVT）は，妊娠中というより産褥期においてPTEを起こして死に至る場合もまれではないため，末梢循環の異常は見落としてはならない観察項目である。必要であれば，二次評価として下肢静脈超音波検査を実施する。

第2心音（肺動脈成分）の亢進の所見から，PTEを疑う。問診での特異的症状（突然の呼吸困難感，吸気の鋭い胸痛，胸部圧迫感・不快感など）や突発的発症状況（安静介助直後初回歩行時，排便・排尿時，体位変換時など）を伴わない場合があるため注意を要する。PTEのスクリーニングでは，血液検査でDダイマー値を測定するが，検査の前に問診で情報収集し，必要であれば心電図の計測を実施し，右軸偏位などを確認する。

4. dysfunction of CNS；中枢神経障害

Dの評価では，低血糖発作を除外し，代謝性脳症（ビタミンB₁欠乏，電解質異常，肝性脳症，尿毒症など），中毒（無痛分娩や麻酔に関連した局所麻酔中毒など）に留意する。

髄膜炎や脳卒中（脳出血，脳梗塞，くも膜下出血），頭部外傷（ドメスティック・バイオレンスに注意）などの頭蓋内疾患は痙攣の原因になり，緊急度も高い[1]。妊娠中，分娩中，産褥期にみられる脳卒中として可能性があるものは，くも膜下出血，脳出血，脳梗塞である[1]。妊娠中の母体には循環血漿量の増加，貧血，浮腫やホルモン分泌，凝固系などさまざまな変化が起こる。ホルモン分泌の変化や循環血漿量の増加に伴い，脳動脈瘤の増大または破裂率が高まると考えられており，凝固系の亢進により静脈洞血栓症の発症率は上昇する。脳動静脈奇形については明らかに破裂率を高めるとする報告はないが，基本的に非妊娠時と比較して，もともと脳血管疾患をもっていた場合もそうでない場合も，すべての脳卒中の発症率は上昇した状態になっていると考えてよい。

妊婦の痙攣発作の原因は多岐にわたり，その鑑別は必ずしも容易ではない。子癇は，妊娠20週以降に初めて痙攣発作を発症し，てんかんや二次性痙攣が否定されるものと定義される[10]。その発症時期は分娩前38〜53％，分娩時18〜36％，産褥早期11〜44％と分娩前に多い傾向があるが，分娩後48時間以降の産褥後期にもみられる[11]。妊婦が痙攣した場合には，子癇以外の疾患も鑑別する必要がある。

5. 腹 部

プロゲステロンによる平滑筋弛緩作用のため，妊娠中は便秘をきたしやすい。また，妊娠子宮による上腹部圧迫や胃・食道括約筋の緊張低下により，胃・食道逆流を生じやすい。消化液の誤嚥のリスクが上昇する

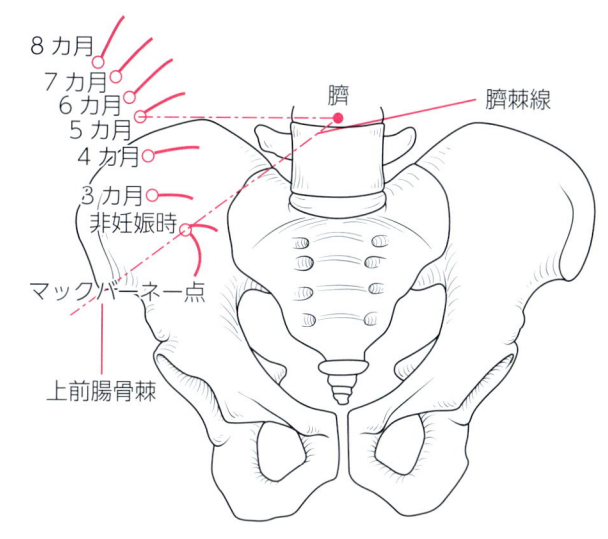

図6-Ⅲ-2　マックバーネー点と月齢別の腹部の位置
非妊娠時の圧痛点（マックバーネー点）は，ほぼ臍棘線上にある。妊娠5カ月では，圧痛点が臍部の位置とほぼ同じ高さとなる

こともあり，緊急時の気道確保が重要になる。

1）妊娠に合併する疾患

女性は腹部に疼痛を訴えることが多いが，下腹部痛は婦人科疾患との関連が深い。代表的な疾患の疼痛部位や症状を知っておくと，妊娠に基づく腹痛（切迫早産，異所性妊娠など）なのか妊娠に基づかない腹痛なのかを区別できる。ここでは，妊娠に合併することがまれではないかつ触診によってある程度診断が可能である，虫垂炎について記述する。

【虫垂炎の合併】

妊娠に虫垂炎が合併する頻度は0.05〜0.3％程度である。一般に，増大した子宮により虫垂の位置は非妊娠時に比べて上後側方に偏位し，妊娠週数に伴って虫垂炎の圧痛点は，図6-Ⅲ-2のように移動する。非妊娠時における急性虫垂炎の場合，右下腹部にマックバーネー点の圧痛や，疼痛特殊症状として回盲部を圧迫しながら左側臥位を取らせると，圧痛が増強するローゼンシュタイン徴候を認める。いずれも急性虫垂炎に特徴的なものとされている[12]。妊娠週数によっても異なるが，下腹部右側から上腹部に限局した痛みがあり，腹膜刺激症状や嘔吐・便秘・下痢などの消化器症状を認める。ただし，妊娠中は悪心・嘔吐が生理的に存在すること，生理的白血球の増加があること，虫垂突起の位置が変化することなどから診断は容易ではない[12]。また，妊娠に合併した卵巣腫瘍茎捻転，腎盂炎，尿路結石などとの鑑別も必要なため，腹痛などの異常症状を認めたときには医師への受診を勧める。

図6-Ⅲ-2に示す非妊娠時におけるマックバーネー点の位置（臍と上前腸骨棘を結ぶ線上）と妊娠週数に伴う虫垂の位置の変化（ほぼ子宮底の位置）を把握して，圧痛点を探る必要がある。

2）カレン徴候

異所性妊娠により腹腔内に多量の血液が貯留する

と，腹壁の菲薄や臍ヘルニアがある場合などには，臍部腹膜を通して青紅色の腹腔血液を認める。異所性妊娠は子宮の破裂も疑われ，ショックに陥ることも予測でき，腹痛を伴えば過換気となることも想定できる。

緊急度の判断

緊急度の判断は，妊産婦もほかの判断と大きな違いはないが，呼吸・循環のみならず，胎児の緊急度の判断が必要となる。分娩時の出血は，母体死亡の原因の約12%を占めている[13)14)]。産科播種性血管内凝固症候群（disseminated intravascular coagulation；DIC）は多くの場合，大量出血による希釈性凝固障害で起こるが，それとは別に消費性凝固障害が合併しやすい病態（常位胎盤早期剥離，羊水塞栓症，妊娠高血圧症候群重症型，HELLP症候群，死胎児稽留症候群など）による早期の発症にも留意する。DICに合併すると，出血傾向だけでなく子宮収縮が障害され，二次的弛緩出血から出血量がさらに増加し，悪循環に陥る。このため迅速かつ適切な止血法と輸血法の実践がきわめて重要になる。

妊婦の心肺蘇生は，子宮を用手的に左方へ圧排し，帝王切開の準備を直ちに開始する。蘇生を継続しながら母体心停止4分を目安に帝王切開を開始し，母体心停止後5分以内に児を娩出するという3つの特徴がある。欧米の心肺蘇生ガイドラインでも同様の対応を推奨している[1)]。

看護実践のポイント

妊婦は，ショックには陥りにくいが，呼吸の変調を観察しやすい。

妊娠では，出血によって循環血液量が減少しても，脈拍の増加や末梢血管の収縮に伴う手指の冷感や湿潤を認めにくいために，ショック状態の判断が遅れがちである。一般的に出血性ショックの状態にある患者は，減少した血液を体幹や脳の重要臓器に集める代償機能が働くが，妊婦ではさらに妊娠子宮への血流を減らすためである。胎児の臓器は母体の循環維持の犠牲となり，胎児は低酸素状態となる。したがって，血圧の低下は回避すべきである。妊婦に対するショックへの対応の違いは胎児についてのみであり，出血性ショックに対応する場合，太い静脈からのルート確保と急速輸液などは通常と同様に行ってよい。妊娠に関連する高血圧では，血圧を基準値まで下げる必要はない。

妊娠末期の妊婦は機能的残気量が減少している状態であり，呼気時の肺に含まれるガスの量が少なくなる。一方で酸素消費量は増加するため，換気が障害されると容易に低酸素血症に陥る。生理学的に過換気状態にあるため，換気障害や低酸素に陥りやすい。この

ため高濃度酸素投与はもちろんのこと，酸素飽和度を保つために必要があれば積極的な補助呼吸も考慮し，対処できるように準備を徹底する。視診または触診により妊娠子宮が臍部より頭側に位置している妊婦で仰臥位による血圧低下が危惧される場合，子宮左方転位が推奨される。心肺蘇生の際に妊婦の体幹を傾けて子宮左方転位する場合は15〜30°以上が望ましいが，角度が大きいと胸骨圧迫をはじめとした蘇生処置を行うことが難しくなる。そのため，効果的な胸骨圧迫のためには，用手による子宮左方転位が好ましいとされている。

最後に，妊産婦はうつになりやすく，心理的側面に配慮しながら現状を説明する必要がある。母体と胎児の救命や安全を期した対処について検討し，緊急時に生命の危機にさらされ，妊産婦以外の家族にも意思決定を迫る場合も予測する。それらを考慮した看護が求められる。

◉ 文献

1) 日本母体救命システム普及協議会（J-CIMELS），J-MELS「日本母体救命システム」アドバンスコース プログラム開発・改定委員会監，母体救命アドバンスガイドブックJ-MELS編集委員会編：母体救命アドバンスガイドブック J-CIMELS：公認講習会アドバンスコーステキスト．改訂第2版，へるす出版，東京，2024.

2) 日本外傷学会，日本救急医学会監，日本外傷学会外傷初期診療ガイドライン改訂第6版編集委員会編：外傷初期診療ガイドラインJATEC，改訂第6版．へるす出版，東京，2021.

3) 福武麻理絵，宮越敬，田中守：妊娠分娩に関する基礎知識；判定から週数による生理的変化まで．救急医学 39：1021-1029，2015.

4) 新垣達也，関沢明彦：妊娠に伴う母体の変化と出産，その後の管理．救急医学 40：1010-1015，2016.

5) 日本産科婦人科学会，日本産婦人科医会編・監：産後の過多出血の予防ならびに対応は？産婦人科診療ガイドライン産科編 2017．日本産科婦人科学会事務局，東京，2017，pp214-219.

6) 日本産科婦人科学会，日本産婦人科医会編・監：「産科危機的出血」への対応は？産婦人科診療ガイドライン産科編 2017．日本産科婦人科学会事務局，東京，2017，pp220-226.

7) 我部山キヨ子：助産師のためのフィジカルイグザミネーション；アセスメント力を磨く．第2版，医学書院，東京，2018.

8) 門岡みずほ，鈴木真：産科的塞栓症；羊水塞栓症，静脈血栓塞栓症．救急医学 39：1059-1065，2015.

9) 日本産科婦人科学会，日本産婦人科医会編・監：産婦人科診療ガイドライン産科編2023．日本産科婦人科学会事務局，東京，2023.

10) 日本産科婦人科学会，日本産婦人科医会編・監：妊産褥婦が痙攣を起こしたときの対応は？産婦人科診療ガイドライン産科編2017．日本産科婦人科学会事務局，東京，2017，pp199-204.

11）日本妊娠高血圧学会：妊娠高血圧症候群（PIH）管理ガイドライン2009．メジカルビュー社，東京，2009．

12）坂元正一，水野正彦，武谷雄二：プリンシプル産科婦人科学．改訂版，メジカルビュー社，東京，1997，p482．

13）日本母体救命システム普及協議会，京都産婦人科救急診療研究会編著：J-CIMELS公認講習会ベーシックコーステキスト：産婦人科必修 母体急変時の初期対応．第3版，メディカ出版，大阪，2020．

14）妊産婦死亡症例検討評価委員会，日本産婦人科医：母体安全への提言 2018．Vol.9，2019．

第6章 特徴のある患者のフィジカルアセスメント

はじめに

　感染症は，人体が何らかの病原体に曝されて，標的となった臓器が侵食を受け機能障害を起こし，全身の身体機能に影響を及ぼしていくといった特徴をもつ。したがって，病原体に曝されなければ罹患することはないということではあるが，人が生活していくうえで，外界と接触しないということは不可能である。そのため，いかにして病原体を，「もち込まない」「もち出さない」「広げない」という3原則を管理するかが，感染症対策の土台となる。そのうえで，①病原体を知ること，②感染経路を適切に遮断すること，③宿主の状態を管理することが，感染症を成立させないための重要な要素となる。

　救急の現場は，
- 患者に関する情報が少ない
- 患者を受け入れ，接触するまでの時間が短い
- どのような「場」が治療現場になるかわからない（病室環境とはかぎらない）

といった特徴があるなかで，十分な情報や準備・対策を講じる間もなく，一刻を争う身体状況に対して直接接触する必要に迫られることも多い。常に「入り口」の状態である，という認識をもち，「自分」「患者」「周囲」「環境」の危険な曝露を遮断するために，あらゆる人・物が，伝播する可能性のある病原体をもつという前提で対応することが重要である。

標準予防策と感染経路別対策

　接触しなければ感染しないという認識をもち，できるかぎりの防御を行うことが第一番の対策であり，標準予防策はあらゆる医療行為の基本的対策となる。

　しかし，接触したから必ず感染するかといえば，感染の成立には宿主の要因，病原体が侵入する経路と侵入後の病原体の活性状態によって，接触・侵入が必ずしも感染を引き起こすとはかぎらない。感染成立の3つの要因を1つでも多く断ち切ることが，感染対策の基本原則となる（図6-Ⅳ-1）。

　そこで，病原体が病因となるための特徴をとらえ，先回りした個別の対策を講じることで，重点的で効率的な感染予防対策が可能となる。標準予防策に加えた感染経路別予防策は，「空気感染予防策」「飛沫感染予防策」「エアロゾル感染予防策」「接触感染予防策」に分けられる。なお，エアロゾル感染予防策は世界的に統一された定義ではないが，微粒子の大きさは飛沫感染と空気感染の中間に位置し，新型コロナウイルス感染症（COVID-19）の感染経路として表現されるようになった。

1. 標準予防策

　すべての人に対応する際に講じるべき対策が標準予防策であり，とくに以下の感染源になるものを取り扱う際の防護対策は必須事項となる（図6-Ⅳ-2）。
- 嘔吐物，排泄物（尿，便など），創傷皮膚，粘膜など

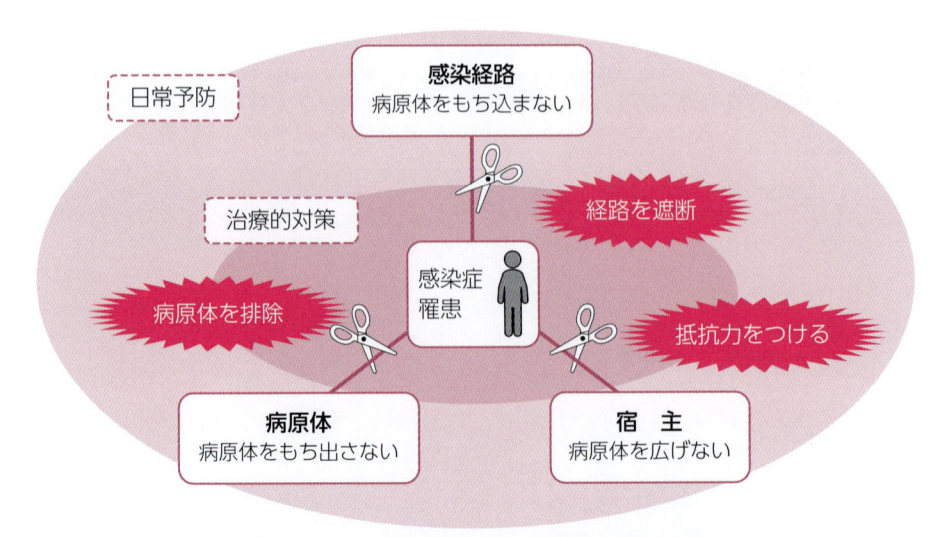

図6-Ⅳ-1　感染成立の3つの要因と感染対策

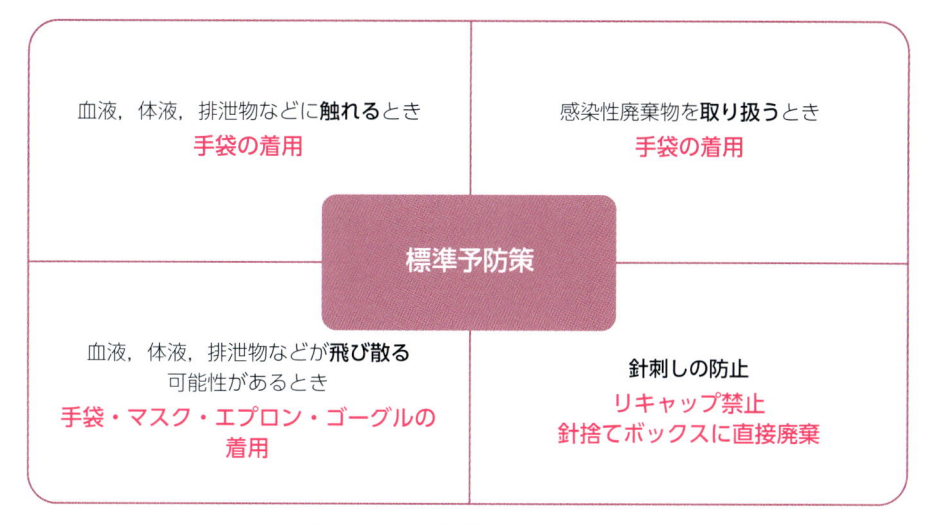

血液，体液，排泄物などに**触れる**とき
手袋の着用

感染性廃棄物を**取り扱う**とき
手袋の着用

標準予防策

血液，体液，排泄物などが**飛び散る**
可能性があるとき
手袋・マスク・エプロン・ゴーグルの
着用

針刺しの防止
リキャップ禁止
針捨てボックスに直接廃棄

図6-Ⅳ-2　標準予防策の原則

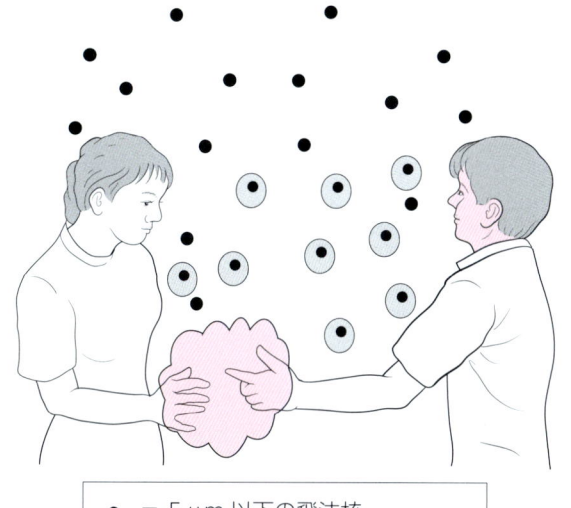

● ＝5μm以下の飛沫核
◉ ＝5μm以上の飛沫核を含む飛沫
🌸 ＝あらゆる病原体

図6-Ⅳ-3　感染源の拡散イメージ

- 血液，体液，分泌物（喀痰，膿汁など）
- 使用した器具・器材（注射針，ガーゼなど）
- 上記に触れた手指など

標準予防策を図ったうえで，さらに病原体ごとの特徴をとらえた，以下に述べる感染経路別予防策を講じる。

2. 空気感染予防策

空気感染とは，5μm以下の飛沫核や病原体を含む塵が空気に乗って飛散し，それを吸入することによって起こる。微細な粒子であり，落下時間が遅く空中を長く浮遊して離れた場所にいる人にも到達して，感染を起こす。感染者のくしゃみや咳嗽などで発生する病原体を含んだ大きな飛沫でも，蒸発して5μm以下の直径となれば空中を広く浮遊して拡散する（図6-Ⅳ-3）。

【感染防止対策】
- 患者に接触する際は，N95微粒子用マスク（N95マスク）を装着する。
- 患者は陰圧室に収容し，室内は1時間に少なくとも12回の換気を行う。
- 搬送時は患者にサージカルマスクを装着させる。

3. 飛沫感染予防策

飛沫感染とは，5μmより大きい飛沫が咳嗽やくしゃみ，会話などによって口腔・鼻腔などの粘膜に付着することで起こる。飛沫は，病原体や飛沫核が水分に覆われた粒子で，空気中を飛ぶものの飛散距離は1〜2m程度であり，数秒で床に落下する。落下，付着した飛沫に接触した人，物が移動すれば飛沫の搬送経路となる。口腔ケアや吸引，気管支鏡検査などによっても伝播する。

【感染防止対策】
- 患者と1m以内で接する際は，サージカルマスクを着用する。
- 患者は個室に収容する。個室が確保できない場合は，病原体ごとにコホート隔離する。コホート隔離する場合は，ベッドの間隔を1m以上空け，カーテンなどで仕切る。
- 搬送時は患者にサージカルマスクを装着させる。

4. エアロゾル感染予防策

飛沫核，病原体そのものが長期に空気中を漂うことで感染する空気感染に対し，エアロゾル感染はウイルスなどの病原体が霧状の飛沫よりも細かい粒子になり病原性をもったまま，ある程度の時間漂うことで起こるとされるが，その定義は定かではない。COVID-19によって，この感染経路への対策の必要性が重視されるようになった。

図6-Ⅳ-4　感染症患者の診療の5つのポイント

表6-Ⅳ-1　主な問診項目

- 主訴，現病歴
- 既往歴：基礎疾患，感染症歴，手術歴，外傷・事故歴，アレルギー
- 服用中の薬剤
- 社会歴：国籍，出身地，居住地，婚姻歴，子どもの有無，同居している人，職業など
- 嗜好品：喫煙，アルコール摂取，サプリメントなど
- 曝露歴：最近の渡航歴，病人との接触，ペットの有無，ペット以外の動物との接触，海・山などでの自然環境における曝露，性的活動
- 家族歴

感染は接触しなければ起こらないという前提を忘れず，適切な感染防止対策を図り，伝播する経路を断つことが重要である。それぞれの病原体によって起こる主な症状の特徴を把握しておくことで，疑わしい感染症を広く想起して対策を図りつつ絞り込んでいく。菌種，臓器が特定されればそれらに見合った感染防止対策を決定して医療チームで共有し，徹底統一した対応を実施する。

【感染防止対策】

- 咳嗽の多い患者に対応する際はサージカルマスクやN95マスクを着用する。
- 飛沫感染予防策に準じて患者を個室に収容することが望ましい。病原体ごとのコホート隔離については，感染管理部門と慎重に相談する。
- 搬送時は患者にサージカルマスクを装着させる。

5.　接触感染予防策

接触感染は医療関連感染でもっとも頻度が高く，その予防は医療現場において，患者・医療者の双方を守るうえで基本的かつもっとも重要である。その名のとおり，接触による感染であり，接触しなければ感染しない。直接接触感染と間接接触感染の2つの形態がある。

直接接触感染は，処置，介助，ケアなどの際に患者の身体へ直接接触して伝播する。

間接接触感染は，病原体に汚染された物や環境に触ることで，手を介して伝播する。

【感染防止対策】

- 患者に接する際は，手指消毒後に手袋を着用し，着衣が患者に触れるケアを行う場合はガウンを着用する。室内でガウン，手袋を外して，手指消毒してから退室する。
- 個室管理が望ましいが，難しい場合は病原体ごとのコホート隔離をする。ベッドの間隔は1m以上空けて，カーテンなどで仕切り，手指衛生を徹底する。
- 搬送時は感染，保菌部位を覆う。

▌フィジカルアセスメントのポイント▐

感染症患者のフィジカルアセスメントは，①患者背景をとらえつつ，②どの臓器の問題なのか感染臓器を特定し，③原因となる微生物を追究し，④指示された抗菌薬を投与した後の⑤経過を観察するという流れによって成り立つ（図6-Ⅳ-4）。一連の流れのなかで，

患者背景の把握と感染症による症状の観察

感染症を起こすまでの患者の背景をとらえるためには，まず問診が重要となる。患者の主訴をよく聴き，その裏にある病態についてあらゆる可能性を考える。聴取した情報を経時的に整理して，経過を把握する。既往歴が関与していることも多い。しかし，基礎疾患の有無やこれまでに罹った病気や受けた治療は患者自身が省略することもあるため，些細なことでも漏らさずに聴取する。

問診の際に聴取すべき項目を表6-Ⅳ-1に示す。

▌緊急度の判断▐

感染症患者の対応における緊急度には，患者自身の緊急性の判断に加え，感染の原因となっている病原体と感染経路に応じた適切な場の調整における緊急度の判断が重要となる。感染症による緊急度の高い疾患としては，気道閉塞を及ぼす急性喉頭蓋炎，脳に不可逆的障害を及ぼす細菌性髄膜炎，緊急手術を要する消化管穿孔による急性腹膜炎，敗血症性ショックの原因となる胆道系感染症や腎盂腎炎，尿路感染症などがあげられる（表6-Ⅳ-2）。これらは疾患名にかかわらず，ABCDEアプローチによって一次評価から二次評価を行って，ショックの回避または蘇生を行うといった基本的な対応に変わりはない。

これに同時並行して，適切な感染防止対策を実施する必要があり，患者を受け入れる前，あるいは患者に接触する前からのリスクアセスメントと入り口対策が重要である。感染症を疑った場合は，得られた症状の

表6-Ⅳ-2　身体診察部位と注意すべき症状および疑われる疾患

部　位	症　状	疑われる疾患
頭部・頸部	頭痛，発熱，意識障害，副鼻腔の圧痛や叩打痛，頸部の硬直，リンパ節の腫脹など	髄膜炎，脳炎，中枢神経系感染症，脳膿瘍，副鼻腔炎，耳下腺炎など
眼	眼球・眼瞼の色調や結膜浮腫・充血，目やに，涙など	眼感染症
鼻咽頭・口腔	鼻汁，鼻閉感，鼻出血，口腔粘膜潰瘍や発疹，舌の乾燥や付着物・発赤，咽頭部の腫れや痛み，咳嗽，喀痰など	副鼻腔炎，急性咽頭炎，扁桃周囲炎，深頸部感染症，かぜ症候群，インフルエンザなど
耳	聞こえにくさや耳鳴，耳介牽引痛，耳漏など	中耳炎，外耳炎
心　臓	発熱，易疲労，全身倦怠感，動悸，胸痛，食欲不振，体重減少，過剰心音，心雑音，冷汗，浮腫など	感染性心内膜炎
肺	咳嗽，喀痰，血痰，息切れ，胸部の痛み，発熱，胸部X線上の陰影，副雑音の聴取など	急性気管支炎，肺炎，肺膿瘍，膿胸など
消化器	嘔気，嘔吐，腹痛，下痢，下血，便秘，発熱，腸蠕動音亢進，腹部膨満感など	腹膜炎，胆道感染症，下痢症，憩室炎，虫垂炎，骨盤内感染症，腹腔内膿瘍，肝膿瘍など
腎臓・泌尿器	肋骨脊柱角の叩打痛，悪寒，発熱，排尿痛，残尿感，尿混濁，血尿など	腎盂腎炎，急性膀胱炎，複雑性尿路感染症，前立腺炎など
筋肉・関節	発赤，腫脹，疼痛，発熱など	化膿性関節炎，骨髄炎，壊死性軟部組織感染症など
皮　膚	発赤，腫脹，疼痛，皮疹（紅斑，紫斑を含む），熱感，発熱，びらん，浸出，出血，破綻皮膚の深達度，チアノーゼ，爪の所見など	蜂窩織炎，慢性皮膚病変に合併する感染症（糖尿病性足壊疽，褥瘡など），肛門周囲膿瘍，動物咬傷部感染など

表6-Ⅳ-3　感染経路別予防策を必要とする疾患と症状

空気感染予防策が必要な疾患	結核：3週間以上続く咳嗽，喀痰に血液が混じる，発熱（遷延する微熱），体重減少，低栄養状態，東南アジアなどへの渡航歴や同地区から来た外国人など 水痘，麻疹：発熱，身体に赤いぶつぶつした発疹，口腔内のコプリック斑（麻疹），すでに罹患した人との接触など。水痘（みずぼうそう），麻疹（はしか）と異なる呼び名で表現されることがある
飛沫感染予防策が必要な疾患	インフルエンザ，風疹（三日ばしか），マイコプラズマ肺炎，乳幼児のA群溶連菌感染症，流行性耳下腺炎，百日咳，乳幼児のアデノウイルス感染症，咽頭ジフテリア，インフルエンザ菌性髄膜炎，髄膜菌炎性髄膜炎など：地域や周囲の感染症流行状況について聴取する
接触感染予防策が必要な疾患	薬剤多剤耐性菌（MRSA，CRE，VRE，MDRP，ESBL産生菌など），クロストリディオイデス・ディフィシル，ロタウイルスやノロウイルスなどによる感染性胃腸炎，腸管出血性大腸菌（O-157），単純ヘルペス，疥癬，アデノウイルスなど

MRSA：メチシリン耐性黄色ブドウ球菌，CRE：カルバペネム耐性腸内細菌目細菌，VRE：バンコマイシン耐性腸球菌，MDRP：多剤耐性緑膿菌，ESBL：基質特異性拡張型βラクタマーゼ

情報から疑わしい病原体とその伝播経路を予測する。標準予防策に加え，感染経路別予防策を講じる必要があると判断した場合，「感染の可能性を知らなかった」というスタッフによる感染曝露，伝播が起こらないよう，チームで情報と対策を共有することもまた重要である。「よくわからない」という状況で，少しでも疑わしいと考えた場合は，躊躇せずに上位の予防策を提案し，疑いが除外された時点で予防策を解除していくリーダーシップをもつことが感染伝播を抑止する。

看護実践のポイント

　感染経路別予防策を必要とする主な疾患と注意すべき症状（表6-Ⅳ-3）を把握しておき，疑わしい場合は速やかに予防策を実施する。感染を起こすと，多くは発熱するため，発熱患者においてはどこにどのような症状が出ているのかを速やかにスクリーニングする。発熱の原因が感染であり，感染臓器が絞り込まれ，原因菌が予測または判明した場合は抗菌薬投与の指示を受けるが，投与前に培養検査を実施することが重要である。どの部位から，どのような検体を，どのタイミングで採取するか，チームでコミュニケーションを取りつつ実施することが，感染症治療のその後の戦略にも影響を及ぼす。

　感染経路別予防策の際，患者は疾患に対する不安に加え，隔離されることへの孤独感や恐怖心を抱くことを忘れてはならない。COVID-19対応を経て，家族との面会やコミュニケーションの重要性，直接触れ合うことでの安心と癒しの効果を配慮した看護計画の重要性が再認識された。そのため，隔離に対し配慮することは看護において見過ごせないポイントの一つであるといえる。

全人的にとらえるべき患者

はじめに

救急外来では，年齢，性別，疾患や重症度などを問わず，生活背景や既往歴も異なる，あらゆる患者が対象となる。さまざまな理由により，自らの症状を適切に知覚することができなかったり，訴えることができなかったりする場合もある。さらに，身体的介入だけでなく，心理・社会的側面にも介入が必要なこともある。そのため，救急初療看護においては適切なフィジカルアセスメントとともに，対象者を全人的にとらえたアセスメントを行う必要がある。救急外来で遭遇する患者の例をあげながら解説する。

事例1；自殺企図や自傷行為により来院した患者

厚生労働省の「自殺総合対策大綱」[1]において，救急医療現場には自殺未遂者の再度の自殺企図を防ぐことが求められている。また，医療者は自傷行為を含め，来院した患者の自殺の危険を示すサインに気づき，適切な対応につなげるためのゲートキーパーとしての役割を担わなければならない。

1. フィジカルアセスメントのポイント

自殺未遂によって救急外来を訪れる患者の多くは，身体合併症を有している。死亡や後遺症につながる場合もあるため，第一に優先されることは生命の危機的状況を脱するための治療である。基本的な，「第一印象」「ABCDEアプローチによる一次評価」を行いながら身体状況を把握し，バイタルサインや今後の治療に影響を与える可能性のある情報収集を行う。

1) 問 診

自殺未遂者のなかには，意識障害や重篤な精神症状によって，本人から自発的な情報を得ることができない場合もある。また，患者自身はもちろんのこと，付き添ってきた家族や関係者も動揺や混乱など，心理的に不安定になっていることがある。このような場合，病歴などの情報収集が困難となりやすいため，医療者は傾聴や沈黙といったコミュニケーションスキルを用いながら，適切に情報収集を行う。

自殺企図の手段についてはその後の治療に大きく影響する重要な情報となる。患者本人はもちろんのこと，家族や周囲の人，救急隊や警察などの発見者から

も詳しい情報収集を行う。例えば，大量に医薬品を服用した場合，飲んだ薬物によって予測される症状や対処方法が異なる。炭酸リチウムを大量に服用した場合は，血液透析が必要になることもある。また，自殺企図に使用される頻度の高い三環系抗うつ薬を大量に服用した場合には，抗コリン作用，中枢神経毒性，心血管毒性などの作用により，死に至る可能性が高い。その他，排気ガスなどによる自殺企図の場合は，一酸化炭素中毒となり高圧酸素療法が必要となることもある。

2) 身体症状の観察

自殺企図や自傷行為に至った原因によっては，患者自身が適切に症状を訴えることができないことも少なくない。また，実際の疾患による症状出現のパターンと違ったり，患者の第一印象と重症度が異なったりする場合もあるため注意が必要である。

例えば，強い不安を抱えている場合にはカテコールアミンの分泌が過剰となることで，心拍数や血圧の上昇，過度の発汗などの症状が出現することがある。また，呼吸困難感やめまいなどの症状が出現する場合もあり，起こっている症状が器質的な異常によるものか，心理的な要因によるものか，明確に判断できない場合もある。さらに，心理的な要因によっては自分自身の身体症状に対する感度が低下し，より病態が進行した状態での受診となる場合もある。

このように，自殺企図や自傷行為に至った患者は，より丁寧な観察が必要となる対象であることを認識し，患者自身の発する言葉だけでなく，表情，手足の動きや姿勢を含め，バイタルサインの変化に細心の注意を払う必要がある。

2. 緊急度の判断

精神症状が出現している場合には緊急度を適切に判断することは非常に難しい。JTAS（Japan Triage and Acuity Scale）においてもより注意して評価することを求めている。緊急度の判断においては，身体症状はもちろんのこと，問診などの情報収集を通して患者の精神状態を含めて判断しなければならない。JTASでは，自殺企図があった場合，強い自殺意図がある場合や強度の不安がある場合，自傷他害のおそれが切迫している場合や安全が確保できない場合にも緊急度の高い状態としてより早急な対応が必要な状態と判断する。

表6-V-2　発症時間帯別にみる臨床症状と疑われる疾患

発症時間帯	臨床症状	疑われる疾患
朝　方	突然の下腹部痛	尿管結石
朝　方	心窩部痛，嘔気・嘔吐	急性冠動脈疾患
夜　間	心窩部痛	胆石，総胆管結石，アニサキス症
夜　間	突然の下腹部痛，嘔吐（小児〜若年の男性）	精巣捻転
夜　間	下腹部痛（女性）	卵巣出血

〔文献3）より引用・改変〕

表6-V-1　TALKの原則

T（tell）：誠実な態度で話しかける
A（ask）：自殺についてはっきりと尋ねる
L（listen）：相手の訴えに傾聴する
K（keep safe）：安全を確保する

3. 看護実践

　救急医療にかかわる医療者にとって，自殺未遂者，自傷行為に対する治療は避けて通ることはできない。一方で，自殺未遂をした患者の治療に対して苦手意識をもっていたり，さまざまなジレンマが生じていたりすることも少なくない。これらは，精神疾患を有する患者の身体症状を，精神症状と誤認してしまう（"diagnostic overshadowing"と呼ばれる）ことにつながる可能性もあるため，医療者が先入観なく，患者のフィジカルアセスメントの結果から緊急度，重症度を判断する必要がある。

　自殺未遂者の状態を正しくアセスメントするために，身体症状と合わせて自殺企図について明確に尋ね，確認しなければならない。いつ，どこで，なぜ自殺企図を行ったのか，どのような手段で自殺企図したかを確認することが，患者の適切な治療につながる。自殺未遂者には，TALKの原則[2]（表6-V-1）に沿って対応していくことが推奨されている。

　患者自身は自らのつらい気持ちをわかってほしいという思いから自殺企図を選択した可能性がある。しかし，その気持ちを表現するためとはいえ，「自殺企図」という最悪の方法を選択しているということを理解したかかわりが必要となる。医療者の対応により，患者自身がさらに追いつめられたり，見捨てられたという感情を抱いたりすると，自殺に対する気持ちが高まり，より致死性の高い方法を選択して再企図につながる可能性がある。患者とかかわる場合には，傾聴を心がけ，徹底して聞き役に回ることが求められる。自殺未遂者を評価するのではなく，つらいという気持ちに共感し，受容的な態度で接することを心がける。また，患者自身を批判，否定するような発言は避けるべきである[2]。

　適切な人的・物的資源を活用することも視野に入れてかかわる必要がある。患者はもちろんのこと，医療者やほかの患者も含めて安全を確保する。また，専門医への支援を求めたり，危険な物・場所から患者を遠ざけたりすることで，落ち着いた環境で診察を受けることができるような環境調整も重要となる。

▌事例2；夜間に繰り返し受診する患者▌

　救急外来は24時間，患者に対応する。しかし，夜間に対応できる検査や処置は限られており，基本的に急性発症した症状に対する介入しか行えない。そのため，時にはその原因まで明確にできないままの帰宅となることも少なくない。また，夜間に繰り返し受診する患者に対しては，医療者が「あの人はいつも受診するけれど，結局症状もなく帰っていく」という先入観をもって診察にあたってしまうこともあるかもしれない。

1. フィジカルアセスメントのポイント

　患者がなぜ夜間に来院するのかを考えることもポイントとなる。発症時間や来院時間も，患者の症状を見分けるポイントとなる。表6-V-2[3]は，発症時間帯別にみた臨床症状と疑われる疾患の一部をまとめたものである。例えば，夜間の心窩部痛の場合には胆石や総胆管結石などが疑われる。来院した時間も患者のフィジカルアセスメントを行ううえでのヒントとなるため，これらの疾患を疑いながら身体所見を取っていく。

　日中は仕事のために通常の外来を受診できず，夜間の救急外来を受診する場合もある。また，日中から症状があったにもかかわらず市販薬を使用して，症状が軽快したと考えて様子をみていたところ，夜間に症状が悪化して受診することがあるかもしれない。このような場合には致死的な疾患が隠れていることもあるため，より丁寧な身体所見を取る必要がある。患者自身は自分の体験している症状が重症かどうかを判断することはできない。それによって受診行動が遅れたり，適切な方法で来院することができなかったりする場合もあるため，夜間の救急外来の受診はより詳細に発症までの経過などを聴取する必要がある。

第6章　特徴のある患者のフィジカルアセスメント

2. 緊急度の判断

　緊急度を判断するうえでは，患者背景をより詳細に聴取する必要がある。また，受診を繰り返す患者に対しては緊急度判定を行ううえで，医療者の陰性感情が緊急度の割り当てに影響する可能性を認識していなければならない。「第一印象」「ABCDE アプローチによる一次評価」を行いながら，発症様式や症状と合わせて気になる点はないか，訴えている内容と身体症状で合わない点はないかを確認していく。また，バイタルサインとともに痛みの有無や程度についても情報収集したり，患者の周囲から情報収集することで，より適切な緊急度の判断につながる。

3. 看護実践

　受診を繰り返す患者は，患者にとっては解決できていない何らかの身体症状があると考えて対応する。患者自身も，受診を繰り返しても症状が改善しないこと，症状の原因がはっきりしないだけでなく，医療者の態度によってもストレスを受けている可能性もある。また，患者の体験している症状が，生活にどの程度影響しているのかに注意を払いながら，その気持ちに共感を示すことが重要となる。

　さらに，多職種でかかわることも効果的である。患者の受診行動の裏には，心理・社会的な側面の問題が影響している可能性もある。個人で対応しようとすると，適切な判断ができないことがある。また，看護師自身にも大きなストレスがかかることもあるため，チーム全体で対応方法を検討したり，必要なサービスが利用できるように医療ソーシャルワーカーや行政と連携してかかわる必要がある。患者の身体的安定のために，気がかりとなっている社会的側面の問題を解決したり，心理的状態を安定化させるためのケアを行うことが重要である。

◉ 文献

1) 厚生労働省：自殺総合対策大綱；誰も自殺に追い込まれることのない社会の実現を目指して. 2022. https://www.mhlw.go.jp/stf/taikou_r041014.html（accessed 2024-2-19）
2) 日本臨床救急医学会：自殺未遂患者への対応；救急外来（ER）・救急科・救命救急センターのスタッフのための手引き. 日本臨床救急医学会，東京，2009.
3) 篠浦丞編著：一見非典型・一見複雑を解きほぐす；病歴と身体所見で捉え直す消化器疾患の診かた. 金芳堂，京都，2023, p131.

VI 在宅患者

はじめに

在宅患者とは，疾患による後遺症，身体機能の低下，精神疾患などで通院が困難な場合に，自宅などの住み慣れた場所を離れることなく，訪問による必要な診療，治療や投薬，療養上の世話を受け生活を続けている患者をいう。対象としては高齢者が多く，障害者や重症心身障害児，精神科疾患を患った患者もおり，患者層は乳幼児から高齢者まで幅広い。したがって，看護の対象も老若男女問わず，また疾患もさまざまであり，幅広い層を対象としている。

医療保険と介護保険

基本的に，医療サービスには医療保険，介護サービスには介護保険が適用される。

介護サービスの利用は，65歳以上で申請が可能とな

る。このとき，訪問看護，訪問リハビリテーションなどのサービスを使用しなくても，杖を1本借りる場合にも申請が必要になる。

医療保険と介護保険の併用は不可能である。基本的に，介護認定を受けている場合は介護保険が優先され，介護認定を受けていない場合には医療保険を利用することになる（図6-Ⅵ-1）。しかし，表6-Ⅵ-1に示す16の特定疾病にあり，かつ厚生労働大臣が定める疾病等（表6-Ⅵ-2）に該当する患者は，介護保険の申請が可能な年齢であっても医療保険の適用となる。また，65歳未満であっても，特定疾病であり，介護や日常生活の支援が必要になった場合は，各自治体で介護保険を申請することができる。

したがって，特定疾病や厚生労働大臣が定める疾病または状態の患者が搬送されてきた際には，往診や訪問看護，何らかの福祉サービスを利用していることが想像できる。また，認知症や自力での歩行などといった動作が困難な人も，要介護認定を受けていることが多い。要介護認定は，厚生労働省の要介護認定等基準

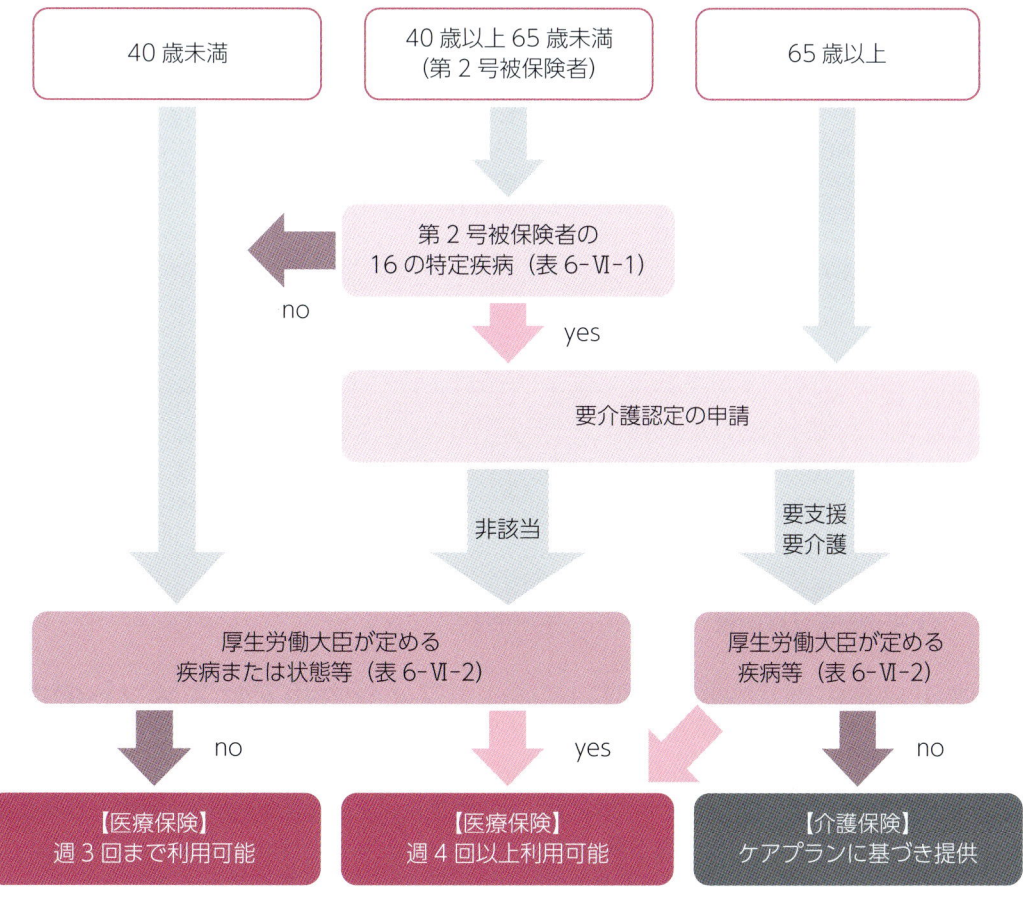

図6-Ⅵ-1　医療保険，介護保険のフローチャート

表6-Ⅵ-1　16の特定疾病

1. 末期腫瘍
2. 関節リウマチ
3. 筋委縮性側索硬化症
4. 後縦靱帯骨化症
5. 骨折を伴う骨粗鬆症
6. 初老期における認知症
7. 進行性核上性麻痺，大脳皮質基底核変性症
   およびパーキンソン病（※パーキンソン病関連疾患）
8. 脊髄小脳変性症
9. 脊柱管狭窄症
10. 早老症
11. 多系統萎縮症
12. 糖尿病性神経障害，糖尿病性腎症および糖尿病性網膜症
13. 脳血管障害
14. 閉塞性動脈硬化症
15. 慢性閉塞性肺疾患
16. 両側の膝関節または股関節に著しい変形を伴う変形性関節症

表6-Ⅵ-2　厚生労働大臣が認める疾病と状態

厚生労働大臣が定める疾病	厚生労働大臣が定める状態
• 末期の悪性腫瘍 • 多発性硬化症 • 重症筋無力症 • スモン • 筋萎縮性側索硬化症 • 脊髄小脳変性症 • ハンチントン病 • 進行性筋ジストロフィー症 • パーキンソン病関連疾患 • 多系統萎縮症 • プリオン病 • 亜急性硬化性全脳炎 • ライソゾーム病 • 副腎白質ジストロフィー • 脊髄性筋萎縮症 • 球脊髄性筋萎縮症 • 慢性炎症性脱髄性多発神経炎 • 後天性免疫不全症候群 • 頸髄損傷 • 人工呼吸器を使用している状態	• 在宅悪性腫瘍等患者指導管理もしくは 　在宅気管切開患者指導管理を受けている • 気管カニューレもしくは留置カテーテルを使用している • 以下のいずれかを受けている 　－在宅自己腹膜灌流指導管理 　－在宅血液透析指導管理 　－在宅酸素療法指導管理 　－在宅中心静脈栄養法指導管理 　－在宅成分栄養経管栄養法指導管理 　－在宅自己導尿指導管理 　－在宅人工呼吸指導管理 　－在宅持続陽圧呼吸療法指導管理 　－在宅自己疼痛管理指導管理 　－在宅肺高血圧症患者指導管理 • 人工肛門または人工膀胱を設置している • 真皮を超える褥瘡の状態 • 在宅患者訪問点滴注射管理指導料を算定している

時間が用いられる（**表6-Ⅵ-3**）。この指標は要介護者の介助に要する時間を表すが，認定は基準時間だけで判断されるわけではなく，その他の要素も考慮される（**表6-Ⅵ-4**）。

在宅患者の特徴

　入院患者は普段の生活から離れ，病院に入院し，治療・療養に専念するが，在宅患者は住み慣れた自宅や住み慣れた場所で，一人の生活者として生活を送りながら療養を続けており，個人差はあるが，すべてにおいて介助や支援を必要とする人，生活介助（買い物，掃除，炊事）のみ，またはいずれかの支援があればおよそ自立した生活が送れる患者などさまざまである。

　また，図6-Ⅵ-1のとおり，毎日訪問できるわけではなく，介護度により支給金額が異なるため（**表6-Ⅵ-5**），その金額の範囲内で必要なサービスを組み立てなくてはならず，福祉サービスを毎日必要とするような患者は，看護師による訪問の回数や時間が極端に減ってしまうこともある。

フィジカルアセスメントのポイント

　在宅看護でのアセスメントは多岐にわたる。初回の訪問時に正確な視診・聴診・触診・打診などのイグザミネーションを行い，一般的に正常とされている状態と比べて異常な点はないかを把握しておく必要もある。その状態が，今後の支援サービス（往診，投薬，

表6-Ⅵ-3　厚生労働省の要介護認定等基準時間

区　分	要介護認定等基準時間
要支援1	25分以上32分未満
要支援2	32分以上50分未満のうち，要支援状態にある者
要介護1	32分以上50分未満のうち，要介護状態にある者
要介護2	50分以上70分未満
要介護3	70分以上90分未満
要介護4	90分以上110分未満
要介護5	110分以上

要支援1～2：基本的には一人で生活できる。食事・排泄や更衣などの日常生活動作は自立しているが将来支障があると見込まれる状態
要介護1～5：一人では日常生活を送れない。基本的には一人で日常生活を送ることができず，何らかの支援・サービスが必要な状態
（要介護認定に係る法令を基に作成）

表6-Ⅵ-4　要支援・要介護度の状態の目安

区　分	状　態
要支援1	ほぼ自立した生活ができるが，介護予防のための支援や改善が必要な状態
要支援2	日常生活に支援が必要であるが，それによって介護予防ができる可能性が高い状態
要介護1	歩行など不安定さがあり，日常生活に部分的な介護が必要な状態
要介護2	歩行などが不安定で，排泄や入浴などの一部または全部に介護が必要な状態
要介護3	歩行や排泄，入浴，衣類の着脱などに，ほぼ全面的な介護が必要な状態
要介護4	日常生活全般に動作能力が低下しており，介護なしでの生活は困難な状態
要介護5	生活全般に介護が必要で，介護なしでは日常生活がほぼ不可能な状態

表6-Ⅵ-5　介護保険の支給限度額

介護度	支給限度額	1割負担額	2割負担額	3割負担額
要支援1	50,320円	5,032円	10,064円	15,096円
要支援2	105,310円	10,531円	21,062円	31,593円
要介護1	167,650円	16,765円	33,530円	50,295円
要介護2	197,050円	19,705円	39,410円	59,115円
要介護3	270,480円	27,048円	54,096円	81,144円
要介護4	309,380円	30,938円	61,876円	92,814円
要介護5	362,170円	36,217円	72,434円	108,651円

看護，リハビリテーションなど）により改善されるものなのか否かの判断と，そのときのその患者の状態を基本的な状態として，そのときのその点ではなく，線でみて，その線が逸脱していないかどうか，その逸脱はよいものなのか悪いものか，またその逸脱している原因は何なのかを予測し，それらの対処を行わなければならない。

　在宅でみられる症候は，初療室でみられる症候と何ら変わりはない。その症候とバイタルサインから，疾患の予測をつけ，緊急度・重症度を判断する点についても大きな変わりはない。ただし在宅は，病院とは違い，診断のための検査（X線，CT，心電図モニター，血液検査）が実施できない環境のため，早急な確定診断には至らない。また，24時間，医療従事者が管理，観察を行える環境にはなく，訪問回数・時間などが限られているため，安定しているときの状態との変化や

容態が変化・悪化する可能性についてアセスメントすることが重要である。さらに，フィジカルアセスメントだけでなく，内服状況，生活環境への変化についても観察し，予測と同時に予防する必要もある。訪問看護は基本的に一人での訪問のため，自分一人で判断することとなる。そのため，臨床推論力が必要であり，応急処置の判断やスキルも必要とされる。その判断に基づき，その症状は自宅で軽減または改善されるのか，検査や医師の診断を必要とし，診断に基づいた治療，管理が必要か，その医療行為は自宅で可能かどうか，入院が必要かについて判断しなければならない。

　自宅での介護，看護の実践だけでは症状の改善が不可能であると判断した場合は，その患者の主治医（指示書を交付している医師）に早急に連絡し，その後の対処を行わなくてはならない。

　在宅でのアセスメントは身体に対してだけではな

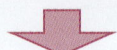

```
┌─────────────────────┐      ┌─────────────────────┐
│        IADL          │      │        ADL          │
│   手段的日常生活動作    │      │    日常生活動作        │
└─────────────────────┘      └─────────────────────┘
 ┌──────────────────────────┐  ┌──────────────────┐
 │ • 洗濯    • コミュニケーション │  │ • 食事           │
 │ • 買い物  • 電話対応        │  │ • 排泄           │
 │ • 食事の支度 • 服薬管理      │  │ • 着脱衣          │
 │ • 家事    • 金銭管理        │  │ • 入浴           │
 │ • 更衣    • 移動           │  │ • 歩行，移動       │
 └──────────────────────────┘  └──────────────────┘
```

┌──┐
│ IADL の低下が起こりはじめると ADL が低下する   │
└──┘

図6-Ⅵ-2　手段的日常生活動作（IADL）と日常生活動作（ADL）

表6-Ⅵ-6　緊急度を判断する一般的基準

- 呼吸数が30回/分以上，8回/分未満
- 脈拍数が130回/分以上，40/回分未満
- SpO₂ 90％未満（とくに酸素投与下），会話時呼吸困難など急激な酸素化の悪化
- 収縮期血圧90 mmHg未満，または平均血圧（収縮期－拡張期）÷3＋拡張期が60〜65 mmHg未満
- 意識低下やせん妄，痙攣重積など急激な意識低下
- 尿量が4時間で50 ml未満など急激な乏尿
- その他（患者がいつもとどのように違って変なのか，対応困難な疼痛など）

い。いつもの表情，仕草，生活習慣や手段的日常生活動作（instrumental activity of daily living；IADL），日常生活動作（activities of daily living；ADL）（図6-Ⅵ-2）の変化，普段使用している福祉用具の不具合，それによる転倒・転落の危険について観察する。その他，精神疾患を患っている患者が子育てをしている場合は，その子どもの普段の様子，または介護している家族の様子（表情や仕草など）の変化について観察し，次回の訪問まで安定した状態が継続できるかの判断も必要である。

在宅患者は，同居する家族がいるとはかぎらない。同居家族がいたとしても，容態の変化をタイムリーにキャッチできるともかぎらない。在宅患者に対する看護師の大きな役割の一つとして，容態の悪化や急変を予測して，予防・対処し，解決策を講じ，悪化させることなく安定した状態で，住み慣れた場所で一人の生活者として生活できるようにしていけることがあげられる。

緊急度の判断

在宅患者における緊急度の判断は，病院での初療対応と何ら変わりはない。しかし，在宅患者は高齢者（p206）だけではなく，小児（p200），妊産婦（p211），全人的にとらえるべき患者（p220）なども含まれるため，各々の特徴は別項を参照し，その特徴をとらえながら，さまざまな症候の訴えから推論していく必要が

ある。大事なポイントはその症候が，「急に」現れたものなのか，「徐々に」現れたものなのか，「急激に」悪化したものなのか，「徐々に」悪化したものなのかの発症様式が重要である。問診に答えられる人であればよいが，答えられない（言語的コミュニケーションが困難，記憶がないなど）場合には，バイタルサインの数値とフィジカルイグザミネーションによる情報が重要な判断材料となる。

緊急度を判断する一般的基準（表6-Ⅵ-6）を基に，患者の現病歴と既往歴，普段の生活の変化や生活のなかでのイベント（転倒，頭部打撲の有無，全身の打撲痕や外傷の有無，皮膚状態の変化，服薬内容の変更の有無，食事内容の変化や食事摂取量，排便状況の変化や排泄物の異常の有無，睡眠状況の変化など）を十分に把握しておく必要がある。

在宅患者の容態を悪化させない，急変させないためには，普段の何気ない変化を見逃さないようにアンテナを張ることと，患者の背景（既往歴，生活状況）の把握が重要である。とくに在宅患者は，24時間医療従事者がそばにいる環境ではないので，次の訪問まで安全に過ごすために，何をみて何を根拠に，いつもと変わらない根拠をしっかりもって訪問を終えなくてはならない。これは在宅だけではなく病院に入院している患者にもいえることであり，入院中の患者のバイタルサインを含め，何気ない変化を見逃さず，点でみずに線でみて，次につなぐことが重要である。

在宅では，診断までのツールが病院に比べると少ない。訪問看護となると，ABCを安定化させるデバイ

ス1つであっても，訪問看護ステーションが独自で確保することは困難である。バイタルサインや予測される疾患が緊急性を要すると判断されたときには，オーバートリアージで医療につなげ，重症化を防がなくてはならない。

看護実践

1. 事例1

認知症，脳血管障害の後遺症患者である。数日間食事摂取量が減少してきており，残している食事内容が，咀嚼を必要とするものであった。おむつ内の便の色が普段と比べ若干色が濃く，消化管出血による食欲の低下，もしくは歯の異常による食欲の低下を疑い，口腔内を確認したところ，元々あったはずの義歯（ブリッジ付き）がなくなっており，歯がないことで食事摂取量が減少したと判断した。しかし，部屋・洗面所を捜索しても義歯がみつからなかった。便の色もいつもより濃い印象から，義歯を飲み込んでしまったことで，消化管を傷つけ，出血を起こしている可能性があると判断し，主治医と相談した。消化器内科を受診し，X線撮影後，大腸に義歯が確認できた。自然排泄を待つこととなり帰宅した。義歯の排泄が確認できるまでは，日々の便を捨てずに保管してもらい，便の性状や出血量の観察を行い，帰宅後2日で義歯が排泄されたことを確認した。さらに，食事形態をさほど咀嚼しなくてもよいものに変更したことで食事摂取量が元に戻り，義歯がなくなったことでの食事摂取量低下，低栄養，ADLの低下を防ぎ，また消化管出血による病態の悪化を防ぐことができた。

2. 事例2

ピック病（前頭側頭型認知症）を発症後，徐々に活動量が低下し，在宅においては，生活動作（要介助）時以外は基本的には座ったままであり，徐々にではあるが数カ月かけて，片側性の下肢の浮腫が出現してきた。深部静脈血栓症（deep vein thrombosis；DVT）を懸念して，ホーマンズ徴候の観察を行ったが，従命が入らず観察が困難であった。そのため，ローウェンベルグ徴候の観察を行うとして，血圧計のマンシェットを腓腹部に加圧した。その結果，カフ圧120 mmHgで苦痛表情となり，ローウェンベルグ徴候がみられた。主治医と相談して，確定診断のための受診を予定し，紹介状を作成し診察日を決めた。しかし，診察日2日前のデイサービスの際に，おむつ交換のために寝かせると顔色が不良になり，落ち着きがなくなった。トイレに行く（起立状態になる）といつもの感じに戻るが，やはりいつもと様子が違うということで施設から連絡があった。DVTの可能性が高かったこともあり，施設に出向き，患者の容態を確認したところ，仰臥位と立位での経皮的動脈血酸素飽和度（SpO$_2$）に差がみられ，呼吸音の聴取に左右差があることから肺血栓塞栓症を疑い，主治医に連絡して救急搬送することとなった。肺動脈に血栓が認められ，血栓溶解療法が行われた。下大静脈フィルター留置の必要はなく，血栓がすべて溶解され，ADLが維持された状態で帰宅することができた。

在宅での職種連携と課題

在宅看護は基本的に一人での訪問のため，病院とは異なり，相談する相手がそばにいない環境である。そのため，症状や状態から，緊急性がないか，重篤な疾患が隠れていないかのリスクを的確に多角的な視点で判断する能力が求められる。そういったことから日々，自分のみた症状，病態，行った看護，対処などの無意識の思考過程を言語化して，アセスメント（臨床推論）力を身につけていかなくてはならない。また，在宅で出会う患者は，内因性疾患や難病だけでなく，転倒・縁側からの転落，台所や入浴での熱傷，ガス漏れ，大量服薬，食品による中毒などに遭遇することもある。そのため，外傷の知識や最低限の正しい応急処置などの知識も必要である。すべての病態の重症化を防ぐには，日頃から主治医や家族との関係を構築し，近くにいないからこそ，自分一人ではなく，関係職種で即時に連絡を取り合い，最大の最善を尽くさなくてはならない。

アドバンス・ケア・プランニング（ACP）

がんの末期状態の患者や，病態や年齢的に在宅に戻り，DNAR（do not attempt resuscitation，心肺蘇生を行わない指示）の意思を示している患者においても，在宅に戻る際には必ず関係各者が同席し，その患者のアドバンス・ケア・プランニング（advance care planning；ACP）を共有する。DNARを希望していても，実際に自宅に帰って容態が悪化すると，本人や家族が慌てて救急車を呼んだり，治療を希望したりすることが多々ある。治療を希望することに問題はない。ACPはケアプランのプロセスにすぎず，都度変更してよいものである。しかし，病院からの退院時にDNARだったからとの理由で，退院した病院に受け入れてもえないケースがある。また往診医においても，患者の意思がDNARだからという理由で，対処療法を拒む医師がいる。逆もしかりであり，望まない治療はせず最後は在宅を希望する患者に，医療や介護のサービス体制を整えられなかったばかりに，容態悪化時に搬送となり，再び入院となるケースもある。

厚生労働省の『人生の最終段階における医療・ケアの決定プロセスに関するガイドライン 解答編』のなかには、「1) 本人の意思は変化しうるものであり、医療・ケアの方針についての話し合いは繰り返すことが重要であることを強調すること。2) 本人が自らの意思を伝えられない状態になる可能性があることから、その場合に本人の意思を推定しうる者となる家族等の信頼できる者も含めて、事前に繰り返し話し合っておくことが重要であること。3) 病院だけでなく介護施設・在宅の現場も想定したガイドラインとなるよう、配慮すること。加えて、本ガイドラインについて、人生の最終段階における医療・ケアに従事する医療・介護従事者が、人生の最終段階を迎える本人及び家族等を支えるために活用するものであるという位置づけや、本人・家族等の意見を繰り返し聞きながら、本人の尊厳を追求し、自分らしく最期まで生き、より良い最期を迎えるために人生の最終段階における医療・ケアを進めていくことが重要である」[1] と記されている。

　患者一人にかかわるすべての関係者が、ACPを十分に理解し、患者を点でみずに線でみながら、必要時には高度な医療を提供し、自宅で対処できるものについては悪化・急変させない知識とスキルをしっかり身につけ、一人の人生を支えていかなくてはならない。また患者のACPのために、どのようなサービスの導入が最善であるのかを、知識としてもち合わせることも必要である。

● **文献**

1) 厚生労働省：人生の最終段階における医療・ケアの決定プロセスに関するガイドライン 解答編. 改訂, 平成30年3月, 2018.
https://www.mhlw.go.jp/file/06-Seisakujouhou-10800000-Iseikyoku/0000197722.pdf（accessed 2024-8-21)

Appendix

救急初療看護における検査データのアセスメント

動脈血ガス分析

動脈血ガス分析（ABG；arterial blood gas analysis，BGA；blood gas analysis）の目的は，①呼吸状態の評価（酸素化能，換気能），②酸塩基平衡障害の評価，③一酸化炭素中毒，④痙攣の状況評価（代謝性アシドーシス）などがある。電解質や血糖などの評価も可能である。救急初療では，気道，呼吸，循環の異常に伴い全身状態を評価することができる重要な検査である。

表A-I-1 動脈血ガスの基準値

項　目	基準値
pH	7.40 ± 5
PaO_2	$80 \sim 100$ mmHg
$PaCO_2$	40 ± 5 mmHg
HCO_3^-	24 ± 2 mmol/l
乳　酸	$4 \sim 14$ mg/dl（$0.4 \sim 1.6$ mmol）
BE	0 ± 2

動脈血ガスの項目と基準値（表A-I-1）

動脈血ガスで，呼吸状態の評価や酸塩基平衡障害の評価に必要な項目は，pH（水素イオン指数），PaO_2（動脈血酸素分圧），$PaCO_2$（動脈血二酸化炭素分圧），HCO_3^-（重炭酸イオン），乳酸，BE（base excess：ベースエクセス）がある。最初に着目するのはpHであり，pHの詳細の説明については後述する。基準値は7.40±5である。PaO_2は肺でガス交換された動脈血酸素分圧であり，酸素化能の評価を行う。基準値は80～100 mmHgである。$PaCO_2$は肺胞の透過性が高いため，換気量に依存しており，$PaCO_2$が高い場合は肺胞低換気を示唆し，低い場合は過換気の状態であることが評価できる。基準値は40±5 mmHgである。HCO_3^-の基準値は24±2 mmol/lであり，重炭酸緩衝系に大きく関与する。乳酸は嫌気性代謝による産物であり，解糖されることで産生される。つまり，組織の酸素が不足しているときに蓄積される。乳酸の基準値は4～14 mg/dl（0.4～1.6 mmol）である。BEは塩基であるHCO_3^-が基準値からどれだけ逸脱しているかを表した数値である。基準値はHCO_3^-が24±2 mmol/lであるため，0±2となる。

血液ガスの記号

血液ガス分析をするにあたり，まずは標記のルールを知っておく必要がある（図A-I-1）。PaO_2やPAO_2，SaO_2，SpO_2など，さまざまな表記がある。最初の大文字は，「何の量か？（ガスがどのような状態か）」を表す。例えば，PaO_2の「P」は圧力（pressure）のことであり，分圧を示す。その他に，人工呼吸器の酸素濃度を表す，FIO_2の「F」はfraction（割合，濃度）の意味がある。

次に，小文字で書かれているPaO_2の「a」は，「どこのガスか」を示す。「a」はartery（動脈）の頭文字であり，「動脈血」のことである。つまり「Pa」は動脈血の分圧を示す。また，表記には「a」と「A」がある。「A」はalveolar（肺胞）の頭文字である。ここでもルールがあり，小文字は「液相にあるもの」，大文字は「気相にあるもの」というルールである。吸気は「I」（inspiratory），呼気は「E」（expiratory）と表記される。

最後の文字は，「何のガスか」を表し，気体の化学記号が用いられる。「O_2」（酸素），「CO_2」（二酸化炭素），「N_2」（窒素），「CO」（一酸化炭素）のガスが示され，大文字表記である。

肺の酸素化能の評価

PaO_2の基準値は80～100 mmHgである。$PaO_2 < 60$ mmHgは呼吸不全状態であり，かつ，$PaCO_2$が正常の場合はⅠ型呼吸不全といい，$PaCO_2 > 45$ mmHgの場合はⅡ型呼吸不全という。

1. 肺胞気動脈血酸素分圧較差（A-aDO₂）

低酸素血症や高二酸化炭素血症の値だけでは，肺にどのような問題が起きているかわからない。そこで，肺胞気動脈血酸素分圧較差（$A\text{-}aDO_2$）を計算し，評価する。$A\text{-}aDO_2$とは肺胞気酸素分圧（PAO_2）とPaO_2の差のことである。$A\text{-}aDO_2$の計算は表A-I-2のとおりである。

吸入酸素分圧（PIO_2）は，大気圧760 mmHgで，体温37℃としたときの水蒸気圧47 mmHgのため，表A-I-2の①の式で表される。PAO_2は，「肺胞気式」といわれる，②の式で計算できる。②の計算ができれば，③の肺胞気と動脈血酸素分圧較差を求めることができる。基準値は10 mmHg以下であり，高濃度酸素を吸入する場合は，基準値より大きくなる。

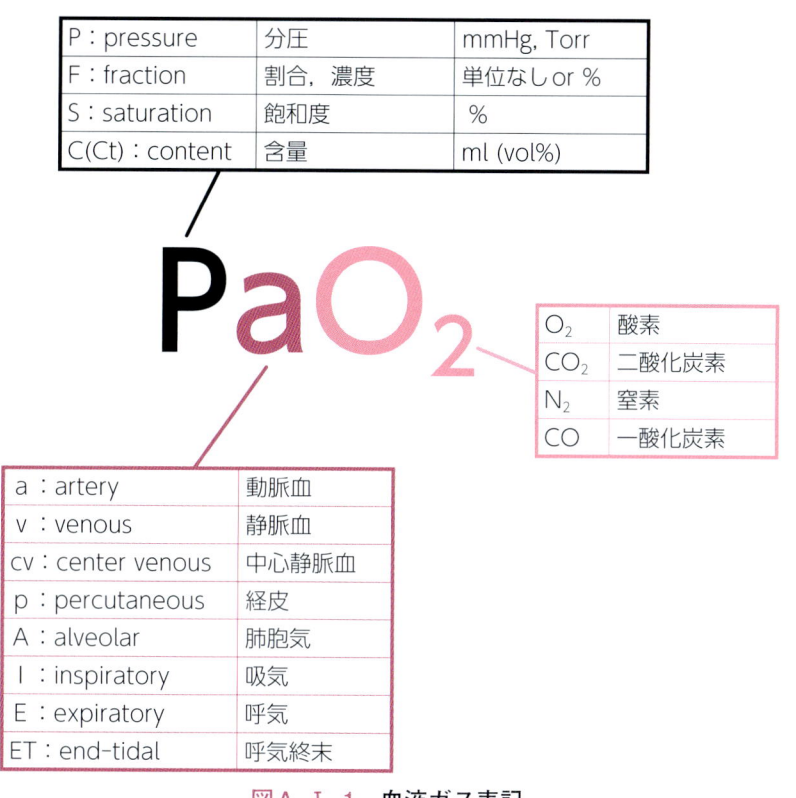

図A-Ⅰ-1　血液ガス表記

表A-Ⅰ-2　A-aDO₂の計算

①P_IO_2（吸入酸素分圧）＝（760 mmHg − 47 mmHg）×F_IO_2（吸入酸素濃度）
②P_AO_2＝P_IO_2 − $PaCO_2$/呼吸商（0.8）
③A-aDO₂＝P_AO_2 − P_aO_2
　　　　＝（760 mmHg − 47 mmHg）×F_IO_2 − $PaCO_2$/呼吸商（0.8）− P_aO_2

＊呼吸商とは，CO_2排出量/O_2消費量で求められる。食事内容により変化するが約0.8として計算する

　A-aDO₂が開大すれば，肺に何らかの問題が生じている。酸素投与で改善しているのであれば，換気血流比不均衡が起こっている。例えば，肺炎などでガス交換が悪く，血流とのミスマッチが起きるとこのような状況に陥る。また，100%の酸素投与後も改善がなければシャントを示唆する。無気肺や急性呼吸窮迫症候群（acute respiratory distress syndrome；ARDS）などでシャントを生じることがある。

2.　P/F ratio

　酸素投与中の患者における酸素化能を評価することは難しい。例えば，酸素マスク5l/分の酸素投与中の患者で，SpO_2 95%を示し，血液ガスでは，PaO_2 84 mmHgであった場合，酸素化能はどう評価すればよいだろうか。酸素流量を上げたほうがよいか，そのまま様子を観察するのか判断に困る。このような場合は，P/F ratio（ピーエフ・レシオ）を使用することで酸素化能の評価が可能となる。

　P/F ratioは，PaO_2をF_IO_2で割った（PaO_2/F_IO_2）数字である。酸素療法とF_IO_2を表A-Ⅰ-3に示す。例えば，酸素マスク5l/分投与中の患者で血液ガスの結果

がPaO_2 84.0 mmHg，$PaCO_2$ 36.1 mmHgの場合，P/F ratio＝84.0/0.4＝210となる。

　P/F ratioはARDSの診断基準にも使われる。それらの指標を参考に緊急度判定，臨床判断を表A-Ⅰ-4に示す。P/F ratio 300以下は呼吸状態が悪く，緊急度は「蘇生」レベルとなり，酸素投与を開始させる必要がある。酸素投与中であれば，酸素流量の調整を行う。また，P/F ratio 200以下は緊急度も重症度も高いレベルであり，リザーバー付き酸素マスク10l投与の必要があり，改善しない場合は気管挿管，NPPV（noninvasive positive pressure ventilation）を検討する必要がある。

3.　CaO₂

　肺の酸素化能の評価は，外呼吸の評価だけではない。肺で酸素を取り込み，そして，拡散によって肺胞から血液へ移動した酸素と赤血球のHb（ヘモグロビン）が結合して運搬され，血管内から細胞へ移動することで，エネルギー〔ATP（アデノシン三リン酸）〕に変えることができる。ここまでの評価が重要である。その評価がCaO_2〔動脈血酸素含量（読み方：コンテンツオーツ）〕である。

経鼻カニューレ		酸素マスク		リザーバー付き酸素マスク	
酸素流量（l/分）	F$_I$O$_2$	酸素流量（l/分）	F$_I$O$_2$	酸素流量（l/分）	F$_I$O$_2$
1	0.24	5	0.4	6	0.6
2	0.28	6	0.5	7	0.7
3	0.32	7	0.6	8	0.8
4	0.36			9	0.9
5	0.40			10	1.0

表A-Ⅰ-4　P/F ratio と緊急度判定

P/F ratio	緊急度判定	臨床判断
400以上	正常	
400〜300	黄〜赤（準緊急〜緊急）	酸素投与を検討
300〜200	青（蘇生）	酸素投与開始，酸素流量調整
200以下	青（蘇生）	リザーバー付き酸素マスク10 l/分 気管挿管・NPPVの準備（検討）

酸素の組織までの運搬は，Hbと結合して運ばれる酸素（結合酸素）と，血漿に溶けて運搬される酸素（溶存酸素）がある。CaO$_2$は，結合組織の酸素の量に溶存酸素の量を加算することで計算できる。Hb 1 g当たりに結合可能な酸素量は1.34 mlであり，酸素飽和度は，酸素とHbの結合率である。そのため，結合酸素は，1.34×Hb×酸素飽和度で計算することができる。また，溶存酸素の計算は，血漿にどのくらい酸素が溶けているかの計算となる。1 mmHg当たり0.0031 ml溶けているため，0.0031×PaO$_2$で計算することができる。つまり，CaO$_2$ = 1.34×Hb×酸素飽和度（％）/100 + 0.0031×PaO$_2$となる。基準値はHbや酸素飽和度の基準値もあり，男性，女性で異なるが20 ml/dl前後である。

例えば，健常人のHb15 g/dl，PaO$_2$ 100 mmHg，酸素飽和度98％として，CaO$_2$を計算する。まず，結合酸素は1.34×15×98/100 = 19.7，溶存酸素は0.0031×100 = 0.31であり，CaO$_2$は20.0となる。このように結合酸素は，溶存酸素より多く（19.7＞0.31），Hbは血液中の主要な酸素運搬物質である。

酸塩基平衡障害の評価

1. pHについて

酸は水素イオン（H$^+$）を与える（解離する）ことができる物質をいい，H$^+$を受け取るものを塩基という。pHは一定範囲内に保たれており，基準値はpH 7.35〜7.45であり，これを大きく逸脱した場合は，生体機能に異常をきたし死に陥ることがある。

血中にH$^+$が増加するとpHは下がる。これをアシデミアといい，塩基が増加するとH$^+$が減少しpHが上がる。これをアルカレミアという。pHが変動する場合，呼吸によってCO$_2$が変わるか，代謝に伴いHCO$_3^-$の量が変わることが背景にある。

2. pHの調節機構

細胞が働きやすい環境となる至適pHがあり，そのpHに保つ必要がある。体液は，代謝によって揮発性酸（CO$_2$）や不揮発性酸（リン酸，硫酸など）が多量に産生されるため，酸性に傾きやすい。このように膨大に作られる酸をうまく制御するために，「緩衝系」と酸，塩基を体外へ排泄させる「肺，腎臓の調節」がある。

緩衝系により，体液のpHの変化を最小限に抑えることができる。その緩衝系には重炭酸緩衝系，非重炭酸緩衝系（リン酸緩衝系，ヘモグロビン緩衝系，血漿蛋白緩衝系）があり，どの緩衝系においても，反応性の高いH$^+$を血液中から取り除いてくれる。蛋白質の代謝などで産生される酸が増えて，H$^+$の濃度が高くなると，H$^+$が緩衝され（図A-Ⅰ-2の重炭酸緩衝系の式において，左向きの反応が進む），CO$_2$が増加する。また，脂肪や炭水化物の燃焼に伴ってCO$_2$が増加する場合は，肺（呼吸）で排出される。不揮発性酸の増加は，腎臓で排泄されHCO$_3^-$は再吸収される（図A-Ⅰ-2）。pHの調節の速さは，緩衝系は数秒でpH調整が可能であり，肺での排泄については数秒〜数分，そして腎臓での排泄は数時間〜数日の時間を要する。

3. 臨床への応用

酸塩基平衡障害の評価をするにあたり，STEP1〜5の順番で分析する（表A-Ⅰ-5）。

1) STEP1；pHに着目する
　（アシデミア or アルカレミア）

pHが正常であるか確認する。正常でない場合はpH

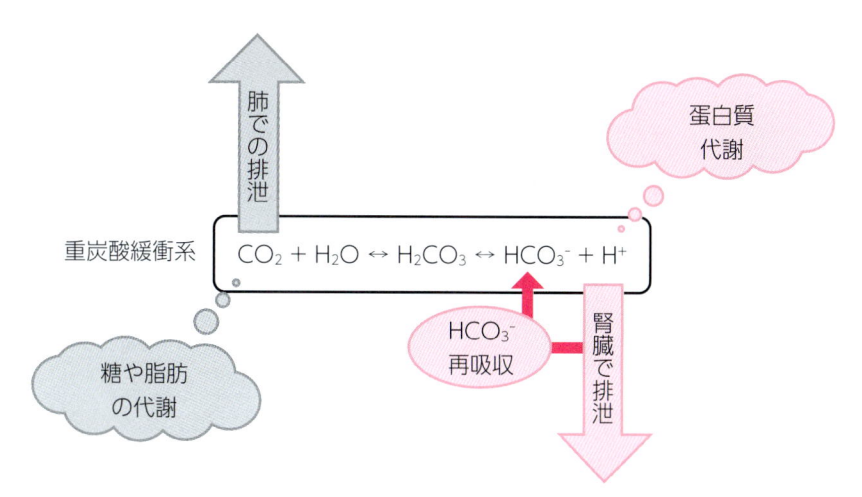

図A-Ⅰ-2　体液pHの調節機構；「重炭酸緩衝系」と「肺，腎臓での調節」

表A-Ⅰ-5　酸塩基平衡の分析

STEP1	pHに着目する（アシデミア or アルカレミア）
STEP2	アシドーシス or アルカローシス（代謝性変化か呼吸性変化か，両方か，代償されているか）を確認する
STEP3	アニオンギャップの開大はどうか確認する
STEP4	代償されているかどうか確認する
STEP5	病歴，理学的所見，その他の検査により病態をアセスメントする

＜7.35であればアシデミア，pH＞7.45であればアルカレミアと判断する。

2）STEP2；アシドーシス or アルカローシスを確認する

アルカレミアの状態で$PaCO_2$が低下している場合を呼吸性アルカローシス，HCO_3^-が増加している場合を代謝性アルカローシスという。アシデミアの状態で$PaCO_2$が増えている場合は呼吸性のアシドーシス，HCO_3^-が低下している場合を代謝性アシドーシスという。

3）STEP3；アニオンギャップの開大はどうか確認する

血液中には陽イオンと陰イオンがあり，正常な状態では陽イオンと陰イオンは釣り合っている。アニオンギャップ（anion gap；AG）は，主な陽イオンであるNa^+の値から主な陰イオンであるCl^-とHCO_3^-の値を引くことで求めることができ，計算上12±2が正常となる。AGが開大（上昇）している場合は，Cl^-とHCO_3^-以外の陰イオンが増加しており，代謝性アシドーシスを示す。通常検査では測定しないケトンや乳酸，リン酸などの不揮発性酸が考えられる。乳酸が測定できるのであれば，原因は乳酸か，それ以外の酸として原因検索が可能となる。

AGが開大している場合は，補正HCO_3^-〔＝HCO_3^-＋ΔAG（AG-12）〕（Δ：変化した値）を求め，代謝性アシドーシスの原因が不揮発性酸の場合は補正HCO_3^-が24 mmol/lを示すが，逸脱していれば不揮発性酸以外で，酸塩基平衡に影響を与えている可能性がある。

4）STEP4；代償されているかどうか確認する

血液が酸や塩基へと傾いた際は，正常に維持しようとする代償機構（緩衝）が働く。その代償機構を分析するにあたり，代償反応の計算式（表A-Ⅰ-6）がある。

代謝性の酸塩基平衡異常を発症すると，呼吸性の代償機構は速やかに反応する。つまり，1回換気量を増やす，もしくは，呼吸回数が増え，酸であるCO_2を排出する。呼吸性の酸塩基平衡異常を発症すると，代謝性の代償機構が腎臓で緩徐に起こる。代謝性の代償機構には，急性反応と慢性反応がある。急性反応は$PaCO_2$が急に上昇した場合，赤血球やHbの緩衝作用によりHCO_3^-に姿を変え代償する。また，慢性反応は，長期にわたって呼吸性アシドーシスが続いている場合，腎臓における代償であり，HCO_3^-を再吸収調節が行われる。

代謝性アシドーシスの代償と代謝性アルカローシスの代償の計算式を表A-Ⅰ-6に示す。代謝性は，呼吸性代償が速やかに行われるために基本急性反応のみの代償とされる。代謝性アシドーシスについては，さらに簡単な代償反応の計算式があり，「マジックナンバー15」といわれる計算式がある。$PaCO_2$＝「15」＋HCO_3^-で計算できる。例えば，血液ガスの結果，HCO_3^-が15 mmol/lの場合，「15」を加算すると，$PaCO_2$＝30 mmHgとなる。実際の$PaCO_2$＝30 mmHgに近い値を示しているのであれば十分代償したと判断できる。また，pH 7.○○の小数点以下の「○○」の数字が，$PaCO_2$の値に一致する場合は，正常に代償していると判断できる（pH 7.30→$PaCO_2$＝30 mmHg）。

Appendix　救急初療看護における検査データのアセスメント

表A-Ⅰ-6　代償反応の計算式

呼吸性アシドーシスにおける代謝性代償
- 急性反応　$\Delta HCO_3^- = 0.1 \times \Delta PaCO_2$　HCO_3^-代償限界：30～32 mmol/l
- 慢性反応　$\Delta HCO_3^- = 0.4 \times \Delta PaCO_2$　HCO_3^-代償限界：42～45 mmol/l

呼吸性アルカローシスの代謝性代償
- 急性反応　$\Delta HCO_3^- = 0.2 \times \Delta PaCO_2$　HCO_3^-代償限界：18 mmol/l
- 慢性反応　$\Delta HCO_3^- = 0.5 \times \Delta PaCO_2$　HCO_3^-代償限界：12 mmol/l

代謝性アシドーシスにおける呼吸性代償
- $\Delta PaCO_2 = (1～1.3) \times \Delta HCO_3^-$　$PaCO_2$代償限界：15 mmHg

代謝性アルカローシスにおける呼吸性代償
- $\Delta PaCO_2 = (0.5～0.9) \times \Delta HCO_3^-$　$PaCO_2$代償限界：60 mmHg

Δ：変化した値

表A-Ⅰ-7　呼吸性の酸塩基平衡異常の鑑別

呼吸性アシドーシス	A-aDO$_2$正常	急性	中枢神経抑制（頭蓋内疾患），CO_2ナルコーシス，鎮痛薬
		慢性	神経筋疾患
	A-aDO$_2$開大	急性	気道閉塞，肺炎，気管支喘息発作
		慢性	慢性閉塞性肺疾患（COPD）
呼吸性アルカローシス	A-aDO$_2$正常	急性	敗血症，サルチル酸中毒，低酸素血症，疼痛，不安，発熱，脳血管障害，髄膜炎，外傷，貧血
		慢性	妊娠，甲状腺機能亢進症，肝不全
	A-aDO$_2$開大	急性	肺炎，肺水腫，肺塞栓，心不全
		慢性	妊婦の肺塞栓，肝不全＋肺炎

〔文献1）より引用・一部改変〕

5）STEP5；病歴，理学的所見，その他の検査により病態をアセスメントする

血液ガスの結果のみでアセスメントするのではなく，身体所見やほかの検査データを統合して，緊急度，重症度の判断，もしくは，看護問題を明確にする必要がある。代謝性アシドーシスについては，AG開大の有無で病態をある程度想起することができる。AG開大性の代謝性アシドーシスのもっとも多い原因は乳酸アシドーシスである。乳酸アシドーシスがみられ循環不全状態であれば病態として予想通りであり，低酸素症を示すことになるため，緊急度が高いことが判断できる。AG非開大性代謝性アシドーシスにおいては，消化管から下痢などでHCO_3^-の喪失がある場合にみられる。また，大量輸液として生理食塩液を使用した場合，生理食塩液に含まれる塩素イオン（Cl^-）が大量に入ると，HCO_3^-も代償的に少なくなり，アシドーシスになることがある。代謝性アルカローシスは，嘔吐や胃管よりH^+やCl^-の喪失が原因であることが多い。

呼吸性変化については，急性反応，慢性反応の代償とA-aDO$_2$の開大の有無によって病態を整理することができる。呼吸性アシドーシスをきたすなかで，A-aDO$_2$は正常，急性反応として中枢神経抑制（頭蓋内疾患）などを疑い，慢性反応は神経筋疾患があがる。A-aDO$_2$は開大，急性反応として気道閉塞や肺炎があがり，慢性反応は慢性閉塞性肺疾患（chronic obstructive pulmonary disease；COPD）を疑う。

呼吸性アルカローシスは過換気による変化であり，救急外来では精神的な過換気発作がよくみられるが，その他の原因を除外しておくことが重要である。A-aDO$_2$が正常，急性反応では，敗血症，髄膜炎，発熱などが列挙でき，慢性反応には，妊婦や肝不全があがる。また，A-aDO$_2$が開大，急性反応は，肺炎，肺水腫，肺塞栓があがり，慢性反応では，妊婦の肺塞栓，肝不全＋肺炎を疑うことができる（表A-Ⅰ-7）[1]。

● 文献

1）薬師寺泰匡編著：jmedmook 83；救急外来での検査値の読み方．日本医事新報社，東京，2023，p112.

超音波検査

超音波検査とは

　日本では1980年代より，超音波検査が「聴診代わり」に広く行われるようになり，現在，機器の性能が飛躍的に進化している。後に，FAST（focused assessment with sonography for trauma）と命名された迅速簡易法が1990年に米国の学会で発表され，その後は主に米国において，急激に多くの患者でその有用性が追試・検証され，超音波検査の応用範囲も急速に拡大した。

　超音波検査が臨床に本格的に導入され，臓器別に系統的超音波検査法が確立し，超音波を専門にする医師や検査技師により，一定の指針に基づき，質の高い超音波検査が提供されるようになった。しかし一方で，超音波検査はベッドサイドでも各科の臨床医により施行されてきたが，その扱いは各自の裁量に委ねられていた。

　2000年代に入ると，欧米においてシステマティックな教育方法が確立し，point of careの概念が導入され，2010年代には，POCUS（point of care ultrasound）という医学上のジャンルが確立された。近年では，超音波装置の小型化が進み，超音波検査はより身近な存在となった。その結果，ベッドサイドでの超音波検査の利用に関心が高まり，数多くの臨床研究が行われ，その有効性や実効性が明らかになってきた。

超音波検査の特徴 （表A-Ⅱ-1）

　超音波検査は，特別な準備を必要とせず，操作が簡便なうえ，非侵襲的で生体への障害が少なく，患者が苦痛を感じることはほとんどない。また，ベッドサイドで繰り返し使用することができ，一方向のみならず，多方面からの観察が可能であり，リアルタイムで患者の状態を評価できるため情報量は豊富である。医師のみならず，看護師・助産師，放射線技師，臨床検査技師は，「診療の補助」として使用することができるため，超音波検査の結果は病態アセスメントに有用なツールである。さらに，装置が小型で移動性に優れ，院内にかぎらず，在宅やプレホスピタルの現場で使用することができる。

表A-Ⅱ-1　超音波検査の特徴

- 特別な準備などの必要はなく，操作が簡便である
- ベッドサイドで使用できる
- 非侵襲的で生体への障害が少なく，患者の苦痛が少ない
- リアルタイムで患者の状態を可視化でき，動画で観察できる
- 装置が小型でどこへでも持ち出すことができる

看護師にとっての超音波検査とは

　超音波検査について看護の領域では，膀胱内容量を簡易的に計測する超音波機器の使用が簡便であり，特別な技能はほとんど必要なく，残尿評価のために用いられている。また創傷関連では，深部損傷褥瘡（deep tissue injury；DTI）などの深度評価や治癒の経過の評価，ストーマ周囲の評価に用いられている。

　救急領域での看護師による超音波検査器の活用は，近年の「特定行為に係る看護師の研修制度」などの影響もあり，「PICC（peripherally inserted central catheter，末梢留置型中心静脈注射用カテーテル）の挿入」にて超音波を使用する機会が増えてきている。

　その他，救急看護師による超音波ガイド下末梢血管穿刺に関する報告がなされており，少しずつではあるが，看護師にとって超音波検査は身近なものになりつつある（図A-Ⅱ-1）。しかし，看護師自身が実際に超音波検査器を用いるようになるためには，標準化した教育システムの確立など，使用に関しての課題は多い。

　いま現在は，看護師が直接，患者に超音波検査を実施する機会は少ないが，救急医療を実施するチームの一員として，医師の行っている超音波検査の準備，介助，情報の共有を行うことは重要である。描出している画像を医師と共有し，手術や次の検査を共にアセスメントできるように努めなければならない。

超音波検査器の基本

1. プローブの種類

　プローブの種類は大きく分けると3つある（表A-Ⅱ-2）。それぞれのブローブの選択と使い方を図A-Ⅱ-2に示す。

1）コンベックス型
扇型の形をしたコンベックスプローブは超音波が扇

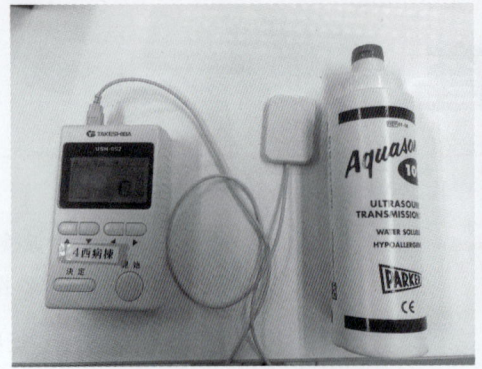
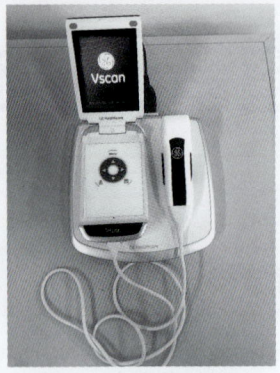

超音波膀胱内尿量測定装置 　　　ポケット超音波機器

図A-Ⅱ-1　看護師に身近な超音波機器

表A-Ⅱ-2　プローブの種類

コンベックス型	FAST実施時に使用		• 扇状の形は超音波が外側に広がり，広い範囲の超音波画像が得られる • 主に腹部の検査時に用いられ，FAST時に用いられる • 画像は扇型
リニア型	PICC挿入時などに使用		• 超音波は直線に進み，四角い画像が得られる • 体表に近い血管や甲状腺の表出に用いられる
セクタ型	心臓超音波，プレホスピタル領域で使用		• 心臓などのような肋間やその他の超音波が入りにくい構造物に対して，より小さい超音波プローブを用いる

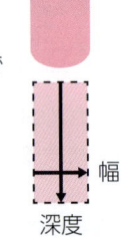

【リニア型】

• 深さは 6〜8cm まで適している
• 体表の血管などの表出に適している

幅
深度

【セクタ型】

• 深さは 15〜20cm まで適している
• コンベックスと一緒であるが，肋間などの狭い部分（心臓・胸腔）に使用する

幅
深度

【コンベックス型】

• 深さはリニアと一緒であるが，広い範囲の画像が表出できる

幅
深度

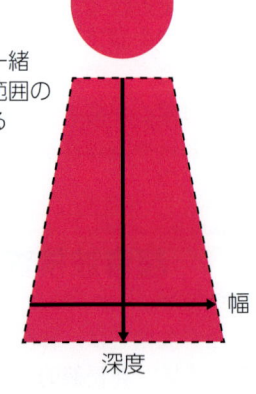

図A-Ⅱ-2　プローブの選択と使い方

状に広がり，広い範囲の超音波画像を得ることができる。FASTなどの腹部検査時に使用される。

2）リニア型

長方形の形をしたリニアプローブで，超音波は直線に進み，四角い画像が得られる。体表に近い血管や甲状腺の表出に用いられ，CVC（central venous catheter，中心静脈カテーテル）やPICCなどの挿入時に用いられる。

3）セクタ型

もっとも小さい正方形の形をしたセクタプローブで，心臓などのような肋間やその他の超音波が入りにくい構造物に対してセクタプローブを用いる。セクタプローブは狭い範囲しか描出することができないが，超音波の深度はコンベックスプローブと同様のため，プレホスピタルの活動時にも用いられる。

2. 画　像

超音波検査器に映し出された画像は白黒で描かれるが，その濃度（音響インピーダンスの大きさ）の差によって映し出されたものが変わってくる。骨は白く映り，空気は砂嵐，白と黒の中間は実質臓器となる。周囲の組織に比べ白い場合は高エコー，周囲の組織に比べ黒い場合は低エコーと表現する（図A-Ⅱ-3）。

骨	実質臓器	空　気	脂　肪
白	黒と白の中間	砂嵐	キラキラと光沢している

液体（体液，血液）は黒く映り，骨や異物で白く映る。描出した画像で周囲の組織に比べ白い場合は高エコー周囲の組織に比べ黒い場合は低エコーと表現する

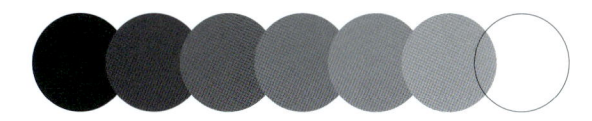

図A-Ⅱ-3　超音波画像の見え方

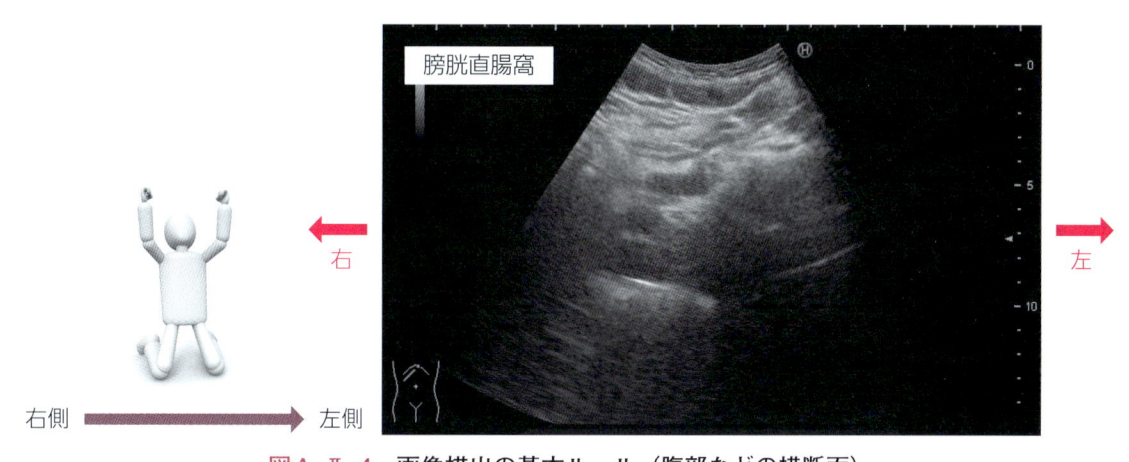

図A-Ⅱ-4　画像描出の基本ルール（腹部などの横断面）
横断面は，画面の左側が「患者の右側」，右側が「患者の左側」になるように描出する

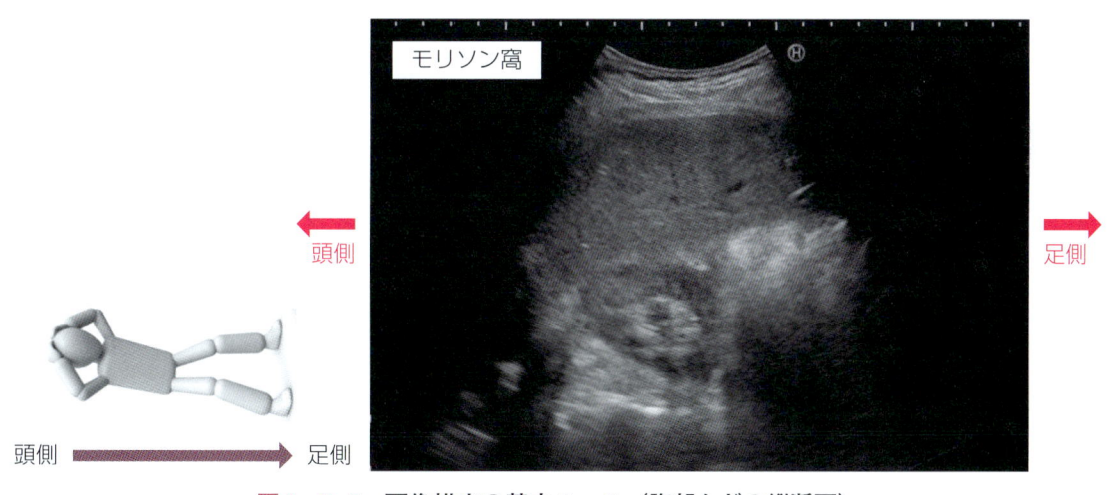

図A-Ⅱ-5　画像描出の基本ルール（腹部などの縦断面）
放射線領域では，画面左側が頭側，右側が足側になるように描出する

　描出する向きは統一されており，観察時に目標を定めて，適切に記録するためにも，一定のルールに基づいて画像の表示を行う。一般的には画面（画像）と患者の位置との関係については一定のルールがあり，腹部などで横断面を描出する場合はCT検査と同様に患者の右側は画面の左側になる（図A-Ⅱ-4）。

　また，縦断面（長軸断面）については，放射線領域と循環器領域ではルールが異なる。放射線領域では，頭側は画面の左側になるように表示する（図A-Ⅱ-5）。一方，循環器領域では，検者は被検者の左側から眺めるように描出するため，心基部は画面の右側，心尖部は左側になる（図A-Ⅱ-6）。

　CVCやPICCの挿入などの静脈穿刺では，穿刺時に目標が定まりやすいように表示する。例えば，右内頸静脈穿刺の場合は，内頸静脈の右側が画面の右側に位置するように描出すれば画面の動きとプローブの動きを一致させて実施することができる。

Appendix　救急初療看護における検査データのアセスメント

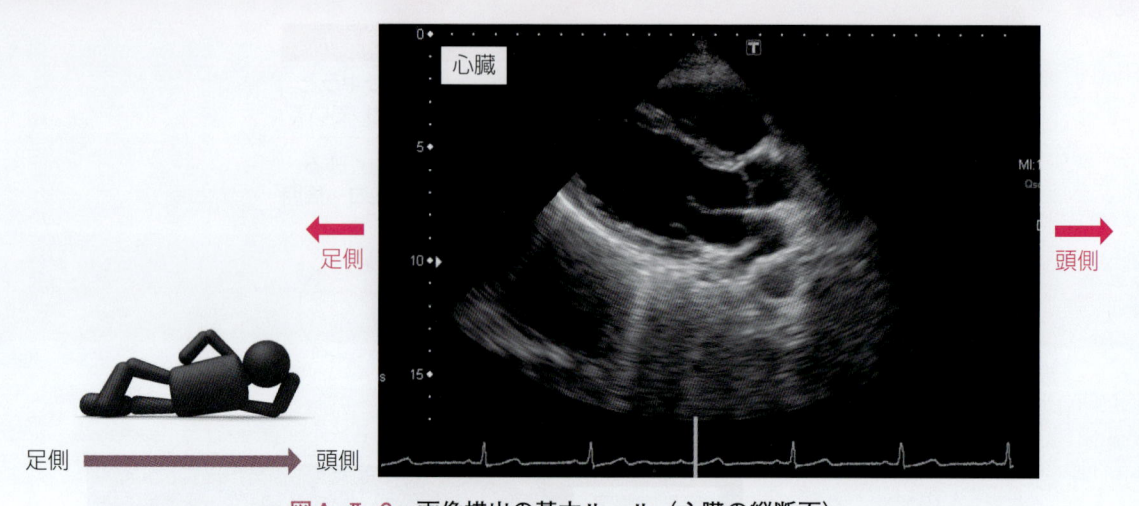

図A-Ⅱ-6　画像描出の基本ルール（心臓の縦断面）
循環器領域では，画面の右側が頭側，左側が足側になるように描出する

足側　→　頭側

心臓

足側　頭側

救急領域で行われる超音波検査；POCUS

POCUS（point of care ultrasound）は，超音波の専門家により検査室などで行われる系統的超音波検査とは異なり，ベッドサイドで臨床医が主となって利用する手技である。

POCUSは，限られた時間のなか，呼吸不全や循環不全，出血の有無などの問題解決型アプローチで，身体所見と受傷機転，症候から導き出された予測される疾患に基づいて，観察したい部位，項目を絞って観察する。

POCUSでは，臨床医の目測による客観的または主観的な評価が中心である。POCUSの用途としては，CT検査やX線画像などによる全身の解剖学的評価に利用され，循環動態など生理学的評価としても有用である。また，心肺蘇生時の評価，緊急度・重症度評価，経過観察やモニタリングとしても利用される。超音波検査を実施する場所としては，院内では救急外来や集中治療室を含む急性期部門や一般外来，病棟などがあるが，小型で軽量化された現在では，診療所などの在宅部門，院外では傷病発生現場などのプレホスピタル領域で広く実施されている。

POCUSの代表的なものは，外傷初期診療ではFAST（focused assessment with sonography for trauma）やE（extended）FAST，ショックではRUSH（rapid ultrasound in shock）などがある。また，系統的心臓超音波検査を簡略化したFOCUS（focused cardiac ultrasound）というシステムや従来超音波検査室で着目されなかった領域・臓器の超音波検査所見，呼吸器領域では，気胸や肺水腫の診断に有用な所見がベッドサイドで見出されたBLUE（bedside lung ultrasound in emergency）がある。

1. 救急初療で実施するPOCUS；FAST

1）FASTとは

外傷診療ではPTD（preventable trauma death，防ぎ得た外傷死）回避を目的に，限られた時間のなかで診療と治療を同時に行う必要がある。外傷患者は発症様式や受傷機転から診断を確定することが困難で，原因が一元性でないことが多く注意深い観察が必要である。そのため，常にリアルタイムで情報を得て，認識を更新し，患者の状態を即座に評価しながら治療を行うためのツールとして超音波を用いて原因の検索を行う。

2）FASTの目的

FASTの目的は，体腔内の出血を判断するものであり，実質臓器の観察や出血源などを検索する目的ではない。プローブは，コンベックスプローブを用いて実施する。FASTの観察部位は，心囊・腹腔・胸腔であるが，大きく4つのエリア〔①心囊，②肝腎窩（モリソン窩），②'右胸腔，③脾周囲または脾腎窩，③'左胸腔，④膀胱直腸窩〕で行う（図A-Ⅱ-7）。バックボードで固定された患者は仰臥位のため，仰臥位時に体液が貯留しやすい部位を探す。

FAST陽性であれば診断精度は高いが，FAST陰性は臓器損傷がないことの証明にはならない。外傷などがなくても骨盤腔内に少量の腹水貯留がある妊婦や肝硬変，腹膜透析など，もともと腹水がある場合は鑑別が難しい。

3）FASTが陽性であることの意味

超音波検査では肝腎窩（モリソン窩）に溜まった250 mlの自由水（血液）の検出は可能との報告がある。2018年Zanobettiら[1]により報告された前向き研究の結果では，FASTは感度75％，特異度96％，陽性的中率81％，陰性的中率94％，正診率91％であり，比較的良好な成績であるといえる。また，Blackbourneら[2]は鈍的腹部外傷によって腹腔内損傷のある，循環動態に異常のない安定した患者の約1/3は入院時に腹腔内出血の所見はないが，繰り返しFASTを行うことによっ

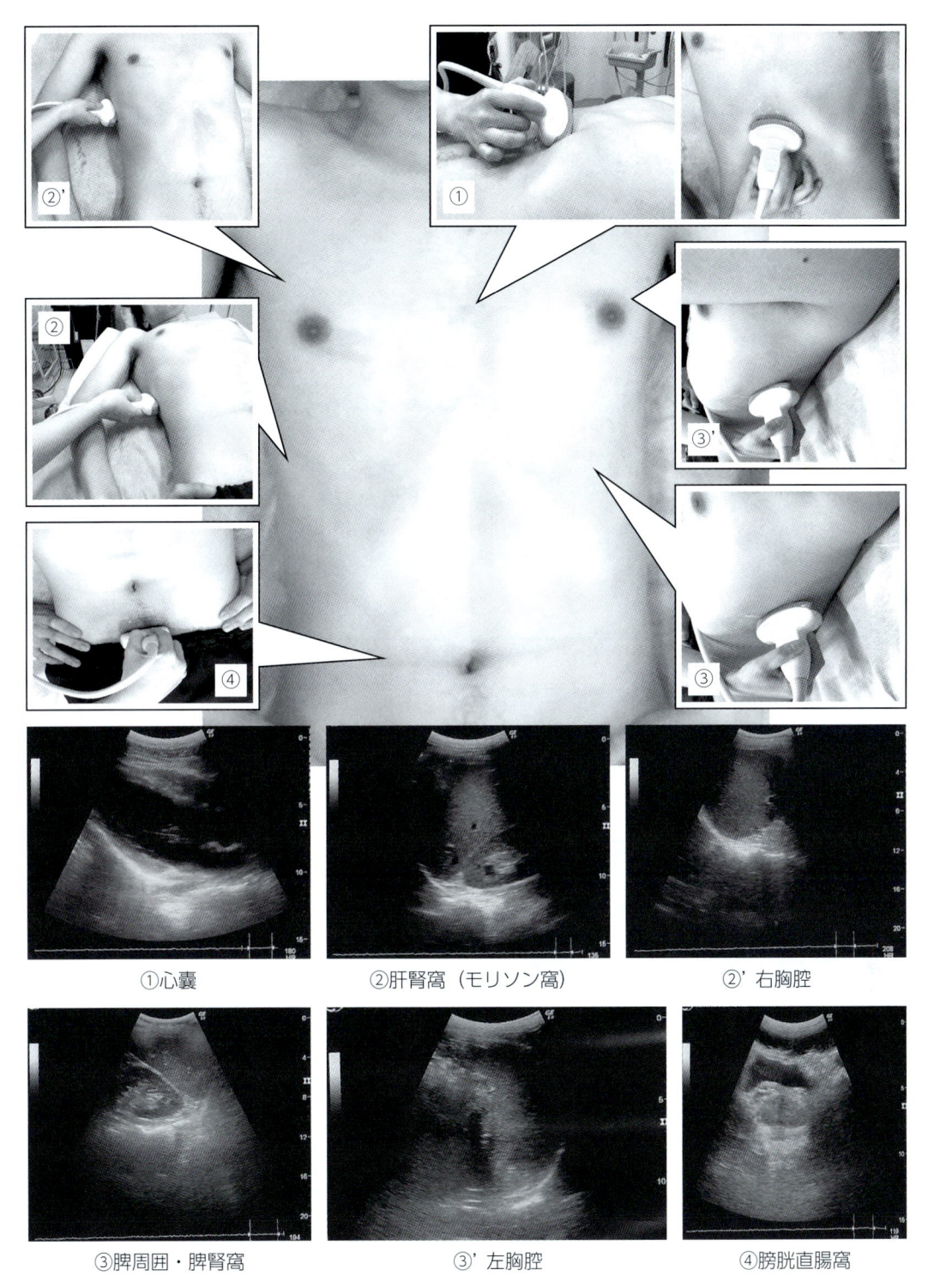

①心嚢　　　②肝腎窩（モリソン窩）　　　②' 右胸腔

③脾周囲・脾腎窩　　　③' 左胸腔　　　④膀胱直腸窩

図A-Ⅱ-7　FAST実施部位と検出画像

て，初回31.1％から2回目72.1％と，腹腔内出血，液貯留をとらえる感度は格段に上がると報告している。

　一方で，腹部臓器損傷の29〜34％は腹腔内出血を伴わないため，FASTでは見逃されるとも報告され，一般医では400 mlの液貯留では同定は困難で，救急医，放射線科医を対象とした研究では，仰臥位の患者で平均619 mlの液貯留が必要で，腹腔内液貯留は250 ml以上あれば，FASTで同定できるが，実施者による影響が大きいとも報告されている[3]。

　このような報告があるように，「FAST」が陽性で

あることは出血が500 ml以上体内にあることが示唆されるため，看護師は輸血や緊急手術の準備の必要性をアセスメントしなければならない。FASTが陽性であれば，出血している可能性はかぎりなく高いことが疑われるが，「陰性」であったとしても出血していないとはかぎらない。FASTの結果を鵜呑みにせず，患者を観察しながら，身体所見で得られた内容をアセスメントすることが重要である。

4）EFAST

　最近では，FAST実施時に前胸部にリニアプローブ

①プローブの当て方

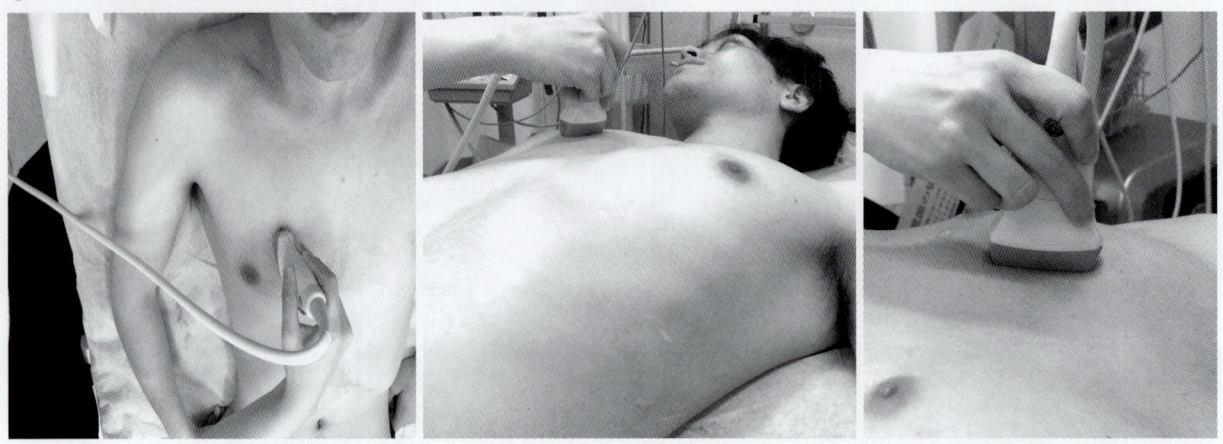

②EFAST所見（Bモード）

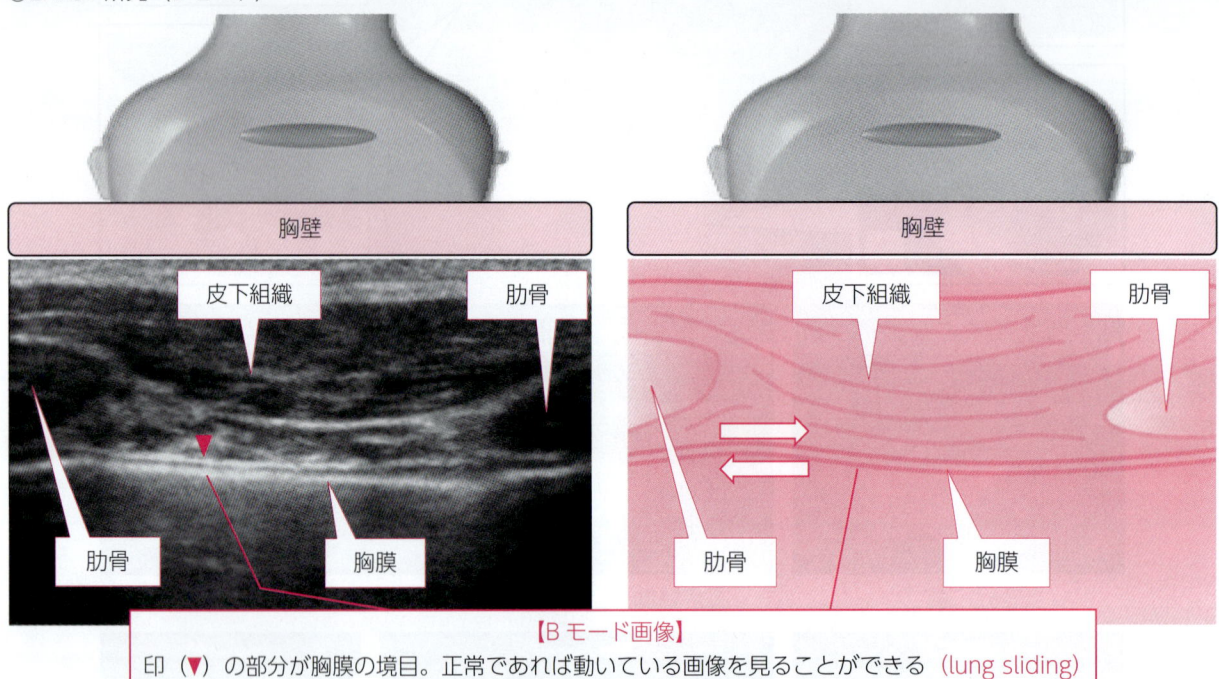

胸壁

皮下組織 肋骨

肋骨 胸膜

胸壁

皮下組織 肋骨

肋骨 胸膜

【Bモード画像】
印（▼）の部分が胸膜の境目。正常であれば動いている画像を見ることができる（lung sliding）
気泡がある場合は，lung sliding が消失する

②EFAST初見（Mモード）

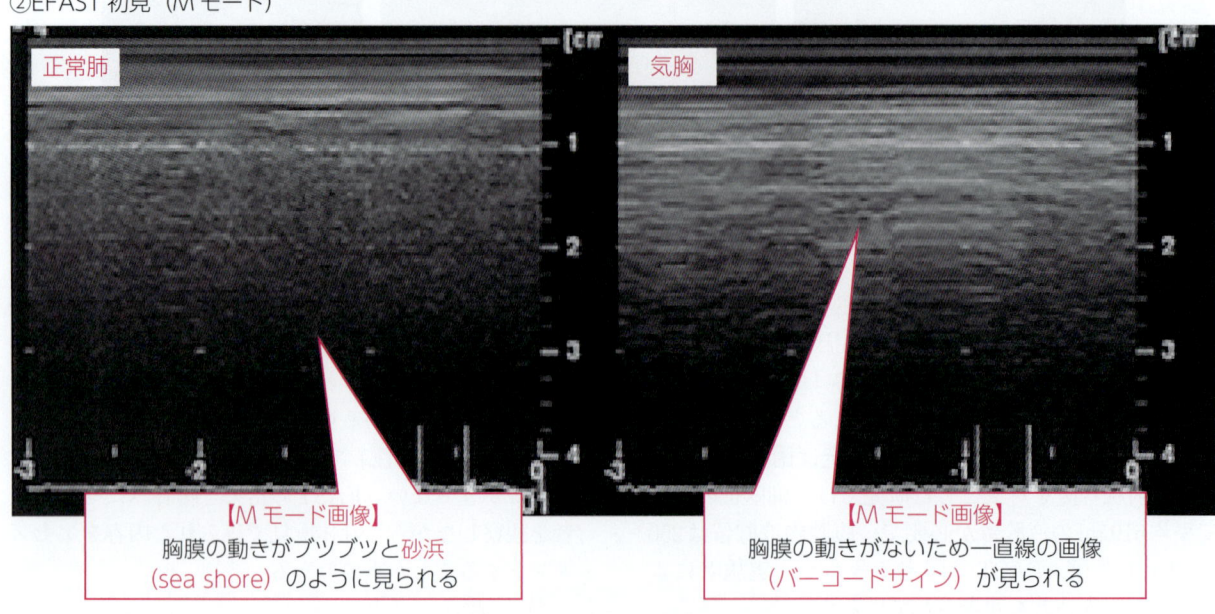

正常肺

気胸

【Mモード画像】
胸膜の動きがブツブツと砂浜
（sea shore）のように見られる

【Mモード画像】
胸膜の動きがないため一直線の画像
（バーコードサイン）が見られる

図A-Ⅱ-8　EFASTの実施方法

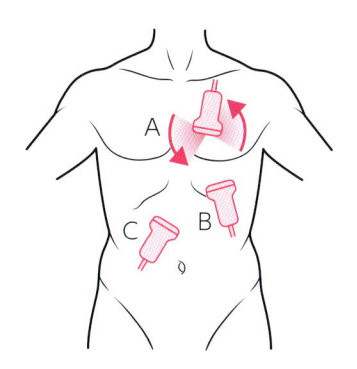

pump
(主に心機能の確認)

A：長軸／短軸像（胸骨左縁）
B：四腔像（心尖部）
C：心窩部

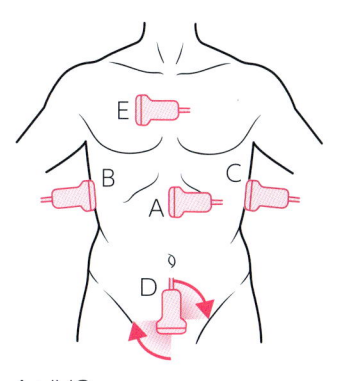

tank
(主に循環血漿量と出血の確認)

A：IVC
B〜E：EFAST
E：lung sliding, B-line の評価

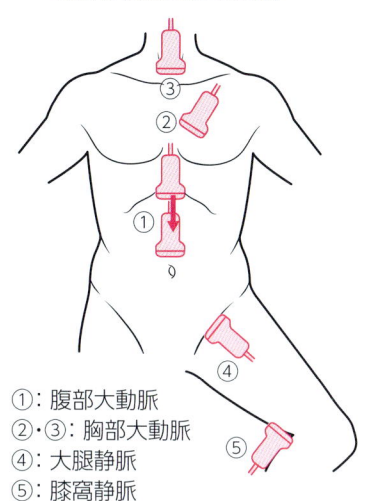

pipe
(大動脈疾患と肺塞栓・
深部静脈血栓症の確認)

①：腹部大動脈
②・③：胸部大動脈
④：大腿静脈
⑤：膝窩静脈

図A-Ⅱ-9　RUSHの実施部位

〔文献5）を参考に作成〕

を当て，気胸の有無も観察するEFASTが行われている。プローブの当て方やEFASTの所見を図A-Ⅱ-8に示す。外傷患者に対するポータブルX線では，気胸の判断は容易でないことが知られ，ポータブルX線は感度43〜57％，特異度98〜99％である一方で，肺超音波検査では感度86〜94％，特異度97〜99％であり，X線を上回る結果が報告されている[4]。

2. 救急初療で実施するPOCUS；RUSH

1）RUSHの目的
ショックの原因を迅速に検索し，次の治療に結びつけることである。ショックの原因は大きく分けて，心原性ショック，閉塞性ショック，循環血液量減少性ショック，血液分布異常性ショックがある。それぞれのショックの原因になり得る項目を超音波検査で評価していく。

2）主な確認事項（図A-Ⅱ-9）[5]
（1）pump
心臓を評価し，確認する項目は心嚢液と心タンポナーデの有無，左室収縮能の程度，右室負荷所見の有無を評価する。

（2）tank
主に循環血漿量と出血を確認し，IVC（inferior vena cava：下大静脈径）でtankの充満の程度，EFAST（胸水の貯留）とB-line（肺うっ血の有無），lung sliding（気胸の有無）を確認する。

（3）pipe
最後に大動脈疾患と肺塞栓・深部静脈血栓症を確認する。腹部大動脈瘤の有無，胸部大動脈解離（瘤）の有無，DVT（deep vein thrombosis：深部静脈血栓症）の有無を観察し，ショックの原因を考える。

3）プローブの選択
目的に合ったプローブを選択して観察する。また，すべてをセクタープローブを用いて，状態を考慮しながら，迅速に対応する場合もある。

救急の現場でショックを呈した患者を対象に，救急医がRUSH予想した病態が，最終診断の相違について調査した結果，循環血液量減少性ショックに対する感度100％，特異度94.6％，心原性ショックに対する感度91.7％，特異度97％，閉塞陸ショックに対する感度100％，特異度94.6％，血液分布異常性ショックに対する感度75％，特異度100％と報告されている[6)7]。この結果を踏まえて，超音波検査を実施している医師と，画像，情報をリアルタイムに共有し，看護師はそれぞれのショックの原因に対する心嚢穿刺や緊急脱気，急速補液などの治療が速やかに介入できるよう準備することが重要である。

末梢動静脈穿刺

末梢動静脈穿刺を困難にする要因に，肥満，浮腫，血管走行異常，血腫形成，拍動触知困難などがあり，このような困難症例では，超音波検査器が有用であるという考えがある。また，複数回の静脈穿刺は患者に苦痛を与えるのみならず，血腫形成から神経障害などの有害事象の発生のおそれがある。米国のガイドラインでは，ルーチンでの超音波ガイド下手技は推奨しないが，撓骨動脈での穿刺や動脈触知困難な患者では推奨度が高くなっている。日本でも，PICC挿入時には超音波ガイド下穿刺はほぼ必須の手技である（図A-Ⅱ-10）。

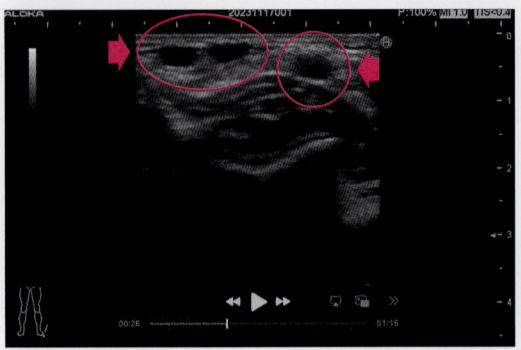
エコープローブを当てた画像

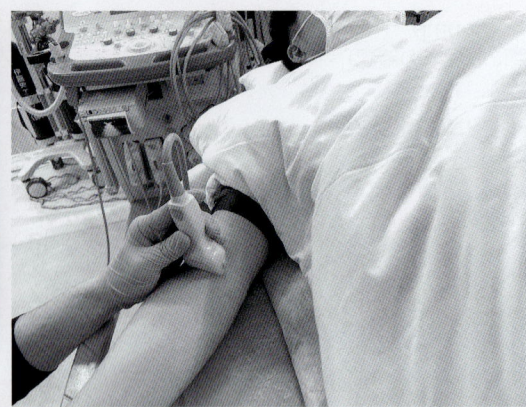
静脈と動脈の検索は，エコープローブを圧迫する

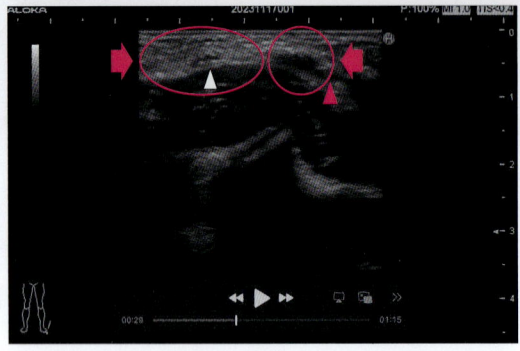
エコープローブを圧迫した画像
▷：静脈。血管がつぶれる
▶：動脈。血管がつぶれない

図A-Ⅱ-10　超音波検査器による静脈と動脈の検索

◉ 文献

1) Zanobetti M, Coppa A, Nazerian P, et al：Chest abdominal-focused assessment sonography for trauma during the primary survey in the emergency department：The CA-FAST protocol. Eur J Trauma Emerg Surg 44：805-810, 2018.

2) Blackbourne LH, Soffer D, McKenney M, et al：Secondary ultrasound examination increases the sensitivity of the FAST exam in blunt trauma. J Trauma 57：934-938, 2004.

3) Lobo V, Gharahbaghian L：Tips and Tricks：FAST Exam Upper Quadrants, Part 1：Emergency ultrasound section newsletter, A/1arch 2013 American College of Emergency Physicians 2013.

4) Alrajhi K, Woo MY, Vaillancourt C：Test characteristics of ultrasonography for the detection of pneumothorax：A systematic review and meta-analysis. Chest 141：703-708, 2012.

5) Perera P, Mailhot T, Riley D, et al：The RUSH exam 2012：Rapid ultrasound in shock in the evaluation of the critically ill patient. Ultrasound Clin 7：255-278, 2012.

6) Ghane MR, Gharib M, Ebrahimi A, et al：Accuracy of early rapid ultrasound in shock（RUSH）examination performed by emergency physician for diagnosis of shock etiology in critically ill patients. J Emerg Trauma Shock 8：5-10, 2015.

7) Ghane MR, Gharib MH, Ebrahimi A, et al：Accuracy of rapid ultrasound in shock（RUSH）exam for diagnosis of shock in critically ill patients. Trauma Mon 20：e20095, 2015.

索　引

改訂第2版　救急初療看護に活かす フィジカルアセスメント

定価（本体価格 6,000 円＋税）

2018年10月20日　　第 1 版第 1 刷発行
2019年 6 月21日　　第 1 版第 2 刷発行
2023年 6 月22日　　第 1 版第 3 刷発行
2024年11月14日　　第 2 版第 1 刷発行

監　修	一般社団法人 日本救急看護学会	
編　集	一般社団法人 日本救急看護学会『フィジカルアセスメント』編集委員会	
発行者	長谷川　潤	
発行所	株式会社　へるす出版	

〒164-0001　東京都中野区中野2-2-3
電話　(03)3384-8035(販売)　　(03)3384-8155(編集)
振替　00180-7-175971
http://www.herusu-shuppan.co.jp

印刷所　広研印刷株式会社

eラーニングのご利用および救急初療看護コースのお申込み

日本救急看護学会では，本書を踏まえてより学習を深める「救急初療看護コース」を開催しています。同コースは，本書とeラーニングを使用して，救急初療看護に必要なフィジカルアセスメントの知識を習得するシステムを導入しています。コースの受講には，eラーニングを受講して修了テストに合格する必要があります。

●ブラウザで日本救急看護学会ポータルサイトにアクセスしてください。
　　https://www.jaen.or.jp/

1　eラーニングをご利用の場合

①日本救急看護学会ポータルサイトの左メニューから
　「eラーニングの受講」を選択します。

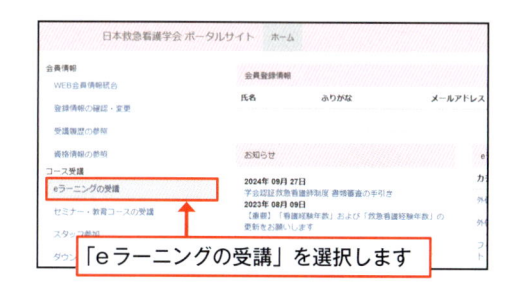

②eラーニングの一覧が表示されるので，受講する「救急初療における
　フィジカルアセスメント」の「申込」ボタンをクリックします。
　※ログイン画面が出た場合は，画面に従ってログインしてください。
　　アカウントをおもちでない場合は，アカウントの登録を行って
　　ください。

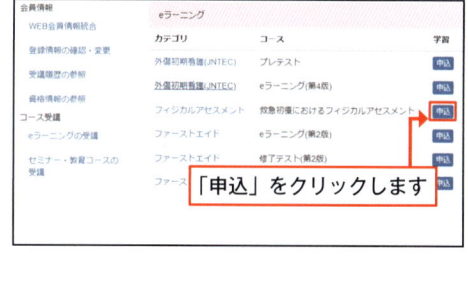

③シリアル番号の入力画面が表示されます。
　このページの左ページに添付されているシリアル番号を
　入力して「申込」ボタンをクリックします。

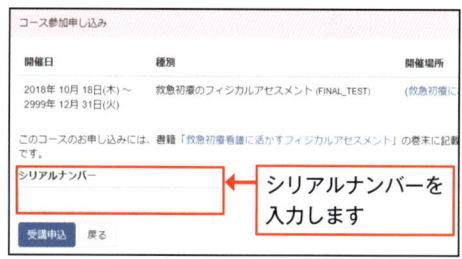

④「救急初療におけるフィジカルアセスメント」の項目の「学習」
　ボタンをクリックします。

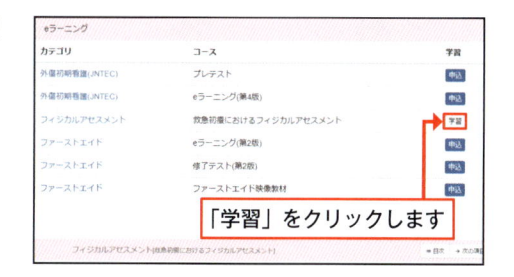

⑤eラーニングの各項目が表示されます。項目をクリックすると学習画
　面が表示され，映像教材の閲覧および確認テストの受験ができます。
　※「修了テスト」を受けるには，各章の確認テストに合格する必要
　　があります。

⑥映像教材の学習を終了し，修了テストに合格すると修了証（PDF）
をダウンロードできます。

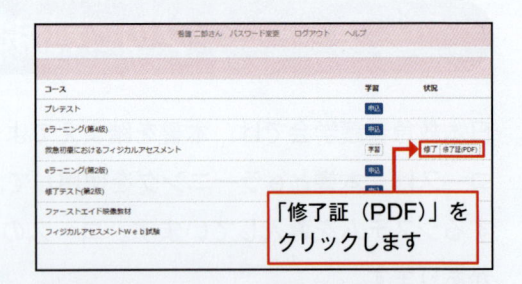

「修了証（PDF）」を
クリックします

2　救急初療看護コースの受講を希望する場合

●救急初療看護コースのお申込みには，eラーニングでの「救急初
療におけるフィジカルアセスメント」の修了証（映像教材での学習
を終了し，修了テストの合格）が必要となります。
●ブラウザで日本救急看護学会ポータルサイトにアクセスしてくだ
さい。

　　https://www.jaen.or.jp/

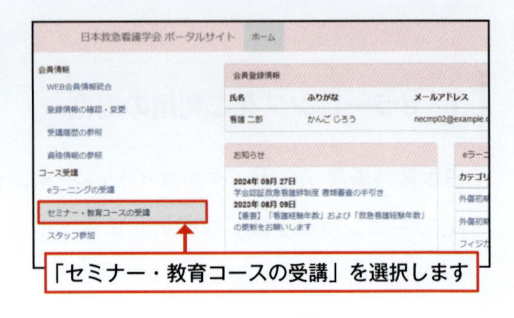

「セミナー・教育コースの受講」を選択します

①日本救急看護学会ポータルサイトの左メニューから「セミナー・
教育コースの受講」を選択すると，セミナー・教育コースの受講
一覧が表示されます。

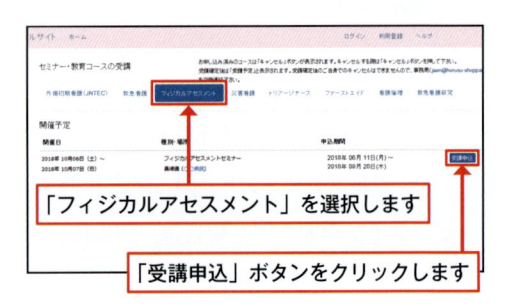

「フィジカルアセスメント」を選択します

「受講申込」ボタンをクリックします

②「フィジカルアセスメント」を選択すると，開催予定のコースが
表示されます。
　申込むコースの「受講申込」ボタンをクリックします。
　※救急初療看護コースのお申込みには，eラーニングでの「救急
　　初療におけるフィジカルアセスメント」の修了証（映像教材で
　　の学習を終了し，修了テストの合格）が必要となります。

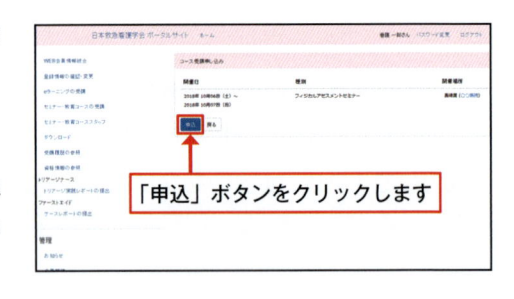

「申込」ボタンをクリックします

③「申込」ボタンをクリックすると，受講申込みが完了します。

※システムの仕様は将来変更される可能性があります。